Nienhaus (Hrsg.)

RiRe – Risiken und Ressourcen in Gesundheitsdienst und Wohlfahrtspflege

Nienhaus (Hrsg.)

RiRe – Risiken und Ressourcen in Gesundheitsdienst und Wohlfahrtspflege

Bibliografische Informationen der Deutschen Nationalbibliothek

Die Deutsche Nationalbibliothek verzeichnet diese Publikation in der Deutschen Nationalbibliografie; detaillierte bibliografische Daten sind im Internet über <http://www.dnb.de> abrufbar.

Bei der Herstellung des Werkes haben wir uns zukunftsbewusst für umweltverträgliche und wiederverwertbare Materialien entschieden.

Der Inhalt ist auf elementar chlorfreiem Papier gedruckt.

ISBN 978-3-609-10024-1

Coverbilder: BGW

E-Mail: kundenbetreuung@hjr-verlag.de

Telefon: +49 89/2183-7928
Telefax: +49 89/2183-7620

Nienhaus (Hrsg.)
RiRe – Risiken und Ressourcen in Gesundheitsdienst und Wohlfahrtspflege

Heidelberg, München, Landsberg, Frechen, Hamburg

www.ecomed-storck.de

Satz: Fotosatz Buck, 84036 Kumhausen/Hachelstuhl
Druck: Westermann Druck Zwickau GmbH

Inhaltsverzeichnis

Vorwort

Berufsgenossenschaftliche Forschung auf dem Gebiet der Prävention und Rehabilitation hat eine lange Tradition. Ein gesetzlich formulierter Forschungsauftrag besteht allerdings erst seit der Überführung der Reichsversicherungsordnung in das Sozialgesetzbuch VII im Jahr 1996. Die Unfallversicherungsträger sollen bei der Weiterentwicklung des Berufskrankheitenrechts durch eigene Forschung oder Beteiligung an Forschungsvorhaben mitwirken. Aufgabe der Unfallversicherungsträger ist die Prävention von Arbeitsunfällen, Berufskrankheiten und arbeitsbedingten Gesundheitsgefahren. Außerdem sollen sie die Ursachen von arbeitsbedingten Gefahren für Leben und Gesundheit erforschen.

Die Berufsgenossenschaft für Gesundheitsdienst und Wohlfahrtspflege (BGW) nimmt den gesetzlichen Auftrag zur Erforschung arbeitsbedingter Gesundheitsgefahren ernst, indem sie eine eigene Forschungsabteilung aufgebaut hat, eng mit dem Universitätsklinikum Hamburg-Eppendorf (UKE) kooperiert und diesem geholfen hat, eine Professur für Epidemiologie und Versorgungsforschung bei Pflegeberufen (CVCare) einzurichten sowie Forschungsprojekte anderer Universitäten oder Institute unterstützt. Die hier zusammengestellte Aufsatzsammlung ist ein Produkt dieser Forschung und Forschungsförderung der BGW.

Ziel der berufsgenossenschaftlichen Forschung ist es nicht nur, einen Beitrag zur Abwehr von arbeitsbedingten Gesundheitsgefahren zu leisten, sondern auch Impulse zur betrieblichen Gesundheitsförderung zu geben. Deshalb wurde der Titel der Schrift von „Gefährdungsprofile" (ecomed 2010) in „RiRe – **Ri**siken und **Re**ssourcen in Gesundheitsdienst und Wohlfahrtspflege" umbenannt.

RiRe ist ein gemeinsames Produkt vieler Kollegen und Kolleginnen bei der BGW und dem UKE, bei denen ich mich für die gemeinsame Arbeit bedanke. Stellvertretend für die vielen externen Kolleginnen und Kollegen, die dieses Buchprojekt unterstützt haben, möchte ich mich bei Prof. Luttmann und PD Dr. Jäger für den Beitrag zu Druckbelastungen der Bandscheiben beim manuellen Bewegen von Patienten bedanken. Mein besonderer Dank gilt wie schon so oft Frau Stamer und Frau Wendeler von der BGW und Frau Czech vom ecomed Verlag, die die redaktionelle Gestaltung des Buches übernommen haben.

Im März 2014 Prof. Dr. med. Albert Nienhaus

1 Unfälle und Berufskrankheiten im Jahr 2012 bei der Berufsgenossenschaft für Gesundheitsdienst und Wohlfahrtspflege

D. Wendeler, M. Dulon, A. Nienhaus

Zusammenfassung

Bei der BGW waren im Jahr 2012 rund 7.382.000 Personen aus rund 604.100 Betrieben versichert. Diese Versicherten haben insgesamt 293.319 Versicherungsfälle gemeldet: 218.619 Arbeitsunfälle, 57.715 Wegeunfälle und 16.913 Berufskrankheiten. Die Auswertung der standardisiert erfassten Versicherungsfälle wird in diesem Kapitel dargestellt. Von den gemeldeten Versicherungsfällen waren gut 36 % meldepflichtig. Die Rate der meldepflichtigen Versicherungsfälle pro 1.000 Vollarbeiter beträgt bei der BGW 25,2. Innerhalb der von der BGW versicherten Betriebe gibt es jedoch größere Unterschiede. Die meisten meldepflichtigen Versicherungsfälle betrafen Beschäftigte in Altenpflege- und Altenkrankenheimen. Bezogen auf die Anzahl der meldepflichtigen Arbeitsunfälle pro 1.000 Vollarbeiter kamen die häufigsten Anzeigen aus Großtierpraxen. Die höchsten Raten für gemeldete Berufskrankheiten bezogen auf die Vollarbeiterzahl gab es bei Friseurbetrieben und Altenwohnheimen.

Einleitung

Die BGW ist die Unfallversicherung für Träger der freien Wohlfahrtspflege, für private Krankenhäuser und Altenpflegeeinrichtungen sowie für Betriebe der privat organisierten ambulanten Versorgung: Arztpraxen, Zahnarztpraxen, Praxen für Krankengymnastik und physikalische Therapie sowie Praxen für Fußpflege. Aufgrund des Bezugs zur körperlichen Pflege gehören traditionell auch Friseure zu den bei der BGW versicherten Betrieben. Sowohl die Anzahl der Betriebe als auch die Anzahl der Versicherten ist in den vergangenen Jahren deutlich gestiegen. Von 1990 bis 2012 verdoppelte sich die Anzahl der versicherten Unternehmen [3]. Bei der BGW waren im Jahr 2012 insgesamt 7.382.000 Personen aus 604.100 Betrieben versichert [7]. Von diesen Versicherten wurden insgesamt 293.319 neue meldepflichtige und nicht meldepflichtige Versicherungsfälle gemeldet *(Tab. 1)*. Die Ursachen dieser Unfälle und Berufskrankheiten werden in diesem Kapitel beschrieben.

Für die erste Ausgabe dieses Buches wurden die bei der BGW gemeldeten Unfälle und Berufskrankheiten für das Jahr 2002 analysiert [7]. An verschiedenen Stellen wird in diesem Kapitel ein Bezug zu früheren Zahlen aus dieser Veröffentlichung hergestellt.

Bei einigen Merkmalen zum Unfallhergang hat sich die Gruppierung geändert, da die Kodierliste im Jahr 2004 angepasst wurde. Ein direkter Vergleich mit den Zahlen von 2002 ist somit nur bedingt möglich.

Tabelle 1: Versicherungsfälle aus dem Jahr 2012

	meldepflichtig		nicht meldepflichtig		Total	
	abs.	%	abs.	%	abs.	%*
Arbeitsunfall	66.204	30,3	152.487	69,7	218.691	74,6
Wegeunfall	28.452	49,3	29.263	50,7	57.715	19,7
Berufskrankheit	11.624	68,7	5.289	31,3	16.913	5,8
Gesamt	106.280	36,2	187.039	63,8	293.319	100,0

* Spaltenprozent

Methode

Angezeigte Unfälle und Berufskrankheiten werden von den Berufsgenossenschaften in standardisierter Form erfasst und jährlich für den Unfallbericht an die Bundesregierung ausgewertet [1, 2]. Die Dokumentation der Unfälle umfasst Angaben zur verunfallten Person, zum Betrieb, zum Unfallzeitpunkt, zu den Verletzungen und zu den Verletzungsfolgen. Unterschieden wird zwischen meldepflichtigen und nicht meldepflichtigen Unfällen. Ein Unfall ist meldepflichtig, wenn der Betroffene wegen des Unfalls mehr als drei aufeinanderfolgende Kalendertage arbeitsunfähig ist. In einer 7 %-Stichprobe der meldepflichtigen Unfälle werden auch Angaben zum Unfallhergang erfasst: die Begleitumstände unmittelbar vor dem Unfall (Arbeitsplatz, Arbeitsumgebung und spezifische Tätigkeit), das letzte „vom normalen Ablauf abweichende Ereignis", das zum Unfall führte und der Kontakt, der tatsächlich als Folge des abweichenden Ereignisses die Verletzung verursacht hat. Die Auswahl für die 7 %-Stichprobe erfolgt entsprechend den Geburtstagen der Versicherten. Dabei werden nur die Meldungen von Versicherten mit den Geburtstagen 10 oder 11 des jeweiligen Monats erfasst. Bei den Unfällen mit Todesfolge werden die Angaben des Unfallhergangs zu 100 % erfasst.

Die Dokumentation der Berufskrankheiten-Anzeigen beinhaltet unter anderem Angaben zur Person, zum Betrieb, zur Erkrankung, zu gefährdenden Tätigkeiten, zu den auslösenden Substanzen sowie zur Entscheidung im Berufskrankheiten-Verfahren und den Maßnahmen der BGW [2].

Die standardisiert erfassten Unfälle und Berufskrankheiten, die im Jahr 2012 bei der BGW gemeldet wurden, werden in diesem Kapitel in Form von Tabellen beschrieben. Die Angaben beziehen sich auf einzelne Branchen, die nach einem BGW-internen Schlüssel, dem sogenannten Strukturschlüssel (SSL) mit 237 verschiedenen Tätigkeitsbereichen, aufgegliedert werden. Die Anzahl der Meldungen wird auf die Anzahl der

Fälle pro 1.000 Vollarbeiter in den jeweiligen Branchen berechnet. Dadurch ergibt sich eine bessere Vergleichbarkeit der Unfall- und Erkrankungsschwerpunkte zwischen den einzelnen Branchen. Zwei Halbtagskräfte ergeben einen Vollarbeiter. Ein Versicherter, der seine tarifliche Arbeitszeit um 25 % reduziert hat, zählt als 0,75-Vollarbeiter in dieser Statistik. Um die Häufigkeit auf die gesamte Stichprobe zu beziehen, müssen die Zahlen der Unfallursachen hochgerechnet werden, d. h. um den Faktor 14 multipliziert werden, da es sich um Fälle aus der 7 %-Stichprobe handelt.

Die Daten zu den Betrieben und den Versicherten wurden von der Abteilung Reha-Koordination zur Verfügung gestellt. Sie stammen aus der standardisierten Unfall- und Berufskrankheiten-Dokumentation. In dem vorliegenden Beitrag kann es bei einzelnen Angaben zu Abweichungen zu anderen von der BGW veröffentlichten Zahlen kommen, weil für die Auswertung ein dynamischer, fortlaufend aktualisierter Datensatz verwendet wurde. Die Auswertung der Daten erfolgte mit dem Statistikprogramm SPSS Version 21.

Ergebnisse

Im Jahr 2012 waren 36,2 % der gemeldeten Versicherungsfälle meldepflichtig *(Tab. 1)*. Die Rate der meldepflichtigen Versicherungsfälle lag bei der BGW in diesem Jahr bei 25,2 pro 1.000 Vollarbeiter *(Tab. 2)*. Im Vergleich zu anderen gewerblichen Berufsgenossenschaften ist die Melderate bei der BGW deutlich niedriger. Bei allen gewerblichen Berufsgenossenschaften (9 Berufsgenossenschaften im Jahr 2012) betrug die Rate der meldepflichtigen Versicherungsfälle 31,4 pro 1.000 Vollarbeiter [3]. Die Rate meldepflichtiger Arbeitsunfälle (AU) ist bei der BGW seltener als bei den übrigen gewerblichen Berufsgenossenschaften, dagegen ist die Rate bei den Berufskrankheiten etwas höher *(Tab. 2)*. Aber auch innerhalb der bei der BGW versicherten Betriebe gibt es Unterschiede bei der Anzahl der gemeldeten Versicherungsfälle. Die meisten Meldungen stammen von Beschäftigten in Altenpflege- und Altenkrankenheimen *(Tab. 3)*. Die Branche Altenpflege- und Altenkrankenheime gehörte bereits in den beiden Jahren 2002 und 2008 zu den Branchen mit einer hohen Anzahl an Meldungen zu Versicherungsfällen [7, 11].

Tabelle 2: Raten pro 1.000 Vollarbeiter bei meldepflichtigen Versicherungsfällen aus dem Jahr 2012 im Vergleich zu anderen Berufsgenossenschaften

Meldepflichtige Versicherungsfälle/ 1.000 Vollarbeiter	BGW [8]	Gewerbliche Berufsgenossenschaften [3]
Arbeitsunfälle	15,7	24,8
Wegeunfälle	4,3	4,6
Berufskrankheiten	2,8	2,0
Versicherungsfälle	25,2	31,4

Bezogen auf die Vollarbeiter zeigt sich ein anderes Bild. Bei den Arbeitsunfällen stehen die Großtier- und die Gemischttierpraxen an erster und zweiter Stelle mit 58,8 bzw. 46,6 Arbeitsunfällen pro 1.000 Vollarbeiter *(Tab. 4)*. Ebenfalls hohe AU-Raten gibt es bei Mahlzeitendiensten und in Kleintierpraxen. Die hohen AU-Raten in diesen beiden Tätigkeitsbereichen beziehen sich auf eine vergleichsweise geringe Anzahl an Vollarbeitern *(Tab. 4)*; es handelt sich möglicherweise um zufällige Ausreißer.

Die fünf Branchen mit den höchsten Raten für Verdachtsanzeigen auf das Vorliegen einer Berufskrankheit sind Friseurbetriebe, Altenwohnheime, allgemeine Krankenhäuser, Altenpflege- und Altenkrankenheime sowie Fachkrankenhäuser *(Tab. 5)*.

Tabelle 3: Meldepflichtige Versicherungsfälle aus dem Jahr 2012, sortiert nach der Anzahl der Versicherungsfälle (dargestellt sind Branchen mit mehr als 500 Versicherungsfällen)

Branche (SSL)	V-Fälle	AU	AU pro 1.000 Vollarbeiter	BK	BK pro 1.000 Vollarbeiter
Altenpflege-, Altenkrankenheime	16.790	10.620	21,1	2.163	4,3
Werkstätten für Menschen mit Behinderungen	10.178	7.598	31,5	252	1,0
Allgemeine Krankenhäuser	10.101	5.497	14,9	1778	4,8
Ambulante sozialpflegerische Dienste	9.285	6.010	21,8	918	3,3
Kindergärten, -tagesstätten, Krippen u. ä.	6.787	4.615	14,0	306	0,9
Wohnheime für Behinderte	5.096	3.638	16,8	264	1,2
Friseurbetriebe	4.531	1.783	7,7	1.654	7,1
Geschäfts- und Verwaltungsstellen	3.468	2.145	13,9	270	1,7
Beratungs- und Betreuungsstellen	3.287	2.179	16,4	112	0,8
Beschäftigungs-/Qualifizierungsprojekte	2.631	2.026	40,0	48	0,9
Heime der Jugendhilfe	2.618	2.046	19,1	72	0,7
Zahnarztpraxen	2.430	811	3,7	669	3,0
Stationäre Vorsorge, Rehabilitationseinrichtungen	2.129	1.321	15,7	204	2,4
Physiotherapeuten/ Krankengymnasten	2.088	1.025	7,1	348	2,4
Fachkrankenhäuser	2.009	1.055	11,6	346	3,8
Apotheken	1.487	791	5,3	54	0,4
Altenwohnheime	1.453	879	21,0	228	5,4
Berufliche Bildungseinrichtungen	1.322	1.002	31,0	35	1,1

Tabelle 3: Meldepflichtige Versicherungsfälle aus dem Jahr 2012, sortiert nach der Anzahl der Versicherungsfälle (dargestellt sind Branchen mit mehr als 500 Versicherungsfällen) *(Fort.)*

Branche (SSL)	V-Fälle	AU	AU pro 1.000 Vollarbeiter	BK	BK pro 1.000 Vollarbeiter
Praktischer Arzt	985	368	2,9	133	1,0
Psychiatrische Krankenhäuser	745	479	15,5	53	1,7
Überwiegend Kleintierpraxen	742	624	44,6	49	3,5
Kurkliniken/Sanatorien	671	447	20,7	69	3,2
Arztpraxis Innere Medizin	640	234	3,5	104	1,6
Tagesstätten für Behinderte	601	419	23,6	31	1,7
Aus-/Fort- u. Weiterbildungsstätten für Fachberufe	597	296	15,2	28	1,4
Groß- und Kleintierpraxen	533	451	46,6	31	3,2
Heime für Personen in besonderen sozialen Situationen	506	374	25,7	19	1,3

Tabelle 4: Meldepflichtige Versicherungsfälle aus dem Jahr 2012, sortiert nach Anzahl der Arbeitsunfälle pro 1.000 Vollarbeiter (dargestellt sind Branchen mit mindestens 100 AU-Fällen und einer AU-Rate größer 10,0)

Branche (SSL)	V-Fälle	AU	AU pro 1.000 Vollarbeiter	BK	BK pro 1.000 Vollarbeiter
Großtierpraxen	157	145	58,8	5	2,0
Groß- und Kleintierpraxen	533	451	46,6	31	3,2
Mahlzeitendienste	326	247	44,8	15	2,7
Kleintierpraxen	742	624	44,6	49	3,5
Beschäftigungs-/Qualifizierungs-projekte	2.631	2.026	40,0	48	0,9
Tagesstätten/Heime/ Pflegeheime für alte Menschen	298	202	36,1	29	5,2
Ausbildungsstätten für soziale Berufe	233	155	34,1	6	1,3
Berufsbildungswerke	415	323	32,7	17	1,7
Fahrdienste für Behinderte	320	237	31,9	12	1,6
Werkstätten für Menschen mit Behinderungen	10.178	7.598	31,5	252	1,0
Berufliche Bildungseinrichtungen	1.322	1.002	31,0	35	1,1

Tabelle 4: Meldepflichtige Versicherungsfälle aus dem Jahr 2012, sortiert nach Anzahl der Arbeitsunfälle pro 1.000 Vollarbeiter (dargestellt sind Branchen mit mindestens 100 AU-Fällen und einer AU-Rate größer 10,0) *(Fort.)*

Branche (SSL)	V-Fälle	AU	AU pro 1.000 Vollarbeiter	BK	BK pro 1.000 Vollarbeiter
Hygiene- und Desinfektionsunternehmen, Schädlingsbekämpfer	163	130	30,2	9	2,1
Übrige Fachgebiete im Gesundheitswesen	397	136	29,9	163	35,9
Hallen- und Freibäder	250	199	28,7	14	2,0
Heime für Personen in besonderen sozialen Situationen	506	374	25,7	19	1,3
Tagesstätten für Behinderte	601	419	23,6	31	1,7
Ambulante sozialpflegerische Dienste	9.285	6.010	21,8	918	3,3
Tagesfreizeitstätten für Jugendliche	251	190	21,7	2	0,2
Heime der Familienhilfe, Frauenhäuser	219	160	21,4	16	2,1
Altenpflege-, Altenkrankenheime	16.790	10.620	21,1	2.163	4,3
Altenwohnheime	1.453	879	21,0	228	5,4
Kurkliniken/Sanatorien	671	447	20,7	69	3,2
Heime der Jugendhilfe	2.618	2.046	19,1	72	0,7
Gebäudereinigung, -management	393	255	19,0	40	3,0
Sonderschulen	468	343	18,3	15	0,8
Selbsthilfegruppen	175	122	17,9	9	1,3
Wohnheime für Behinderte	5.096	3.638	16,8	264	1,2
Beratungs- und Betreuungsstellen	3.287	2.179	16,4	112	0,8
Stationäre Vorsorge, Rehabilitationseinrichtungen	2.129	1.321	15,7	204	2,4
Mobile und ambulante soziale Dienste	408	276	15,7	16	0,9
Psychiatrische Krankenhäuser	745	479	15,5	53	1,7
Aus-/Fort- u. Weiterbildungsstätten für Fachberufe	597	296	15,2	28	1,4
Allgemeine Krankenhäuser mit OP	10.101	5.497	14,9	1.778	4,8
Rehabilitationseinrichtungen	336	200	14,2	35	2,5
Kindergärten, -tagesstätten, Krippen u. ä.	6.787	4.615	14,0	306	0,9
Geschäfts- und Verwaltungsstellen	3.468	2.145	13,9	270	1,7
Fachkrankenhäuser	2.009	1.055	11,6	346	3,8
Mutterhäuser	483	281	10,6	66	2,5

V-Fälle = Versicherungsfälle, AU = Arbeitsunfälle, BK = Berufskrankheiten

Tabelle 5: Meldepflichtige Versicherungsfälle aus dem Jahr 2012, sortiert nach der Anzahl der Verdachtsmeldungen auf eine Berufskrankheit pro 1.000 Vollarbeiter (dargestellt sind Branchen mit mindestens 50 BK-Meldungen und einer BK-Rate größer 1,0)

Branche (SSL)	V-Fälle	AU	AU pro 1.000 Vollarbeiter	BK	BK pro 1.000 Vollarbeiter
Friseurbetriebe	4.531	1.783	7,7	1.654	7,1
Altenwohnheime	1.453	879	21,0	228	5,4
Allgemeine Krankenhäuser	10.101	5.497	14,9	1.778	4,8
Altenpflege-, Altenkrankenheime	16.790	10.620	21,1	2.163	4,3
Fachkrankenhäuser	2.009	1.055	11,6	346	3,8
Kosmetikbetriebe	360	171	5,4	110	3,5
Ambulante sozialpflegerische Dienste	9.285	6.010	21,8	918	3,3
Kurkliniken/Sanatorien	671	447	20,7	69	3,2
Zahnarztpraxen	2.430	811	3,7	669	3,0
Arztpraxen Chirurgie	245	86	3,9	61	2,8
Mutterhäuser	483	281	10,6	66	2,5
Stationäre Vorsorge, Rehabilitationseinrichtungen	2.129	1.321	15,7	204	2,4
Physiotherapeuten/Krankengymnasten	2.088	1.025	7,1	348	2,4
Medizinische Fußpflege	251	137	5,3	58	2,3
Geschäfts- und Verwaltungsstellen	3.468	2.145	13,9	270	1,7
Psychiatrische Krankenhäuser	745	479	15,5	53	1,7
Arztpraxis Innere Medizin	640	234	3,5	104	1,6
Wohnheime für Behinderte	5.096	3.638	16,8	264	1,2

V-Fälle = Versicherungsfälle, AU = Arbeitsunfälle, BK = Berufskrankheiten

In der 7 %-Stichprobe befinden sich 4.359 Personen, die 2012 einen Arbeitsunfall bei der BGW gemeldet haben. Für diesen Personenkreis wird der Unfallhergang im Folgenden genauer beschrieben.

Unter den unfallauslösenden Ereignissen stehen Ausgleiten, Stolpern und Stürzen an erster Stelle bei den meldepflichtigen Arbeitsunfällen *(Tab. 6)*. Fast genauso häufig wurden Arbeitsunfälle gemeldet, bei denen sich die Beschäftigten durch eine unangebrachte Bewegung selbst verletzt oder gestoßen haben. Auch die Unfälle, die durch Heben, Tragen oder Umknicken ausgelöst wurden, sind mit 18,8 % relativ häufig. Etwa 7 % der meldepflichtigen Arbeitsunfälle werden durch Bedrohung, Angriffe oder Gewalt durch Dritte verursacht.

Tabelle 6: Unfallauslösende Ereignisse bei meldepflichtigen Arbeitsunfällen entsprechend der 7 %-Stichprobe im Jahr 2012

Unfallauslösendes Ereignis	abs.	%
Materialproblem (elektrische Störung, Feuer) Überlaufen, Umkippen (von festen, flüssigen, gas- oder staubförmigen Stoffen), Reißen, Brechen, Abrutschen oder Zusammenstürzen von Gegenständen	341	7,8
Verlust der Kontrolle über Gegenstände (Maschinen, Handwerkszeug)	696	16,0
Ausgleiten, Stolpern mit Sturz	1.201	27,6
Unangebrachte Bewegung, sich selbst verletzen, sich stoßen	982	22,5
Bewegung des Körpers unter oder mit körperlicher Belastung (Heben, Tragen, Schieben, Ziehen, Umknicken ohne Sturz)	821	18,8
Bedrohung, Angriff, Gewalt durch Dritte	293	6,7
Sonstiges (< 0,5 % der Nennungen), keine Angabe	25	0,6
Gesamt	**4.359**	**100,0**

Tabelle 7: Unfallauslösender Gegenstand bei meldepflichtigen Arbeitsunfällen entsprechend der 7 %-Stichprobe im Jahr 2012

Unfallauslösender Gegenstand	Häufigkeit	Prozent
Flächen, Anlagen zu ebener Erde (Tür, Fußboden)	1.510	34,6
Flächen, Anlagen in der Höhe und Tiefe (Treppe, Leiter, Gerüst, Dach, Gruben, Schacht)	478	11,0
Handgeführte, nicht kraftbetriebene Werkzeuge (Schere, Spritzen, Besteck)	319	7,3
Gehaltene oder handgeführte kraftbetriebene Werkzeuge (Schere, Schleifmaschine, Küchenmaschine)	112	2,6
Ortsfeste und ortsveränderbare Maschinen (Packmaschine)	66	1,5
Förder-, Transport- und Lagereinrichtungen (Rolltreppe, Lastenaufzug, Wäschekorb, Servierwagen)	100	2,3
Transportfahrzeuge, Personentransport (das ist kein Gegenstand, sondern ein Vorgang), Rollstuhl, Betten	221	5,1
Bestandteile von Maschinen, chemische, biologische und explosionsgefährliche Stoffe und deren Abfälle	153	3,5
Büroeinrichtungen, Haushaltsgeräte (Stühle)	557	12,8
Menschen	512	11,7
Tiere, Pflanzen	170	3,9
Sonstiges (< 0,5 % der Nennungen)/Keine Angabe	161	3,7
Gesamt	**4.359**	**100,0**

Entsprechend den häufigsten unfallauslösenden Ereignissen wie Stolpern und Stürzen stehen Fußböden an erster Stelle unter den unfallauslösenden Gegenständen mit knapp 35 % *(Tab. 7)*. An zweiter Stelle stehen Unfälle, die mit jeweils etwa 12 % entweder durch Büro- oder Haushaltsgegenstände, Menschen oder durch Treppen und Leitern ausgelöst wurden.

Die meisten Unfälle, in denen Menschen einen Unfall verursacht haben, werden aus Altenpflege- und Altenkrankenheimen gemeldet (24 %). Diese Branche ist damit im Vergleich zum Jahr 2008 an die erste Stelle gerückt; die Anzahl der Meldungen hat sich fast vervierfacht [11]. An zweiter Stelle stehen die ambulanten, sozialpflegerischen Dienste mit etwa 11 % *(Tab. 8)*.

Tabelle 8: Meldepflichtige Arbeitsunfälle mit Menschen als Unfallursache in den am häufigsten betroffenen Branchen entsprechend der 7 %-Stichprobe von 2012, sortiert nach der absoluten Häufigkeit, mit der diese Unfälle auftreten

Unfallursache Mensch				
Branche (SSL)	**abs.**	**Prozent**	**cum %**	**pro 1.000 VA***
Altenpflege-, Altenkrankenheime	123	24,0	24,0	0,2
Ambulante sozialpflegerische Dienste	58	11,3	35,4	0,2
Werkstätten für Menschen mit Behinderungen	55	10,7	46,1	0,2
Wohnheime für Behinderte	52	10,2	56,3	0,2
Kindergärten, -tagesstätten, Krippen	43	8,4	64,6	0,1
Allgemeine Krankenhäuser	35	6,8	71,5	0,1
Heime der Jugendhilfe	28	5,5	77,0	0,3
Rehabilitation	12	2,3	79,3	0,1
Physiotherapeuten/Krankengymnasten	10	2,0	81,3	0,1

* VA = Vollarbeiter

Die Berufskrankheiten mit den meisten Verdachtsanzeigen waren im Jahr 2012 Hautkrankheiten (BK 5101), Infektionskrankheiten (BK 3101) und bandscheibenbedingte Erkrankungen der Lendenwirbelsäule (BK 2108) *(Tab. 9)*. Nach der Berufskrankheitenverordnung sind die Erkrankungen wie folgt definiert [6]:

- BK 3101: „… wenn der Versicherte im Gesundheitsdienst, in der Wohlfahrtspflege oder in einem Laboratorium tätig oder durch eine andere Tätigkeit der Infektionsgefahr in ähnlichem Maße besonders ausgesetzt ist."
- BK 5101: „Schwere oder wiederholt rückfällige Hauterkrankungen, die zur Unterlassung aller Tätigkeiten gezwungen haben, die für die Entstehung, die Verschlimmerung oder das Wiederaufleben der Krankheit ursächlich waren oder sein können."
- BK 2108: „Bandscheibenbedingte Erkrankungen der Lendenwirbelsäule durch langjähriges Heben oder Tragen schwerer Lasten oder durch langjährige Tätigkeiten in

Tabelle 9: Gemeldete Berufskrankheiten im Jahr 2012, sortiert nach BK-Nummer, getrennt nach Meldepflicht

Berufskrankheit (BK-Nr.)	Meldepflicht				Gesamt	
	Ja		Nein		abs.	%
	abs.	%	abs.	%		
1102 Quecksilber	14	87,5	2	12,5	16	0,1
1301 aromatische Amine	47	94,0	3	6,0	50	0,3
1317 organische Lösungsmittel	15	100,0	0	0,0	15	0,1
1318 Erkrankungen des Blutes durch Benzol	10	90,9	1	9,1	11	0,1
2101 Sehnenscheidenentzündung	101	100,0	0	0,0	101	0,6
2102 Meniskusschäden	32	97,0	1	3,0	33	0,2
2108 Lendenwirbelsäule durch Heben und Tragen	1.869	99,9	1	0,1	1.870	11,1
2109 Halswirbelsäule	277	100,0	0	0,0	277	1,6
2112 Gonarthrose	66	85,7	11	14,3	77	0,5
2301 Lärmschwerhörigkeit	102	91,1	10	8,9	112	0,7
2402 Ionisierende Strahlen	23	100,0	0	0,0	23	0,1
3101 Infektionskrankheiten	894	14,8	5.140	85,2	6.034	35,7
3102 vom Tier übertragbare Krankheiten	54	60,7	35	39,3	89	0,5
3104 Tropenkrankheiten	14	87,5	2	12,5	16	0,1
4103 Asbestose	16	80,0	4	20,0	20	0,1
4104 Lungenkrebs oder Kehlkopfkrebs	22	100,0	0	0,0	22	0,1
4105 Mesotheliom	17	85,0	3	15,0	20	0,1
4201 Alveolitis	12	100,0	0	0,0	12	0,1
4301 Atemwegserkrankung durch allergisierende Stoffe	360	100,0	0	0,0	360	2,1
4302 Atemwegserkrankung durch chemisch-irritativ oder toxisch wirkende Stoffe	167	100,0	0	0,0	167	1,0
5101 Hauterkrankungen	7.096	100,0	3	0,0	7.099	42,0
9900 Fälle nach § Abs. 2 SGB VII (Öffnungsklausel)	171	90,5	18	9,5	189	1,1
9901 sonstige Anzeigen (UVT-intern)	191	79,9	48	20,1	239	1,4
sonstige (unter 10 Anzeigen pro BK-Ziffer)	54	88,5	7	11,5	61	0,4
Gesamt	**11.624**	**68,7**	**5.289**	**31,3**	**16.913**	**100,0**

extremer Rumpfbeugehaltung, die zur Unterlassung aller Tätigkeiten gezwungen haben, die für die Entstehung, die Verschlimmerung oder das Wiederaufleben der Krankheit ursächlich waren oder sein können."

Entsprechend der Versichertengruppe (Beschäftigte im Gesundheitsdienst) ist die BGW die Berufsgenossenschaft mit den am häufigsten gemeldeten Infektionskrankheiten. Die Mehrzahl der Meldungen stammt von Beschäftigten in allgemeinen Krankenhäusern *(Tab. 10)*.

Tabelle 10: Gemeldete Infektionskrankheiten (BK 3101) in den fünf am häufigsten betroffenen Branchen im Jahr 2012, sortiert nach Anzahl der Fälle (% bezogen auf die Anzahl gemeldeter BK 3101)

Gemeldete Infektionskrankheiten				
Branche (SSL)	**abs.**	**Prozent**	**cum %**	**pro 1.000 VA***
allgemeine Krankenhäuser	2.616	43,4	43,4	7,1
Altenpflege-, Altenkrankenheime	1.053	17,5	60,9	2,1
Fachkrankenhäuser	350	5,8	66,7	3,9
Altenwohnheime	197	3,3	70,0	4,7
Zahnarztpraxen	173	2,9	72,9	0,8

* VA = Vollarbeiter

Die häufigsten Meldungen unter den Infektionskrankheiten betreffen Skabies (*Tab. 11*). Hierbei handelt es sich nicht in allen Fällen um infizierte Beschäftigte. Auch nicht infizierte Beschäftigte aus dem unmittelbaren Umfeld werden aus infektionsprophylaktischen Gründen ebenfalls gemeldet, da diese mitbehandelt werden müssen. Die Skabiesfälle wurden bis zum Jahr 2006 noch unter den parasitären Erkrankungen erfasst, erst danach unter einer eigenen BK-Ziffer. Weitere Angaben zu Infektionskrankheiten werden im *Kapitel 2* näher beschrieben.

Unter den Infektionskrankheiten machen die blutübertragbaren Viruserkrankungen einen Anteil von 3,2 % aus. Werden auch Meldungen von Kontakten zu infektiösem Material dazu gerechnet, erhöht sich der Anteil der gemeldeten blutübertragbaren Infektionskrankheiten auf 61,7 %. Blutübertragbare Viruserkrankungen werden typischerweise durch Nadelstichverletzungen übertragen. Es können jedoch auch Kontakte zu Blut ohne Stichverletzungen zu Infektionen führen. Diese Kontakte werden bei der BGW als Hepatitis-Prophylaxe/HIV/Kontaktfall erfasst. Das bedeutet, dass in diesen Fällen eine Meldung an die BGW erfolgte, nachdem beispielsweise Blut über die unverletzte Hand gelaufen war. Kontaktmeldungen sind nicht meldepflichtig, werden jedoch gemeldet, weil sich potenziell eine virusbedingte Infektion daraus entwickeln kann.

Aktive Tuberkulose und latente Tuberkuloseinfektionen (sogenannte Tuberkulinkonversionen) machen 9 % der Meldungen im Jahr 2012 aus, beide Erkrankungen

Tabelle 11: Gemeldete Infektionskrankheiten (BK 3101) im Jahr 2012, getrennt nach Meldepflicht

Infektionskrankheit	Meldepflicht				Gesamt	
	Ja		Nein		abs.	%
	abs.	%	abs.	%		
Scharlach	1	16,7	5	83,3	6	0,1
Diphtherie	1	25,0	3	75,0	4	0,1
Morbus Boeck	1	50,0	1	50,0	2	0,0
Tuberkulose	146	80,7	35	19,3	181	3,0
Tuberkulinkonversion	227	62,9	134	37,1	361	6,0
Salmonellose, Paratyphus	8	80,0	2	20,0	10	0,2
Ruhr	0	0,0	2	100,0	2	0,0
Geschlechtskrankheiten	5	55,6	4	44,4	9	0,1
Angina, Keuchhusten	7	21,9	25	78,1	32	0,5
Zytomegalie	1	50,0	1	50,0	2	0,0
Keratokonjunktivitis	42	85,7	7	14,3	49	0,8
Pfeiffersches Drüsenfieber	2	66,7	1	33,3	3	0,0
Nicht aufgeführte Viruserkrankungen	30	61,2	19	38,8	49	0,8
Masern, Röteln, Mumps	5	71,4	2	28,6	7	0,1
Windpocken	4	66,7	2	33,3	6	0,1
Grippe (Influenza)	2	100,0	0	0,0	2	0,0
Skabies	164	13,1	1.089	86,9	1.253	20,8
Parasitäre Erkrankungen (ohne Skabies)	3	50,0	3	50,0	6	0,1
Pilzerkrankungen	6	85,7	1	14,3	7	0,1
Hepatitis A	3	75,0	1	25,0	4	0,1
Hepatitis B	55	73,3	20	26,7	75	1,2
Hepatitis C (entspr. Non-A/Non-B)	79	71,2	32	28,8	111	1,8
Hepatitis D	0	0,0	1	100,0	1	0,0
Hepatitis E	2	100,0	0	0,0	2	0,0
HIV/Aids	2	50,0	2	50,0	4	0,1
Hepatitis-Prophylaxe/HIV-Kontaktfall	0	0,0	3.528	100,0	3.528	58,5
MRSA/ORSA	60	33,0	122	67,0	182	3,0
Helicobacter pylori	2	100,0	0	0,0	2	0,0
Bakterielle Erkrankungen	24	20,3	94	79,7	118	2,0
Unbestimmte Infektionen, Erkältungskrankheiten	12	75,0	4	25,0	16	0,3
Gesamt	**894**	**14,8**	**5.140**	**85,2**	**6.034**	**100,0**

zeichnen sich allerdings durch einen großen Anteil an meldepflichtigen Fällen aus. Tuberkulinkonversionen werden erst seit 2006 als eigenständige BK-Ziffer erfasst. Gemeldet wird die Änderung (Konversion) der Tuberkulinreaktion (als Haut- oder Bluttest), wobei diese eine frische Tuberkuloseinfektion signalisiert, aus der sich später eine manifeste Tuberkuloseerkrankung entwickeln kann. Der Kontakt zu Tuberkulose-Patienten oder infektiösem Material ist nur dann meldepflichtig, wenn eine Infektion durch den Tuberkulinhauttest oder den Interferon-gamma Release Assay (IGRA) bestätigt wurde.

Bei 3 % aller BK-Meldungen handelte es sich um eine Erkrankung durch methicillin-resistente oder oxacillin-resistente Staphylococcus-aureus-Erreger (MRSA/ORSA). Bei diesen BK-Meldungen wird zwischen Kolonisation (oberflächliche Besiedelung der Haut) und Infektion (Eindringen in die Blutbahn mit Infektionssymptomatik) unterschieden. Die Kolonisation wird bei der BGW nicht als Berufskrankheit anerkannt, weil die BK-rechtlichen Voraussetzungen (regelwidriger Körperzustand) für die Anerkennung als Berufskrankheit nicht erfüllt werden.

Die Entwicklung der Infektionskrankheiten bei Beschäftigten im Gesundheitsdienst in den vergangenen fünf Jahren wird in *Kapitel 2* näher dargestellt.

Die fünf am häufigsten betroffenen Branchen machen einen Anteil von 57,4 % der Meldungen im Jahr 2012 aus. Die meisten meldepflichtigen blutübertragbaren Viruserkrankungen werden aus der Branche Altenpflege- und Altenkrankenheime gemeldet, zusammen mit den Verdachtsanzeigen aus Altenwohnheimen machen sie einen Anteil von etwa 26 % aus (*Tab. 12*). An zweiter Stelle folgen mit 16 % die allgemeinen Krankenhäuser. Bei den nicht meldepflichtigen blutübertragbaren Viruserkrankungen stehen hingegen allgemeine Krankenhäuser an erster Stelle (*Tab. 13*). Die Meldungen aus der Akutpflege (allgemeine Krankenhäuser und Fachkrankenhäuser) machen bereits einen Anteil von ca. 69 % aller nicht meldepflichtigen blutübertragbaren Viruserkrankungen aus. Ein großer Anteil davon geht auf die gemeldeten Kontaktfälle zurück.

Tabelle 12: Meldepflichtige blutübertragbare Viruserkrankungen* in den fünf am häufigsten betroffenen Branchen im Jahr 2012

Meldepflichtige blutübertragbare Viruserkrankungen				
Branche (SSL)	**abs.**	**%**	**cum %**	**pro 1.000 VA****
Altenpflege-, Altenkrankenheime	28	20,6	20,6	0,1
Allgemeine Krankenhäuser	22	16,2	36,8	0,1
Zahnarztpraxen	11	8,1	44,9	0,1
Ambulante sozialpflegerische Dienste	9	6,6	51,5	0,0
Altenwohnheime	8	5,9	57,4	0,2

* Hepatitis-B-Virus, Hepatitis-C-Virus, HIV/Aids
** VA = Vollarbeiter

Tabelle 13: Nicht meldepflichtige blutübertragbare Viruserkrankungen* einschließlich Kontakten zu infektiösen Körperflüssigkeiten in den fünf am häufigsten betroffenen Branchen im Jahr 2012

Nicht meldepflichtige blutübertragbare Viruserkrankungen				
Branche (SSL)	**abs.**	**%**	**cum %**	**pro 1.000 VA****
Allgemeine Krankenhäuser	2.177	60,8	60,8	5,9
Fachkrankenhäuser	284	7,9	68,7	3,1
Zahnarztpraxen	149	4,2	72,9	0,7
Praktischer Arzt	88	2,5	75,4	0,7
Arztpraxis für innere Medizin	81	2,3	77,7	1,2

* Hepatitis-B-Virus, Hepatitis-C-Virus, Hepatitis-E-Virus, HIV und Hepatitis-Prophylaxe/Kontaktfall/HIV-Kontaktfall (Kontakt mit Körperflüssigkeit, keine offene Wunde, kein Stich)
** VA = Vollarbeiter

Unter den Meldungen auf eine BK (meldepflichtige und nicht meldepflichtige), die 2012 bei der BGW registriert wurden, betrafen 42 % Hauterkrankungen (n = 7.099) *(Tab. 9)*. Davon waren knapp 100 % meldepflichtig. Von allen berufsbedingten Hauterkrankungen, die bei gewerblichen Berufsgenossenschaften 2012 gemeldet wurden, entfielen damit knapp 30 % auf die BGW [3]. Die Hauterkrankungen wurden überwiegend von Frauen gemeldet (90 %). Die Frauen waren durchschnittlich zwei Jahre jünger als die Männer *(Abb. 1)*.

Die Rate zu berufsbedingten Hauterkrankungen ist im Vergleich zu 2008 von 6,0 auf 4,8 Meldungen pro 1.000 Vollarbeiter zurückgegangen. Mit 4,8 Meldungen pro 1.000 Vollarbeiter sind Friseure, wie auch in den vergangenen Jahren, die Berufsgruppe mit dem höchsten Risiko für arbeitsbedingte Hauterkrankungen *(Tab. 14)*. Allerdings stammen die meisten Meldungen zu Hauterkrankungen von Beschäftigten aus Altenpflege- und Altenkrankenheimen (n = 1.276). An dritter Stelle folgen Beschäftigte aus Zahnarztpraxen.

Tabelle 14: Gemeldete Hauterkrankungen (BK 5101) in den fünf am häufigsten betroffenen Branchen im Jahr 2012 (% bezogen auf die Anzahl gemeldeter BK 5101)

Gemeldete Hauterkrankungen				
Branche (SSL)	**abs.**	**%**	**cum %**	**pro 1.000 VA***
Altenpflege-, Altenkrankenheime	1.276	18,0	18,0	2,5
Friseurbetriebe	1.117	15,7	33,7	4,8
Allgemeine Krankenhäuser	902	12,7	46,4	2,4
Zahnarztpraxen	543	7,6	54,0	2,5
Ambulante sozialpflegerische Dienste	462	6,5	60,5	1,7

* VA = Vollarbeiter

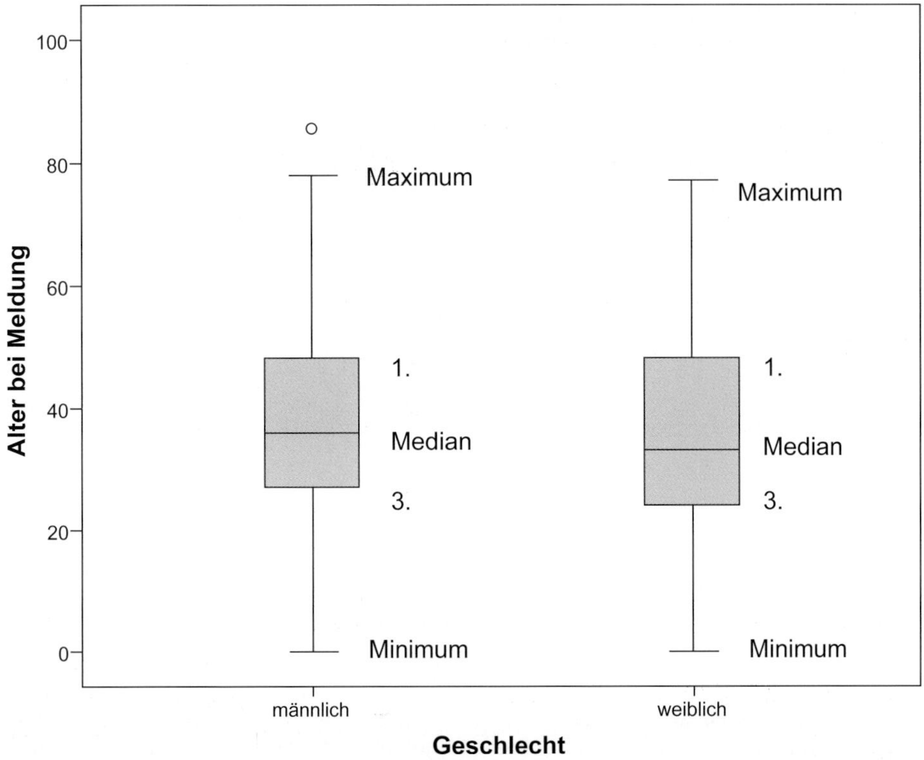

Abbildung 1: Alter bei den im Jahr 2012 gemeldeten Hauterkrankungen (n = 7.061), Box-Plot getrennt nach Geschlecht

In einer Querschnittsstudie wurde die Prävalenz von Handekzemen bei Altenpflegekräften untersucht. Bei diesen Altenpflegekräften wurde in 18 % der Fälle ein Handekzem festgestellt [4, 10]. Hauterkrankungen, die durch Latex ausgelöst wurden, hatten im Jahr 2012 einen Anteil von weniger als ein Prozent und spielen zahlenmäßig bei den gemeldeten Fällen keine Rolle mehr (n = 19).

Von den BK-Meldungen (meldepflichtige und nicht meldepflichtige), die 2012 bei der BGW erfasst wurden, betrafen 11 % bandscheibenbedingte Erkrankungen der Lendenwirbelsäule, die durch schweres Heben und Tragen ausgelöst wurden *(Tab. 9)*. Bandscheibenbedingte Erkrankungen der Lendenwirbelsäule stehen damit an dritter Stelle. Die meisten Verdachtsmeldungen auf bandscheibenbedingte Erkrankungen der Lendenwirbelsäule stammen aus Altenpflege- und Altenkrankenheimen *(Tab. 15)*. Zusammen mit den Meldungen aus Altenwohnheimen lag die Rate bei 2,6 pro 1.000 Vollarbeiter. An zweiter und dritter Stelle folgen die allgemeinen Krankenhäuser und ambulant sozialpflegerischen Dienste. Bezogen auf die Vollarbeiter lag die Rate in allgemeinen Krankenhäusern und in Fachkrankenhäusern bei 2,3 Meldungen pro 1.000 Vollarbeiter.

Tabelle 15: Gemeldete bandscheibenbedingte Erkrankungen der Lendenwirbelsäule durch schweres Heben und Tragen (BK 2108) in den fünf am häufigsten betroffenen Branchen im Jahr 2012, sortiert nach Anzahl der Meldungen (% bezogen auf die Anzahl gemeldeter BK 2108)

Gemeldete bandscheibenbedingte Erkrankungen der Lendenwirbelsäule				
Branche (SSL)	**abs.**	**%**	**cum %**	**pro 1.000 VA***
Altenpflege-, Altenkrankenheime	500	26,7	26,7	1,0
Allgemeine Krankenhäuser	452	24,2	50,9	1,2
Ambulante sozialpflegerische Dienste	334	17,9	68,8	1,2
Fachkrankenhäuser	103	5,5	74,3	1,1
Altenwohnheime	65	3,5	77,8	1,6

* VA = Vollarbeiter

Bei den BK-Meldungen (meldepflichtige und nicht meldepflichtige), die 2012 bei der BGW eingingen, stehen die Atemwegserkrankungen (BK 4301 und 4302) an vierter Stelle *(Tab. 9)*. Etwa 3 % aller Meldungen betrafen Atemwegserkrankungen aufgrund von allergisierenden Stoffen, chemisch-irritativ oder toxisch-wirkenden Stoffen, wobei es sich bei allen Meldungen um meldepflichtige Erkrankungen handelte. Etwa 50 % der Meldungen über eine allergische Atemwegserkrankung (BK 4301) stammen aus Friseurbetrieben *(Tab. 16)*. An zweiter Stelle folgen mit einem deutlich geringeren Anteil die allgemeinen Krankenhäuser und die Zahnarztpraxen. Latexbedingte allergische Atemwegserkrankungen spielen mit 13 Meldungen (ca. 4 % aller gemeldeten allergischen Atemwegserkrankungen) zahlenmäßig nur noch eine untergeordnete Rolle und bestätigen den sich über die vergangenen Jahre bereits abzeichnenden rückläufigen Trend. Insgesamt zeigt sich über die letzten zwei Jahrzehnte ein rückläufiger Trend für beruflich bedingte Atemwegserkrankungen bei Friseuren [5].

Tabelle 16: Gemeldete Atemwegserkrankungen durch allergisierende Stoffe (BK 4301) in den fünf am häufigsten betroffenen Branchen im Jahr 2012, sortiert nach Anzahl der Meldungen (% bezogen auf die Anzahl gemeldeter BK 4301)

Atemwegserkrankungen durch allergisierende Stoffe				
Branche (SSL)	**abs.**	**%**	**cum %**	**pro 1.000 VA***
Friseurbetriebe	179	49,7	49,7	0,8
Allgemeine Krankenhäuser	32	8,9	58,6	0,1
Zahnarztpraxen	17	4,7	63,3	0,1
Altenpflege-, Altenkrankenheime	12	3,3	66,6	< 0,1
Kleintierpraxen	9	2,5	69,1	0,6

* VA = Vollarbeiter

Diskussion

Arbeitsunfälle werden bei der BGW weniger häufig gemeldet als bei anderen gewerblichen Unfallversicherungsträgern. Allerdings gibt es auch bei der BGW versicherte Branchen mit deutlich höheren Melderaten (bezogen auf die Anzahl der Vollarbeiter). Dies sind insbesondere Tierarztpraxen. Typisch für die bei der BGW versicherten Betriebe ist der hohe Anteil an Stolper- und Sturzunfällen (27,6 %) der Beschäftigten. Dies liegt nicht daran, dass im Gesundheitswesen das Risiko zu stolpern oder zu stürzen sehr hoch ist, sondern daran, dass andere Unfallmechanismen weniger häufig vorkommen. „Bedrohung, Angriffe oder Gewalt durch Dritte" verursachen ca. 7 % aller meldepflichtigen Arbeitsunfälle. An erster Stelle stehen dabei die Meldungen von Beschäftigten aus Altenpflege- und Altenkrankenheimen sowie aus der ambulanten Pflege (24 % und 11,3 %). In einer Mitarbeiterbefragung zu Gewalt in Einrichtungen des Gesundheitswesens wird bestätigt, dass in der Altenpflege die häufigsten Angriffe in Form körperlicher Gewalt stattfinden [9].

Lediglich 11 % der bei der BGW gemeldeten Versicherungsfälle betreffen Verdachtsanzeigen auf Vorliegen einer Berufskrankheit. Allerdings werden bezogen auf die versicherten Vollarbeiter, Berufskrankheiten insgesamt häufiger bei der BGW gemeldet als durchschnittlich bei den übrigen gewerblichen Berufsgenossenschaften. Drei Berufskrankheiten bestimmen bei der BGW das Geschehen: Hauterkrankungen, Infektionskrankheiten und bandscheibenbedingte Erkrankungen der Lendenwirbelsäule. Jede zweite meldepflichtige Berufskrankheit bei der BGW betrifft die Haut. Ob bei Friseuren und in den Gesundheitsberufen trotz intensiver Präventionsbemühungen weiterhin ein erhöhtes Erkrankungsrisiko besteht oder ob die Aufforderung, Hautveränderungen an den Händen frühzeitig zu melden, einen erheblichen Teil dieser hohen Meldezahlen erklärt, kann anhand dieser Daten nicht entschieden werden. Nach den Hauterkrankungen sind die nicht meldepflichtigen Infektionskrankheiten die größte Gruppe bei den gemeldeten Berufskrankheiten. Kontakt zu Skabies und Kontakt zu Blut werden am häufigsten angezeigt. Diese Fälle werden gemeldet, da eine Übernahme der Kosten für die Postexpositionsprophylaxe durch die BGW möglich ist. Dies trägt zur Verhütung der Gefahr einer Berufskrankheit bei.

Latex als Auslöser einer Berufskrankheit spielt bei den Hauterkrankungen keine Rolle mehr (< 1 %).

Bei den allergischen Atemwegserkrankungen hat Latex mit ca. 4 % aller Meldungen ebenfalls nur noch eine untergeordnete Bedeutung. Insgesamt wurden nur 13 Fälle gemeldet. Im Vergleich zum Jahr 2008 hat sich die Anzahl dieser Meldungen um etwa die Hälfte reduziert.

Literatur

[1] Schlüsselhandbuch zur Unfallanzeige Gewerbliche Berufsgenossenschaften und Unfallversicherungsträger der öffentlichen Hand (ohne Schüler-Unfallversicherung). 2010, Sankt Augustin, 2009

]2] Deutsche Gesetzliche Unfallversicherung: Dokumentation des Berufskrankheitengeschehens (BK-DOK) – Anleitung für die DGUV 2010, Sankt Augustin, 2009

[3] Deutsche Gesetzliche Unfallversicherung. Zahlen und Fakten zur DGUV. www.dguv.de/de/Zahlen-und-Fakten/index.jsp, 2013

[4] Dulon M, Kromark K, Skudlik C, Nienhaus A. Prevalence of skin and back diseases in geriatric care nurses. Int Arch Occup Environ Health 2008; 81: 983–992

[5] Dulon M, Peters C, Wendeler D, Nienhaus A. Trends in occupational airway diseases in german hairdressers: Frequency and causes. Am J Ind Med 2011; 54: 486–493

[6] Mehrtens G, Brandenburg S. Die Berufskrankheitenverordnung. Erich Schmidt Verlag GmbH & Co., 2005

[7] Nienhaus A: Unfälle bei Berufskrankheiten im Jahr 2002. In: Nienhaus A (Hrsg.): Gefährdungsprofile – Unfälle und arbeitsbedingte Erkrankungen in Gesundheitsdienst und Wohlfahrtspflege. ecomed Medizin, Landsberg, 2005; 14–34

[8] Reha-Koordination. Persönliche Mitteilung der Abteilung Reha-Koordination/Statistik (2012); Ko-Si 560/12. 2013

[9] Schablon A, Zeh A, Wendeler D, Peters C, Wohlert C, Harling M, Nienhaus A. Frequency and consequences of violence and aggression towards employees in the German healthcare and welfare system: a cross-sectional study. BMJ Open 2012; 2

[10] Skudlik C, Dulon M, Wendeler D, John SM, Nienhaus A. Hand Eczema in Geriatric Nurses in Germany – Prevalence and Risk Factors. Contact Derm 2009; 60: 136–143

[11] Wendeler D, Dulon M, Nienhaus A. Unfälle und Berufskrankheiten im Jahr 2008 bei der Berufsgenossenschaft für Gesundheitsdienst und Wohlfahrtspflege. In: Nienhaus A (Hrsg.): Gefährdungsprofile – Unfälle und arbeitsbedingte Erkrankungen in Gesundheitsdienst und Wohlfahrtspflege. ecomed Medizin, Landsberg 2010; 13–30

2 Aktuelle Trends bei Infektionskrankheiten der Beschäftigten im Gesundheitsdienst – 2008 bis 2012

M. DULON, A. NIENHAUS

Zusammenfassung

Zur Prävalenz beruflich bedingter Infektionskrankheiten (BK-Nr. 3101) liegen für Deutschland nur wenige Daten vor. Im Rahmen der Berufskrankheiten-Dokumentation werden bei der Berufsgenossenschaft für Gesundheitsdienst und Wohlfahrtspflege (BGW) Daten erfasst, die einen Überblick über das BK-Geschehen bei Beschäftigten im Gesundheitsdienst geben.

Methoden und Ergebnisse: Als Datenquelle werden die BGW-Daten verwendet. Die Daten zur BK 3101 werden für die Jahre 2008 bis 2012 dargestellt. Beschrieben werden die Veränderungen im Jahr 2012 gegenüber 2011. Verdachtsanzeigen und bestätigte BK-Fälle werden als absolute und relative Häufigkeiten je 100.000 Vollarbeiter dargestellt.

Im Jahr 2012 verzeichnete die BGW 894 Verdachtsanzeigen auf eine BK 3101. In 473 Fällen wurde der BK-Verdacht bestätigt, in 50 Fällen entstand ein Rentenanspruch. Die Anerkennungsquote lag damit 2012 bei 50,9 %. Die absolute Zahl der anerkannten Berufskrankheiten ist gegenüber 2011 um 9 % gestiegen. Bezogen auf 100.000 Vollarbeiter hat sich die Häufigkeit der Verdachtsanzeigen und anerkannten Berufskrankheiten der Ziffer BK 3101 im Jahr 2012 gegenüber dem Vorjahr kaum verändert; die Quoten liegen bei 20,3 bzw. 10,7 Fällen pro 100.000 Vollarbeiter. Die Quoten für anerkannte Berufskrankheiten der Ziffer BK 3101 unterscheiden sich allerdings in den Versorgungsbereichen: so liegt die BK-Quote in Kliniken bei 39 Fällen, in der Alten-/Langzeitpflege und in Praxen bei 13 bzw. 11 Fällen und in der ambulanten Versorgung bei 5 Fällen pro 100.000 Vollarbeiter.

Diskussion: Bei den als BK anerkannten Infektionskrankheiten prägen nach wie vor die klassischen Erreger das Geschehen. Es überwiegen Tuberkulose und Hepatitis. Diese Infektionskrankheiten treten im klinischen Bereich gehäuft auf und nur selten in den übrigen Tätigkeitsbereichen. Die Skabies-Erkrankungen verzeichneten in den vergangenen Jahren einen deutlichen Anstieg, insbesondere in der stationären Altenpflege. Bei Infektionen mit multiresistenten Erregern sprechen die zwar wenigen, aber zum Teil schweren Infektionen dafür, dass diesem Infektionsrisiko in allen Versorgungsbereichen mehr Aufmerksamkeit gewidmet werden sollte.

Einleitung

Für die Beschäftigten im Gesundheitsdienst besteht bei der Betreuung von Patienten mit übertragbaren Infektionserkrankungen ein erhöhtes Infektionsrisiko und damit, neben der eigenen Erkrankung, das Problem der Weiterverbreitung der Erreger am Arbeitsplatz oder auch im privaten Bereich [20]. Es liegen nur wenige epidemiologische Studien zu beruflich bedingten Infektionskrankheiten in Deutschland vor, in denen zudem lediglich einzelne Krankheiten untersucht wurden, darunter blutübertragbare Erkrankungen, Tuberkulose, Influenza und Helicobacter-pylori-Infektionen [4, 10, 17, 19, 24, 25]. Aufgrund des häufig verwendeten Querschnittdesigns kann es sich dabei immer nur um eine Momentaufnahme handeln. Um die Entwicklung beruflich bedingter Erkrankungen über einen längeren Zeitraum darzustellen, sind die Daten der gesetzlichen Unfallversicherung, die im Rahmen des Meldeverfahrens zu Berufskrankheiten erhoben werden, eine wichtige Quelle. Die Erfassung der Daten erfolgt nach der für alle Unfallversicherungsträger (UV-Träger) verbindlichen Berufskrankheiten-Dokumentation (BK-DOK). Bei der Berufsgenossenschaft für Gesundheitsdienst und Wohlfahrtspflege (BGW) werden die Unfallmeldungen und BK-Verdachtsanzeigen, die von Beschäftigten aus nicht staatlichen Einrichtungen des Gesundheitsdienstes gemeldet werden, registriert. Von den Beschäftigten, die in staatlichen Einrichtungen des Gesundheitsdienstes arbeiten, werden die Unfallmeldungen und die BK-Meldungen bei den Unfallkassen der öffentlichen Hand angezeigt und erfasst. Nach Ablauf des Geschäftsjahres werden die Daten aller UV-Träger beim Spitzenverband (DGUV) zu einem Datenpool aggregiert und die Ergebnisse jährlich als aktuelle Trends zu Berufskrankheiten, Arbeitsunfällen und Leistungsaufwendungen veröffentlicht [13].

Infektionskrankheiten hatten bei der BGW im Jahr 2012 einen Anteil von rund 8 % an den meldepflichtigen BK-Verdachtsanzeigen. Damit lagen sie an dritter Stelle hinter den Haut- und Rückenerkrankungen [2]. In diesem Beitrag werden die aktuellen Trends bei Infektionskrankheiten der Beschäftigten im Gesundheitsdienst auf der Basis des BK-DOK-Datenbestandes der BGW beschrieben. Zunächst werden einige Erläuterungen zu den beruflich bedingten Infektionskrankheiten und dem Berufskrankheiten-Verfahren gegeben.

Beruflich bedingte Infektionskrankheiten

In der Gruppe 3 der BK-Liste (Anlage zur BKV) sind die durch Infektionserreger (BK 3101 bis 3104) verursachten Krankheiten aufgeführt. Bei der BK 3101 handelt es sich um Infektionskrankheiten, die von Mensch zu Mensch übertragen werden können, für die der Vorbehalt gilt, dass sie nur dann als BK anerkannt werden können, wenn sie durch Tätigkeiten in bestimmten Gefährdungsbereichen verursacht wurden (§ 9 Abs. 1 SGB VII). Bei diesen besonders gefährdeten Bereichen handelt es sich um Tätigkeiten im Gesundheitsdienst, in der Wohlfahrtspflege oder in einem Laboratorium. Für andere Bereiche kann eine am Arbeitsplatz erworbene Infektion allerdings als Unfall anerkannt werden [5]. Infektionskrankheiten, die von Tieren auf Menschen übertragbar sind, werden als BK 3102 erfasst. Bei der BK 3103 handelt es sich um Wurmerkrankungen von Bergleuten mit rein historischer Bedeutung und bei der BK 3104 um Tropenkrankheiten.

Berufskrankheiten-Verfahren

In Deutschland haben Ärzte eine Anzeigepflicht bei einem begründeten Verdacht auf Vorliegen einer Berufskrankheit (BK). Allerdings können auch Krankenkassen, Arbeitgeber, betriebliche Interessenvertreter oder Versicherte eine BK-Anzeige bei den UV-Trägern oder beim Landesgewerbearzt erstatten. Der UV-Träger prüft von Amts wegen durch das Feststellungsverfahren, ob tatsächlich eine BK im Sinne der Berufskrankheitenverordnung (BKV) vorliegt. In Deutschland gilt ein gemischtes Berufskrankheitensystem, wonach Erkrankungen dann als BK gelten, wenn sie in der BK-Liste der BKV enthalten sind oder wenn für sie als Einzelfälle nach neuesten wissenschaftlichen Erkenntnissen die Voraussetzungen für die Anerkennung als BK erfüllt sind (§ 9 Abs. 1 und 2 SGB VII). Damit bei einer Erkrankung der BK-Verdacht bestätigt werden kann, muss zwischen versicherter Tätigkeit und schädigender Einwirkung ein ursächlicher Zusammenhang nachgewiesen werden (Vollbeweis). Die Erkrankung muss ebenfalls im Vollbeweis nachgewiesen sein. Zwischen schädigender Einwirkung und der Erkrankung muss ein wahrscheinlicher Zusammenhang bestehen, d. h. der kausale Zusammenhang zwischen *Exposition* und Erkrankung muss nicht im Vollbeweis nachgewiesen werden, sondern er muss wahrscheinlich sein. Dabei ist es auch möglich, dass die schädigende Einwirkung wesentliche Teilursache und nicht alleinige Ursache ist. Eine beruflich bedingte Infektionskrankheit kann entweder als Versicherungsfall ohne Rentenanspruch anerkannt werden oder als Versicherungsfall mit Rentenzahlung – wenn eine Minderung der Erwerbsfähigkeit von mindestens 20 Prozent vorliegt. Bei diesen sogenannten Neuen BK-Renten werden im jeweiligen Geschäftsjahr erstmalig Entschädigungsleistungen in Form von Renten, Beihilfen oder Abhilfen gezahlt. Bei den als BK anerkannten Infektionskrankheiten ohne Rentenzahlung werden vielfach Leistungen in anderer Form erbracht, zum Beispiel für Maßnahmen der Heilbehandlung oder Leistungen zur Teilhabe am Arbeitsleben. In den Fällen, in denen sich der BK-Verdacht nicht bestätigt hat, erfolgt eine Ablehnung.

Dokumentation der BK-Meldungen

Die wesentlichen Merkmale eines BK-Falls werden bei dem jeweils zuständigen UV-Träger standardisiert in der BK-DOK erfasst. Anzeigen auf Verdacht einer BK 3101 werden bei der BGW als meldepflichtig erfasst, wenn es Hinweise darauf gibt, dass eine Infektion vorliegt und dass die Versicherten an einem exponierten Arbeitsplatz eingesetzt waren oder Tätigkeiten mit engem Patientenkontakt ausgeübt haben. Dies gilt unabhängig davon, welche versicherungsrechtliche Entscheidung im Feststellungsverfahren später getroffen wird. Träger von Hepatitis-Viren oder TB-Bakterien werden ebenso wie latente Tuberkuloseinfektionen (sog. Konversionsfälle) als meldepflichtig erfasst. Kontakte zu Blut oder zu infektiösen Patienten sind nicht meldepflichtig. Allerdings können die Kosten für die Postexpositionsprophylaxe von den UV-Trägern übernommen werden.

Verdachtsanzeigen, die als nicht meldepflichtig klassifiziert werden, durchlaufen kein Feststellungsverfahren. Bei den Feststellungsverfahren zu Infektionskrankheiten handelt es sich häufig um zeitaufwändige Verfahren, die nicht im selben Jahr der Meldung entschieden werden. Die entschiedenen Fälle weisen die von dem UV-Träger in dem jeweiligen Berichtsjahr getroffenen versicherungsrechtlichen Entscheidungen aus und beziehen sich häufig auch noch auf Verdachtsanzeigen aus früheren Jahren.

Methode

In die Analyse der BGW-Daten werden alle Fälle aus den Jahren 2008 bis 2012, für die eine meldepflichtige Verdachtsanzeige auf die BK 3101 vorlag, eingeschlossen. Infektionskrankheiten der BK 3102, 3103 und 3104 werden bei dieser Auswertung nicht berücksichtigt. Die Basisdaten zu den angezeigten und als BK anerkannten Fällen werden als absolute Fallzahlen für die 12 relevantesten Infektionskrankheiten dargestellt. Dies sind u. a. Infektionen mit dem Hepatitis-A-, -B-, -C-, -D- und -E-Virus, mit dem Mycobacterium tuberculosis (TB), mit dem humanen Immundefizienzvirus (HIV), mit methicillin- oder oxacillinresistentem Staphylococcus aureus (MRSA/ORSA) und mit Krätzmilben. Die TB-Fälle werden getrennt als aktive und latente Tuberkuloseinfektionen (LTBI) aufgelistet. Aus dem Verhältnis zwischen den durch das Feststellungsverfahren abschließend bearbeiteten Verdachtsanzeigen (den sogenannten entschiedenen Fällen) und den dabei als BK anerkannten Erkrankungsfällen wird die Anerkennungsquote berechnet. Bei Todesfällen handelt es sich um die in Folge ihrer Berufskrankheit verstorbenen Versicherten.

Für die vorliegende Auswertung werden drei weitere Merkmale berücksichtigt: die versicherungsrechtliche Entscheidung, ein sechsstelliger BK-Schlüssel und ein vierstelliger Branchenschlüssel. Bei beiden Schlüsseln handelt es sich um BGW-interne Kodierungen: Der BK-Schlüssel erlaubt eine Differenzierung von 31 Krankheitsgruppen; der Branchenschlüssel wird zur Verschlüsselung des Tätigkeitsbereiches verwendet. Die insgesamt 252 Branchenschlüssel werden für die Auswertung zu sechs Versorgungsbereichen zusammengefasst. Hierbei handelt es sich um die folgenden Bereiche (in Klammern die Zahl der eingeschlossenen Branchenschlüssel): Kliniken/Akutpflege (n = 11), Alten-/Langzeitpflege (n = 7), ambulante Versorgung (n = 15), Arztpraxen (n = 25), sonstige medizinische Bereiche (n = 46) und die nicht medizinischen Bereiche (n = 148). Die beiden letzten Tätigkeitsbereiche werden in diesem Beitrag nicht weiter betrachtet, sondern lediglich der Vollständigkeit aufgelistet. Das Risiko an einer BK 3101 zu erkranken, wird für die verschiedenen Versorgungsbereiche anhand von BK-Quoten abgeschätzt. Zur Berechnung der BK-Quoten werden die absoluten BK-Zahlen zur Anzahl der beschäftigten Vollarbeiter ins Verhältnis gesetzt. Ein Vollarbeiter (VA) entspricht dabei der durchschnittlich von einer vollbeschäftigten Person tatsächlich geleisteten Arbeitsstundenzahl.

In den Tabellen werden die Daten für die BK 3101 für die Jahre 2008 bis 2012 aufgelistet und die Daten für das Jahr 2012 als Veränderung gegenüber dem Vorjahr aufgeführt.

Ergebnisse

Im Berichtsjahr 2012 wurden bei der BGW insgesamt 6.034 Anzeigen auf Verdacht einer BK 3101 registriert *(Tab. 1)*. In 15 % der Fälle (n = 894) handelte es sich um eine meldepflichtige Verdachtsanzeige. Die Gesamtzahl der meldepflichtigen Verdachtsanzeigen ist gegenüber 2011 konstant geblieben und lag auch in den vorangegangenen fünf Jahren auf einem vergleichbaren Niveau. Die Anzahl der Verdachtsanzeigen zu Hepa-

Tabelle 1: Angezeigte meldepflichtige Infektionskrankheiten (BK 3101), gruppiert nach den 12 relevantesten Infektionskrankheiten und Kinderkrankheiten; Datenbestand der BGW

Infektionskrankheiten (BK 3101) nach Übertragungsweg	Verdachtsanzeigen					Veränderung von 2011 auf 2012	
	2008	2009	2010	2011	2012	absolut	in %
Insgesamt (meldepflichtig und nicht meldepflichtig)	5.246	6.001	5.977	6.108	6.034	–78	–1,2
Gesamte meldepflichtige Fälle (Anteil an insgesamt in %)	875 (17)	937 (16)	804 (14)	886 (15)	894 (15)	+8	+0,9
Blutübertragbar							
Hepatitis B	106	75	71	57	55	-2	-3,5
Hepatitis C	138	101	100	81	79	-2	-2,5
Hepatitis D	0	0	0	0	0	0	0
HIV/AIDS	11	5	5	10	2	-8	-80.0
Kontaktinfektion							
Hepatitis A	8	4	5	2	3	+1	+33.3
Hepatitis E	0	1	5	4	2	-2	-50.0
MRSA/ORSA	98	102	49	52	60	+8	+15,4
Keratokonjunktivitis	10	23	16	21	42	+21	+100,0
Krätze/Skabies	135	110	155	122	164	+42	+34,4
Luftübertragbar							
Tuberkulose	195	124	102	115	146	+31	+26,9
Latente Tuberkuloseinfektion	40	187	199	285	227	–55	–19,3
Influenza	1	53	5	12	2	–10	-83,3
Kinderkrankheiten[1]	7	10	8	19	9	–10	–52,6
Übrige Infektionskrankheiten[2]	126	142	84	106	105	–1	–0,9

[1] Masern, Röteln, Mumps und Windpocken.
[2] Scharlach, Angina, Sepsis, Keuchhusten, Salmonellen, Ruhr, Zytomegalie, Pfeiffersches Drüsenfieber, nicht besonders aufgeführte Viruserkrankungen, Pilzerkrankungen, parasitäre und bakterielle Erkrankungen und unbestimmte Infektionen.

titis B und Hepatitis C hat sich gegenüber dem Vorjahr nur um wenige Fälle reduziert und setzt damit den stetig rückläufigen Trend bei beiden Hepatitis-Infektionen fort. Für Hepatitis D, A und E wurden keine bzw. weniger als fünf Verdachtsanzeigen gemeldet. Dies gilt auch für HIV/AIDS. Für MRSA-Infektionen gab es wie in den vorangegangenen beiden Jahren etwa 50 Verdachtsanzeigen. Die Anzeigen auf Verdacht einer Keratokonjunktivitis waren etwa doppelt so hoch wie im Vorjahr und auch wie in den Jahren davor. Die Anzeigen auf Verdacht einer Skabies oder TB-Infektion wiesen im Vergleich zum Vorjahr einen Anstieg um 34 % bzw. um 27 % auf. Von den gemeldeten Infektionen mit Krätzmilben stammten 84 % aus dem Bereich der Alten-und Langzeitpflege, damit handelte es sich in knapp 50 % aller aus der Alten-/Langzeitpflege gemeldeten Verdachtsanzeigen einer BK 3101 um eine Skabies-Erkrankung (Daten nicht dargestellt). Auf die latente Tuberkulose-Infektion (LTBI) entfiel mit 227 Verdachtsanzeigen der

Tabelle 2: Anerkannte Fälle[1] für die BK 3101 nach Berichtsjahr[2] für die neun häufigsten Krankheitsarten, Kinderkrankheiten und übrigen Infektionskrankheiten; Datenbestand der BGW

Infektionskrankheiten (BK 3101)	Anerkannte Fälle (davon „Neue BK-Renten")					Veränderung bei anerkannten Fällen von 2011 auf 2012	
	2008	2009	2010	2011	2012	absolut	in %[3]
Insgesamt	304 (66)	318 (42)	390 (36)	433 (43)	473 (50)	+40	+9,2
Darunter:							
Hepatitis A	0 (0)	2 (0)	0 (0)	2 (0)	1 (50)	1	X
Hepatitis B	20 (6)	14 (4)	11 (1)	22 (3)	14 (5)	8	X
Hepatitis C	57 (41)	51 (30)	45 (27)	31 (23)	47 (29)	+16	+51,6
HIV/AIDS	1 (1)	0 (0)	0 (0)	2 (0)	6 (5)	+4	X
Tuberkulose	73 (14)	61 (4)	72 (6)	68 (13)	66 (8)	-2	X
Latente Tuberkulose-infektion	17 (–[4])	65 (–[4])	125 (–[4])	166 (–[4])	179 (–[4])	+13	+7,8
MRSA/ORSA	11 (1)	8 (3)	9 (0)	9 (3)	9 (1)	0	0
Keratokonjunktivitis	5 (0)	4 (1)	18 (0)	5 (0)	21 (0)	+16	+320
Krätze/Skabies	102 (0)	58 (0)	85 (0)	108 (0)	105 (0)	-3	X
Kinderkrankheiten[5]	1 (0)	4 (0)	3 (0)	1 (0)	2 (0)	+1	X
Übrige Infektions-krankheiten[5]	18 (3)	51 (0)	22 (0)	19 (1)	23 (2)	+4	X

1 Anerkannt als „Neue BK-Rente" oder als Versicherungsfall ohne Rentenanspruch.
2 Im Berichtsjahr entschiedene Fälle.
3 Prozentangabe nur bei Fallzahl > 10.
4 LTBI ist asymptomatisch und verursacht daher keine Minderung der Erwerbsfähigkeit.
5 Zu den Krankheiten s. *Tabelle 1*.

größte Anteil. Die Anzahl dieser Anzeigen ist allerdings 2012 gegenüber dem Vorjahr um 55 Fälle bzw. um 19,3 % zurückgegangen.

In den vergangenen fünf Jahren wurden bei der BGW insgesamt 4.408 versicherungsrechtliche Entscheidungen im Zusammenhang mit einer BK 3101 getroffen *(Tab. 3)*. 2012 wurde der BK-Verdacht einer BK 3101 bei 473 Verdachtsanzeigen bestätigt und die Infektion damit als BK anerkannt *(Tab. 2)*. Die Anerkennungsquote lag in dem Jahr bei 50,9 %. In den 473 anerkannten Berufskrankheiten sind 50 „Neue BK-Renten" enthalten; dies sind rund 5 % der entschiedenen Fälle. Wesentliche Anteile an den als BK anerkannten Fällen hatten die latente Tuberkulose- und Skabies-Infektionen mit 39 % bzw. 22 %, wobei naturgemäß durch diese beiden Berufskrankheiten kein neuer Rentenfall verursacht wurde. Gegenüber dem Vorjahr ist für die Anzahl der anerkannten Infektionskrankheiten ein Anstieg um 9,2 % und gegenüber 2008 um 56 % zu verzeichnen. Der Anstieg ist auf eine Vervierfachung bei der Infektion der Keratokonjunktivitis und auf die starke Zunahme bei der Hepatitis C zurückzuführen (um 51,6 %). Bei Hepatitis C wurde damit der rückläufige Trend, der sich bis 2011 zeigte, im Jahr 2012 unterbrochen. Bei Hepatitis B schwankt die Anzahl der jährlich als BK anerkannten Fälle zwischen 10 und 20. In den vergangenen fünf Jahren wurde bei Hepatitis C etwa jeder dritte und bei Hepatitis B etwa jeder fünfte Fall, für den das Feststellungsverfahren abgeschlossen wurde, als BK anerkannt (Zahlen nicht als Tabelle dargestellt). Im Jahr 2012 sind in 50 Fällen nachhaltige Gesundheitsschäden eingetreten mit der Folge einer Rentenzahlung. Herausragenden Anteil bei den „Neuen BK-Renten" hatte die Hepatitis C mit 29 Fällen. Eine MRSA-Infektion wurde in neun Fällen als BK anerkannt, allerdings entstand nur in einem Fall ein Rentenanspruch. Bei den durch Erreger von Kinderkrankheiten bestätigten BK-Verdachtsfällen lag in keinem Fall ein Rentenanspruch vor. Weniger als 5 % aller als BK anerkannten Infektionskrankheiten betrafen andere als die in der *Tabelle 2*

Tabelle 3: Entschiedene Infektionskrankheiten (BK 3101) nach Art der versicherungsrechtlichen Entscheidung in den Jahren 2008 bis 2012; Datenbestand der BGW

Berichtsjahr	Entschiedene Fälle	„Neue BK-Rente"	Anerkannt als BK ohne Rente	BK-Verdacht nicht bestätigt (Ablehnung)	Anerkennungsquote[1]	Todesfälle infolge einer BK
1	2	3	4	5	6	7
2008	856	66	238	552	35,5 %	14
2009	904	42	276	586	35,2 %	12
2010	813	36	354	423	48,0 %	15
2011	906	43	390	473	47,8 %	11
2012	929	50	423	456	50,9 %	9
2008–2012 zusammen	4.408	237	1.681	2.490	43,5 %	68

[1] ((Spalte 3 +4) ÷ Spalte 2) x 100.

aufgelisteten Krankheitserreger. In 49 % der Fälle wurde der Verdacht auf das Vorliegen einer BK 3101 nicht bestätigt; im gesamten Beobachtungszeitraum lag dieser Anteil durchschnittlich bei 56 %. Insgesamt 68 Versicherte sind in den betrachteten fünf Jahren an den Folgen der Berufskrankheit gestorben.

Etwa 60 % der Verdachtsanzeigen auf eine BK 3101 wurden 2012 von Versicherten gemeldet, die in Kliniken oder in der Alten- und Langzeitpflege beschäftigt waren *(Abb. 1)*. Bei den anerkannten BK-Fällen stammten 48 % aus dem Klinikbereich *(Abb. 2)*. Auf die Versicherten aus den Bereichen Alten-/Langzeitpflege und Arztpraxen ent-

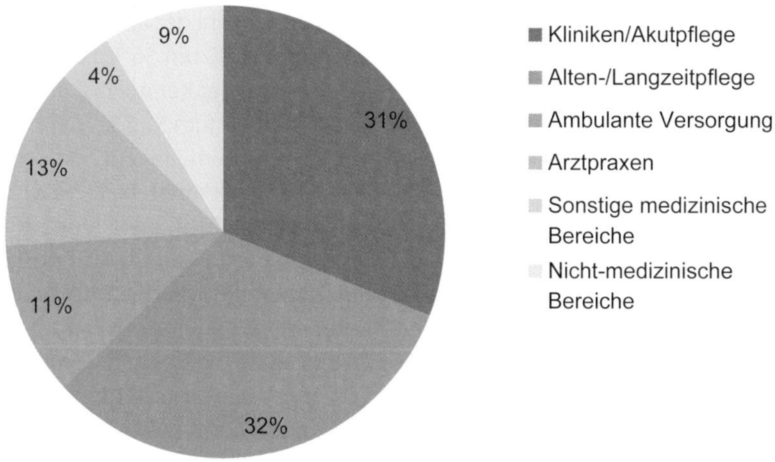

Abbildung 1: Angezeigte meldepflichtige Infektionskrankheiten (BK 3101) nach Versorgungsbereich im Jahr 2012; Datenbestand der BGW

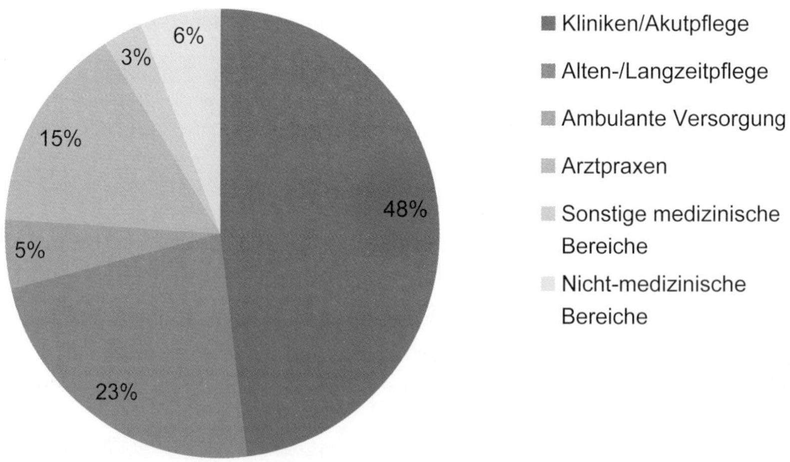

Abbildung 2: Anerkannte Infektionskrankheiten (BK 3101) im Berichtsjahr 2012 nach Versorgungsbereich; Datenbestand der BGW

fielen 23 % bzw. 15 % der anerkannten BK-Fälle. Auch unter Berücksichtigung der Vollarbeiterzahlen stammten die meisten Verdachtsanzeigen und anerkannten BK-Fälle aus dem Klinikbereich: Hier lagen die BK-Quoten bei 48 Verdachtsanzeigen bzw. bei 39 anerkannte BK-3101-Fälle pro 100.000 Vollarbeiter *(Abb. 3)*. In den drei übrigen Versorgungsbereichen waren die Häufigkeitsquoten niedriger: bei den Verdachtsanzeigen zwischen 18 (Arztpraxen) und 35 (Altenpflege) bzw. bei den anerkannten BK-3101-Fällen zwischen 5 (ambulante Versorgung) und 13 (Altenpflege) pro 100.000 Vollarbeiter.

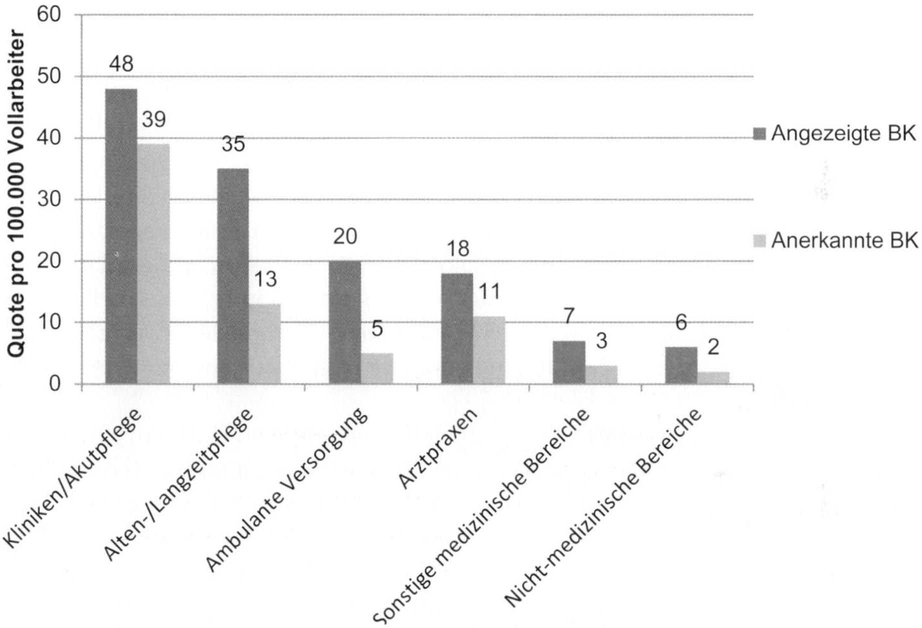

Abbildung 3: BK-Quoten für angezeigte und anerkannte Fälle einer BK 3101 im Jahr 2012; Datenbestand der BGW

Diskussion

Bei den BK-Daten der gesetzlichen UV-Träger handelt es sich um aussagefähige Statistiken, die seit vielen Jahren nach vereinheitlichten Vorgaben für die Dokumentation erfasst werden. Mit der Auswertung des BK-DOK-Datensatzes der BGW kann die Entwicklung bei den Infektionserkrankungen für knapp 60 % aller aus dem Gesundheitsdienst gemeldeten Anzeigen auf Verdacht einer BK 3101 dargestellt werden und für 55 % aller in dieser Branche anerkannten BK 3101 [6].

Die versicherungsrechtliche Wertung von potenziell am Arbeitsplatz erworbenen Infektionen ist häufig schwierig. Rückblickend ist die Infektionsquelle oft nicht zu ermitteln, insbesondere bei zunächst klinisch stumm verlaufenden Erkrankungen [18].

Zudem kommen bei vielen Infektionskrankheiten verschiedene Infektionsquellen in Betracht, ohne dass sich feststellen lässt, bei welcher Gelegenheit es tatsächlich zu der Infektion gekommen ist [18]. Darüber hinaus ist die Abgrenzung zwischen der beruflichen und außerberuflichen Ursache für eine Infektionskrankheit oft schwierig [9]. Diesem Umstand trägt die BK 3101 in der Weise Rechnung, dass als Einwirkung ausreichend ist, dass der Erkrankte einer der versicherten Tätigkeit innewohnenden Infektionsgefahr besonders ausgesetzt war. Die besonders hohe Infektionsgefahr ersetzt – als eigenständiges Tatbestandsmerkmal – den individuellen Nachweis der Einwirkung [18, S. 707].

Im Berichtsjahr 2012 wurden bei der BGW 894 meldepflichtige Verdachtsanzeigen auf eine BK 3101 registriert, in 473 Fällen wurde der BK-Verdacht bestätigt. Durch die Infektion wurden bei 50 Personen nachhaltige Gesundheitsschäden mit der Folge einer Rentenzahlung verursacht. Bezogen auf die meldepflichtigen Fälle machten Infektionskrankheiten mit 8 % nur einen kleinen Anteil an dem BK-Geschehen der BGW im Jahr 2012 aus. Die Entschädigungsleistungen für die BK 3101 beliefen sich 2012 auf knapp 25 Millionen Euro. Davon wurden 32 % für medizinische Heilbehandlung (darunter ambulante Heilbehandlung, stationäre Behandlung, Arzneimittel und Verletztengeld) aufgewendet, 0,5 % für Leistungen zur Teilhabe am Arbeitsleben und rund 68 % für Renten, Abfindungen und Beihilfen [3]. Auch wenn die Infektionskrankheit in dem Jahr nur bei etwa 11 % der anerkannten BK-Fälle zu einer Minderung der Erwerbsfähigkeit führte, waren die Kosten zur Bewältigung der gesundheitlichen und beruflichen Konsequenzen hoch.

Bei Hepatitis B und Hepatitis C zeigt sich in den vergangenen 15 Jahren ein stetiger Rückgang der angezeigten bzw. anerkannten BK-Fälle (für Hepatitis B um knapp 80 % seit 1995) [14]. Der kontinuierliche Rückgang bei Hepatitis B ist wahrscheinlich auf die hohe Impfquote bei Beschäftigten im Gesundheitsdienst zurückzuführen. Bei Hepatitis C war es Mitte der 1990er Jahre zu einer starken Zunahme der Verdachtsmeldungen gekommen, bei denen es sich jedoch wahrscheinlich in vielen Fällen um Altfälle handelte, die als Folge vermehrter Untersuchungen seit Mitte der 1990er Jahre in Deutschland entdeckt wurden. Seit 2001 gibt es einen Rückgang bei angezeigten und anerkannten Hepatitis-C-Fällen um 66 % bzw. 54 % [14]. Die Hepatitis D ist seit einigen Jahren verstärkt in den Blickpunkt gerückt, da verschiedene Befunde zeigen, dass diese Infektion den Verlauf einer chronischen Hepatitis B infolge viraler Interaktionen nachhaltig beeinflussen kann. In Deutschland wird die Zahl der Hepatitis-D-Infizierten auf rund 30.000 geschätzt [23], allerdings gab es bei der BGW in den vergangenen Jahren keine entsprechenden Verdachtsmeldungen. Auch bei Hepatitis E ist die leicht steigende Fallzahl möglicherweise auf eine erhöhte Aufmerksamkeit zurückzuführen, nachdem diese seit 2002 der namentlichen Meldepflicht nach dem Infektionsschutzgesetz unterliegt.

Die Häufigkeit beruflich bedingter Influenza-Infektionen ebenso wie luftübertragbarer Kinderkrankheiten wird durch den Datensatz der BGW vermutlich nicht vollständig abgebildet, weil diese Erkrankungen von den behandelnden Ärzten oft nicht als beruflich bedingt angesehen und daher dem UV-Träger nicht gemeldet werden. Das Risiko für eine Influenza-Infektion scheint unter gesunden Beschäftigten im Gesundheitsdienst erhöht zu sein im Vergleich zu anderen Beschäftigten [12]. Allerdings zeigt sich bei der Inzidenz von symptomatischen Influenza-Infektionen kein Unterschied. Zu diesem Ergebnis kommt auch eine in Deutschland durchgeführte Untersuchung, zumindest in einem Jahr mit geringer Influenza-Aktivität [25]. Ob die Prävalenz beruflich bedingter Influenza-Infektionen bei einer hohen Influenza-Aktivität in der Allgemeinbevölkerung ansteigt, ist nicht bekannt.

Für die arbeitsmedizinischen Vorsorgeuntersuchungen bei Kontakt zu Tuberkulosepatienten oder infektiösen Materialien gab es bis zum Jahr 2005 nur den wenig spezifischen Tuberkulin-Hauttest (THT). Mit der Einführung der Interferon-gamma Release Assays (IGRA) steht ein Test zur Verfügung, der nicht von der BCG-Impfung beeinflusst wird und deshalb bei Beschäftigten im Gesundheitsdienst deutlich spezifischer ist als der THT [15]. Wenn nach einem positiven IGRA eine aktive Tuberkulose durch eine Röntgenaufnahme der Lunge ausgeschlossen wurde, ist die Diagnose einer LTBI gesichert. Die starke Zunahme der gemeldeten LTBI-Fälle in dem betrachteten 5-Jahreszeitraum ist wahrscheinlich auf diese verbesserte Diagnosemöglichkeit zurückzuführen. Das Risiko für die Progression zu einer aktiven Tuberkulose nach einem positiven IGRA ist allerdings noch unbekannt. Es scheint bei Beschäftigten im Gesundheitsdienst geringer zu sein als bei engen Kontaktpersonen, die nach dem Infektionsschutzgesetz untersucht werden (< 1 % versus 12 %) [21, 7]. Es ist daher fraglich, ob alle Beschäftigten im Gesundheitsdienst, die ein positives IGRA-Ergebnis aufweisen, eine präventive Chemotherapie erhalten sollten. Die Meldung einer LTBI als BK ist aber immer dann besonders sinnvoll, wenn eine präventive Chemotherapie geplant ist, da die Kosten dafür evtl. von dem zuständigen UV-Träger übernommen werden.

Die starken Schwankungen bei den Meldungen zu Skabies sind darauf zurückzuführen, dass diese in Jahren mit häufigen Ausbrüchen überproportional ansteigen. Krätzmilben sind für eine Vielzahl endemischer Ausbrüche unter den Beschäftigten in der Altenpflege verantwortlich [22]. Dies bestätigen auch die Daten der BGW, allerdings handelt es sich in über 90 % der jährlich der BGW gemeldeten Skabies-Verdachtsanzeigen um nicht meldepflichtige Fälle. Bei diesen sogenannten Kontaktfällen handelt es sich nicht um erkrankte bzw. mit Skabies befallene Beschäftigte, sondern um Kontaktpersonen, für die eine Mitbehandlung erforderlich ist. Die BGW übernimmt in begründeten Fällen die Kosten für die Diagnose und Behandlung.

In dem betrachteten 5-Jahreszeitraum wurde der BK-Verdacht bei rund 13 % der meldepflichtigen MRSA-Fälle bestätigt, in acht Fällen bestand wegen des ausgeprägten Krankheitsbildes ein Rentenanspruch. In der Literatur werden nur wenige beruflich bedingte MRSA-Infektionen beschrieben [1], gleichwohl zeigen die Zahlen der BGW, dass die Infektionen schwere Krankheitsverläufe und berufliche Konsequenzen nach sich ziehen können [8]. Bei den MRSA/ORSA-Meldungen, bei denen der BK-Verdacht nicht bestätigt wird, handelt es sich in den meisten Fällen um eine Kolonisation der Haut oder der Schleimhäute. Eine MRSA-Kolonisation wird von der BGW nicht als BK anerkannt, da es sich hierbei nicht um einen „regelwidrigen Gesundheitszustand" im Sinne des BK-Rechts handelt (§ 9 Abs. 1 SGB VII) und damit die gesetzliche Voraussetzung für eine BK nicht erfüllt ist.

Die Branche der Kliniken nimmt eine Spitzenposition bei den BK-3101-Fällen ein. Lange Zeit wurde das Infektionsrisiko in dieser Branche durch die blutübertragbaren Erkrankungen bestimmt, bedingt durch häufige invasive Tätigkeiten („Blutkontakt") [11]. In den vergangenen Jahren wird diese Position zunehmend von der Tuberkulose eingenommen, wobei diese Verschiebungen auch auf Änderungen bei den Anerkennungsvoraussetzungen zurückzuführen sind. Insgesamt unterscheidet sich das Erregerspektrum in den vier Versorgungsbereichen deutlich. So spielen die Parasiten in der Alten-/Langzeitpflege die wichtigste Rolle, in den Kliniken sind es hingegen die Tuberkulose und die Hepatitis C.

Die Entwicklung der Häufigkeitsquoten für angezeigte und anerkannte BK 3101 fällt dementsprechend unterschiedlich in den vier Versorgungsbereichen aus: Die BK-Quote für Verdachtsanzeigen auf eine BK 3101 ist in Kliniken und Praxen gegenüber 2011 um 25 % bzw. um 18 % zurückgegangen und in der Altenpflege und in der ambulanten Versorgung um 45 % bzw. um 25 % gestiegen. Die BK-Quote für anerkannte Berufskrankheiten ist in Kliniken und Praxen gegenüber 2011 um 30 % bzw. um 22 % gestiegen und in der Altenpflege und in der ambulanten Versorgung um jeweils 28 % zurückgegangen.

Limitationen

Die hier vorgelegten Fallzahlen geben nicht das vollständige Bild der beruflichen Infektionskrankheiten in Deutschland wieder, da in der BGW nur die BK-Meldungen der Beschäftigten aus nicht staatlichen Einrichtungen erfasst werden. Aus den von der DGUV für 2012 aufbereiteten Daten lässt sich schließen, dass von den angezeigten BK-3101-Fällen 56 % auf die BGW entfallen und von den als BK anerkannten Fällen 60 % [6].

Es handelt sich bei den hier verwendeten Daten um eine Auswertung von Registerdaten, für die dieselben Einschränkungen wie für alle Sekundärdaten gelten. Erschwerend kommt hinzu, dass trotz der gesetzlichen Verankerung der Meldepflicht und der finanziellen Kompensation von einem Underreporting bei den Verdachtsmeldungen auszugehen ist, ohne dass jedoch das Ausmaß beziffert werden kann. Darüber hinaus ist die Entscheidung, ob es sich bei der Infektionskrankheit um eine *meldepflichtige* Verdachtsanzeige handelt, oft schwierig, weil aus der Verdachtsmeldung nicht immer eindeutig hervorgeht, ob tatsächlich eine Infektion vorliegt. Abschließend ist zu erwähnen, dass die vorliegende Auswertung auf dem elektronisch erfassten Datensatz der BK-DOK basiert. Zusätzliche Angaben z. B. zu klinischen Befunden aus den BK-Akten wurden nicht berücksichtigt.

Schlussfolgerungen

Die positive Entwicklung bei den blutübertragbaren Viruserkrankungen hat auch im Jahr 2012 angehalten. Die meisten Meldungen einer Infektionskrankheit betreffen weiterhin die Tuberkulose. Das liegt aber nicht an einem steigenden Infektionsrisiko durch Tuberkulose. Die Inzidenz der Tuberkulose in der Bevölkerung stagniert in den letzten Jahren auf einem niedrigen Niveau (5,3 Fälle pro 100.000 Personen). Die bessere Möglichkeit zur Diagnose einer latenten Tuberkulose-Infektion (LTBI) ist der wichtigste Grund für die zahlreichen Meldungen. Da das Berufskrankheitenrecht nicht vorsieht, Besiedlungen der Schleimhaut ohne Krankheitssymptome oder messbarer Immunantwort als Berufskrankheit anzuerkennen, können nur MRSA-Infektionen bei Beschäftigten im Gesundheitswesen als Berufskrankheit anerkannt werden. Wie viele Beschäftigte im Gesundheitswesen mit MRSA besiedelt sind, lässt sich aufgrund dieser Daten nicht abschätzen. Diese Abschätzung sollte in systematischen Querschnittsstudien erfolgen, um die Gefährdung der Gesundheit der Beschäftigten durch MRSA besser beurteilen zu können.

Literatur

[1] Albrich WC, Harbarth S. Health-care workers: source, vector, or victim of MRSA? Lancet Infect Dis 2008; 8: 289–301

[2] BGW (2013a). Rückblick Geschäftsjahr 2012. BGW Mitteilungen 2/2013. Berufsgenossenschaft für Gesundheitsdienst und Wohlfahrtspflege. www.bgw-online.de/DE/Medien-Service/Kundenmagazin/2013_2/Rueckblick_2012.html

[3] BGW (2013b). Entschädigungsleistungen für Berufskrankheiten im Jahr 2012. Berufsgenossenschaft für Gesundheitsdienst und Wohlfahrtspflege. Reha-Koordination/Bereich Statistik, Controlling. Persönliche Auskunft

[4] Braden B, Duan LP, Caspary WF, Lembcke B. Endoscopy is not a risk factor for Helicobacter pylori infection – but medical practice is. Gastrointest Endosc 1997; 46: 305–310

[5] Brandenburg S. Rechtliche Voraussetzungen für die Anerkennugn und Entschädigung der TB als Berufskrankheit. In: Nienhaus A, Brandenburg S, Teschler H (Hrsg.): Tuberkulose als Berufskrankheit – Ein Leitfaden zur Begutachtung und Vorsorge. ecomed Medizin, Landsberg 2012; 71–78

[6] DGUV Berufskrankheiten-Dokumentation (BK-DOK) – Gewerbliche Wirtschaft und öffentlicher Dienst. DGUV Referat BK-Statistik/ZIGUV. 2013, persönliche Auskunft

[7] Diel R, Loddenkemper R, Niemann S, Meywald-Walter K, Nienhaus A. Negative and Positive Predictive Value of a Whole-Blood IGRA for Developing Active TB – An Update. Am J Respir Crit Care Med 2011; 183: 88–95

[8] Haamann F, Dulon M, Nienhaus A. MRSA as an occupational disease: a case series. Int Arch Occup Environ Health 2011; 84: 259–266

[9] Haufs MG, Merget R. Begutachtung infektionsbedingter Krankheiten – Möglichkeit einer außerberuflichen Ursache kann Bewertung erschweren. BGFA-Info 2007; 1: 6–11

[10] Hofmann F, Schrenk C, Kleimeier B. Zum Tuberkuloserisiko von Beschäftigten im Gesundheitsdienst. Öffentl Gesundheitswes 1990; 52: 177–180

[11] Kralj N, Hofmann F. Hepatitis B- und Hepatitis C-Epidemiologie bei Beschäftigten im Gesundheitsdienst. In: Selmair H, Manns MP (Hrsg.): Virushepatitis als Berufskrankheit – Ein Leitfaden zur Begutachtung. ecomed Medizin, Landsberg 2007; 104–125

[12] Kuster SP, Shah PS, Coleman BL, Lam PP, Tong A, Wormsbecker A, McGeer. A Incidence of influenza in healthy adults and healthcare workers: a systematic review and meta-analysis. PLoS ONE 2011; 6: e26239

[13] Lipka B, Scherer K. Kennziffern der Deutschen Gesetzlichen Unfallversicherung 2012. DGUV Forum 2013; 7–8: 51–63
[14] Nienhaus A, Kesavachandran C, Wendeler D, Haamann F, Dulon M. Infectious diseases in healthcare workers – an analysis of the standardised data set of a German compensation board. J Occup Med Toxicol 2012; 7: 8
[15] Nienhaus A, Schablon A, Tripoldi D, Torres CJ. Die Prävalenz der latenten Tuberkulose-Infektion bei Beschäftigten im Gesundheitswesen – Ein Drei-Ländervergleich. Pneumologie 2011; 65: 726–729
[16] Nübling M, Hofmann F, Tiller FW. Occupational risk for hepatitis A and hepatitis E among health care professionals? Infection 2002; 30: 94–97
[17] Schablon A, Harling M, Diel R, Nienhaus A. Risk of latent TB infection in individuals employed in the healthcare sector in Germany: a multicentre prevalence study. BMC Infect Dis 2010; 10: 107
[18] Schönberger A, Mehrtens G, Valentin H. Arbeitsunfall und Berufskrankheit – Rechtliche und medizinische Grundlagen für Gutachter, Selbstverwaltung, Berater und Gerichte. 8. Aufl., Erich Schmidt Verlag, Berlin 2010
[19] Seidler A, Nienhaus A, Diel R. Review of epidemiological studies on the occupational risk of tuberculosis in low-incidence areas. Respiration 2005; 72: 431–446
[20] Sepkowitz KA. Occupationally acquired infections in health care workers. Part II. Ann Intern Med 1996; 125: 917–928
[21] Torres Costa J, Silva R, Ringshausen F, Nienhaus A. Screening for tuberculosis and prediction of disease in Portuguese healthcare workers. J Occup Med Toxicol 2011; 6: 19
[22] Utsumi M, Makimoto K, Quroshi N, Ashida N. Types of infectious outbreaks and their impact in elderly care facilities: a review of the literature. Age Ageing 2010; 39: 299–305
[23] Vetter C. Hepatitis D und E sind häufiger als angenommen. Dtsch Arztebl 2011; 108: A1739–A1740
[24] Wicker S, Rabenau HF. Occupational exposures to bloodborne viruses among German dental professionals and students in a clinical setting. Int Arch Occup Environ Health 2010; 83: 77–83
[25] Williams CJ, Schweiger B, Diner G, Gerlach F, Haaman F, Krause G, Nienhaus A, Buchholz U. Seasonal influenza risk in hospital healthcare workers is more strongly associated with household than occupational exposures: results from a prospective cohort study in Berlin, Germany, 2006/07. BMC Infect Dis 2010; 10: 8

3 MRSA bei Beschäftigten im Gesundheitsdienst und die Betreuung MRSA-positiver Beschäftigter durch Betriebsärzte

A. Nienhaus, M. Dulon

Zusammenfassung

Einleitung: Die dauerhafte Besiedlung von Beschäftigten im Gesundheitsdienst mit methicillinresistenten Staphyloccocus aureus (MRSA) ist eine Herausforderung bei der arbeitsmedizinischen Betreuung. Eine MRSA-assoziierte Infektion bei einem Beschäftigten im Gesundheitswesen, der Kontakt zu MRSA-Patienten hatte, kann als Berufskrankheit anerkannt werden. Bisher ist kein Fall bekannt, in dem eine MRSA-Besiedlung als Berufskrankheit anerkannt wurde, dennoch werden regelmäßig solche Fälle bei der Unfallversicherung gemeldet.

Methode: Die gemeldeten und als Berufskrankheit anerkannten MRSA-Fälle der BGW in den Jahren 2008 bis 2012 werden dargestellt. Ferner werden die Ergebnisse einer Befragung von Betriebsärzten zum Umgang mit MRSA bei Mitarbeitern zusammenfassend wiedergegeben.

Ergebnisse: In dem ausgewerteten Zeitraum von fünf Jahren wurden 840 MRSA-Fälle bei der BGW gemeldet. In 361 Fällen (43 %) bestand Meldepflicht. Im selben Zeitraum wurden 43 Fälle (11,9 %) als Berufskrankheit anerkannt. Im Jahr 2011 haben 207 Betriebsärzte insgesamt 17 Beschäftigte mit einer dauerhaften MRSA-Besiedlung betreut. Einem dieser 17 Beschäftigten wurde gesundheitsbedingt gekündigt. Die Mehrzahl der Betriebsärzte kooperiert mit den Hygienefachkräften (77 %) und 39 % der Betriebsärzte sind für die Betreuung von Beschäftigten mit einer MRSA-Besiedlung zuständig. 65 % der Einrichtungen haben Standards zum Umgang mit Beschäftigten mit einer MRSA-Besiedlung festgelegt. Eine präventive Behandlung der Mitarbeiter wird in 79 % der Betriebe nach einem ersten positiven Testergebnis angestrebt. In 55 % der Einrichtungen dürfen betroffene Beschäftigte keine patientennahen Tätigkeiten verrichten. In 6 % der Einrichtungen erfolgt ein vollständiges Tätigkeitsverbot, solange die Besiedlung besteht.

Schlussfolgerung: MRSA-assoziierte Infektionen bei Beschäftigten im Gesundheitswesen, die als Berufskrankheit anerkannt werden, sind selten, Meldungen von Kontakten oder Besiedlungen mit MRSA sind allerdings häufig. Standards zum Umgang mit MRSA-besiedelten Beschäftigten gibt es nicht in allen Einrichtungen und die vorhandenen Standards sind unterschiedlich. Zum Schutz der Patienten und der Beschäftigten sollten die Standards zum Umgang mit MRSA bei Beschäftigten verbessert und vereinheitlicht werden. Die Anerkennungspraxis von MRSA-Besiedlungen als Berufskrankheit sollte überdacht werden. Unterstützungsangebote für Beschäftigte mit einer dauerhaften MRSA-Besiedlung sollten entwickelt und die Effektivität der Behandlung evaluiert werden.

Einleitung

Die durchschnittliche Prävalenz von methicillinresistenten Staphylococcus aureus (MRSA) bei Beschäftigten im Gesundheitsdienst wird auf 5 % geschätzt; allerdings variieren die Angaben zwischen 0 % und 50 % [3]. Eine Differenzierung nach vorübergehendem oder dauerhaftem Trägerstatus wird nur selten vorgenommen. Die Kolonisation ist keine Erkrankung, weil MRSA eine Sonderform des Staphylococcus aureus (S. aureus) ist, der Teil der physiologischen Körperflora ist. MRSA ist gekennzeichnet durch ein erweitertes Resistenzspektrum gegenüber Antibiotika. In der Virulenz oder Pathogenität unterscheiden sich MRSA und S. aureus nicht. Eine Kolonisation mit MRSA bedarf bei gesunden Personen keiner Behandlung. Bei geschädigter Haut (verminderter lokaler oder systemischer Abwehr) können MRSA-Erreger in das Gewebe eindringen und eine Infektion verursachen. In diesen Fällen ist eine präventive Sanierung indiziert, um eine Infektion, die antibiotisch schwer zu behandeln ist, zu vermeiden [5]. Allerdings ist hierbei zu beachten, dass es passagere, sich selbst limitierende Besiedlungen gibt, die keine besonderen Maßnahmen erfordern, und Dauerbesiedlungen, die mit einem erhöhten Infektionsrisiko verbunden sind. Die Unterscheidung zwischen passagerer Besiedlung und Dauerbesiedlung ist oft nicht leicht, da es auch intermittierende Besiedlungen gibt. Eine eindeutige und allgemein akzeptierte Definition zur Abgrenzung beider Besiedlungsformen (passagere und persistente) fehlt bisher in der Literatur.

Empfehlungen zum Umgang mit MRSA-Trägern unter Beschäftigten im Gesundheitswesen finden sich in verschiedenen nationalen Richtlinien [5]. In Deutschland werden die von der Kommission für Krankenhaushygiene und Infektionsprävention (KRINKO) im Jahr 1999 herausgegebenen „Empfehlungen zur Prävention und Kontrolle von Methicillin-resistenten Staphylococcus aureus-Stämmen (MRSA) in Krankenhäusern und anderen medizinischen Einrichtungen" bis heute als Grundlage zur Durchführung von Personalscreening und Sanierungsmaßnahmen bei Beschäftigten im Gesundheitswesen herangezogen [11]. Spezielle Fragestellungen wie Auflagen für eine Weiterarbeit während der Dekolonisation wurden etwa zehn Jahre später vom Robert Koch-Institut [13] thematisiert. In den vergangenen Jahren haben sich beim Umgang mit persistenter MRSA-Kolonisation eines Beschäftigten im Gesundheitswesen betriebsinterne Regelungen herausgebildet. Dennoch besteht bei den Beteiligten Unsicherheit über das richtige Vorgehen [8]. Hinzu kommt, dass weder von der gesetzlichen Krankenversicherung noch von der gesetzlichen Unfallversicherung ein finanzieller Ausgleich für die präventive Sanierung der Mitarbeiter oder die Eindämmung eines Ausbruchs erfolgt. Von arbeitsmedizinischer Seite wird daher eine versicherungsrechtliche Lösung gefordert [9].

Bei der Betreuung MRSA-positiver Beschäftigter im Gesundheitswesen steht die Zusammenarbeit von Betriebsarzt und Hygienefachpersonal im Spannungsfeld zweier gesetzlicher Regelungen. Zum Schutz der Beschäftigten, die Umgang mit biologischen Arbeitsstoffen haben, regelt die Verordnung zur Arbeitsmedizinischen Vorsorge (ArbMedVV) [2] in Kombination mit der Biostoffverordnung die arbeitsmedizinische Vorsorge, deren Umsetzung in den Verantwortungsbereich des Betriebsarztes fällt. Der

Schutz der Patienten vor nosokomialen Infektionen und die Verhinderung der Weiterverbreitung resistenter Krankheitserreger in der medizinischen Einrichtung sind im Infektionsschutzgesetz (IfSG) [1] bzw. im „Gesetz zur Änderung des Infektionsschutzgesetzes und weiterer Gesetze" geregelt. Die Umsetzung des IfSG fällt in den Verantwortungsbereich des Gesundheitsamtes und des Hygienefachpersonals. Eine Zusammenarbeit aller Akteure ist im Hinblick auf die Betreuung kolonisierter MRSA-Träger im Gesundheitsdienst nicht explizit geregelt. Dies ist aber im Fall eines MRSA-kolonisierten Mitarbeiters erforderlich, weil sowohl die Beschäftigten als auch die Patienten geschützt werden müssen und beides möglichst gut koordiniert werden sollte.

In diesem Aufsatz werden die Anzahl der Meldungen und der als Berufskrankheit anerkannten MRSA-Fälle der Berufsgenossenschaft für Gesundheitsdienst und Wohlfahrtspflege (BGW) dargestellt und Aspekte des betrieblichen Umgangs mit Beschäftigten mit einer MRSA-Besiedlung diskutiert.

Methode

Der Routinedatensatz der BGW zu den gemeldeten und anerkannten Berufskrankheiten wurde für die Jahre 2008 bis 2012 ausgewertet. Ein sechsstelliger Schlüssel zur Codierung von Infektionskrankheiten erlaubt die Identifikation von MRSA-bezogenen Meldungen. Bei den eingehenden Meldungen wird zwischen meldepflichtig und nicht meldepflichtig unterschieden. Die Meldung von Kontakten zu MRSA-positiven Patienten wird als nicht meldepflichtig registriert. Ausführliche Beschreibungen der Infektionen als Berufskrankheit finden sich in Nienhaus u. a. [12] und Dulon u. a. [7].

Im Mai 2012 wurden 549 Betriebsärzte schriftlich zum Umgang mit MRSA-kolonisierten Beschäftigten im Gesundheitswesen befragt. Die Betriebsärzte wurden aus einem Adressenpool der BGW ermittelt. Der halbstandardisierte Erhebungsbogen enthielt Fragen zur Kooperation zwischen Hygienefachkräften und Betriebsarzt, zur Rolle des Betriebsarztes beim betrieblichen Umgang mit MRSA-Fällen, zu Screening-Standards, zur Sanierung und zur Betreuung von MRSA-kolonisierten Mitarbeitern sowie die Frage, wie viele Mitarbeiter mit einer Dauerbesiedlung im Jahr 2011 vom Betriebsarzt betreut wurden. Eine ausführliche Beschreibung der Befragung findet sich in Dulon u. a. [6].

Ergebnisse

In den Jahren 2008 bis 2012 wurden insgesamt 840 MRSA-Fälle bei der BGW gemeldet *(Tab. 1)*. Die meisten Meldungen betrafen Beschäftigte aus Krankenhäusern (35,5 %). Allerdings war der Anteil der Meldungen, die Beschäftigte aus der stationären Altenpflege betrafen, ähnlich hoch (32,7 %). Ambulante Pflegedienste (15,8 %) hatten einen höheren Anteil bei den Meldungen als Arztpraxen (9,7 %). Meldepflichtig waren 361 Anzeigen (43 %). Im selben Zeitraum wurden 43 MRSA-Infektionen als Berufskrankheit anerkannt. Das sind 11,9 % der meldepflichtigen Anzeigen. Etwa die Hälfte der

Tabelle 1: Anzahl gemeldeter MRSA-Fälle unabhängig von der Meldepflicht in ausgewählten Bereichen

	2008	2009	2010	2011	2012	Total (%)
Krankenhäuser	52	89	37	56	64	298 (35,5)
Arztpraxen	28	21	14	5	13	81 (9,7)
Praxen für Physiotherapie, Massagen, Logopädie	6	16	10	12	9	53 (6,3)
stationäre Altenpflege	83	51	51	57	33	275 (32,7)
ambulante Pflegedienste	38	29	12	24	30	133 (15,8)
alle	207	206	124	154	149	840 (100,0)
meldepflichtig (% von „alle")	**98 (47,3)**	**102 (49,5)**	**49 (39,5)**	**52 (33,8)**	**60 (40,3)**	**361 (43,0)**

Tabelle 2: Anzahl als Berufskrankheit anerkannter MRSA-Fälle

	2008	2009	2010	2011	2012	Total
Krankenhäuser	5	2	1	–	2	10 (30)
Arztpraxen	–	–	–	1	–	1 (3)
Physiotherapie, Masseure usw.	–	–	1	–	–	1 (3)
stationäre Altenpflege	5	4	5	4	5	23 (70)
ambulante Pflegedienste	1	1	1	4	1	8 (24)
alle	**11**	**7**	**8**	**9**	**8**	**33 (100,0)**

anerkannten Berufskrankheiten betreffen Beschäftigte in der stationären Altenpflege *(Tab. 2)*. Beschäftigte aus Krankhäusern sind etwas häufiger als Beschäftigte der ambulanten Pflegedienste vertreten (23,3 % versus 18,6 %). Ein zeitlicher Trend besteht weder für die Meldungen noch für die Anerkennungen.

An der Befragung zum betrieblichen Umgang mit MRSA bei Mitarbeitern haben 207 Betriebsärzte teilgenommen (Rücklaufquote 38 %). Diese betreuten im Jahr 2011 verschiedene Bereiche im Gesundheitsdienst, darunter Einrichtungen im klinisch-pflegerischen Bereich, Heime für Menschen mit Behinderungen und Praxen für Physiotherapie. 77 % der Betriebsärzte berichten, dass bei positiven MRSA-Befunden bei Beschäftigten eine Zusammenarbeit zwischen arbeitsmedizinischem und hygienischem Bereich stattfinde *(Tab. 3)*. Die Betreuung der MRSA-kolonisierten Beschäftigten obliegt in 39 % der Einrichtungen dem Betriebsarzt. Für das MRSA-Personalscreening sind 15 % der Betriebsärzte verantwortlich. Eine Information der Betriebsärzte über positive MRSA-Befunde bei Abstrich-Untersuchungen bei Beschäftigten erfolgt in 62 % der Betriebe.

Tabelle 3: Einbindung der Betriebsärzte beim Umgang mit MRSA-kolonisierten Mitarbeitern (n = 207)

Statements	Antworten	n	%
Zusammenarbeit zwischen Betriebsarzt und Hygienefachpersonal bei MRSA-kolonisierten Beschäftigten im Gesundheitswesen findet statt	ja	155	77
Der Betriebsarzt ist für die Betreuung der MRSA-kolonisierten MA zuständig	ja	88	39
Der Betriebsarzt ist für das Personalscreening bei Beschäftigten zuständig	immer überwiegend	8 23	4 11
Der Betriebsarzt wird über positive MRSA-Befunde informiert	immer überwiegend	83 47	42 24
Zuständigkeit für die Koordinierung der Sanierungsmaßnahmen ist geregelt	ja	128	62
Standards zum Umgang mit MRSA-kolonisierten Beschäftigten existieren	als Bestandteil des Hygieneplans Im Rahmen einer Dienstvereinbarung	123 12	59 6
Der Zeitpunkt eines Personalscreenings/einer Abstrichnahme ist festgelegt	vor Dienstbeginn nach arbeitsfreiem Wochenende (WE) vor Dienstbeginn + nach freiem WE	19 7 5	10 3 2

62 % der Betriebsärzte berichten, dass in der von ihnen betreuten Einrichtung geklärt sei, wer für die Koordinierung der Sanierungsmaßnahmen zuständig ist: Dies ist in 41 % der Betriebe die Hygienefachkraft – alleine oder zusammen mit der Pflegedienstleitung, in 36 % der Betriebsarzt – alleine oder zusammen mit der Hygienefachkraft, dem Hausarzt oder der Pflegedienstleitung, in 9 % die Pflegedienstleitung und in 14 % sind es andere Personen wie Arbeitgeber, ärztliche Leitung oder behandelnder Arzt (keine Tabelle). Im Jahr 2011 haben 73 Betriebsärzte (35 %) im Durchschnitt vier MRSA-kolonisierte Beschäftigte betreut *(Tab. 4)*. Die betroffenen Beschäftigten im Gesundheitswesen waren überwiegend in Kliniken und in Altenpflegeheimen tätig, seltener in Heimen für Menschen mit Behinderungen oder in ambulanten, sozialpflegerischen Pflegediensten und nur vereinzelt in Physiotherapie- und Tierarztpraxen.

Zum Umgang mit MRSA-kolonisierten Beschäftigten gibt es in 65 % der Einrichtungen Standards *(Tab. 3)*. Standards zum Zeitpunkt der Abnahme des Abstrichs gibt es in 15 % der Einrichtungen. Bei einem MRSA-positiven Abstrich wird in 79 % der Einrichtungen grundsätzlich eine Sanierung empfohlen *(Tab. 5)*. In 7 % der Einrichtungen wird eine Sanierung erst dann empfohlen, wenn aufseiten der Beschäftigten Risikofaktoren vorliegen (geschwächte Immunabwehr, Schwangerschaftswunsch, Beschwerdesymptomatik) oder wenn es bei der Tätigkeit zu engem Kontakt mit gefährdeten Patienten/Bewohnern kommt. 44 Betriebsärzte (21 %) waren im Jahr 2011 mit Kontrollabstrichen während der Sanierung von Beschäftigten im Gesundheitswesen befasst (keine Tabelle).

Tabelle 4: Branchen, in denen MRSA-kolonisierte Beschäftigte von Betriebsärzten im Jahr 2011 betreut wurden (n = 73); Mehrfachnennungen möglich

Branche	n
Klinik, Krankenhaus, Reha-Klinik	54
Altenpflegeheim	26
Heim für Menschen mit Behinderung	10
ambulanter, sozialpflegerischer Dienst	8
Physiotherapie	2
Rettungsdienst	1
Tierarztpraxis	1

Tabelle 5: Auflagen zur Fortführung der Tätigkeit für MRSA-kolonisierte Beschäftigte im Gesundheitsdienst nach Angaben der Betriebsärzte; Mehrfachnennungen (n = 205)

Auflagen	n	%
1 Beachtung hygienischer Maßnahmen[1]	20	10
1 + keine patientennahen Tätigkeiten	28	14
1 + kein Einsatz in Risikobereichen[2]	31	15
1 + keine patientennahen Tätigkeiten, kein Einsatz in Risikobereichen	32	15
1 + ohne chronische Hauterkrankungen patientenfern, nicht in Risikobereichen	21	10
keine Weiterbeschäftigung solange Verlaufsabstriche MRSA-positiv	12	6
unbekannt	61	30

1 Maßnahmen der Standardhygiene (Händedesinfektion, Verwendung von Handschuhen und Schutzkleidung) und spezielle Schutzmaßnahmen wie Anlegen eines Schutzkittels und eines Mund-Nasenschutzes bei Risikotätigkeiten wie invasive Tätigkeiten, Versorgung von Wunden oder großflächigen Hauterkrankungen.
2 Intensivstation, OP, Chirurgie, dermatologische Station.

Für MRSA-kolonisierte Beschäftigte gelten in 70 % der betreuten Einrichtungen Auflagen bei der Fortführung der Tätigkeit, wobei sich diese hinsichtlich des Grads der Einschränkung unterscheiden *(Tab. 5)*. In 6 % der Einrichtungen wird die Weiterarbeit untersagt, solange Verlaufsabstriche positiv sind. In 10 % der Einrichtungen wird die Beachtung der Standardhygiene oder die Anwendung von speziellen Schutzmaßnahmen bei Risikotätigkeiten zur Auflage für die Weiterarbeit von MRSA-kolonisierten Beschäftigten gemacht. In knapp der Hälfte der Einrichtungen (45 %) ist die Fortführung der Tätigkeit bei Einhaltung der Standardhygiene und Anwendung spezieller Schutzmaßnahmen bei Risikotätigkeiten möglich. Spezielle Schutzmaßnahmen können sein: kein Patientenkontakt, keine Tätigkeit in Risikobereichen und Tätigkeit nur bei intakter Haut.

Im Jahr 2011 haben 73 (35 %) Betriebsärzte durchschnittlich 4 Beschäftigte mit einer MRSA-Kolonisation betreut, davon betreuten 11 Ärzte (5,3 % von 207) insgesamt 17 Beschäftigte mit einer MRSA-Dauerkolonisation. Von diesen elf haben sechs Ärzte jeweils einen, vier Ärzte jeweils zwei und ein Arzt drei dauerhaft mit MRSA kolonisierte Beschäftigte im Gesundheitswesen betreut (keine Tabelle). Am häufigsten (bei 9/11 Ärzten) wurden Beschäftigte als dauerhaft kolonisiert bezeichnet, die nach der zweiten Sanierungsrunde weiterhin positive Befunde aufwiesen. In einem Fall kam es infolge der dauerhaften Kolonisation zu einer betriebsbedingten Kündigung.

Diskussion

Beim Umgang mit MRSA-besiedelten Beschäftigten besteht Unsicherheit in den Betrieben und bei den Akteuren. Dafür sprechen die hohe Anzahl von Meldungen von MRSA-Fällen und die im Vergleich dazu relativ geringe Quote anerkannter Berufskrankheiten aufgrund von MRSA. Nur so ist zu erklären, dass mehr als die Hälfte der Meldungen das Kriterium der Meldepflicht nicht erfüllt. Das erklärt möglicherweise auch, warum der größte Anteil der Meldungen aus Einrichtungen der stationären und ambulanten Altenpflege kommt. In diesen Einrichtungen ist die Verunsicherung möglicherweise am größten. Allerdings stammen nicht nur die meisten Meldungen, sondern auch die meisten Versicherten mit einer anerkannten MRSA-bedingten Berufskrankheit aus der Altenpflege.

Für MRSA-kolonisierte Beschäftigte im Gesundheitswesen, die nach mehreren Sanierungsversuchen noch besiedelt sind, besteht die Gefahr, dass sie ihren Beruf nicht mehr ausüben dürfen. Dass die Sorge der Beschäftigten berechtigt ist, als nicht sanierbare Dauerträger einen beruflichen Abstieg in Kauf nehmen zu müssen, zeigt die in einem Fall ausgesprochene Kündigung. In den Einrichtungen wird mit MRSA-kolonisierten Beschäftigten sehr unterschiedlich verfahren. Die Maßnahmen reichen von der uneingeschränkten Weiterarbeit bei Einhaltung der Hygienestandards über die eingeschränkte Weiterarbeit mit mehr oder weniger strengen Auflagen hinsichtlich Tätigkeit und Arbeitsbereich bis zu einem vorübergehenden Beschäftigungsverbot oder gar einer Kündigung. In verschiedenen Veröffentlichungen wurde berichtet, dass Beschäftigte im Gesundheitswesen trotz MRSA-Kolonisation bei konsequenter Einhaltung der Standardhygiene weiter (ohne Einschränkungen) eingesetzt werden können [4, 10]. Ausgenommen sind davon Ausbruchssituationen oder kolonisierte Pflegekräfte mit ausgedehnter Psoriasis, mit MRSA-Befunden auf Hautekzemen oder Arbeitseinsätze in Stationen mit Risikopatienten.

Das RKI empfiehlt, dass MRSA-Träger bis zur nachgewiesenen Sanierung keine Patienten behandeln sollten [11], allerdings finden sich – auch in aktuellen Kommentaren des RKI [13] – keine konkreten Vorgaben hinsichtlich der Weiterarbeit dauerhaft kolonisierter Beschäftigter im Gesundheitswesen. Die Empfehlungen des RKI sehen vor, dass MRSA-Träger die Patientenbetreuung wieder aufnehmen können, wenn drei Tage nach Abschluss der Sanierungsbehandlung an drei aufeinanderfolgenden Tagen

MRSA-negative Abstriche vorliegen [11]. Danach dürften Mitarbeiter mit einer Dauerbesiedlung nicht mehr tätig sein. Die Praxis scheint aber anders zu sein. Hier besteht ein dringender Klärungsbedarf.

Die Befragung hat gezeigt, dass zwischen Betriebsarzt und Hygieneverantwortlichen in der Mehrheit der Einrichtungen eine Zusammenarbeit stattfindet. Auch bei der Koordinierung der Sanierungsmaßnahmen sind die Zuständigkeiten geregelt. Allerdings fühlten sich nur 40 % der Betriebsärzte immer gut über MRSA-Befunde bei Mitarbeitern informiert. Für die Durchführung des Personalscreenings sind die Betriebsärzte selten verantwortlich (15 %). Da in Deutschland ein Personalscreening nur in Ausbruchssituationen vom RKI befürwortet wird (KRINKO 1999), fällt dessen Durchführung entsprechend der gesetzlichen Regelungen (IfSG) in den Verantwortungsbereich der Hygieneverantwortlichen. Auch hier ist zu überlegen, welche Arbeitsteilung zwischen den Akteuren sinnvoll ist.

Insgesamt fiel auf, dass viele Betriebsärzte keine Angaben zu den Auflagen für die Weiterbeschäftigung von MRSA-positiven Beschäftigten machen konnten. Dieses Informationsdefizit kann entweder daran liegen, dass es in der Einrichtung keine verbindliche Regelung gibt oder es kann als Hinweis gewertet werden, dass der Betriebsarzt nur unzureichend in das Prozedere eingebunden ist. Bei der Betreuung dauerhafter MRSA-Träger ist es wünschenswert, dass betriebsinterne Abstimmungsgespräche zwischen allen Beteiligten institutionalisiert werden, zum Beispiel entsprechend der Konsensus-Empfehlung aus Baden-Württemberg [16]. Eine enge Zusammenarbeit zwischen Betriebsarzt und Hygienefachpersonal ist in diesen Fällen unabdinglich. Der Betriebsarzt sollte den betroffenen Beschäftigten beraten und gemeinsam mit den anderen betrieblichen Akteuren nach Möglichkeiten zur Weiterbeschäftigung suchen.

Die Responserate unserer Befragung war mit 38 % relativ gering. Es kann vermutet werden, dass sich vor allem Betriebsärzte beteiligt haben, die schon Erfahrung mit MRSA-besiedelten Beschäftigten hatten. Die Einbindung der Betriebsärzte beim Umgang mit MRSA-Fällen wird in unserer Studie daher möglicherweise überschätzt; das gilt auch für die Anzahl der betroffenen Betriebe.

Von den Unfallversicherungsträgern wird die MRSA-Kolonisation bislang entweder nicht als Berufskrankheit anerkannt oder es erfolgt eine Anerkennung, die Kosten für die Sanierung werden aber nicht übernommen. Die Nichtanerkennung der MRSA-Dauerbesiedlung als Berufskrankheit wird damit begründet, dass es sich bei der Kolonisation der Haut oder Schleimhaut nicht um einen regelwidrigen Gesundheitszustand handele. Die Kosten für die Sanierung werden nicht übernommen, weil diese zum Patientenschutz entsprechend des IfSG erfolgt und nicht zum Schutz der Beschäftigten selbst. In der Literatur gibt es jedoch Hinweise, die für eine versicherungsrechtliche Neubewertung der dauerhaften MRSA-Besiedlung bei einem Beschäftigten im Gesundheitswesen sprechen.

Die temporäre Besiedlung mit MRSA ist eine fragliche Indikation für eine präventive Behandlung und rechtfertigt nicht die Anerkennung als Berufskrankheit. Eine Dauerbesiedlung mit MRSA führt zu einer Interaktion zwischen Bakterium und Wirt [14, 15, 17]. Die Dauerbesiedlung ist mit einem erhöhten Infektionsrisiko verbunden [18]. Die

Entwicklung einer MRSA-assoziierten Infektion ist mit einem erhöhten Komplikationsrisiko verbunden. In diesen Fällen erfolgt die präventive Therapie daher zum Schutz der Beschäftigten. Folgt man dieser Argumentation, besteht die Möglichkeit für die Träger der gesetzlichen Unfallversicherung, zur Vermeidung der Entstehung oder der Verschlimmerung einer Berufskrankheit, die Kosten der Therapie einer MRSA-Dauerbesiedlung im Rahmen eines Berufskrankheitenverfahrens zu übernehmen. Allerdings ist es nicht leicht festzulegen, bei welchen Beschäftigten tatsächlich die konkrete Gefahr einer Infektion besteht. Diese Konkretisierung der Gefahr ist aber die rechtliche Voraussetzung dafür, dass im Rahmen eines Berufskrankheitenverfahrens die Unfallversicherung Leistungen erbringen kann. Hier besteht weiterer Forschungsbedarf. Im Rahmen einer prospektiven Kohortenstudie, in die Beschäftigte eingeschlossen werden, bei denen ein positiver MRSA-Befund vorlag, könnten der natürliche Verlauf der Besiedlung (vorübergehend, dauerhaft), sinnvolle Behandlungsstrategien, die Einsatzmöglichkeit im Betrieb trotz Besiedlung sowie das Erkrankungsrisiko nach einer Besiedlung und Risikofaktoren für die Entwicklung einer Infektion untersucht werden.

Schlussfolgerung

Beim Umgang mit dauerhaft kolonisierten Beschäftigten im Gesundheitswesen ist für alle Beteiligten mehr Rechtssicherheit notwendig. Nur so lässt sich vermeiden, dass in den einzelnen Betrieben unterschiedliche Standards für den Umgang mit den Betroffenen gelten. Insbesondere sollte geklärt werden, ob eine Dauerbesiedlung eines Beschäftigten im Gesundheitswesen als Berufskrankheit anerkannt werden kann. Dies könnte helfen, (gesundheitsbedingte) Kündigungen zu vermeiden und qualifizierte Angebote zur Sanierung von dauerbesiedelten Beschäftigten im Gesundheitswesen zu schaffen. In Verfahrensanweisungen und Betriebsvereinbarungen sollte der Umgang mit MRSA-Besiedlungen bei Beschäftigten in den Betrieben geregelt werden. Dabei sollte insbesondere die Zusammenarbeit von Hygiene und Betriebsmedizin geregelt werden. Im Rahmen einer wissenschaftlichen Studie sollten Unterstützungsangebote für Beschäftigte mit einer MRSA-Dauerbesiedlung entwickelt werden. Im Rahmen einer solchen Studie könnten erfolgreiche Strategien zur Behandlung einer Dauerbesiedlung entwickelt werden.

Literatur

[1] Gesetz zur Verhütung und Bekämpfung von Infektionskrankheiten beim Menschen (Infektionsschutzgesetz – IfSG) Ausfertigungsdatum: 20.07.2000 „Infektionsschutzgesetz vom 20. Juli 2000 (BGBl. I S. 1045), das durch Artikel 4 Absatz 21 des Gesetzes vom 7. August 2013 (BGBl. I S. 3154) geändert worden ist". Bundesgesetzblatt I 2000; 1045

[2] Verordnung zur arbeitsmedizinischen Vorsorge vom 18. Dezember 2008 (BGBl. I S. 2768), die durch Artikel 1 der Verordnung vom 23. Oktober 2013 geändert worden ist. Bundesgesetzblatt I, 3882

[3] Albrich WC, Harbarth S. Health-care workers: source, vector, or victim of MRSA? Lancet Infect Dis 2008; 8: 289–301
[4] Biedermann K, Becker-Boost E, Herrmann M, Rieke E, Wirtz K, Rüden H. Reduktion von nosokomialen MRSA-Fällen/Infektionen in 37 Akutkliniken der Maximal-, Regel- und Grundversorgung durch strikte Einhaltung der Basishygienemaßnahmen. Krankenhaus-Hygiene + Infektionsverhütung 2011; 33: 91–103
[5] Coia JE, Duckworth GJ, Edwards DI, Farrington M, Fry C, Humphreys H, Mallaghan C, Tucker DR. Guidelines for the control and prevention of meticillin-resistant Staphylococcus aureus (MRSA) in healthcare facilities. J Hosp Infect 2006; 63 Suppl 1: S1–44
[6] Dulon M, Haamann F, Nienhaus A. Involvement of occupational physicians in the management of MRSA-colonised healthcare workers in Germany – a survey. J Occup Med Toxicol 2013; 8: 16
[7] Dulon M, Wendeler D, Haamann F, Nienhaus A. Infektionen als Berufskrankheiten – Auswertung der Standarddaten der Berufsgenossenschaft für Gesundheitsdienst und Wohlfahrtspflege für 2007 bis 2011. Zbl Arbeitsmed 2013; 63: 36–45
[8] Hein-Rusinek U. Personalrisiko MRSA aus Sicht des Beschäftigtenschutzes und der Patientensicherheit. Arbeitsmed Sozialmed Umweltmed 2011; 46: 132–135
[9] Kaminski A, Kammler J, Wick M, Muhr G, Kutscha-Lissberg F. Transmission of methicillin-resistant Staphylococcus aureus among hospital staff in a German trauma centre: a problem without a current solution? J Bone Joint Surg Br 2007; 89: 642–645
[10] Kappstein I. Empfehlungen der „Richtlinie" – was mache ich anders? Teil 3. Krankenhaushygiene up2date 2009; 4: 125–141
[11] KRINKO. Empfehlung zur Prävention und Kontrolle von Methicillin-resistenten Staphylococcus-aureus-Stämmen (MRSA) in Krankenhäusern und anderen medizinischen Einrichtungen – Mitteilung der Kommission für Krankenhaushygiene und Infektionsprävention am Robert Koch-Institut. Bundesgesundheitsbl Gesundheitsforsch Gesundheitsschutz 1999; 42: 954–958
[12] Nienhaus A, Kesavachandran C, Wendeler D, Haamann F, Dulon M. Infectious diseases in healthcare workers – an analysis of the standardised data set of a German compensation board. J Occup Med Toxicol 2012; 7: 8
[13] RKI. Kontrolle der Weiterverbreitung von MRSA – Personal im Gesundheitsdienst als Carrier. Epidemiologisches Bulletin 2008; 303–311
[14] van Belkum A, Verkaik NJ, de Vogel CP, Boelens HA, Verveer J, Nouwen JL, Verbrugh HA, Wertheim HF. Reclassification of Staphylococcus aureus nasal carriage types. J Infect Dis 2009; 199: 1820–1826
[15] VandenBergh MF, Yzerman EP, van Belkum A, Boelens HA, Sijmons M, Verbrugh HA. Follow-up of Staphylococcus aureus nasal carriage after 8 years: redefining the persistent carrier state. J Clin Microbiol 1999; 37: 3133–3140
[16] von Baum H, Dettenkofer M, Föll M, Heeg P, Sernetz S, Wendt C. Consensus-Empfehlung Baden-Württemberg: Umgang mit MRSA-positivem Personal. Hyg Med 2008; 33: 25–29
[17] Wertheim HF, Melles DC, Vos MC, van Leeuwen W, van Belkum A, Verbrugh HA, Nouwen JL. The role of nasal carriage in Staphylococcus aureus infections. Lancet Infect Dis 2005; 5: 751–762
[18] Wertheim HF, Vos MC, Ott A, van Belkum A, Voss A, Kluytmans JA, van Keulen PH, Vandenbroucke-Grauls CM, Meester MH, Verbrugh HA. Risk and outcome of nosocomial Staphylococcus aureus bacteraemia in nasal carriers versus non-carriers. Lancet 2004; 364: 703–705

4 Gesundheitsschutz für Praktikanten in der Altenpflege

J. Stranzinger, M. Woltjen, B. Lisiak, G. Schedlbauer

Zusammenfassung

Vor der Vergabe eines Praktikumsplatzes muss der Arbeitgeber auch Aspekte des Arbeits- und Gesundheitsschutzes berücksichtigen. Grundlage für Maßnahmen des Gesundheitsschutzes ist eine Gefährdungsbeurteilung. Diese dient der Ermittlung der erlaubten Tätigkeiten und der erforderlichen Schutzmaßnahmen. Die Tätigkeiten unterscheiden sich je nach Art des Praktikums, dem Alter des Praktikanten, dem Einsatzgebiet, dem Entwicklungs- und dem Ausbildungsstand und den entsprechenden Arbeitsschutzvorgaben. Für Jugendliche gelten nach dem Jugendarbeitsschutzgesetz (JArbSchG) strenge Rahmenbedingungen. Sie dürfen keine Tätigkeiten ausführen, bei denen ein Infektionsrisiko oder andere Gesundheitsrisiken bestehen. Somit entfällt bei ihnen eine arbeitsmedizinische Vorsorge in den meisten Fällen. Findet das Praktikum jedoch im Rahmen einer Berufsausbildung statt, dürfen die jugendlichen Auszubildenden unter Aufsicht potenziell gefährdende Tätigkeiten durchführen, wenn dies für die Ausbildung notwendig ist. Vor Beginn eines Berufspraktikums müssen deshalb bei entsprechender Gefährdung eine Arbeitsmedizinische Vorsorge und – soweit sinnvoll und vom Praktikanten akzeptiert – eine Impfung auf Kosten des Arbeitgebers angeboten werden. Gleiches gilt für berufsorientierende Praktika, sofern der Praktikant erwachsen ist.

In vielen Einrichtungen der Wohlfahrtspflege werden regelmäßig Praktikanten beschäftigt. Es herrscht in den Mitgliedsbetrieben jedoch häufig Unsicherheit über Einsatzbedingungen und Untersuchungspflichten, da zahlreiche rechtliche Grundlagen beachtet werden müssen. Generell lassen sich für die meisten Konstellationen Standards definieren unter Berücksichtigung von Arbeitssicherheitsgesetz (ASiG), Infektionsschutzgesetz (IfSG), Jugendarbeitsschutzgesetz (JArbSchG) und Arbeitsschutzgesetz (ArbSchG), Mutterschutzgesetz (MuSchG), Arbeitsmedizinischer Vorsorgeverordnung (ArbMedVV), Lastenhandhabungsverordnung (LasthandhabV), Gefahrstoffverordnung (GefStoffV) und Biostoffverordnung (BioStoffV) [1, 2, 3, 4, 5, 10, 11, 13, 12, 14]. Eine Handlungsanleitung für den Einsatz von Praktikanten im Gesundheitsdienst und in der Wohlfahrtspflege wird zukünftig in die Technische Regeln für Biologische Arbeitsstoffe (TRBA 250) integriert werden [8]. Diese Übersicht über den Gesundheitsschutz für Praktikanten in der Altenpflege bezieht die üblichen Rechtsgrundlagen für den betrieblichen Arbeitsschutz ein und stellt Aspekte der Gefährdungsermittlung vor. Sie soll betriebliche Arbeitsschutzexperten und Verantwortliche unterstützen, geeignete rechtskonforme und praktikable Lösungen für die Beschäftigung von Praktikanten zu finden.

In Hinblick auf den demografischen Wandel wird die Altenpflege weiter an Bedeutung gewinnen und viele Arbeitsplätze bieten. Bis zum Jahr 2020 müssten zusätzlich 300.000 Altenpflegekräfte ausgebildet werden, um pflegebedürftige Seniorinnen und Senioren zu versorgen. Das Interesse der Betriebe an der Beschäftigung von Praktikanten nimmt somit zu.

Aspekte der Gefährdungsbeurteilung

Grundlage für Maßnahmen im Gesundheitsschutz ist eine Gefährdungsbeurteilung. Diese dient der Ermittlung der erlaubten Tätigkeiten und der erforderlichen Schutzmaßnahmen. Zwangsläufig unterscheiden sich die Tätigkeiten der unterschiedlich alten Praktikantengruppen je nach Einsatzgebiet, dem Entwicklungs- und dem Ausbildungsstand sowie den entsprechenden Arbeitsschutzvorgaben. Für Jugendliche gelten mit dem Jugendarbeitsschutzgesetz (JArbSchG) strenge Rahmenbedingungen [3].

Die Tätigkeiten in den Einrichtungen des Gesundheitsdienstes und der Wohlfahrtspflege können sozialpädagogische Inhalte haben, der Betreuung und zur Tagesstrukturierung dienen. Als haushaltsnah werden Tätigkeiten wie Reinigung, Bettenmachen, Wäschewaschen und Bügeln bezeichnet. Die Nahrungszubereitung fällt in den Bereich der Küche, das Servieren und die Hilfe bei der Nahrungsaufnahme sind davon getrennt und eher kellnerähnliche Tätigkeiten. In der Pflege gibt es medizinisch-pflegerische Tätigkeiten, die nur von qualifiziertem Fachpersonal durchgeführt werden. Teile der Grundpflege dürfen aus fachlicher Sicht auch von anderen Berufsgruppen verrichtet werden.

Bei Pflegetätigkeiten kann es durch ungünstige ergonomische Bedingungen insbesondere zur Schädigung der Lendenwirbelsäule kommen. Es können Kontaktinfektionen und Nadelstichverletzungen auftreten. Die Haut kann bei Reinigungs- und Pflegetätigkeiten durch langes Tragen von Handschuhen, Wasserkontakt über zwei Stunden oder Kontakt zu Gefahrstoffen Schaden davon tragen. Gewalttätige Übergriffe auf das Pflegepersonal, Mängel in der Arbeitsorganisation und Kommunikation, schlechte Personalausstattung und daraus resultierender Zeitdruck können zu psychischen Belastungen führen.

Patientenschutz: Ein weiterer Aspekt ist der „Patientenschutz". Ungeschultes Personal benötigt Kenntnisse zu Infektionskrankheiten, um Übertragungen zu vermeiden. Dies betrifft allgemeine Verhaltensgrundsätze zum Umgang mit eigenen Infektionskrankheiten und Hygiene als auch Informationen zu Hilfestellungen bei der Nahrungsaufnahme.

Praktikantengruppen

Praktikanten in Einrichtungen der Wohlfahrtspflege können hinsichtlich Alter und Ausbildung vereinfachend drei Obergruppen zugeordnet werden. Einen Überblick bieten auch Veröffentlichungen der Industrie- und Handelskammern [6].

A) *Jugendliche Schülerpraktikanten (unter 18 Jahren aus allgemeinbildenden Schulen/ohne Berufsausbildungsbezug)*

Jugendliche Praktikanten ohne Berufsausbildung dürfen nur mit leichten Arbeiten beschäftigt werden. Eine Tätigkeit, bei der die Gefahr einer Gesundheitsschädigung besteht, verbietet das Jugendarbeitsschutzgesetz ausdrücklich. Das Ziel des meist mehrwöchigen Praktikums besteht nicht primär in der beruflichen Qualifikation, sondern in der Vermittlung von Kenntnissen über soziale Lebenswelten, der Erweiterung des Erfahrungshorizonts und der Schulung sozialer Fertigkeiten. Häufig werden die Jugendlichen deshalb im Rahmen der Tagesstrukturierung und zur sozialen Betreuung in Altenheimen eingesetzt.

Eine Erstuntersuchung nach Jugendarbeitsschutzgesetz (JArbSchG) muss erst ab einer Praktikumsdauer von zwei Monaten durchgeführt werden. Eine arbeitsmedizinische Pflichtvorsorge nach arbeitsmedizinischer Vorsorgeverordnung (ArbMedVV) entfällt wegen der fehlenden Gefährdung durch die Tätigkeit (siehe BiostoffV) [3, 11, 14].

Es kann jedoch von Gesundheitsämtern eine Erstbelehrung nach § 42 Infektionsschutzgesetz (IfSG) und eine Bescheinigung nach § 43 IfSG verlangt werden, wenn ungeschulte Praktikanten kellnerähnliche Tätigkeiten ausführen und bei der Nahrungsaufnahme helfen sollen. Damit soll ein Mindestmaß an Hygienekenntnissen zum Schutz der Patienten oder Betreuten gewährleistet werden [5]. Eine Bescheinigung nach § 43 IfSG muss nur einmal im Leben beim Gesundheitsamt oder bei den damit beauftragten Ärzten eingeholt werden. Danach müssen alle zwei Jahre Unterweisungen am Arbeitsplatz stattfinden. Stuhluntersuchungen auf der Basis des Bundesseuchengesetzes, dem Vorläufer des Infektionsschutzgesetzes, oder Röntgenuntersuchungen werden nicht mehr durchgeführt.

Bei jugendlichen Praktikanten unter 18 Jahren ist eine schriftliche Zustimmung der Erziehungsberechtigten für das Praktikum erforderlich (siehe JArbSchG [3]).

B) *Jugendliche Berufspraktikanten (unter 18 Jahren, in Berufsausbildung)*

Jugendliche Praktikanten, die ein Praktikum für ihre Berufsausbildung benötigen, unterliegen ebenfalls dem Jugendarbeitsschutzgesetz (JArbSchG). Sie dürfen nur dann potenziell gesundheitsgefährdende Tätigkeiten ausführen (zum Beispiel mit ungezielter Gefährdung durch Biostoffe), wenn dieses im Rahmen ihrer Ausbildung geschieht, die Tätigkeit zum Erreichen des Ausbildungszieles notwendig ist und der Schutz durch die Aufsicht eines Fachkundigen gewährleistet wird (siehe § 22 Abs. 1 Nr. 3 bis 7 JArbSchG). Jugendliche, deren Berufspraktikum mehr als zwei Monate andauern soll, müssen vor dessen Beginn von einem Arzt untersucht werden. Diese sogenannte Erstuntersuchung nach § 32 Abs. 2 Jugendarbeitsschutzgesetz wird als „Eignungsuntersuchung" meist vom Hausarzt durchgeführt und darf nicht mehr als 14 Monate zurückliegen. Für den Jugendlichen und den Arbeitgeber ist diese Untersuchung nicht mit Kosten verbunden, weil diese vom jeweiligen Bundesland übernommen werden. Die Untersuchung nach JArbSchG ist nicht identisch mit der arbeitsmedizinischen Vorsorge durch einen Betriebsarzt, die nach den Erfordernissen des betrieblichen Arbeitsschutzes ausgestaltet wird und den Berufspraktikanten bei Bedarf zusätzlich angeboten werden muss.

Tabelle 1: Übersicht unterschiedlicher Praktikums-Situationen

Schülerpraktikanten jünger als 18 Jahre Geringfügige Beschäftigung/Praktikumsdauer < zwei Monate		
Rechtliche Grundlagen	**Tätigkeiten**	**Arbeitsmedizinische Vorsorge (G-Grundsatz),- Untersuchungen nach JArbSchG, allgemeine Unterweisungspflichten, Bescheinigungen**
JArbSchG [3] § 32 Abs. 2	leichte Arbeiten, von denen keine gesundheitlichen Nachteile zu befürchten sind. Kein direkter Umgang mit infektiösem Material, kein schweres Heben/Tragen	Erlaubnis der Eltern, Beschäftigung unter Beaufsichtigung. Untersuchung nach JArbSchG § 32 Abs. 2 erst ab einer Praktikumsdauer von mehr als zwei Monaten
ArbMedVV Anhang Teil 1/2/3 [14]	keine gefährdenden Tätigkeiten erlaubt	arbeitsmedizinische Vorsorge unüblich bei kurzen Schülerpraktika
BiostoffV [11] TRBA 250 [8]	wie Schutzstufe 1	Unterweisung nach TRBA 250, 5.2 anhand Betriebsanweisungen, allgemeine Unterweisung in Sicherheit, Gesundheitsschutz und Hygieneplan vor Aufnahme der Tätigkeit im Betrieb
Praktikanten jünger als 18 Jahre In Berufsausbildung oder ähnlichem Status		
JArbSchG § 22 Abs. 2 Nr. 3-7 [3]	Auch Tätigkeiten nach JArbSchG § 22 (1) Nr. 3 bis 7, wenn dies zur Erreichung des Ausbildungsziels erforderlich ist, unter Aufsicht eines Fachkundigen	Erlaubnis der Eltern, Beschäftigung unter Beaufsichtigung Untersuchung und Erstbescheinigung erst ab einer Praktikumsdauer von > zwei Monate nach JArbSchG § 32 Abs. 2 notwendig
ArbSchG/ArbMedVV Anhang Teil 1/2/3 [2, 14]	1. Feuchtarbeit 2. regelmäßiger Umgang mit Körperausscheidungen (z. B. Pflege von inkontinenten Patienten) 3. schweres Heben und Tragen	1. Arbeitsmedizinische Vorsorge nach ArbMedVV Anhang Teil 1 Absatz 1 Nr. 2.a oder Absatz 2 Nr. 2.e (G 24) 2. Arbeitsmedizinische Vorsorge nach ArbMedVV Anhang Teil 2 Absatz 1 Nr. 3.e und Absatz 2 Nr. 2 (G 42) 3. Arbeitsmedizinische Vorsorge nach ArbMedVV Anhang Teil 3 Absatz 2 Nr. 4 (G 46)

Tabelle 1: Übersicht unterschiedlicher Praktikums-Situationen *(Fort.)*

Schülerpraktikanten jünger als 18 Jahre Geringfügige Beschäftigung/Praktikumsdauer < zwei Monate		
Rechtliche Grundlagen	**Tätigkeiten**	**Arbeitsmedizinische Vorsorge (G-Grundsatz),-Untersuchungen nach JArbSchG, allgemeine Unterweisungspflichten, Bescheinigungen**
GefstoffV [13]	Gefährdung durch Hautkontakt	Umsetzung der TRGS 401 [9]
BiostoffV [11] TRBA 250 [8]	wie Schutzstufe 1 und 2 Arbeitsorganisation und Zeitdruck berücksichtigen	gilt entsprechend wie oben: Unterweisung nach TRBA 250, 5.2 anhand Betriebsanweisungen, allgemeine Unterweisung in Sicherheit, Gesundheitsschutz und Hygieneplan vor Aufnahme der Tätigkeit im Betrieb
LasthandhabV [10]	Lastenhandhabung	Umsetzung der Lastenhandhabungsverordnung Gefährdungsbeurteilung nach Leitmerkmalsmethode
Praktikanten älter als 18 Jahre		
ArbSchG/ArbMedVV Anhang Teil 1/2/3 [2, 14]	1. Feuchtarbeit 2. Regelmäßiger Umgang mit Körperausscheidungen (z. B. Pflege von inkontinenten Patienten) 3. Schweres Heben und Tragen	1. Arbeitsmedizinische Vorsorge nach ArbMedVV Anhang Teil 1 Absatz 1 Nr. 2.a oder Absatz 2 Nr. 2.e (G 24) 2. Arbeitsmedizinische Vorsorge nach ArbMedVV Anhang Teil 2 Absatz 1 Nr. 3.e und Absatz 2 Nr. 2 (G 42) 3. Arbeitsmedizinische Vorsorge nach ArbMedVV Anhang Teil 3 Absatz 2 Nr. 4 (G 46)
GefstoffV [13]	Gefährdung durch Hautkontakt	Umsetzung der TRGS 401 [9}
BiostoffV [11] TRBA 250 [8]	wie Schutzstufe 1 und 2 Arbeitsorganisation und Zeitdruck berücksichtigen	gilt entsprechend wie oben Unterweisung nach TRBA 250, 5.2 anhand Betriebsanweisungen, allgemeine Unterweisung in Sicherheit, Gesundheitsschutz und Hygieneplan vor Aufnahme der Tätigkeit im Betrieb
LasthandhabV [10]	Lastenhandhabung	Umsetzung der Lastenhandhabungsverordnung Gefährdungsbeurteilung nach Leitmerkmalsmethode

C) *Erwachsene Praktikanten (über 18 Jahre, mit oder ohne Berufsausbildungsbezug)*
Erwachsene Praktikanten werden im betrieblichen Arbeitsschutz idealerweise wie andere ungelernte Arbeitnehmer behandelt und nur entsprechend ihrem Qualifikationsniveau und unter Aufsicht eingesetzt. Bei entsprechend erhöhtem Risiko müssen sie nach § 4 und § 5 ArbMedVV in Verbindung mit Anhang Teil 2 und 3 individuell vom Betriebsarzt über gesundheitliche Vorsorge am Arbeitsplatz beraten werden. Im Rahmen der arbeitsmedizinischen Vorsorge müssen ihnen bei impfpräventablen Infektionsgefahren auch entsprechende Impfungen angeboten werden. Es besteht die Verpflichtung des Arbeitgebers zur Einweisung, Unterweisung und zur allgemeinen Aufklärung über Sicherheit und Gesundheitsschutz.

Hinweise zu Arbeitgeberpflichten und Kostenträgerschaft

Adressat der Pflichten nach dem ArbSchG sowie den aufgrund dieses Gesetzes erlassenen Verordnungen (z. B. BioStoffV, ArbMedVV, LasthandhabV) ist der Arbeitgeber. Er hat insbesondere auch die Kosten für die gesetzlich vorgeschriebenen Arbeitsschutzmaßnahmen zu tragen (vgl. § 3 Abs. 3 ArbSchG). Nach der Legaldefinition (§ 2 Abs. 3 ArbSchG) ist Arbeitgeber jede natürliche oder juristische Person bzw. rechtsfähige Personengesellschaft, die Personen beschäftigt, die einer der nachfolgenden in § 2 Abs. 2 ArbSchG aufgeführten Gruppen angehören:

- Arbeitnehmer,
- Personen, die zu ihrer Berufsausbildung beschäftigt werden,
- Beamte, Richter und Soldaten,
- Beschäftigte in Werkstätten für behinderte Menschen und
- sogenannte arbeitnehmerähnliche Personen.

Für den Anwendungsbereich der BiostoffV ist der Kreis der Beschäftigten darüber hinaus deutlich erweitert (vgl. § 2 Abs. 9 Satz 2 BioStoffV). Den Beschäftigten im arbeitsschutzrechtlichen Sinne stehen hier folgende Personen gleich, sofern sie Tätigkeiten mit Biostoffen durchführen:

- Schüler,
- Studierende,
- sonstige Personen, insbesondere in wissenschaftlichen Einrichtungen und in Einrichtungen des Gesundheitsdienstes Tätige und
- in Heimarbeit Beschäftigte.

Damit ist der Arbeitgeberbegriff im Bereich des Arbeitsschutzrechts insbesondere bei Tätigkeiten mit Biostoffen wesentlich umfassender als im Arbeitsrecht, wo grundsätzlich nur die dienstberechtigte Partei eines Arbeitsvertrags als Arbeitgeber bezeichnet wird.

Die unterschiedlichen Ausprägungen des Praktikums lassen sich diesen einzelnen Beschäftigungsgruppen wie folgt zuordnen:

Schülerpraktikanten aus den allgemeinbildenden Schulen unterliegen während ihrer Praktika bei Tätigkeiten mit Biostoffen bereits nach dem ausdrücklichen Wortlaut der BioStoffV dem Schutzbereich dieser Verordnung. Ob auf sie auch die allgemeinen Regelungen des ArbSchG anwendbar sind, wenn dem Praktikumsverhältnis keine privatrechtliche (vertragliche) Beziehung zum Betriebsinhaber zugrunde liegt, ist rechtlich umstritten (für eine Anwendung: Kohte in Kollmer/Klindt, ArbSchG, § 2 Rn. 106; gegen eine Anwendung: Nöthlichs, Arbeitsschutz und Arbeitssicherheit, 4010 § 2 ArbSchG, Anm. 3.2). Nach der hier vertretenen Auffassung gelten die Vorschriften des ArbSchG auch für Schülerpraktikanten, denn nur so kann dem Schutzzweck des ArbSchG, die Sicherheit und den Gesundheitsschutz aller im Betrieb beschäftigten Personen zu sichern, Rechnung getragen werden. Darüber hinaus dürften Schülerpraktikanten zum Kreis der arbeitnehmerähnlichen Personen (§ 2 Abs. 2 Nr. 3 ArbSchG) zählen, da sie in einem gewissen Umfang Tätigkeiten wie die Arbeitnehmer eines Betriebs ausführen (Kohte in Kollmer/Klindt, ArbSchG, § 2 Rn. 106 m. w. N.).

Soweit ein Praktikum im Rahmen einer Berufsausbildung absolviert wird, zählen die Praktikanten zum Kreis der Personen, die ausdrücklich vom ArbSchG als Beschäftigte bezeichnet werden (§ 2 Abs. 2 Nr. 3 ArbSchG).

Soweit Jugendliche oder Erwachsene zur Berufsorientierung oder zum Berufseinstieg auf eigene Initiative ein betriebliches Praktikum absolvieren und in diesem Zusammenhang wie ein Arbeitnehmer beschäftigt werden, liegt ein Arbeitsverhältnis vor (vgl. Landesarbeitsgericht Rheinland-Pfalz, NZA 1986, 293); diese Praktikanten erfüllen damit den Begriff des „Arbeitnehmers" im Sinne des Arbeitsschutzrechts (§ 2 Abs. 2 Nr. 1 ArbSchG).

Wie bereits erwähnt, ist der Begriff des „Arbeitgebers" im Arbeitsschutzrecht nicht deckungsgleich mit demjenigen im Arbeitsrecht, in welchem der Arbeitgeber Partei eines Arbeitsvertrags ist. Im Arbeitsschutzrecht kommt es weniger auf die vertragsrechtliche Beziehung zwischen dem Arbeitgeber und seinen Beschäftigten an. Entscheidend für die Anwendung des ArbSchG und der nachrangigen Verordnungen ist nach überwiegender Auffassung, dass der Arbeitgeber Personen im Sinne des § 2 Abs. 2 ArbSchG bzw. ihnen gleichgestellte Personen (vgl. § 2 Abs. 9 Satz 2 BioStoffV) in seinem Betrieb tatsächlich beschäftigt (Kohte in Kollmer/Klindt, ArbSchG, § 2 Rn. 126; Nöthlichs, Arbeitsschutz und Arbeitssicherheit, 4010 § 2 ArbSchG, Anm. 4.1). So dürfte beispielsweise bei einem Schüler, der im Rahmen seiner Schulausbildung ein Betriebspraktikum absolviert, nicht die Schule bzw. der Schulträger, sondern der Unternehmer, in dessen Betrieb das Praktikum erfolgt, Arbeitgeber im Sinne des Arbeitsschutzrechts sein. Dies gilt selbstverständlich auch für die anderen Praktikumsformen. Der Arbeitgeber hat daher auch gegenüber den in seinem Unternehmen beschäftigten Praktikanten Maßnahmen zur Sicherung des Gesundheitsschutzes auf seine Kosten durchzuführen [2].

Sonderproblem: Kostenübernahme für Immunisierungsmaßnahmen

Um Impfkosten zu sparen, fordern Arbeitgeber gelegentlich die zukünftigen Praktikanten, aber auch regulär Beschäftigte auf, ihren Impfschutz vervollständigen zu lassen, bevor ein Arbeits- und Ausbildungsvertrag unterschrieben wird. Dabei können durchaus dreistellige Summen zustande kommen. Die Übernahme der Impfkosten kann sowohl für den Arbeitgeber als auch den Arbeitnehmer eine finanzielle Überforderung darstellen. Spätestens dann muss die gesetzlich vorgesehene Kostenträgerschaft geklärt werden.

Nach § 3 Abs. 3 ArbSchG wie auch nach der Unfallverhütungsvorschrift „Grundsätze der Prävention" dürfen Maßnahmen des Arbeitsschutzes und der Unfallverhütung nicht dem Beschäftigten bzw. Versicherten auferlegt werden; dies gilt auch für erforderliche Immunisierungsmaßnahmen. Für Arbeitsverhältnisse wird dies durch die Vorschriften der §§ 618, 619 BGB auch auf zivilrechtlicher Ebene bekräftigt. Aber auch außerhalb des Arbeitsrechts dürfte eine vertragliche Vereinbarung zwischen Arbeitgeber und Beschäftigten, in denen Letztere verpflichtet werden, die Kosten für eine nach dem geltenden Arbeitsschutzrecht anzubietende Immunisierung selbst zu zahlen, als Verstoß gegen zwingendes Recht unwirksam sein [2].

Die meisten Praktikanten im Gesundheitsdienst und in der Wohlfahrtspflege (auch Schüler und Studenten) fallen unter die Biostoffverordnung. Nach der EU-Richtlinie 2010-32 („Nadelstichrichtlinie"), die mit der Novellierung der Biostoffverordnung im Juli 2013 in deutsches Recht überführt wurde, wird der praktikumsgebende Betrieb als zuständig für die Kostenübernahme für Impfungen und Untersuchungen angesehen [7]. Gemäß Nadelstichrichtlinie ist der „Arbeitgeber" derjenige, der die Praktikanten beschäftigt. Das können natürliche oder juristische Personen sowie Organisationen sein. Der Arbeitgeber ist „für die Verwaltung, Organisation und Erbringung von Gesundheitsdienstleistungen/Tätigkeiten oder unmittelbar damit verbundenen Dienstleistungen/Tätigkeiten durch Arbeitnehmer verantwortlich".

Impfungen sind nicht duldungspflichtig

In Deutschland besteht keine allgemeine Impfpflicht. Dies gilt auch für die Tätigkeit in infektionsgefährdeten Bereichen. Die Durchführung einer Schutzimpfung gegen bestimmte Infektionserkrankungen ist im Arbeitsschutzrecht keine vorgeschriebene Tätigkeitsvoraussetzung, denn der Beschäftigte darf auch nach Ablehnung des Impfangebots infektionsgefährdende Tätigkeiten ausüben. Bereits nach der bis zum 30.10.2013 geltenden Fassung der ArbMedVV war die Ablehnung des Impfangebots kein Grund, gesundheitliche Bedenken gegen die Tätigkeit auszusprechen. Dies gilt nach der Novellierung der ArbMedVV, die am 31.10.2013 in Kraft getreten ist, erst recht, da der Begriff der „gesundheitlichen Bedenken" gegen bestimmte gefährdende Tätigkeiten ersatzlos entfallen ist. Bei dem Angebot, im Rahmen der arbeitsmedizinischen Vorsorge eine Immunisierung anzubieten, handelt es sich um eine ausschließlich für den Arbeitgeber geltende Pflicht, denn dieser darf eine Tätigkeit nur ausüben lassen, wenn zuvor eine erforderliche Vorsorge im Sinne des § 4 ArbMedVV durchgeführt wurde. Macht der Arbeitgeber hingegen einen bereits vorhandenen Impfschutz zur Einstellungsvoraussetzung, umgeht er diese Pflicht und überträgt seine Arbeitsschutzpflichten in unzulässiger Weise auf die Beschäftigten (so auch Nebe/Kiesow, jurisPR-ArbR 24/2012 Anm. 4) [14].

In einem konkreten Fall hat das Arbeitsgericht Frankfurt an der Oder (Urt. v. 09.11.2011 – Az.: 6 Ca 874/11) sogar entschieden, dass die Aufforderung eines Arbeitgebers an eine Pflegekraft, bei der Einstellung einen Nachweis über die Impfung gegen Hepatitis B vorzulegen, als Beauftragung ausgelegt werden kann. Die Folge einer solchen Beauftragung ist, dass der Arbeitgeber die Kosten der Immunisierung der Beschäftigten erstatten muss.

Kostenübernahme durch die Krankenversicherung

Bei jugendlichen Praktikanten, die ein Kurzpraktikum absolvieren und keiner beruflichen Gefährdung ausgesetzt sind, kann auf den Regelimpfplan für die deutsche Bevölkerung (Impfkalender der Ständigen Impfkommission am Robert Koch-Institut in Berlin) verwiesen werden. Über die Kostenträgerschaft der Krankenkassen entscheidet der „Gemeinsame Bundesausschuss". Nur diese Impfungen können vor dem Praktikum vom Hausarzt ohne Zusatzkosten für den meist minderjährigen Praktikanten in Anspruch genommen werden. Bei erwachsenen Praktikanten werden die Kosten in der Regel nicht von der gesetzlichen Krankenversicherung übernommen. Es gibt jedoch Ausnahmen, zum Beispiel für Kombinationsimpfungen gegen Masern, Mumps, Röteln und Keuchhusten.

Konsequenzen

1. Im Rahmen der Gefährdungsbeurteilung hat der Arbeitgeber festzulegen, ob eine arbeitsmedizinische Vorsorge veranlasst oder angeboten werden muss. Gemäß (ArbmedVV Anhang 2) ist eine Arbeitsmedizinische Vorsorge bei Tätigkeiten in Einrichtungen zur Behandlung und Pflege sowie zur Betreuung von Menschen durchzuführen, wenn es im Rahmen der Tätigkeiten in Einrichtungen zur Betreuung für Menschen regelmäßig bzw. in größerem Umfang zu Kontakt zu Körperflüssigkeiten, -ausscheidungen oder -gewebe kommen kann, insbesondere bei Tätigkeiten mit erhöhter Verletzungsgefahr oder Gefahr von Verspritzen und Aerosolbildung (§ 4 ArbMedVV in Verbindung mit Anhang Teil 2) [14]. Die arbeitsmedizinische Pflichtvorsorge mit Impfangebot ist bei entsprechender Gefährdungsbeurteilung Tätigkeitsvoraussetzung und vor Arbeitsbeginn durch den Arbeitgeber zu veranlassen. Der praktikumsgebende Betrieb ist dabei nach der aktuellen Rechtsinterpretation in der Arbeitgeberpflicht. Manche beruflichen Schulen bieten ihren Schülern dennoch arbeitsmedizinische Vorsorge und Impfungen an, auch wenn sie dazu nicht eindeutig verpflichtet sind.

2. Auf der Grundlage der Gefährdungsbeurteilung nach Biostoffverordnung (in der Regel Aufgabe des Praktikumsbetriebs) ist festzulegen, welche Schutzmaßnahmen bei welchen Tätigkeiten einzuhalten sind [11]. Die notwendige persönliche Schutzausrüstung, einschließlich der Schutzkleidung, stellt der Betrieb für die Praktikanten bereit. Dieser sichert auch die Desinfektion, Reinigung und die Instandsetzung der Schutzkleidung bzw. kontaminierter Arbeitskleidung.
3. Die Praktikanten (bei Minderjährigen gegebenenfalls auch die Erziehungsberechtigten) erhalten vor Beginn des Praktikums eine Information über Gefährdungen, Verhaltensregeln und die nötigen Schutzmaßnahmen und Impfungen. Nach JArbSchG muss der Arbeitgeber beim Auftreten von Infektionserkrankungen ein Beschäftigungsverbot für jugendliche Praktikanten aussprechen [3].
4. Bei schwangeren Praktikantinnen kommen die Regelungen des Mutterschutzgesetzes (MuSchG) und die Verordnung zum Schutze der Mütter am Arbeitsplatz (MuSchArbV) zum Tragen [4, 12]. Bei Schülerinnen ist das Mutterschutzgesetz nicht direkt anzuwenden, hier müssen gleichwertige Regelungen gefunden werden. Die zuständige Landesbehörde berät in diesen Fällen. Werden die Vorschriften des Mutterschutzgesetzes nicht beachtet, ist dies – je nach Tatbestand und Schweregrad der pflichtwidrigen Handlung – eine Ordnungswidrigkeit, die mit einer Geldbuße bis zu 15.000 Euro, oder eine Straftat, die mit einer Freiheitsstrafe bis zu einem Jahr geahndet werden kann.
5. Auf der Grundlage der Gefährdungsbeurteilung ist eine Unterweisung zum Gesundheitsschutz und zur Arbeitssicherheit zu Beginn sowie eine geeignete Beaufsichtigung und Betreuung während des Praktikums sicherzustellen.

Literatur

[1] Gesetz über Betriebsärzte, Sicherheitsingenieure und andere Fachkräfte für Arbeitssicherheit (Arbeitssicherheitsgesetz – ASiG) vom 12. Dezember 1973 (BGBl. I S. 1885), das zuletzt durch Artikel 3 Absatz 5 des Gesetzes vom 20. April 2013 geändert worden ist, Bundesgesetzblatt I, 868

[2] Gesetz über die Durchführung von Maßnahmen des Arbeitsschutzes zur Verbesserung der Sicherheit und des Gesundheitsschutzes der Beschäftigten bei der Arbeit (Arbeitsschutzgesetz – ArbSchG), zuletzt durch Artikel 15 Absatz 89 des Gesetzes vom 5. Februar 2009 geändert, Bundesgesetzblatt I, 160

[3] Gesetz zum Schutz der arbeitenden Jugend (Jugendarbeitsschutzgesetz – JArbSchG), zuletzt durch Artikel 3 Absatz 7 des Gesetzes vom 20. April 2013 geändert, Bundesgesetzblatt I, 868

[4] Gesetz zum Schutze der erwerbstätigen Mutter (Mutterschutzgesetz – MuSchG), MuSchG, zuletzt durch Artikel 6 des Gesetzes vom 23. Oktober 2012 geändert, Bundesgesetzblatt I, 2246

[5] Gesetz zur Verhütung und Bekämpfung von Infektionskrankheiten beim Menschen (Infektionsschutzgesetz – IfSG) Ausfertigungsdatum: 20.07.2000 „Infektionsschutzgesetz vom 20. Juli 2000 (BGBl. I S. 1045), das durch Artikel 4 Absatz 21 des Gesetzes vom 7. August 2013 (BGBl. I S. 3154) geändert worden ist". Bundesgesetzblatt I 2000; 1045

[6] Praktika – Was Arbeitgeber wissen müssen. Nr. 148/10, Schriften und Arbeitspapiere. Industrie- und Handelskammer

Nürnberg für Mittelfranken, mit freundlicher Genehmigung der Industrie und Handelskammer Cottbus

[7] Richtlinie 2010/32/EU des Rates vom 10. Mai 2010 zur Durchführung der von HOSPEEM und EGÖD geschlossenen Rahmenvereinbarung zur Vermeidung von Verletzungen durch scharfe/spitze Instrumente im Krankenhaus- und Gesundheitssektor. ABl. der Europäischen Union L 134 vom 1.6.2010, S. 66

[8] Technische Regeln für Biologische Arbeitsstoffe. Biologische Arbeitsstoffe im Gesundheitswesen und in der Wohlfahrtspflege (TRBA 250). Ausgabe November 2003, zuletzt geändert und ergänzt: GMBl. Nr. 15–20 vom 25. April 2012, S. 380–382

[9] Technische Regel für Gefahrstoffe: Gefährdung durch Hautkontakt – Ermittlung, Beurteilung, Maßnahmen (TRGS 401). Ausgabe Januar 2011. Erhältlich über www.baua.de

[10] Verordnung über Sicherheit und Gesundheitsschutz bei der manuellen Handhabung von Lasten bei der Arbeit (LasthandhabV – Lastenhandhabungsverordnung) vom 4. Dezember 1996 (BGBl. I S. 1842), die zuletzt durch Artikel 436 der Verordnung vom 31. Oktober 2006 geändert worden ist, Bundesgesetzblatt I, 2407

[11] Verordnung über Sicherheit und Gesundheitsschutz bei Tätigkeiten mit biologischen Arbeitsstoffen (Biostoffverordnung – BiostoffV), vom 29.01.1999 BGBl. I S. 50, zuletzt geändert am 15. Juli 2013, Bundesgesetzblatt I, 2514

[12] Verordnung zum Schutze der Mütter am Arbeitsplatz (Mutterschutzverordnung – MuSchArbV), zuletzt durch Artikel 5 Absatz 8 der Verordnung vom 26. November 2010 geändert, Bundesgesetzblatt I, 1643

[13] Verordnung zum Schutz vor Gefahrstoffen (Gefahrstoffverordnung – GefStoffV) vom 26. November 2010 (BGBl. I S 1643), zuletzt geändert durch Artikel 2 des Gesetzes vom 28. Juli 2011, Bundesgesetzblatt I, 1622

[14] Verordnung zur arbeitsmedizinischen Vorsorge (Verordnung zur arbeitsmedizinischen Vorsorge – ArbMedVV) vom 18. Dezember 2008 (BGBl. I S. 2768), die durch Artikel 1 der Verordnung vom 23. Oktober 2013 geändert worden ist. Bundesgesetzblatt I, 3882

5 Tuberkulose-Vorsorge bei Beschäftigten im Gesundheitswesen

A. Nienhaus, A. Schablon

Zusammenfassung

Die Tuberkulose (TB) bei Beschäftigten im Gesundheitswesen (BiG) und die latente TB-Infektion können als Berufskrankheit (BK) anerkannt werden. Selbst in Ländern mit hohem Einkommensniveau ist das TB-Risiko der BiG in vielen Tätigkeitsbereichen erhöht und die Prävention nosokomialer Infektionen nach wie vor eine Herausforderung. Interferon-gamma Release Assays (IGRAs) erleichtern das TB-Screening von BiG. Im Vergleich zum Tuberkulin-Hauttest (THT) reduzieren IGRAs die Anzahl der erforderlichen Röntgenuntersuchungen und Chemopräventionen. Es sollte jedoch eine Grauzone für die Interpretation der IGRA-Ergebnisse bei der seriellen Testung von BiG eingeführt und das Progressionsrisiko nach einem positiven immunologischen Test (IGRA) untersucht werden.

Einführung

Beschäftigte im Gesundheitswesen (BiG) sind vielen Infektionserregern ausgesetzt. Die Sterberate aufgrund berufsbedingter Infektionen liegt in den USA bei dieser Berufsgruppe schätzungsweise zwischen 9 und 24 pro eine Million Einwohner [1]. Allerdings ist die erhöhte Infektionsgefahr für BiG nicht immer leicht zu erkennen. Dies betrifft nicht nur die neuen Infektionskrankheiten wie das schwere akute respiratorische Syndrom (SARS) [2], sondern auch bekannte Krankheiten wie Tuberkulose (TB). Die Tätigkeit im Gesundheitswesen galt lange Zeit als sicherer Schutz vor TB. Erst als die Prävalenz der Erkrankung in der Allgemeinbevölkerung zurückging, zeigte sich, dass das Vorkommen der latenten TB-Infektion (LTBI) und der aktiven TB bei Pflegenden von TB-Patienten besonders hoch war [3]. Mit dem weiteren Rückgang der Tuberkulose in Ländern mit hohem Einkommensniveau schwand allerdings das Interesse an dieser Erkrankung als Berufskrankheit.

Das Aufkommen von HIV erregte erneut das Interesse an der Erforschung der TB als Ko-Infektion und förderte die Prävention von Infektionskrankheiten bei BiG. Da das erhöhte TB-Risiko bei Beschäftigten im Gesundheitswesen bekannt ist, wird die TB bei BiG in der Berufskrankheitenliste (BK) der Internationalen Arbeitsorganisation (ILO) aufgeführt [4]. Die TB wird bei BiG in allen Ländern der EU [5] als Berufskrankheit akzeptiert und es können Entschädigungen gezahlt werden. Die rechtlichen Voraussetzungen für die Anerkennung einer TB als Berufskrankheit bei einem BiG variieren. In einigen Ländern (z. B. Frankreich, Portugal) wird eine Tätigkeit im Gesundheitswesen als Beleg für die Exposition angesehen, während in anderen Ländern (z. B. Deutschland) eine solche Tätigkeit nicht ausreicht, um die rechtlichen Anforderungen für den Nachweis einer Exposition zu erfüllen. Neben einer Tätigkeit im Gesundheitswesen muss hier nachgewiesen werden, dass der mit einer aktiven TB infizierte BiG Kontakt zu TB-Patienten oder infektiösem Material hatte oder eine Tätigkeit mit einem erhöhten Expositionsrisiko gegenüber *Mycobacterium tuberculosis* ausübt (z. B. Bronchoskopie, Reanimation, Intubation).

Ein TB-Screening wird bei BiG durchgeführt, um die Übertragung nosokomialer Erreger von diesen auf Patienten zu verhindern sowie zur Erfassung und Behandlung einer LTBI bei den BiG selbst [6]. Screenings können vor der Beschäftigungsaufnahme, als routinemäßiges Screening oder als Umgebungsuntersuchung nach unvorhergesehenem Kontakt mit infektiösen Patienten oder Materialien vorgenommen werden. Wiederholtes Screening und die Interpretation der Ergebnisse des seriellen Testens von BiG sind daher ein wichtiges Thema. Diese Screenings wurden viele Jahre lang mit dem Tuberkulin-Hauttest (THT) durchgeführt. Seit dem Jahr 2006 sind zwei Interferon-gamma Release Assays (IGRAs) im Handel erhältlich: Der ELISA-basierte QuantiFERON®-TB Gold In-Tube (QFT) und der ELISPOT-basierte T-SPOT.TB®. Ihre Verwendung beim seriellen Screening auf TB bei BiG [7, 8] wurde intensiv evaluiert.

In diesem Kapitel geben wir einen Überblick über die verschiedenen Aspekte der TB als Berufskrankheit bei Beschäftigten im Gesundheitswesen. Darüber hinaus wird in diesem Kapitel die Eignung des IGRA im Vergleich zum THT bei TB-Screenings von BiG vorgestellt. Ein besonderer Schwerpunkt wird dabei auf die IGRA-Ergebnisse beim seriellen Testen von BiG gelegt.

Methoden

Aktuelle Reviews und Studien wurden in den PubMed und EMBASE-Datenbanken gesucht. Darüber hinaus werden Ergebnisse der gegenwärtigen Forschung zur Eignung der IGRAs beim TB-Screening von BiG, an der die Autoren beteiligt sind, vorgestellt. Die veröffentlichten Daten französischer [9], portugiesischer [10, 11] und deutscher BiG [12–14] werden hier zusammengefasst. In allen drei Studien wurden 2 TU Purified Protein Derivate (PPT) vom RT23 des dänischen Statlichen Serum Institutes (Deutschland und Portugal) oder vom Tubertest von SanofiPasteur (Frankreich) für den THT und der QuantiFERON®-TB Gold In-Tube für den IGRA verwendet.

Ergebnisse

Es gibt mehrere gute Reviews zu verschiedenen Aspekten der TB bei BiG. Baussano et al. (2011) [15] beurteilen das Risiko einer LTBI pro Jahr (ARTI) und die Inzidenzraten-Ratio (IRR) für eine TB-Erkrankung von BiG mit der Inzidenz des Landes, in dem die ursprüngliche Studie durchgeführt wurde. Drei Kategorien wurden definiert: TB-Niedriginzidenzländer (d. h. < 50 Fälle/100.000 Personen), Länder mit mittlerer TB-Inzidenz (d. h. 50–99

Fälle/100.000 Personen) und TB-Hochinzidenzländer (d. h. > 100 Fälle/100.000 Personen). Die LTBI-Inzidenz wurde als Tuberkulin-Konversion nach einer dokumentierten negativen Untersuchung mit dem THT definiert. Die gepoolten Schätzungen für den ARTI lagen bei 3,8 %, 6,9 % bzw. 8,4 % für Niedrig-, Mittel- und Hochinzidenzländer. Die gepoolten TB-IRRs fielen für Niedrig- und Mittelinzidenzländer (2,42 und 2,45) ähnlich aus. In Ländern mit einer hohen TB-Inzidenz waren auch die IRR höher (3,68). Während für die LTBI-Inzidenz eine Assoziation mit der Inzidenz in der Allgemeinbevölkerung beobachtet wird, trifft dieses nicht für die TB-IRR für BiG zu. Die IRR der Niedriginzidenzländer (definiert als < 50 Fälle/100.000 Personen) basieren auf vier Studien, von denen eine aus Portugal stammt [10]. In dieser Studie wurde die höchste IRR beobachtet (5,99). In einer späteren Veröffentlichung berichtete dieselbe Arbeitsgruppe über einen Rückgang der Tuberkulose bei BiG, nachdem mit dem systematischen Screening begonnen und der Infektionsschutz verbessert wurde [11]. Daher überschätzt die gepoolte IRR in Niedriginzidenzländern das TB-Risiko von BiG. Zusammenfassend stellten Baussano et al. [15] ein erhöhtes LTBI- und TB-Risiko für Beschäftigte im Gesundheitswesen unabhängig von der TB-Inzidenz der jeweiligen Allgemeinbevölkerung fest.

Seidler et al. (2005) [16] analysierten tätigkeitsspezifische Infektionsrisiken im Gesundheitswesen in Niedriginzidenzländern. Die Autoren kommen zu der Erkenntnis, dass die epidemiologische Evidenz eines erhöhten TB-Risikos für folgende Berufsgruppen der Niedriginzidenzländer gegeben ist:

- Mitarbeiter von Krankenhäusern auf Stationen mit Tuberkulose-Patienten
- Krankenschwestern in Krankenhäusern
- Krankenschwestern in der Pflege HIV-positiver oder drogenabhängiger Patienten
- Beschäftigte in der Pathologie und in Laboratorien
- Atemwegs- und Physiotherapeuten
- Ärzte für Innere Medizin, Anästhesie, Chirurgie und Psychiatrie
- nicht medizinisches Krankenhauspersonal in der Hauswirtschaft und dem Transport
- Mitarbeiter von Bestattungsunternehmen und Gefängnissen

Joshi et al. (2006) [17] führten ein systematisches Review zur LTBI und TB bei BiG in Ländern mit niedrigem und mittlerem Einkommensniveau durch. Die Prävalenz (zwischen 33 % und 79 %) und Inzidenz (zwischen 0,5 % und 14,3 % pro Jahr) einer LTBI und das TB-Risiko aufgrund nosokomialer Exposition (von 25 bis 5.361 pro 100.000 pro Jahr) waren in diesen Ländern hoch. Das attributable Risiko fiel in Einrichtungen des Gesundheitswesens mit einer höheren Anzahl TB-Patienten pro BiG höher aus. Bestimmte Tätigkeitsbereiche (stationäre TB-Versorgung, Labor, Allgemeinmedizin und Notfall-Einrichtungen) und Berufsgruppen (Radiologie-Assistenten, Patientenbetreuer, Krankenschwestern, Stationshilfen und Sanitäter) waren mit einem höheren TB-Risiko assoziiert.

Menzies et al. (2007) [18] analysierten die Inzidenz von LTBI und aktiver TB bei BiG in Ländern mit niedrigem, mittlerem und hohem Einkommensniveau. In Übereinstimmung mit den Ergebnissen von Baussano et al. [15] berichten die Autoren für diese Länder sowohl über ein erhöhtes Risiko einer LTBI als auch einer aktiven TB. Allerdings weisen sie darauf hin, dass es nur wenige Studien über die Häufigkeit von TB in Ländern mit hohem Einkommensniveau gibt und dass es immer schwieriger wird, diese Studien mit BiG durchzuführen, da die TB-Inzidenz nur noch sehr gering ist und nicht alle BiG einem erhöhten Risiko ausgesetzt sind. Darüber hinaus kann nicht erwartet werden, dass die TB-Inzidenz bei BiG in Ländern mit hohem Einkommensniveau und hohen Infektionskontroll-Standards höher als in der Allgemeinbevölkerung ist. Der „Healthy-Worker-Effekt" und der protektive Effekt eines hohen sozioökonomischen Status müssen dabei in Betracht gezogen werden. Das macht die Analyse des relativen TB-Risikos bei BiG komplizierter: Insbesondere muss die Kontrollgruppe bezüglich des sozioökonomischen Status mit BiG vergleichbar sein.

Die Cluster-Analyse ist eine potenzielle Methode, um dieses Problem zu umgehen. Eine Cluster-Analyse basiert auf der Möglichkeit, verschiedene Stämme von *M. tuberculosis* mittels einer DNA-Genotypisierung zu unterscheiden. Nur Personen mit einem Cluster von identischen Fingerabdrücken gehören möglicherweise zu einer Infektionskette. Durch Befragung der Mitglieder eines Clusters können Kontakte zu anderen Mitgliedern des Clusters bestätigt werden. Diese Analysen ermöglichen es, den Anteil der TB, der durch Infektionen am Arbeitsplatz verursacht wird, abzuschätzen. Bisher gibt es zwei Studien, die diesen Ansatz verfolgen. DeVries et al. (2006) [19] untersuchten die TB bei niederländischen BiG. Ihren Daten zufolge wird fast jede zweite TB bei einem BiG (42 %) durch die Exposition am Arbeitsplatz verursacht. Diel et al. (2005) [20] fanden zehn BiG mit Zugehörigkeit zu einem Cluster in ihrer 848 Fingerabdrücke umfassenden Hamburger Datenbank in Deutschland. Für 8 von diesen 10 BiG war eine nosokomiale Infektion die Ursache der TB. Mittlerweile umfasst die Fingerprintstudie 2.050 Fälle und 41 (2 %) BiG. Eine Übertragung von Patient auf BiG bestand bei 12 Fällen (30 %) und zwei BiG haben andere Personen infiziert (zwei Patienten, einen Angehörigen). Bei der Interpretation der Ergebnisse muss bedacht werden, dass das Kataster unvollständig ist und dass mit der Fingerprintmethode nur frische Übertragungen erkannt werden. Der Anteil der beruflich bedingten Infektionen wird also wahrscheinlich unterschätzt. BiG sind in der Kohorte der TB-Fälle aus Hamburg, für die ein Fingerabdruck durchgeführt wurde, unterrepräsentiert. Diese Ergebnisse bestätigen die Beobachtung von Menzies et al. (2007) [18], dass die TB-Inzidenz bei BiG in Ländern mit hohem Einkommensniveau nicht höher als in der Allgemeinbevölkerung ist. Wenn ein BiG aus einem Land mit hohem Einkommensniveau jedoch an einer TB erkrankt, wurde diese wahrscheinlich durch eine nosokomiale Infektion verursacht – sofern Hinweise auf eine berufliche Exposition bestehen.

Auswirkungen der Infektionskontroll-Maßnahmen

Es werden unterschiedliche Maßnahmen der Infektionskontrolle im Gesundheitswesen [6] beschrieben. Die wichtigsten sind die frühe Identifizierung und Isolierung von infektiösen Patienten, Lüftung sowie Mundschutz für Patienten und Atemmasken (FFP2 oder Äquivalent) für BiG, die engen Kontakt zu infektiösen Patienten oder Materialien haben

[6]. In den USA führte die Umsetzung dieser Infektionskontroll-Maßnahmen zu einem Rückgang nosokomialer Infektionen. Zwischen 1985 und 1993 wurde über mehrere Ausbrüche der multiresistenten Tuberkulose (MDR-TB) in medizinischen Einrichtungen in den Vereinigten Staaten berichtet [17]. Das führte zur Implementation umfangreicher Infektionskontrollpraktiken zum Schutz der BiG und zur Reduzierung der nosokomialen Übertragungen [6, 21]. In den Jahren nach der Veröffentlichung der entsprechenden Empfehlungen ging das TB-Risiko bei BiG zurück [6, 21, 22].

Auch für Italien wiesen Baussano et al. (2007) [23] nach, dass die Einführung von Infektionskontroll-Maßnahmen zu einem Rückgang der jährlichen TB-Infektionsrate bei BiG führt. Torres Costa et al. (2009, 2011) [10, 11] stellten fest, dass die Einführung eines systematischen Screenings von BiG auf TB in Portugal – begleitet von einer verbesserten Infektionskontrolle – das Auftreten der TB bei BiG verringerte.

TB-Screening bei BiG

Das TB-Screening für BiG gilt als Eckpfeiler der Prävention in Krankenhäusern [6]. Screenings werden durchgeführt, um die infektiöse Lungen-TB bei BiG auszuschließen und um BiG mit einer latenten TB-Infektion (LTBI), die zu einer aktiven TB progredieren kann, eine präventive Behandlung anzubieten. Daher ist ein Röntgenthorax bei BiG mit einem positiven immunologischen Testergebnis (THT oder IGRA) erforderlich. Nach Ausschluss einer aktiven TB bei positiv getesteten BiG sollte, sofern eine frische LTBI wahrscheinlich ist, eine präventive Chemotherapie durchgeführt werden. Trotz der intensiven Forschung auf dem Gebiet der IGRA-Testung bei BiG gibt es auch in den umfangreichsten und aktuellsten systematischen Reviews [8] keine Daten zum Krankheitsverlauf nach einem positiven IGRA-Ergebnis. Über ein Progressionsrisiko nach einem positiven immunologischen Test berichtet lediglich eine neuere Studie. Das Progressionsrisiko betrug je nach verwendetem Test 0,5 oder 1 % [27]. Dies könnte ein Indiz dafür sein, dass das Progressionsrisiko bei BiG mit einem positiven IGRA-Ergebnis gering ist. Daher scheint, unter Berücksichtigung der verfügbaren Daten, die Zurückhaltung bei einer präventiven Behandlung von BiG gerechtfertigt. Für evidenzbasierte Empfehlungen werden weitere Studien zur Progression der Erkrankung bei BiG, abhängig von der Veränderung durch den IGRA (Konversion oder Reversion), benötigt.

Die Auswahl der BiG für das Screening sollte auf der Risikobewertung basieren. Ein Pre-Screening vor der Tätigkeitsaufnahme ist besonders bei Migranten aus TB-Hochinzidenzländern sinnvoll. Zur Hochrisikogruppe gehören BiG, die regelmäßigen Kontakt zu infektiösen TB-Patienten oder infektiösem Material haben, auf TB-Stationen tätig sind oder im Labor durch die Analyse von Sputum und anderen Flüssigkeiten auf *Mycobacterium tuberculosis* exponiert sind. Abhängig von der TB-Inzidenz der Patienten fallen auch BiG in der Notaufnahme oder in HIV-Ambulanzen in diese Kategorie. Die mittlere Risikogruppe umfasst BiG mit regelmäßigem Kontakt zu Patienten, ohne dass eine aktive TB bei diesen Patienten bekannt ist, einige dieser Patienten aber typische Risikopatienten für eine TB sind (Drogenabhängige, Immunsupprimierte, Migranten aus

Hochinzidenzländern usw.). Auch hier kann die Infektionsgefahr mit der TB-Inzidenz der Patienten assoziiert werden. Allerdings ist die Assoziation nicht einfach linear. Das Infektionsrisiko kann sogar höher sein, wenn nur wenige Patienten mit einer TB diagnostiziert werden, weil dann eine TB möglicherweise erst spät in Erwägung gezogen wird und die notwendigen Schutzmaßnahmen nicht greifen. Alle BiG, die keinen regelmäßigen Kontakt zu Patienten oder potenziell infektiösen Materialien haben, werden der Niedrigrisikogruppe zugeordnet. Die BiG der Hochrisikogruppe sollten – je nach Risikobewertung – routinemäßig jährlich oder alle zwei bzw. drei Jahre untersucht werden. In Ländern mit niedriger TB-Inzidenz und hohen Hygienestandards könnte ein regelmäßiges Screening in einem zwei- bzw. dreijährigen Turnus genügen, wenn die Infektionsrate gering ist. Für die Gruppe mit einem mittleren Risiko sollte geprüft werden, ob ein TB-Screening routinemäßig durchgeführt oder lediglich als Umgebungsuntersuchung vorgenommen wird. Sind immer wieder Umgebungsuntersuchungen notwendig, kann es sinnvoller sein, ein routinemäßiges Screening zu implementieren.

BiG in der Niedriginzidenzgruppe sollten nicht routinemäßig untersucht werden, da dies den positiven prädiktiven Wert des Screening-Tests reduzieren würde; sie sollten ausschließlich nach einem unvorhergesehenen Kontakt zu infektiösen Patienten oder Materialien getestet werden. Wenn ein Screening nach einem ungeschützten Kontakt durchgeführt wird, sollten der THT oder IGRA frühestens acht Wochen und der erste Röntgen-Thorax zum Ausschluss einer aktiven TB nach einem positiven IGRA-Ergebnis drei Monate nach dem letzten bekannten Kontakt durchgeführt und nach neun Monaten wiederholt werden, sofern keine klinischen Symptome bestehen [6]. Ansonsten wird ein Röntgen-Thorax zum Ausschluss einer aktiven TB sofort nach einem positiven IGRA-Ergebnis bei BiG, die aufgrund ihrer Risikobewertung einem routinemäßigen Screening unterliegen, durchgeführt.

Eine gute Infektionskontrolle kann dazu beitragen, das Infektionsrisiko in einer „Hochrisikogruppe" zu reduzieren [18]. Deshalb sollte die Notwendigkeit eines TB-Screenings bei einem hohen Infektionskontrollniveau diskutiert werden. Da jedoch eine kontinuierliche Kontrolle des Infektionsschutzes notwendig ist [6], bleibt das TB-Screening auch in Einrichtungen mit hohen Infektionskontroll-Standards wichtig.

Laut einem Review von Seidler et al. [16] sind nicht nur BiG, sondern auch andere Beschäftigte mit Kontakt zu Gruppen mit hoher TB-Inzidenz gefährdet: Menschen, die in Gefängnissen arbeiten, die Obdachlose oder illegale Migranten aus Hochinzidenzländern betreuen oder versorgen, sind einem erhöhten TB-Infektionsrisiko ausgesetzt. Auch hier sollte das Screening dieser Beschäftigten nach einer Risikobewertung durchgeführt werden.

Bis vor kurzem wurde das TB-Screening mit dem THT durchgeführt. Dieser hat jedoch mehrere Nachteile. Die wichtigsten sind die Kreuzreaktivität mit einer BCG-Impfung, das Booster-Phänomen durch intradermale Anwendung und eine eher niedrige Sensitivität. Der IGRA ist ein vielversprechendes Werkzeug, um diese Probleme zu lösen [8, 24, 25]. Da die IGRAs *Mycobacterium-tuberculosis*-spezifische Antigene verwenden, kommt es weder zu einer Kreuzreaktivität mit einer BCG-Impfung noch mit den meisten nicht tuberkulösen Mykobakterien. Da die IGRAs In-vitro-Tests sind, wird das Problem des Boostings beim seriellen Testen vermieden. Der IGRA korreliert besser mit der Exposition gegenüber infektiösen Patienten und weist eine höhere Sensitivität gegenüber einer aktiven TB auf als der THT [26]. Darüber hinaus haben die IGRAs in Niedriginzidenzländern einen höheren prädiktiven Wert was die Progression der Erkrankung anbelangt [27–29]. Daher können die IGRAs sowohl die Effektivität als auch die Effizienz des Screenings von BiG verbessern [30]. Allerdings muss noch ein Konsens für die Interpretation der IGRA-Ergebnisse beim seriellen Testen gefunden werden [7, 8, 31, 32]. Insbesondere beim seriellen Testen ist es wichtig, die IGRA-Ergebnisse nicht nur qualitativ, sondern auch quantitativ anzugeben.

Die Einführung des IGRA beim TB-Screening von BiG in Ländern mit hohem Einkommensniveau wird die Anzahl der Röntgenthorax-Aufnahmen und die präventiven Behandlungen, die ansonsten nach einem positiven THT-Ergebnis erfolgen, verringern [8]. Dies gilt insbesondere für Länder, in denen noch eine BCG-Impfung durchgeführt wird oder bis vor Kurzem durchgeführt wurde. In einer kombinierten Kohorte, bestehend aus BiG aus Portugal, Frankreich und Deutschland, wiesen 40,2 % ein positives THT-Ergebnis auf, das nicht von einem IGRA [10–14] bestätigt wurde. Ein Röntgenthorax für die weitergehende Diagnose erübrigt sich in diesem Fall, da es bisher keine Hinweise darauf gibt, dass die Prävalenz einer aktiven TB oder die Progression zu einer aktiven TB [27] bei BiG mit einem positiven THT- und einem negativen IGRA-Ergebnis erhöht ist. Der Anteil der BiG mit einem negativen THT-, aber einem positiven IGRA-Ergebnis ist gering (2,5 % aller BiG in dieser Kohorte). Allerdings weisen 10 % der BiG mit einem positiven IGRA- ein negatives THT-Ergebnis auf. Ein Zwei-Stufen-Verfahren – IGRA als Bestätigungstest für BiG mit positivem THT-Ergebnis – würde die Prävalenz einer LTBI in dieser Kohorte um 10 % unterschätzen. Die Unterschätzung würde in Deutschland 40 % betragen, in Portugal wäre sie wesentlich geringer (6,5 %). Daher kann ein zweistufiges Screening nicht für ein Land mit einer niedrigen TB-Inzidenz empfohlen werden, während für ein Land mit einer höheren TB-Inzidenz das Problem der Unterschätzung der LTBI-Prävalenz möglicherweise vernachlässigt werden kann.

Die Wahrscheinlichkeit, nicht beurteilbare IGRA-Testergebnisse bei BiG zu erhalten, ist gering [7–14]. Wenn sie auftreten, sollte der IGRA wiederholt werden. In dem unwahrscheinlichen Fall, dass der zweite IGRA auch nur ein unbestimmtes Ergebnis liefert, sollten klinische Gründe dafür gesucht werden und eine aktive TB durch einen Röntgenthorax ausgeschlossen werden.

Weder der THT noch der IGRA sind in der Lage, zwischen einer frischen und einer alten Infektion zu unterscheiden. Berücksichtigt man die hohe Prävalenz positiver IGRA-Ergebnisse, ist davon auszugehen, dass die meisten auf einer alten Infektion beruhen. Da die Wahrscheinlichkeit einer Progression zu einer aktiven TB während der ersten zwei Jahre nach der Infektion am höchsten ist, scheint eine präventive Chemotherapie für BiG mit einem positiven IGRA-Ergebnis nur sinnvoll zu sein, wenn es auch Hinweise auf eine relevante Exposition in den vorangegangenen Monaten gibt. Bei der präventiven Standard-Chemotherapie wird Isozianid sechs oder neun Monate lang verabreicht. Wenn der Verdacht auf eine Isozianid-resistente TB beim Indexpatienten besteht, wird eine Rifampicin-Chemoprävention für den BiG mit LTBI über 3–4 Monate empfohlen [6]. Alternativ ist auch eine kombinierte kurzfristige Therapie mit Isoniazid und Rifampicin für drei Monate möglich. In Europa werden unterschiedliche präventive Chemotherapieformen bei BiG durchgeführt. Da keine Daten über die Wirksamkeit der präventiven Chemotherapie bei BiG nach einem positiven IGRA-Ergebnis vorliegen, muss die Wirksamkeit dieser Behandlungsformen noch untersucht werden.

Variabilität des IGRA beim seriellen Testen

Bisher wird die Variabilität des IGRA beim seriellen Testen nicht hinlänglich verstanden. Dieses Thema wurde in zwei Reviews behandelt [7, 8]. Beide kamen zu dem Schluss, dass die Reversion positiver IGRA-Ergebnisse zu negativen Ergebnissen häufiger auftritt als die Konversion negativer IGRA-Ergebnisse zu positiven. Wesentlicher ist noch, dass die Wahrscheinlichkeit einer Konversion oder Reversion von den quantitativen Testergebnissen des ersten IGRA abhängen. Daher könnte eine Grauzone hilfreich bei der Trennung von echten Konversionen und Reversionen und zufällig auftretenden Abweichungen sein. Für den T-SPOT.TB wird vom Center for Disease Control and Prevention (CDC) und dem Europäischen Zentrum für die Prävention und die Kontrolle von Krankheiten (ECDC) eine Grauzone im Bereich 5–7 Spot Forming Cells (SFC) vorgeschlagen. Bisher wurde jedoch kein Konsens über eine Grauzone beim QFT erreicht. Eine Grauzone von 0,2 und 0,7 IU/ml und die Definition einer Konversion und Reversion als Überschreiten dieser Grauzone minimieren die Konversions- und Revisionsrate und halten den Anteil der BiG, die sich mit ihren QFT-Werten in dieser Grauzone befinden, relativ gering [7, 11, 14].

Da die Reversionsrate beim IGRA höher ist als erwartet [7, 8], ist die Aussage, wie sie beim THT galt „einmal positiv, immer positiv" obsolet. Alle BiG sollten bei einem geplanten Routine-Screening erneut mit dem IGRA getestet werden. Diese Maßnahme reduziert die Anzahl der notwendigen Röntgenthorax-Aufnahmen, da keine weitere medizinische Untersuchung notwendig ist, wenn der IGRA zu negativ revertiert und keine klinischen Anzeichen einer aktiven TB erkennbar sind. Die Behandlung von BiG, bei denen die Testergebnisse schwanken, muss weiterhin diskutiert werden. Unter der Annahme, dass eine kürzlich erfolgte Exposition gegenüber *M. tuberculosis* wahrscheinlich ist, wäre der einfachste Ansatz, eine Lungentuberkulose bei einem positiven IGRA-Ergebnis auszuschließen und bei einem negativen Testergebnis ohne erkennbare klinische Symptome einer Tuberkulose keine weitere medizinische Untersuchung durchzuführen. Dasselbe gilt für BiG mit Ergebnissen in der Grauzone. Bei diesen ist ohne klinische Symptome keine weitere medizinische Untersuchung erforderlich. Es werden jedoch mehr Daten über die Progression zu einer Erkrankung benötigt, um evidenzbasierte Empfehlungen für die Behandlung von BiG mit einer IGRA-Konversion oder -Reversion sowie für die BiG, deren IGRA-Ergebnisse sich in der Grauzone befinden, abzuleiten.

BiG mit einer präventiven Chemotherapie für LTBI in ihrer Anamnese oder BiG mit mehrfach positivem IGRA-Ergebnis sollten im nachfolgenden Screening nicht noch einmal getestet werden, da die IGRA-Ergebnisse nicht aufschlussreich wären. Wenn ein solcher BiG zu einer Kohorte mit einem niedrigen Progressionsrisiko gehört (z. B. keine aktive Tuberkulose beim Krankenhauspersonal in den vergangenen Jahren), sollte ein Röntgenthorax nur bei verdächtigen klinischen Symptomen durchgeführt werden. Abgeleitet aus der oben zusammengefassten Evidenzbasis werden in *Abbildung 1* und *2* Entscheidungsbäume für Routine-TB-Screenings und Umgebungsuntersuchungen der BiG mit den IGRAs vorgeschlagen. Allerdings sollte man bedenken, dass weitere Forschung nötig ist, um die Nützlichkeit dieses Ansatzes zu belegen.

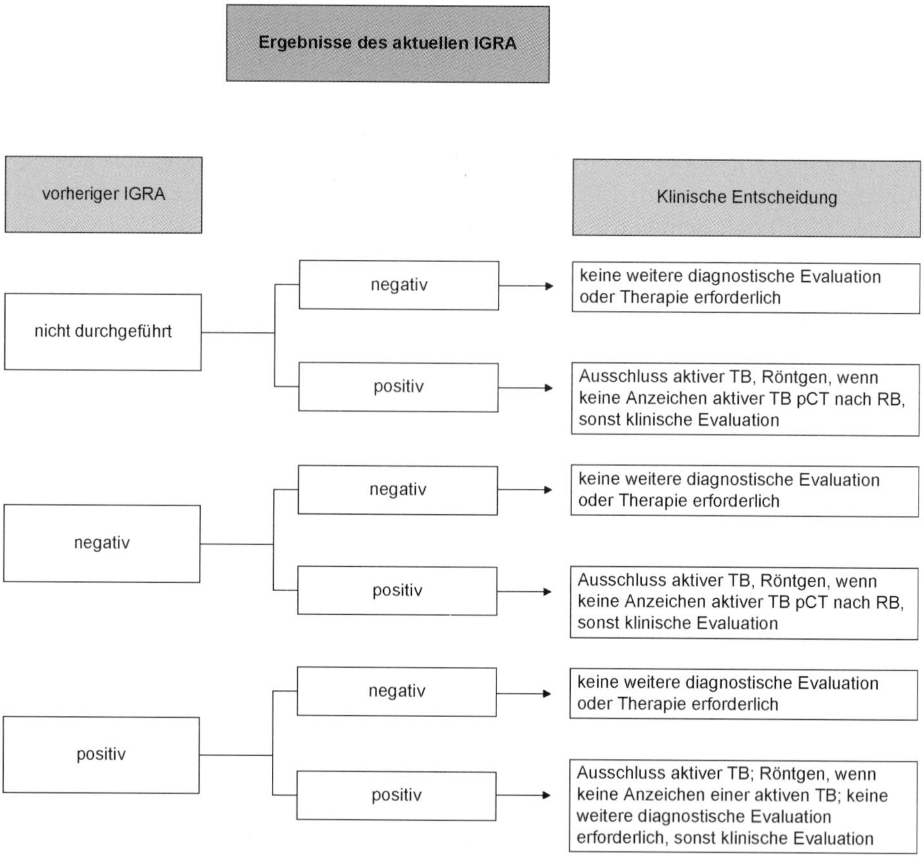

pCT = Präventive Chemotherapie
RB = Risikobewertung

Abbildung 1: Entscheidungsbaum für das Routinescreening von BiG

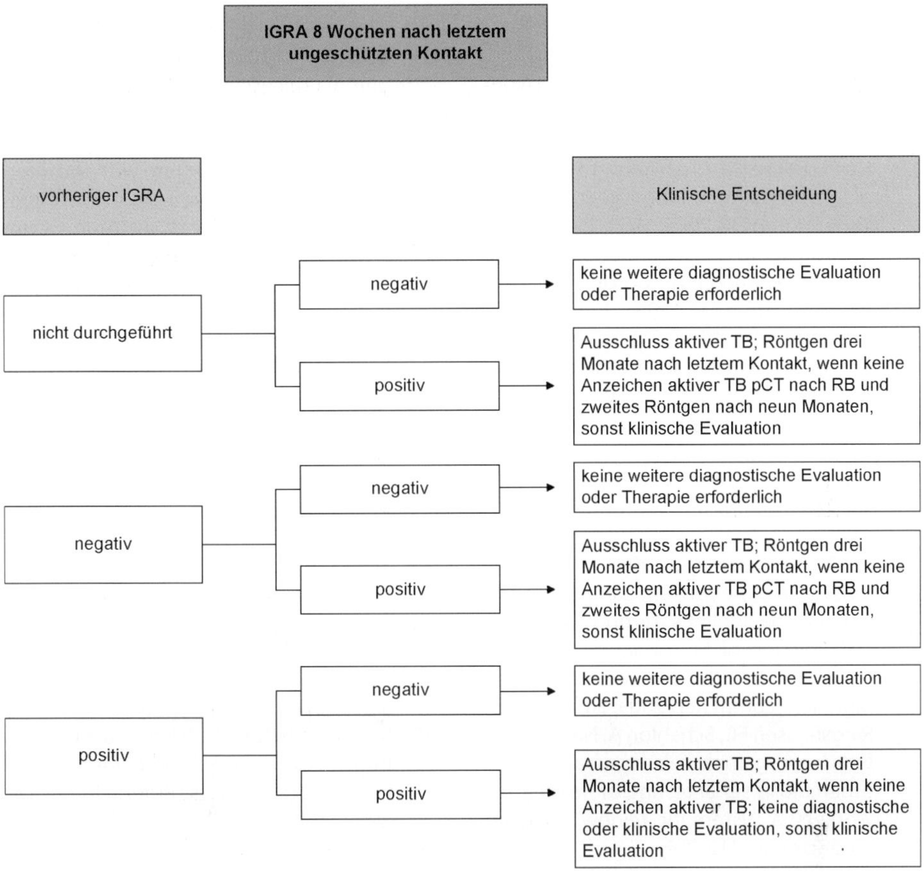

pCT = Präventive Chemotherapie
RB = Risikobewertung

Abbildung 2: Entscheidungsbaum für Umgebungsuntersuchungen von BiG

Schlussbemerkungen

Die Tuberkulose bei Beschäftigten im Gesundheitswesen wird auch in Niedriginzidenzländern mit einem hohen Durchschnittseinkommen in den kommenden Jahren ein Problem bleiben. Dieses wird umso mehr in Ländern mit einer hohen TB-Inzidenz und mit einem niedrigen Einkommensniveau der Fall sein. Das TB-Screening der BiG mit dem IGRA anstelle des THT wird dabei in einkommensstarken Ländern von Nutzen sein. Jedoch ist ein Test, der zwischen alten und frischen Infektionen unterscheiden kann, wünschenswert und es werden mehr Studien zur Interpretation der IGRA-Ergebnisse beim seriellen Testen benötigt. Besonders wichtig sind in dieser Hinsicht Daten über eine Progression zu einer aktiven TB in Abhängigkeit von der Variation der IGRA-Ergebnisse (Konversion oder Reversion).

Literatur

[1] Sepkowitz KA, Eisenberg L. Occupational deaths among healthcare workers. Emerg Infect Dis 2005; 11(7): 1003–1008

[2] Ho PL, Becker M, Chan-Yeung MM. Emerging occupational lung infections. Int J Tuberc Lung Dis 2005; 11(7): 710–721

[3] Sepkowitz KA. Tuberculosis and the healthcare worker. A historical perspective. Ann Intern Med 1994; 120: 71–79

[4] International Labour Organization (ILO). List of occupational diseases (revised 2010). Occupational Safety and Health Series, No 74. International Labour Office, Geneva, 2010

[5] European Occupational Diseases Statistics (EODS) Phase 1 Methodology. Population and social conditions 3/2000/E/no19, accessed Mai 22, 2012

[6] Jensen PA, Lambert LA, Lademarco MF, Ridzon R. Guidelines for preventing the transmission of Mycobacterium tuberculosis in health-care settings, 2005. MMWR Recomm Rep 2005; 54: 1–141

[7] Ringshausen FC, Schablon A, Nienhaus A. Interferon-gamma release assays for the tuberculosis serial testing of health care workers: a systematic review. J Occup Med Toxicol 2012; 7: 6

[8] Zwerling A, van den Hof S, Scholten J, Cobelens F, Menzies D, Pai M. Interferon-gamma release assays for tuberculosis screening of healthcare workers: a systematic review. Thorax 2012; 67: 62–70

[9] Tripodi D, Brunet-Court, Nael V, Audrain M, Chailleux E, Germaud P, Naudin F, Muller JY, Bourrut-Lacouture M, Durand-Perdriel MH, Gordeeff C, Guillaumin G, Houdebine M, Raffi F, Boutoille D, Biron C, Potel G, Roedlich C, Geraut C, Schablon A, Nienhaus A. Evaluation of the tuberculin skin test and the interferon-gamma release assay for TB screening in French healthcare workers. J Occup Med Toxicol 2009; 4: 30

[10] Torres CJ, Sa R, Cardoso MJ, Silva R, Ferreira J, Ribeiro C, Miranda M, Placido JL, Nienhaus A. Tuberculosis screening in Portuguese healthcare workers using the tuberculin skin test and the interferon-gamma release assay. Eur Respir J 2009; 34(6): 1423–1428

[11] Torres Costa J, Silva R, Sa R, Cardoso MJ, Nienhaus A. Serial testing with the interferon-gamma release assay in Portuguese healthcare workers. Int Arch Occup Enviro Health 2011; 84(4): 461–469

[12] Nienhaus A, Schablon A, Le Bâcle C, Siano B, Diel R. Evaluation of the Interferon-gamma Release Assay in Healthcare Workers. Int Arch Occup Enviro Health 2008; 81: 295–300

[13] Schablon A, Harling M, Diel R, Nienhaus A. Risk of latent TB infection in individuals employed in the healthcare sector in Germany: a multicentre prevalence study. BMC Infect Dis 2010; 10: 107

[14] Schablon A, Harling M, Diel R, Ringshausen FC, Torres Costa J, Nienhaus A. Serial testing with an interferon-gamma release assay in German healthcare workers. GMS Krankenhhyg Interdiszip 2010; 5:pii: Doc05

[15] Baussano I, Nunn P, Williams B, Pivetta E, Bugiani M, Scano F. Tuberculosis among health care workers. Emerg Infect Dis 2011; 17(3): 488–494

[16] Seidler A, Nienhaus A, Diel R. Review of epidemiological studies on the occupational risk of tuberculosis in low-incidence areas. Respiration 2005; 72(4): 431–446

[17] Joshi R, Reingold AL, Menzies D, Pai M. Tuberculosis among health-care workers in low and middle-income countries: A systematic review. PLoS Med 2006; 3(12): e494

[18] Menzies D, Joshi R, Pai M. Risk of tuberculosis infection and disease associated with work in health care settings. Int J Tuberc Lung Dis 2007; 11(6): 593–605

[19] DeVries G, Sebek MM, Lambregts-van Weezenbeek CS. Healthcare workers with tuberculosis infected during work. Eur Respir J 2006; 28(6): 1216–1221

[20] Diel R, Seidler A, Nienhaus A, Rüsch-Gerdes S, Niemann S. Occupational risk of uberculosis transmission in a low incidence area. Respir Res 2005; 6: 35

[21] Fennelly KP, Iseman MD. Health care workers and tuberculosis: The battle of a century. Int J Tuberc Lung Dis 1999; 3: 363–364

[22] Fella P, Rivera P, Hale M, Squires K, Sepkowitz K. Dramatic decrease in tuberculin skin test conversion rate among employees at a hospital in New York City. Am J Infect Control 1995; 23: 352–356

[23] Baussano I, Bugiani M, Carosso A, Mairano D, Barocelli AP, Tagna M, Cascio V, Piccioni P, Arossa W. Risk of tuberculin conversion among healthcare workers and the adoption of preventive measures Occup Environ Med 2007; 64: 161–166

[24] Andersen P, Doherty TM, Pai M, Weldingh K. The prognosis of latent tuberculosis: can disease be predicted? Trends in Molecular Medicine 2007; 13: 175–182

[25] Pai M, Zwerling A, Menzies D. Systematic review: T-cell based assays for the diagnosis of latent tuberculosis infection: an update. Ann Intern Med 2008; 149: 177–184

[26] Diel R, Goletti D, Ferrara G, Bothamley G, Cirillo D, Kampmann B, Lange C, Losi M, Markova R, Migliori GB, Nienhaus A, Ruhwald M, Wagner D, Zellweger JP, Huitric E, Sandgren A, Manissero D. Interferon-gamma release assays for the diagnosis of latent Mycobacterium tuberculosis infection: a systematic review and meta-analysis. Eur Respir J 2011; 37(1): 88–99

[27] Torres Costa J, Silva R, Ringshausen F, Nienhaus A. Screening for tuberculosis and prediction of disease in Portuguese healthcare workers. J Occup Med Toxicol 2011; 6 (1): 19

[28] Diel R. Loddenkemper R, Niemann S, Meywald-Walter, Nienhaus A. Negative and positive predictive value of a whole-blood interferon-γ release assays for developing active tuberculosis – An Update. Am J Respir Crit Care Med 2011; 183: 88–95

[29] Diel R, Loddenkemper R, Nienhaus A. Predictive value of interferon-gamma release assays and tuberculin skin testing for predicting progression from latent TB infection to disease state: a meta-analysis. Chest 2012; 142: 63–75

[30] Nienhaus A, Schablon A, Costa JT, Diel R. Systematic review of cost and cost-effectiveness of different TB-screening strategies. BMC Health Serv Res 2011; 11: 247

[31] Fong KS, Tomford JW, Teixeira L, Fraser TG, Vanduin D, Yen-Lieberman B, Gordon SM, Miranda C. Challenges of Interferon-gamma Release Assay Conversions in Serial Testing of Health Care Workers in a Tuberculosis Control Program. Chest 2012; 142: 55–62

[32] Park JS, Lee JS, Kim MY, Lee CH, Yoon HI, Lee SM, Yoo CG Kim YW, Han SK, Yim JJ. Monthly follow-ups of interferon-gamma release assays among healthcare workers in contact with TB patients. Chest 2012; 142(6): 1461–1468

6 Analyse der Lumbalbelastung beim manuellen Bewegen von Patienten zur Prävention biomechanischer Überlastungen von Beschäftigten im Gesundheitswesen[1]

M. Jäger, C. Jordan, A. Theilmeier, N. Wortmann , S. Kuhn, A. Nienhaus, A. Luttmann

Zusammenfassung

Manuelles Bewegen von Patienten führt bei Beschäftigten im Gesundheitswesen (BiG) im Allgemeinen zu einer hohen mechanischen Belastung im unteren Rückenbereich. Ein langfristiges Forschungsvorhaben, die „Dritte Dortmunder Lumbalbelastungsstudie (DOLLY 3 – the Dortmund Lumbar Load Study 3)", wurde durchgeführt, um die Lendenwirbelsäulenbelastung von Pflegepersonen während des manuellen Bewegens von Patienten zu untersuchen. Neun verschiedenartige Tätigkeiten mit Patiententransfer im oder am Bett oder Stuhl, die als „sicher gefährdend" im Rahmen von Berufskrankheiten-Feststellungsverfahren gelten, wurden analysiert. Die Messung von Aktionskräften mit eigens entwickelten Systemen und die Erfassung der jeweils eingenommenen Körperhaltungen mit optoelektronischen und Videokameras, um daraus mehrere Kenngrößen der Lumbalbelastung zu quantifizieren, wurden in einer früheren Publikation beschrieben [59]. Im vorliegenden Artikel werden die Ergebnisse der Laboruntersuchungen und der anschließenden biomechanischen Modellrechnungen vorgestellt; diese konzentrieren sich auf die Belastung der Lendenwirbelsäule und auf Möglichkeiten zur Belastungsverringerung durch biomechanisch „optimierte" Transfermodi statt „konventioneller" Arbeitsweisen sowie durch die zusätzliche Verwendung kleiner Hilfsmittel wie Gleitmatte und Rutschbrett. Die Druckkraft auf die lumbosakrale Bandscheibe kann je nach durchgeführter Tätigkeit, Transfermodus und individueller Ausführung erheblich variieren. Die höchsten Werte wurden bei konventioneller Ausführung der Tätigkeiten gemessen, niedrigere Werte ergaben sich durch eine verbesserte Arbeitsweise; die niedrigsten Druckkraftwerte wurden bei der Verwendung von kleinen Hilfsmitteln erreicht. Bei 13 von 17 derartigen Vergleichen war der Unterschied statistisch signifikant. Die Analyse der Kenngrößen für asymmetrische Belastungsanteile zeigte, dass Seitbeuge- und Torsionsmomente an der lumbosakralen Bandscheibe hohe Werte erreichen können, die jedoch durch die Nutzung verbesserter Transfermodi wesentlich reduziert werden können. Die Bewertung der biomechanischen Belastungen mithilfe von alters- und geschlechtsspezifischen Richtwerten zur Arbeitsgestaltung ergab für keine der analysierten Tätigkeiten – ungeachtet der Art der Durchführung – Belastungen in einem akzeptablen Bereich. Demzufolge wird die Anwendung einer biomechanisch

[1] **Freie Übersetzung des englischsprachigen Aufsatzes** (unter Mitwirkung von K. Tanger, BGW Hamburg): Lumbar-Load Analysis of Manual Patient-Handling Activities for Biomechanical Overload Prevention Among Healthcare Workers. Annals of Occupational Hygiene, Vol. 57, pp. 528–544, 2013. Oxford University Press

angemessenen Arbeitsweise unter Zuhilfenahme kleiner Hilfsmittel dringend empfohlen, um beispielsweise die Reibung zwischen Patient und Bett-Oberfläche zu verringern; diese Maßnahmen dienen insbesondere zur Prävention von Überlastungen bei älteren Beschäftigten im Pflegebereich.

Einleitung

Berufliche Tätigkeiten, die das Bewegen schwerer Objekte beinhalten, üben Kräfte aus, die mit hoher mechanischer Belastung der Lendenwirbelsäule einhergehen können [7, 8, 38, 44, 46, 60]. Neben psychologischen und psychosozialen, genetischen oder physiologischen Risikofaktoren [1, 21, 25, 54, 66] ist eine über lange Zeit durchgeführte körperliche Arbeit eine maßgebliche Ursache von Schmerzen im unteren Rückenbereich und von schweren lumbalen Erkrankungen [12, 26, 37, 40, 55]. Erkrankungen im unteren Rückenbereich sind eine der Hauptursachen krankheitsbedingter Abwesenheit vom Arbeitsplatz [5, 13, 39]. Das trifft vor allem auf Beschäftigte in Gesundheitsberufen zu [61, 62]: Bei der Unterstützung bewegungseingeschränkter Patienten, Bewohner, Klienten oder anderer Personen wirken hohe biomechanische Belastungen auf die Lendenwirbelsäule der Pflegepersonen ein [14, 56]. Nicht nur Krankenschwestern, sondern jede Pflegeperson, deren Tätigkeit mit Heben oder Senken, Schieben oder Ziehen, Bewegen oder Positionieren, Manövrieren oder Halten, Tragen oder Unterstützen einer anderen Person verbunden ist, ob auf der Station, im Operationssaal, in der Ambulanz, in Wohnstiften oder Pflegeheimen oder ähnlichen Einrichtungen, ist ohne angemessene Anleitung oder Schulung einem hohen Risiko für lumbale Beschwerden oder Erkrankungen ausgesetzt [28, 58].

In den vergangenen Jahren wurden zahlreiche nationale Richtlinien erlassen, um Arbeitgeber und Arbeitnehmer bei der Reduzierung des Überlastungsrisikos, der Vermeidung oder der Verringerung des Schweregrads von Schäden zu unterstützen. Obwohl diese Richtlinien zur Verbesserung von Pflegetätigkeiten in einigen wenigen Ländern wie den USA [10, 16, 52], Kanada [69], Großbritannien [58], Australien [70] und den Niederlanden [28, 36] verfügbar sind, ist die wissenschaftliche Grundlage der jeweiligen Empfehlung oder Vorschrift in der Regel unklar. Daher haben in den vergangenen Jahrzehnten mehrere Forschergruppen das Bewegen von Patienten hinsichtlich daraus resultierender biomechanischer Belastungen und Schädigungsrisiken für den unteren Rücken untersucht. De Looze et al. [15] untersuchten die Lumbalbelastung während exemplarischer Patiententransfers, die als symmetrisch galten, mit einem besonderen Schwerpunkt auf das Arbeiten mit unterschiedlicher Betthöhe. Die Untersuchungen von Warming et al. [63] basierten auf Eintragungen in ein Protokollheft, um Arbeitsbelastung und muskuloskelettale Beschwerden verschiedener Körperregionen an aufeinanderfolgenden Tagen aufzuzeichnen.

Die dänischen Forschergruppen um Skotte und Schibye wendeten eine auf biomechanischer Modellierung basierende Methodik an, teilweise begleitet von elektromyographischen Messungen und Körperhaltungsregistrierungen, um die Kräfte und Momente an der Wirbelsäule zu berechnen, die als typische Kenngrößen der Lumbalbelastung beim Bewegen von Patienten im oder am Bett oder Stuhl gelten [53, 56, 57]. Yassi et al. [71] untersuchten die Ergebnisse von Verbesserungsmaßnahmen wie das Zurverfügungstellen von mechanischen Liftern und anderen Hilfsmittel zur Verringerung physischer Anforderungen, denen arbeitsbedingte Ermüdung, Rücken- und Schulterschmerzen und körperliches Unbehagen zugeschrieben werden. In einer Teilstudie prüften Daynard et al. [14] biomechanische Folgen und Schädigungsrisiken. Mangelnde Ausbildung oder Nichtvertrautheit mit der eingesetzten Ausrüstung führten zu einer höheren Belastung der Lendenwirbelsäule. Nelson et al. [48] bestätigten Verbesserungen durch die Neugestaltung der Aufgabenausführung oder durch Verwendung mechanischer Hebehilfen.

In Deutschland gelten mehrere Tätigkeiten, die mit dem Bewegen von Patienten verbunden sind, bei Berufskrankheiten-Feststellungsverfahren als „sicher gefährdend", insbesondere wenn sie in „herkömmlicher" Arbeitsweise ausgeführt werden. Allerdings beruht diese Einstufung auf Schätzungen. Die vorliegende Studie analysiert daher die Belastung der Lendenwirbelsäule während bestimmter Tätigkeiten beim manuellen Bewegen von Patienten sowie die Wirkung biomechanisch verbesserter Transfermodi und die zusätzliche Anwendung kleiner Hilfsmittel wie Gleitmatte oder Rutschbrett.

Methoden

Zur Untersuchung der biomechanischen Belastung der Lendenwirbelsäule während des manuellen Bewegens von Patienten wurde ein umfassendes Forschungsvorhaben, die Dortmunder Lumbalbelastungsstudie 3 (DOLLY 3; Jäger et al. [33]), in inhaltlicher Kooperation mit der Berufsgenossenschaft für Gesundheitsdienst und Wohlfahrtspflege (BGW) durchgeführt. Um eine komplexe, auf Messverfahren basierende Methodik anwenden zu können, wurden die Untersuchungen in einem Labor durchgeführt. Zwei weibliche Pflegepersonen, die als Ausbildertrainer über eine langjährige Berufserfahrung verfügen, agierten während der Studie abwechselnd als Pflegeperson oder Patient. Bei der Studienkonzeption wurde darauf geachtet, eine Überlastung der Probanden während des Bewegens des Patienten zu vermeiden; insbesondere bei mutmaßlich stark belastenden Tätigkeiten wurden die Aktionen zu einem gewissen Grad durch den Patienten unterstützt. Diese Mithilfe des Patienten wurde als „teilweise kooperierend" oder voll „kooperierend" kategorisiert, d. h. das manuelle Bewegen einer nicht kooperierenden Person (z. B. narkotisiert) oder eines autarken Patienten wurde nicht untersucht.

Die Methodik der quantitativen Bestimmung von Belastungen der Lendenwirbelsäule einer Pflegeperson wurde an anderer Stelle detailliert beschrieben [59]; im Vergleich dazu konzentriert sich dieser Beitrag auf die biomechanische Lumbalbelastung und die Möglichkeit, diese zu reduzieren. Dennoch werden die grundlegenden Aspekte der experimentellen Vorgehensweise und der Berechnungen in den folgenden Unterkapiteln skizziert und durch eine Übersicht der analysierten Tätigkeiten ergänzt.

Übersicht zur Vorgehensweise

Die Körperhaltung und die ausgeübte Kraft gelten als die wesentlichen Faktoren, die die Belastung der Lendenwirbelsäule beim manuellen Bewegen von Patienten beeinflussen; daher wurden Körperhaltung und Aktionskräfte zur Gewährleistung eines realitätsnahen Ansatzes aufgezeichnet. *Abbildung 1* zeigt das zugrunde liegende Methodenprinzip: Daten zur Körperhaltung der Pflegeperson (Box links oben) und Patient (Box links unten) sowie Daten zur Kraft, die von der Pflegeperson zur Bewegungsauslösung, zur Unterstützung oder Durchführung der manuellen Bewegung von Körper oder Körperteilen auf den Patienten übertragen wurden (vgl. Box Mitte links), wurden während der Aktionen kontinuierlich aufgezeichnet. Die Daten zu Körperhaltung und

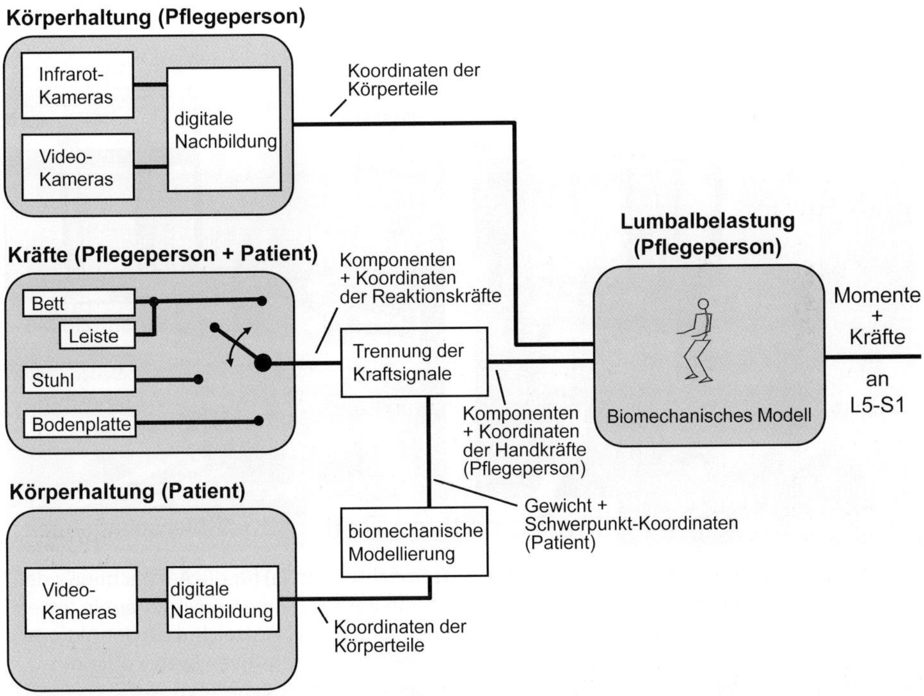

Abbildung 1: Schematische Darstellung der Methodik zur Quantifizierung der Lumbalbelastung – Aufzeichnungen der Körperhaltung und der ausgeübten Kräfte der Pflegeperson dienen als Eingabedaten für biomechanische Modellrechnungen zur Quantifizierung von Kenngrößen der Belastung der Lendenwirbelsäule beim manuellen Bewegen von Patienten; die Körperhaltung des Patienten wird aufgezeichnet, um die Position seines Körpers (Schwerpunkt) zu bestimmen, bezogen auf die jeweilige Apparatur (Bett, Stuhl, Boden, Kraftmessplatte)

Aktionskräften der Pflegeperson wurden anschließend herausgefiltert, um relevante Kenngrößen der Lumbalbelastung im zeitlichen Verlauf eines Transfers zu schätzen. Insbesondere wurden die Kräfte und Momente an der untersten Bandscheibe zwischen dem fünften Lendenwirbel und dem oberen Teil des Kreuzbeins (lumbosakrale Bandscheibe „L5-S1“) entsprechend ihres vektoriellen Verhaltens quantifiziert.

Die Daten zur Körperhaltung der Pflegeperson wurden mittels Videoaufnahmen und optoelektronischer Kameras aufgezeichnet. Letztere sind im Infrarotbereich des Lichtspektrums sensitiv und ermöglichen die Erfassung von lichtemittierenden Dioden (LED), die sowohl an relevanten anatomischen Orientierungspunkten der Pflegeperson – z. B. an den Handrücken sowie an Schulter- und Sprunggelenken – als auch an stationären Referenzpunkten wie beispielsweise einer Ecke des Bettrahmens angebracht waren. Drei Infrarot-Kameras, in einem definierten Abstand und in festem Winkel zueinander angeordnet, bildeten einen „Positionssensor“. Zwei dieser Drei-Kamera-Sensoren wurden an gegenüberliegenden Wänden des Labors angebracht *(Abb. 2)*. Die beiden miteinander verbundenen Positionssensoren führten zu einer Bestimmungsgenauigkeit der Marker-Position von etwa 0,1 mm in einem kalibrierten Raum von etwa 5 m Länge, 2 m Breite und 2 m Höhe in der Mitte des Labors.

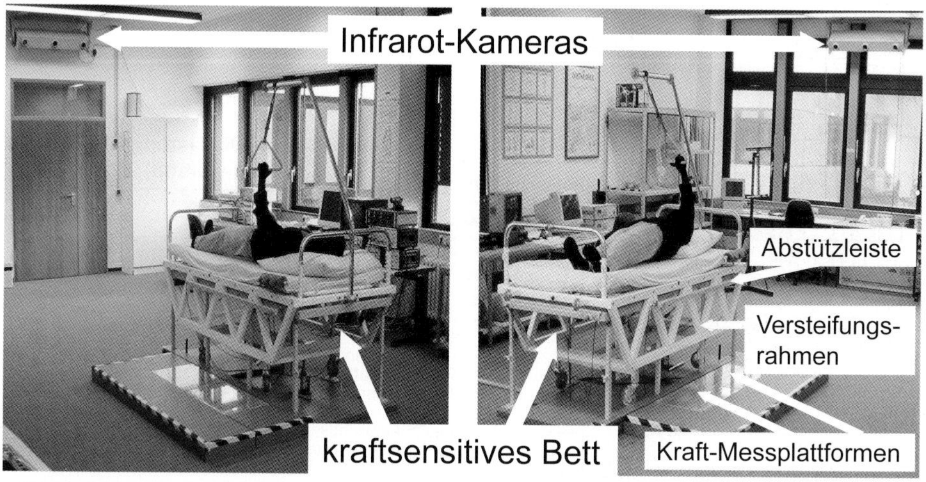

Abbildung 2: Laboransichten – Ausgewählte Messeinrichtungen (a) für die Aufzeichnung der Daten zur Körperhaltung der Pflegeperson mithilfe von Infrarot-Kameras, eingebaut in festen „Positionssensoren“ an gegenüberliegenden Wänden, und (b) zur Aufzeichnung der Aktionskräfte der Pflegeperson mithilfe eines eigens entwickelten kraftsensitiven Bettes oder mit Kraft-Messplattformen unter den Füßen der Pflegeperson (Details siehe Text)

Mit einer an der Decke des Raumes installierten Videokamera wurden vorzugsweise die Seitbeugung, das Wenden zur Seite und laterale Armstellungen der Pflegeperson erfasst; eine an der Seitenwand des Labors angebrachte Kamera dokumentierte die Oberkörpervorneigung, die Krümmung der Wirbelsäule und frontale Armstellungen, und eine weitere Kamera ermöglichte eine räumliche Übersicht. Im Fall eines während einer Aktion vorübergehend verdeckten Markers konnten fehlende optoelektronische Daten durch die Videoaufnahmen ergänzt werden, beispielsweise in einer Situation, in der die Pflegeperson unter den Patienten fasst [35].

Die von der Pflegeperson ausgeübten Kräfte wurden über ein eigens entwickeltes kraftsensitives Bett und einen entsprechenden Stuhl erfasst. Dafür wurde ein übliches Krankenhausbett mit einem zusätzlichen Rahmen zwischen Bettgestell und Bettrahmen versehen, und mithilfe von vier dreiachsigen Piezokeramik-Kraftsensoren an den Rahmenecken konnten dann die Reaktionskräfte hinsichtlich Größe, Richtung und Verteilung bezüglich der Liegefläche kontinuierlich gemessen werden.

Da die auf den Bettrahmen ausgeübten Kräfte sowohl aus den Aktionskräften der Pflegeperson als auch aus dem Körpergewicht des Patienten resultieren, müssen diese beiden Einflüsse getrennt werden. Deshalb wurde auch die Körperhaltung des Patienten mit einer zusätzlichen Videokamera aufgezeichnet, und aus den biomechanischen Modellrechnungen ergaben sich die Schwerpunktkoordinaten des Patienten. Da die Pflegeperson nicht nur Kräfte auf den Patienten, sondern auch direkt auf das Bett ausübt, wurden zusätzliche kraftsensitive Stangen an den Seiten des Bettes angebracht *(Abb. 2)*.

Die Trennung der einwirkenden Kräfte erfolgte analog, wenn der Patient auf einen oder von einem Stuhl bewegt wurde, der auf einer mit vier dreiaxialen Kraftsensoren an den Ecken ausgestatteten handelsüblichen Messplattform positioniert wurde. Die Reaktionskräfte an der Messplatte sind dabei eine Kombination aus dem Kraftaufwand der Pflegeperson und den Gewichtskräften des Patienten. Eine zusätzliche Messplatte zeichnete die Kräfte unter den Füßen des Patienten auf: Wenn sich beispielsweise die Reaktionskräfte unter dem Stuhl bei einer Veränderung der Körperhaltung vom Sitzen in den Stand verringerten, wechselt der Angriffspunkt der Gewichtskraft von der einen zur anderen Messplatte. Analog wurden weitere Kraftmessplatten vor dem Bett verwendet, um die Reaktionskräfte durch den Patienten beim Verlassen des Bettes zu überprüfen *(Abb. 2*; Details in Theilmeier [59]).

In *Abbildung 2* sind Ansichten des Labors dargestellt: Das kraftsensitive Bett steht in der Mitte des Labors zwischen den beiden „Positionssensoren", die an gegenüberliegenden Wänden in der Nähe der Decke montiert wurden. Entlang der Bett-Längsseite wurde ein Versteifungsrahmen angebracht, um das Durchbiegen des Bettrahmens zu begrenzen und damit Biegemomenten auf die Kraftaufnehmer an den Ecken des Bettrahmens vorzubeugen. Mit Podesten unterschiedlicher Höhe wurde die vertikale Position der Pflegeperson in Relation zum Bett angepasst und Höhenunterschiede zwischen Laborboden und der Oberfläche der Kraftmessplatten kompensiert.

Quantifizierung der Lumbalbelastung

Die Quantifizierung der mechanischen Belastung der Lendenwirbelsäule erfolgte mit einem dreidimensionalen, multisegmentalen, dynamischen Simulationswerkzeug [31]. Das zugrunde liegende biomechanische Modell folgt den Gesetzen der inversen

Dynamik, d. h. Belastungsindikatoren wie Kräfte und Momente am Bezugspunkt L5-S1 werden auf Basis von Köperhaltung und -bewegung sowie der auf den menschlichen Körper einwirkenden Kräfte berechnet. Die Struktur des menschlichen Skeletts wird durch 30 starre Körpersegmente nachgebildet, die durch 27 punktförmige Gelenke verbunden sind, sodass übliche Körperhaltung und -bewegungen einschließlich Krümmungen und Torsionen im Rumpf realitätsnah nachempfunden werden können.

Die Muskelstruktur des Menschen wird nur in der betroffenen Körperregion, hier der untere Teil des Rumpfes, durch insgesamt 14 Muskelstränge an Rücken- und Bauchseite des Rumpfes, die die Bandscheiben der Lendenwirbelsäule überspannen und Becken und Brustkorb biomechanisch verbinden, nachgebildet. Im Modell wirkt den Belastungsmomenten in der sagittalen, frontalen und transversalen Ebene aufgrund von Körperhaltung, -bewegung und Aktionskräften ein entsprechendes Aktivierungsmuster der neun muskeläquivalenten Kraftvektoren entgegen; als physiologisch basiertes Optimierungskriterium wird die Summe der Muskelkräfte als minimal angenommen, sodass die Effekte durch Kokontraktion ebenfalls als minimal unterstellt werden [30, 31].

In diesem Beitrag wird die Lumbalbelastung für Pflegepersonen unter Nutzung von gemessenen Daten zur Bewegung und zu den Aktionskräften an den Händen der Pflegeperson bei der Nachstellung des manuellen Bewegens von Patienten im Labor sowie auf Basis der Newtonschen Mechanik, der Gravitationsgesetze, der Massenträgheit und der Hebelwirkung der einzelnen Körperteile berechnet. Insbesondere wurden „dynamische" Effekte berücksichtigt, um die Belastung der Lendenwirbelsäule durch Kräfte und Momente aufgrund translatorischer Beschleunigung und Verzögerung sowie der Rotation von Körperteilen so realitätsnah wie möglich zu quantifizieren.

Umfang der analysierten Tätigkeiten

In der vorliegenden Studie wurden Tätigkeiten im oder am Bett oder Stuhl analysiert, die von der Berufsgenossenschaft für Gesundheitsdienst und Wohlfahrtspflege (BGW) in Berufskrankheiten-Feststellungsverfahren als „sicher gefährdend" hinsichtlich der Entstehung degenerativer Erkrankungen der Lendenwirbelsäule durch manuelle Lastenhandhabung in Deutschland [6] eingestuft werden. Entsprechend einer früheren Untersuchung [34] wurden Tätigkeiten ausgewählt, bei denen durch Anwendung einer optimierten Arbeitsweise im Vergleich zur herkömmlichen Ausführung eine biomechanische Verbesserung vermutet wurde oder – für eine Teilgruppe von Tätigkeiten – zusätzlich mit handelsüblichen Kleinen Hilfsmitteln gearbeitet wird. Folgende Tätigkeiten wurden berücksichtigt:

1. Aufrichten eines Patienten aus dem Liegen zum Sitzen im Bett bzw. Zurücklegen.
2. Aufrichten eines Patienten aus dem Liegen zum Sitzen an der Bettkante bzw. Zurücklegen.
3. Bewegen eines liegenden Patienten in Richtung Kopfende des Betts (Höherlagern), Pflegeperson agiert an der Bett-Längsseite (wenn Kleine Hilfsmittel: Anti-Rutsch-Matte, Gleitmatte).

4. Bewegen eines liegenden Patienten in Richtung Kopfende (Höherlagern), Pflegeperson agiert am Kopfende des Betts (wenn Kleine Hilfsmittel: Anti-Rutsch-Matte, Gleittuch).
5. Verlagern eines Patienten seitwärts im Bett (wenn Kleine Hilfsmittel: Anti-Rutsch-Matte, Gleitmatte).
6. Hochstellen des Bett-Kopfteils mit im Bett liegendem Patient bzw. Zurückstellen.
7. Unterschieben bzw. Entfernen eines Steckbeckens („Bettpfanne").
8. Umsetzen eines Patienten von der Bettkante auf einen Stuhl bzw. Zurücksetzen (wenn Kleine Hilfsmittel: Rutschbrett, Haltegürtel).
9. Aufrichten eines auf dem Stuhl sitzenden Patienten in den Stand bzw. Zurücksetzen.

Eine typische Tätigkeit ist das Bewegen eines im Bett liegenden Patienten in Richtung Kopfende (Aktivität „c" in obiger Liste), ausgeführt in drei Modi, die in *Abbildung 3* in Form von repräsentativen Standbildern des entsprechenden Videos dargestellt sind. Das erste Bild in jeder Reihe (von links) zeigt die Pflegeperson längsseits am Bett ste-

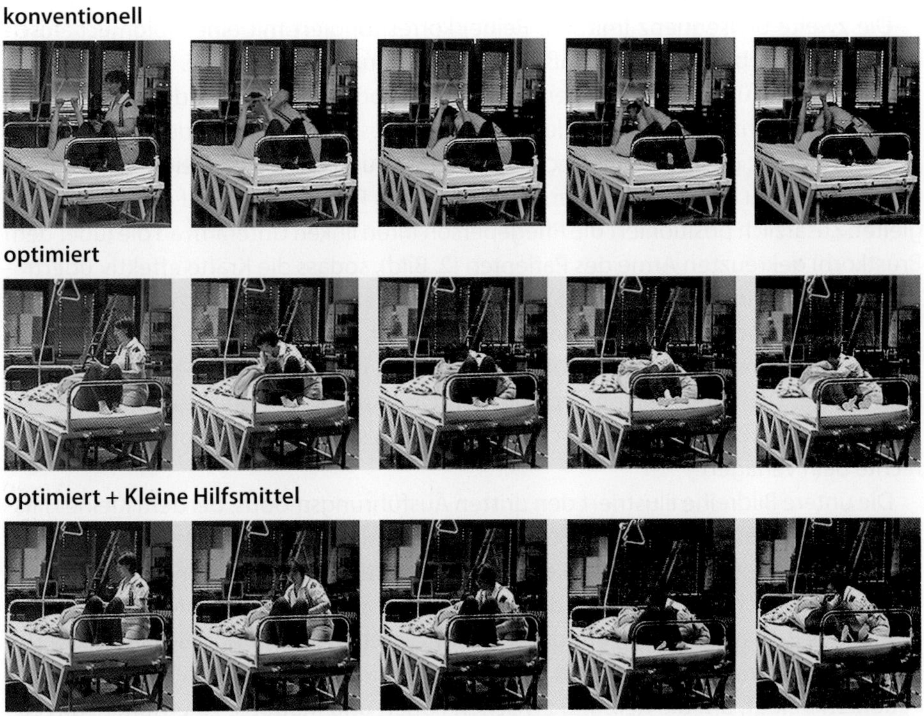

Abbildung 3: Repräsentative Fotosequenzen dreier Ausführungsmodi einer exemplarischen Tätigkeit wie manuelles Bewegen eines Patienten: Höherlagern eines Patienten im Bett – beginnend in einer Referenzhaltung „aufrecht stehend mit angehobenen Unterarmen", Beugen des Rumpfes nach vorn zum Patienten hin, Vorpositionierungen und das Greifen nach dem Patienten sowie das Durchführen des wesentlichen Bewegungsteils, d. h. das Bewegen des Patienten in Richtung Kopfende des Bettes (Details siehe Text)

hend in der „Referenzkörperhaltung" (stehend mit angehobenen Unterarmen), um die Erkennung und Zuordnung der Infrarot-Marker zu ermöglichen. Der Patient liegt zu Beginn in Rückenlage mit deutlich aufgestellten Beinen; er befindet sich anfangs dichter am Fußende des Bettes. Zum Ende der Tätigkeit (rechte Bilder) ist der Patient im Bett umgelagert, was durch einen wesentlich kleineren Beugungswinkel der Knie erkennbar ist. Zur Vermeidung eines unüblichen Abstands liegt der Patient – bezogen auf die Längsachse in Bettmitte – etwa 10 cm näher an der Pflegeperson, um die zusätzliche Entfernung durch den an der Bettseite montierten Versteifungsrahmen zu kompensieren.

In konventioneller Arbeitsweise (obere Reihe) beugt sich die Pflegeperson mit dem Rumpf zur Seite und greift an die linke Schulterregion des Patienten, hier mit dem rechten Arm achselseitig unter die Schulter und mit dem linken Arm von oben („akromial") unter das Schulterblatt des Patienten *(2. Bild)*. Mit einer kräftigen, ruckartigen Bewegung „wuchtet" die Pflegeperson den Patienten in Richtung Kopfende des Bettes *(Bilder 3 bis 5)*. Dabei wendet sie ihren Oberkörper nach rechts. Der Patient unterstützt die Aktion, indem er an den Patientenaufrichter fasst und seinen Körper – insbesondere im Hüftbereich – hochzieht und sich mit den Füßen abstößt.

Die zweite Bildsequenz (mittlere Reihe) korrespondiert mit einer „biomechanisch optimierten" Arbeitsweise gemäß dem „BGW-Konzept" [3, 17, 68]. Vor Beginn der Hauptaktivität führt die Pflegeperson einige Vorpositionierungen durch (nicht dargestellt): Ein geringfügiges Auf-die-Seite-Rollen des Patienten von der Pflegeperson weg ermöglicht es dieser, den rechten Unterarm unter die linke Seite des Rumpfes des Patienten zu legen, sodass der Oberkörper des Patienten wie auf einem Schlitten gleitet. Zusätzlich positioniert die Pflegeperson ihren linken Unterarm an die (über dem Brustkorb) gekreuzten Arme des Patienten (2. Bild), sodass die Kräfte effektiv übertragen werden können (Bilder 3 bis 5). Während der Tätigkeit unterstützt der Patient die Pflegeperson, indem er sich mit den Fersen abstößt. Dabei bilden die Oberkörper von Pflegeperson und Patient eine „kompakte Einheit", bei der relative Bewegungen sehr gering sind: Die Pflegeperson versteift den Oberkörper von den Hüften bis zu den Armen, und das Becken bewegt sich seitlich, indem sie ihr Gewicht vom linken auf das rechte Bein verlagert.

Die untere Bildreihe illustriert den dritten Ausführungsmodus, bei dem Kleine Hilfsmittel eingesetzt wurden. Deren Positionierung erfolgte vor Beginn der hier gezeigten Situationen; die entsprechende Lendenwirbelsäulenbelastung ist in einer früheren Publikation beschrieben [33]. Im dargestellten Fall wurde eine Gleitmatte unter den Rumpf des Patienten gelegt, um die Reibung zwischen Körper und Bettlaken auf der Matratze zu verringern. Zusätzlich wurde eine Anti-Rutsch-Matte unter die Füße des Patienten gelegt, um die Reibung zwischen Füßen und Matratze zu erhöhen, um das Wegrutschen der Füße zu verhindern und um somit eine Unterstützung durch den Patienten via Abstoßen mit den Füßen zu ermöglichen. Das zweite Bild zeigt den Zeitpunkt, als die Pflegeperson die Positionierung ihrer Hände und Arme abgeschlossen hatte: Ihr rechter Unterarm liegt unter Schulter und Hals des Patienten, um dessen Kopf zu stützen, während ihr linker Unterarm an den Oberschenkeln nahe dem Gesäß anliegt, um ein funktionsdienliches Lager für die Kraftübertragung zu ermöglichen. Anschließend (3. bis 5. Bild) erfolgt das Umpositionieren mit einer „weichen" Bewegung mit den „kompakten" Oberkörpern von Pflegeperson und Patient, deren Ausführung der im vorherigen Absatz beschriebenen ähnelt.

Ergebnisse

Exemplarische Zeitverläufe

Abbildung 4 zeigt exemplarisch Zeitabläufe der Labormessungen von etwa 10 Sekunden Länge der in *Abbildung 3* erläuterten Tätigkeit, das Höherlagern eines Patienten im Bett. Der Übersichtlichkeit wegen wurden die Zeitverläufe in sechs Phasen unterteilt: aufrecht stehend in der anfänglichen Referenz-Körperhaltung; nach vorn und/oder zur Seite gebeugt zum Patienten hin; Durchführung einiger Vorpositionierungen; die

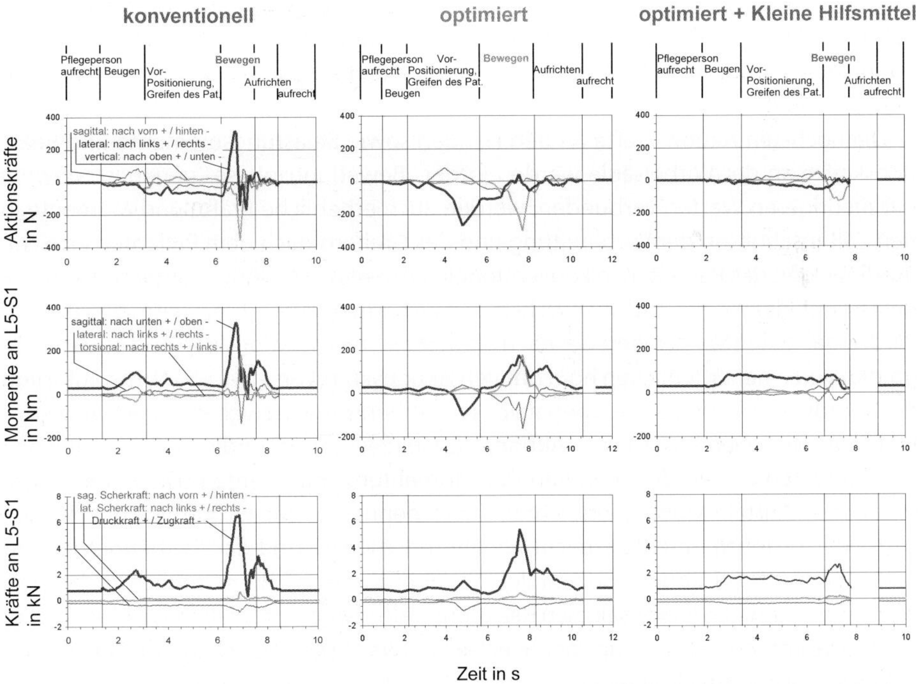

Abbildung 4: Typische Zeitverläufe verschiedener Belastungsindikatoren einer exemplarischen Tätigkeit wie manuelles Bewegen eines Patienten: Höherlagern eines Patienten im Bett – Komponenten der mit der Hand ausgeübten Kraft während der Tätigkeit (obere Kurven), Komponenten der Momente in Bezug auf die lumbosakrale Bandscheibe (Mitte) und der Reaktionskräfte an L5-S1 (unten); die Tätigkeit wurde in drei Arbeitsweisen ausgeführt: konventionell (links), optimiert (Mitte) und mit zusätzlicher Verwendung Kleiner Hilfsmittel (rechts)

Haupttätigkeit „Bewegen des Patienten"; Wiederaufrichten des Oberkörpers; Veränderung der Körperhaltung in die aufrecht stehende Position. Die erste und letzte Phase im aufrechten Stand ergab Referenzwerte, die vor den Labormessungen durch biomechanische Modellrechnungen quantifiziert wurden. In den Phasen des Wiederaufrichtens wurden für die optimierte Tätigkeitsausführung wegen zeitlicher Begrenzung keine Daten gewonnen, was zu Unterbrechungen in den Zeitverläufen führte.

Die obere Reihe von Zeitverläufen korrespondiert mit den sagittalen, lateralen und vertikalen Komponenten der Aktionskräfte, die jeweils die Summe für beide Hände darstellen. Die mittlere Reihe zeigt die Momentenkomponenten bzgl. der lumbosakralen Bandscheibe der Pflegeperson. Die unteren Kurven zeigen die Komponenten der Reaktionskräfte am lumbosakralen Übergang. Neben der Kompressionskomponente sind die Scherkräfte in der Vorwärts-Rückwärts-Richtung („sagittal") und die zur Seite („lateral") eingezeichnet. Die laterale Scherkraft an L5-S1 ist in der Anfangs- und Endphase der Aufgabe Null, wenn die Pflegeperson eine symmetrische aufrechte Körperhaltung ohne Kraftaufbringung einnimmt. Im Gegensatz dazu sind in der aufrechten Körperhaltung sowohl die Kompressions- als auch die sagittalen Scherkräfte an der lumbosakralen Bandscheibe wegen der gewichtsbezogenen Kräfte der Körperteile oberhalb der Bandscheibe L5-S1 und deren Kippung von etwa 30 Grad nach vorn aufgrund der normalen Wirbelsäulenkrümmung ungleich Null. Entsprechend der Koordinatenfestlegung für die Aktionskraft werden für die „sagittale Scherkraft" negative Werte erreicht.

Die höchsten Aktionskräfte an den Händen sowie Belastungsmomente und Reaktionskräfte an der Wirbelsäule werden in der „Bewegungsphase" generiert; obwohl mit niedrigeren Werten verbunden, werden auch erhebliche Kräfte und Momente in den Zeitabschnitten der Vorbereitung und des Greifens nach dem Patienten erreicht. Das Bewegen des Patienten in konventioneller Arbeitsweise, indem unter die Schulter gefasst und der Patient mit einer ruckartigen Bewegung zur rechten Seite „gewuchtet" wird, ergab einen Spitzenwert der nach oben gerichteten Aktionskraft von etwa 300 N, gefolgt von einer erheblichen horizontalen Aktionskraft von etwa 350 N, der aufgrund der Koordinatenfestlegung ein negatives Vorzeichen aufweist (vgl. *Abschnitt „Bewegen"* im Diagramm oben links). Diese Aktionskraftspitzen korrespondieren mit deutlichen Extremwerten in den Zeitverläufen der Momentenkomponenten (Diagramm Mitte links). Das sagittale Moment erreicht in der Hebephase mehr als 300 Nm, der Höchstwert des Torsionsmoments erreicht annähernd 200 Nm und das Seitbeugemoment mehr als 100 Nm bei der horizontalen Verlagerung des Patienten nach rechts. Die korrespondierenden lumbosakralen Reaktionskräfte zeigen ebenfalls deutliche Extremwerte: Die Kompressionskomponente erreicht etwa 6½ kN, die Scherkräfte annähernd 1 kN sagittal und 0,6 kN lateral.

Im Vergleich dazu wurden für fast alle Indikatoren bei optimierter Arbeitsweise – mit und ohne Anwendung Kleiner Hilfsmittel – geringere Werte festgestellt. Beispielsweise ist die vertikale Aktionskraft-Komponente von 300 N auf weniger als 50 N (optimiert) bzw. auf einen sehr niedrigen Wert (optimiert und Kleine Hilfsmittel) gesunken; analog ist die horizontale Komponente nach rechts von etwa 350 über 300 auf 100 N vermindert. Die Momentenkomponenten weisen ein ähnliches, jedoch nicht identisches Verhalten auf: Das sagittale Beugemoment beträgt 300 Nm bei konventioneller Tätigkeitsausführung, etwa 150 Nm bei optimierter Arbeitsweise und weniger als 100 Nm bei Verwendung Kleiner Hilfsmittel; im Gegensatz dazu liegen die Höchstwerte des Seitbeuge- und des Torsionsmoments sowohl bei konventioneller als auch bei optimierter Arbeitsweise in der gleichen Größenordnung (um 150 Nm), während sie bei Nutzung Kleiner Hilfsmittel wesentlich geringer sind (um 50 Nm). Darüber hinaus verringern sich auch die Bandscheibenkräfte bei Anwendung einer optimierten Arbeitsweise: Der Spitzenwert nimmt von etwa 6½ über 5½ auf 2½ kN ab, wobei die Höchstwerte für die sagittale und laterale Scherkraft bei der konventionellen und optimierten Arbeitsweise fast identisch sind, während die Werte bei Nutzung Kleiner Hilfsmittel auf weniger als die Hälfte abnehmen.

Lumbosakrale Kompressionskräfte

Abbildung 5 zeigt die Ergebnisübersicht von annähernd 140 Aktionen zu neun Tätigkeitsarten, wobei die Tätigkeiten in zwei oder drei Arbeitsweisen durchgeführt wurden, sodass sich insgesamt 22 Aktionsgruppen ergaben. Das Diagramm verdeutlicht, dass die Bandscheiben-Kompressionskräfte je nach durchgeführter Tätigkeit und Arbeitsweise sowie insbesondere je nach individueller Ausführung erheblich voneinander abweichen können. Ausgehend von einem konventionellen Modus, variiert der gemittelte

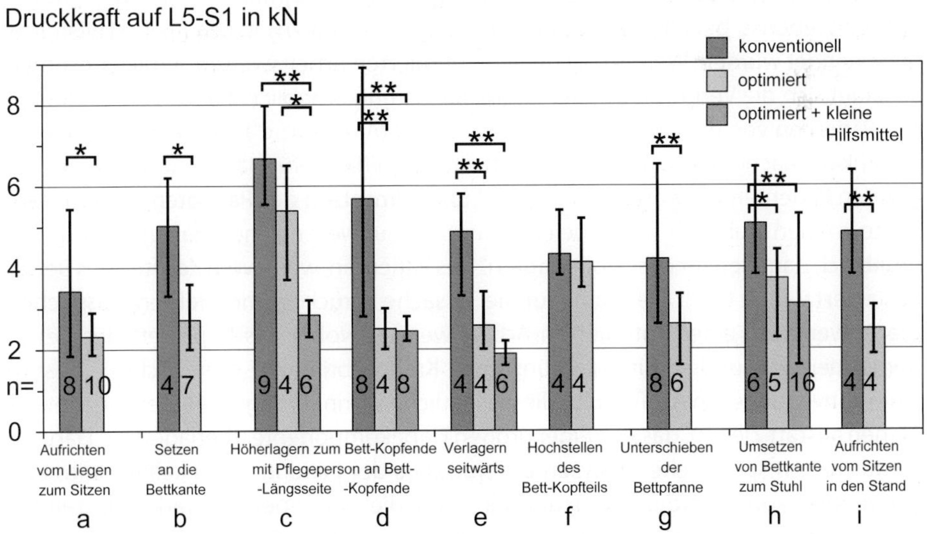

Abbildung 5: Typische Kenngröße der Lumbalbelastung beim manuellen Bewegen von Patienten – Kompressionskraft auf die lumbosakrale Bandscheibe (aus dem entsprechenden Zeitablauf abgegriffener Spitzenwert) für insgesamt 139 Aktionen (neun Tätigkeitsarten, bis zu drei Ausführungsmodi; Säulen: gemittelte Spitzenwerte; vertikale Balken: Spannweiten; n: Anzahl der Ausführungen; Signifikanz entsprechend t-test: * für $p < 0,05$, ** für $p < 0,01$)

Spitzenwert zwischen etwa 3½ kN beim „Aufrichten des Patienten aus dem Liegen zum Sitzen im Bett bzw. Zurücklegen" (vgl. Säule ganz links, Aktivität „a") und 6½ kN beim „Höherlagern eines liegenden Patienten in Richtung Bett-Kopfende" mit der Pflegeperson an der Bett-Längsseite agierend (vgl. linke Säule für Aktivität „c"). Bei optimierter Arbeitsweise ohne Verwendung Kleiner Hilfsmittel ergaben sich etwa 2½ bis 5½ kN, und bei Nutzung Kleiner Hilfsmittel liegen die durchschnittlichen Höchstwerte bei etwa 2 bis 3 kN. Insgesamt weist die Säulenverteilung die höchsten Spitzenwert-Mittel der neun untersuchten Tätigkeitsarten für die konventionelle Arbeitsweise aus, niedrigere Werte für den optimierten Modus und die geringsten Durchschnittswerte bei der Verwendung Kleiner Hilfsmittel. Große Unterschiede von etwa 2 kN oder mehr wurden bei vier Tätigkeitsarten gefunden („b", „d", „e", „i"), wenn die optimierte mit der konventionellen Arbeitsweise verglichen wird, während vier andere Tätigkeitsarten („a", „c", „g", „h") Unterschiede in den Kräften von etwa 1 kN aufweisen. Nur bei einer Tätigkeitsart („f": Hochstellen des Bett-Kopfteils mit im Bett liegendem Patient) wurden geringere Verbesserungen beobachtet. In diesem Fall ist die geringfügige Belastungsreduktion auf eine Besonderheit bei der Ausführung der Tätigkeit zurückzuführen, nämlich auf das Ziehen an einem Hebel, der unter dem Bettrahmen positioniert ist und mit einer Hydraulik das Hochstellen des Kopfteils unterstützt, was bei beiden Arbeitsweisen mit ähnlichen Körperhaltungen verbunden ist.

In 13 von insgesamt 17 Prüfungen waren die Unterschiede in den Kompressionskräften aufgrund unterschiedlicher Arbeitsweise auf Basis des Student-t-Tests statistisch signifikant. Verglichen mit der konventionellen Durchführung wurden bei optimierter Arbeitsweise in 8 von 9 untersuchten Tätigkeitsarten signifikant niedrigere Kräfte erhoben, ebenso bei allen vier Tätigkeitsarten, in denen zusätzlich Kleine Hilfsmittel angewendet wurden. Werden die beiden optimierten Arbeitsweisen verglichen, unterscheidet sich die Verringerung der Lumbalbelastung erheblich: Für das „Höherlagern des Patienten von der Längsseite des Bettes aus" (Aktivität „c") wurde die statistische Signifikanz nachgewiesen, während sich eine Signifikanz für das „Verlagern eines liegenden Patienten seitwärts im Bett" („e") und „Umsetzen des Patienten von der Bettkante in einen Stuhl" („h") nicht belegen lässt. Eine unwesentliche Belastungsreduktion ergab sich dagegen für das „Höherlagern" des Patienten, wenn vom Kopfteil des Bettes aus agiert wurde („d"): Dies kann auf die Tatsache zurückgeführt werden, dass schon die Anwendung einer optimierten Arbeitsweise – wobei das Kopfbrett des Bettes demontiert war und somit eine günstigere Kraftaufbringung ermöglichte – anstatt einer konventionellen Ausführung die wesentliche Verringerung erzeugte: horizontales Ziehen anstatt Ziehen, das von einer großen Hebekomponente überlagert ist. Darüber hinaus haben spezifische Analysen gezeigt, dass der Patient, wenn keine Gleitmatte verwendet wurde, in der Erwartung einer für die Pflegeperson stark belastenden Aufgabe eine stärkere Unterstützung leistete, während der Patient bei Nutzung eines reibungsverringernden Hilfsmittels eine weniger aktive Rolle einnahm.

Seitbeugung und Torsion

Die Belastung des Muskel-Skelett-Systems ist durch Verdrehen oder Beugen des Rumpfes zur Seite, seitliche Armpositionen, ungleiche Krafterzeugung beider Arme oder Kraftkomponenten, die zur Seite weisen, üblicherweise nicht symmetrisch zur Körpermittenebene. Daher sollen andere Indikatoren als die Bandscheiben-Kompressionskraft die Ausprägung der Asymmetrie bei der Durchführung derartiger Tätigkeiten und die Komplexität der biomechanischen Wirbelsäulenbelastung während des manuellen Bewegens von Patienten veranschaulichen. In diesem Zusammenhang sind in *Abbildung 6* die Ergebnisse zu den neun analysierten Tätigkeitsarten („a" bis „i") mithilfe von drei Kenngrößen dargestellt, d. h. die Momentenkomponenten zur Seitbeugung (Abzissen nach links) und Torsion (Abzissen rechts) in Bezug zur Kompressionskraft, die an den Ordinaten abgetragen ist. Die Ergebnissäulen der Seitbeuge- und Torsionsmomente

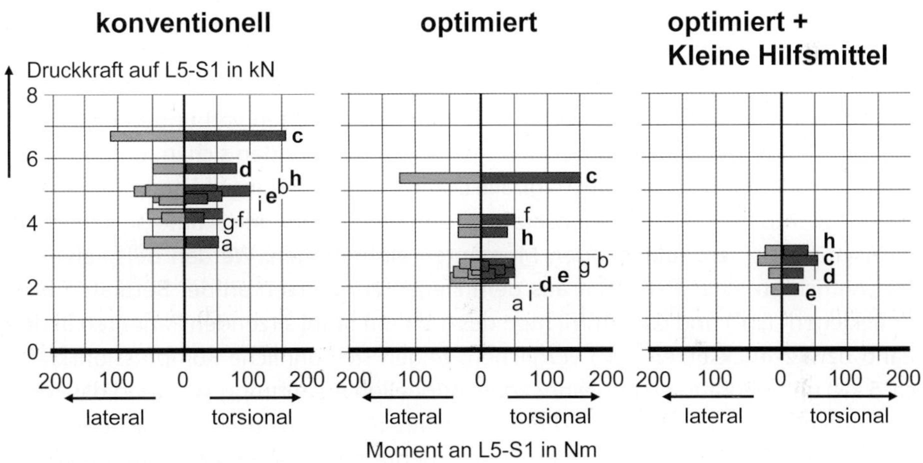

a: Aufrichten des Patienten vom Liegen zum Sitzen*
b: Setzen des Patienten an die Bettkante*
c: **Höherlagen** des Patienten zum Bett-Kopfende (Pflegeperson an Bett-Längsseite)
d: **Höherlagen** des Patienten zum Bett-Kopfende (Pflegeperson an Bett-Kopfende)
e: **Verlagern** des Patienten seitwärts
f: Hochstellen des Bett-Kopfteils*
g: Unterschieben der Bettpfanne*
h: **Umsetzen** des Patienten von der Bettkante in den Stuhl*
i: Aufrichten des Patienten vom Sitzen in den Stand*

* oder zurück

Abbildung 6: Zusammenfassung der Lumbalbelastung beim manuellen Bewegen von Patienten – Kompressionskraft (Ordinate) sowie Seitbeuge- und Torsionsmomente (linke oder rechte Abzisse), bezogen auf die lumbosakrale Bandscheibe (L5-S1), für neun Tätigkeitsarten des manuellen Bewegens von Patienten („a" bis „i"; Aktivitäten, die mit zusätzlichen Hilfsmitteln durchgeführt wurden, sind durch Fettdruck gekennzeichnet: „**c**", „**d**", „**e**" oder „**h**"; Säulen: gemittelte, aus den entsprechenden Zeitverläufen abgegriffene Spitzenwerte) und für bis zu drei Ausführungsmodi (Anzahl der Ausführungen je Säule: *Abb. 5*) sind an denjenigen Ordinatenpunkten positioniert, die den korrespondierenden Mittelwerten der lumbosakralen Kompressionskräfte entsprechen *(Abb. 5)*. Zur Wahrung der Übersichtlichkeit wurden die Spannweiten für die unterschiedlichen Tätigkeitsarten und Arbeitsweisen in *Tabelle 1* eingetragen.

Auf den ersten Blick zeigen die Diagramme in *Abbildung 6* erneut höhere Kompressionskräfte bei konventioneller Arbeitsweise (ca. 3½ bis 6½ kN) als bei optimiertem Modus (ca. 2½ bis 5½ kN) oder bei der Nutzung Kleiner Hilfsmittel (ca. 2 bis 3 kN). Das entsprechende Verhalten des Seitbeugemoments (Säulen nach links) ist ähnlich, nämlich dass niedrigere Werte bei Anwendung Kleiner Hilfsmittel erreicht werden (ca. 15 bis 50 Nm) als für die optimierte Arbeitsweise ohne Hilfsmittel (ca. 20 bis 120 Nm), deren Werte wiederum niedriger sind als für den konventionellen Modus (ca. 40 bis 110 Nm). Betrachtet man die Torsionsmomente (Säulen nach rechts), so zeigen sich die höchsten Durchschnittswerte für konventionell durchgeführte Aktivitäten (ca. 30 bis 160 Nm), etwas niedrigere für optimiert ausgeführte Tätigkeiten (ca. 10 bis 150 Nm) und in der Regel die niedrigsten Werte bei zusätzlicher Nutzung Kleiner Hilfsmittel.

Eine eingehendere Prüfung der Diagramme zeigt, dass die Momentenwerte mit zunehmender Kompressionskraft zunehmen; die höchsten Werte von Seitbeuge- und Torsionsmoment sind mit den höchsten Kompressionskräften verbunden (vgl. linkes und mittleres Diagramm), und die niedrigsten Momente finden sich im unteren Wertebereich für Kompressionskräfte (vgl. alle Diagramme). Allerdings können Tätigkeiten mit fast identischen Kompressionskraftwerten auch mit deutlich unterschiedlichen, die Asymmetrie verdeutlichenden Momenten einhergehen. Werden beispielsweise das „Aufrichten eines Patienten aus dem Liegen zum Sitzen an der Bettkante bzw. Zurücklegen" („b") und das „Aufrichten des auf dem Stuhl sitzenden Patienten in den Stand bzw. Zurücksetzen" („i") verglichen, zeigen sich ähnliche Kompressionskräfte (ca. 5 kN) unter Voraussetzung einer konventionellen Ausführung, während das Torsionsmoment um den Faktor „drei" differieren kann: 102 zu 36 Nm. Eine ähnliche Relation findet sich durch Prüfung der Seitbeugemomente bei optimierter Arbeitsweise: Für das „Aufrichten des Patienten aus dem Liegen zum Sitzen im Bett bzw. Zurücklegen" („a") wurde ein Durchschnittswert von 47 Nm festgestellt, während „Verlagern des Patienten seitwärts im Bett" („e") einen Wert von 17 Nm ergab; die durchschnittliche Kompressionskraft belief sich bei diesen beiden Tätigkeitsarten auf etwa 2½ kN. Ein letztes Beispiel offenbart sogar einen Faktor von mehr als vier: Dieser wird erreicht für das „Bewegen eines liegenden Patienten in Richtung Bett-Kopfende", wenn die Pflegeperson am Bett-Kopfende agiert („d"), im Verhältnis zum „Unterschieben bzw. Entfernen eines Steckbeckens" („g") – bei Voraussetzung einer optimierten Arbeitsweise ohne Hilfsmittelnutzung für den Vergleich der Torsionsmomente (50 zu 11 Nm); die entsprechenden Durchschnittswerte für die Kompressionskraft belaufen sich für beide Tätigkeitsarten auf etwa auf 2½ kN. Dies macht deutlich, wie begrenzt die Beschreibung der Lumbalbelastung durch nur eine Kenngröße sein kann, insbesondere dann, wenn mit der Ausführung von Tätigkeiten ein hohes Maß an Asymmetrie in Körperhaltung, Bewegung oder Kraftaufwand einhergeht.

Tabelle 1: Übersicht der Lumbalbelastungswerte beim manuellen Bewegen von Patienten – Mittelwerte und Spannweiten der drei Kenngrößen für neun Tätigkeitsarten und drei Ausführungsmodi (Anzahl der Ausführungen je Tabellenzelle: *Abb. 5*)

Tätigkeit / Lumbalbelastung		Mittelwert (Bereich) bezogen auf L5-S1								
		Druckkraft in kN			Lateralmoment in Nm			Torsionsmoment in Nm		
		konventionell	optimiert	optimiert + Kleine Hilfsmittel	konventionell	optimiert	optimiert + Kleine Hilfsmittel	konventionell	optimiert	optimiert + Kleine Hilfsmittel
a	Aufrichten vom Liegen zum Sitzen	3,4 (1,8–5,4)	2,3 (1,9–2,9)	n. a.	63 (21–99)	47 (12–82)	n. a.	51 (30–90)	42 (23–62)	n. a.
b	Setzen an die Bettkante	5,0 (3,3–6,2)	2,7 (2,0–3,6)	n. a.	76 (40–105)	34 (23–50)	n. a.	102 (73–160)	48 (40–65)	n. a.
c	Höherlagern zum Bett-Kopfende mit PP an Längsseite	6,7 (5,6–8,0)	5,4 (3,7–6,5)	2,8 (2,3–3,2)	111 (31–268)	124 (41–192)	37 (15–54)	156 (117–253)	154 (106–223)	55 (42–62)
d	Höherlagern zum Bett-Kopfende mit PP an Kopfende	5,7 (2,8–8,9)	2,5 (2,0–3,0)	2,4 (2,2–2,8)	50 (19–134)	43 (33–55)	18 (8–35)	77 (20–184)	50 (12–65)	34 (12–61)
e	Verlagern seitwärts	4,9 (3,3-5,8)	2,6 (2,0-3,4)	1,9 (1,6-2,2)	49 (33-78)	17 (10-23)	15 (7-27)	55 (40-67)	36 (28-48)	25 (16-39)
f	Hochstellen des Bett-Kopfteils	4,3 (3,8–5,4)	4,1 (3,5–5,2)	n. a.	56 (25–78)	36 (25–46)	n. a.	58 (27–73)	50 (33–70)	n. a.
g	Unterschieben der Bettpfanne	4,2 (2,6–6,5)	2,6 (1,6–3,3)	n. a.	36 (21–47)	18 (12–23)	n. a.	32 (15–46)	11 (9–14)	n. a.
h	Umsetzen von Bettkante zum Stuhl	5,1 (3,8–6,5)	3,7 (2,3–4,4)	3,1 (1,6–5,3)	59 (31–105)	37 (25–48)	24 (8–36)	51 (22–84)	40 (15–56)	38 (19–56)
i	Aufrichten vom Sitzen in den Stand	4,9 (3,8–6,4)	2,5 (1,9–3,1)	n. a.	40 (30–56)	20 (15–24)	n. a.	36 (31–38)	21 (18–25)	n. a.

Diskussion

Der kombinierte Ansatz von Bewegungserfassung, Messung von Aktionskräften und biomechanischen Modellrechnungen hat ermöglicht, verschiedene Kenngrößen der Lumbalbelastung für Pflegepersonen während des manuellen Bewegens von Patienten, einschließlich der Kompressionskräfte an der lumbosakralen Bandscheibe, zu bestimmen. Für alle neun analysierten Transferarten ergaben sich hohe Wirbelsäulenbelastungen, die für acht dieser Tätigkeiten durch eine Ausführung in optimierter Arbeitsweise oder durch die Nutzung Kleiner Hilfsmittel deutlich verringert werden kann.

Kritik der Methoden

Die Körperhaltung wurde mit optoelektronischer Marker-Erfassung aufgezeichnet, ergänzt durch herkömmliche Video-Dokumentation, um insbesondere eine Daten-Wiederherstellung für vorübergehend verdeckte Marker zu ermöglichen. Dieser Aspekt trat bei 5 von 22 Aktionsgruppen in der jeweiligen Anfangsphase auf, war jedoch auf nur einen Marker an einer Hand begrenzt, wenn nämlich die Pflegeperson während der Tätigkeit eine Hand unter ein Körperteil des Patienten geschoben hat; beispielsweise trat ein derartiges Unterfassen beim „Aufrichten des Patienten aus dem Liegen zum Sitzen" auf. Normalerweise dauerten diese Phasen weniger als eine Viertelsekunde an, maximal eine Sekunde. Zur Lösung dieser Problematik wurde eine Split-Screen-Technik mit gleichzeitigen Ansichten von oben und von der Seite sowie von der Gegenseite, kombiniert mit einer räumlichen Übersichtsansicht, eingesetzt, sodass die Körperhaltung und -bewegungen der Pflegeperson in allen Fällen in einem iterativen Prozess nachgebildet werden konnten. Die Körperhaltung wurde für eine erste digitale Nachbildung grob durch ein Strichmännchen beschrieben. Die Koordinaten des jeweiligen „verdeckten" Körpersegments wurden so eingestellt, dass sie mit der Position des entsprechenden Markers übereinstimmten; durch Wiederholen dieses Vorgangs wurden die Abweichungen minimiert [34].

Die Aktionskräfte der Pflegeperson wurden von den Reaktionskräften abgeleitet, und deren räumliche Verteilung wurde mit speziellen Messsystemen erfasst. Eine Reihe von Prüfungen und Kalibrierungen wurden mit Bezug auf Linearität, Wiederholgenauigkeit, Intra- und Inter-Sensorübersprechen sowie zeitlichem Drift der Kraftsensoren und des gesamten Messsystems durchgeführt. Nachfolgende Untersuchungen ergaben eine hohe Wiederholgenauigkeit des Systems (Abweichung < 5 %). Die räumliche Abweichung eines berechneten Kraftangriffspunktes am „Messbett" im Vergleich zur wirklichen Position ergab im Durchschnitt eine Abweichung von unter 2 % (maximal < 5 %, vgl. Theilmeier et al. [59]).

Mechanische Kenngrößen der Belastung der Lendenwirbelsäule wurden mithilfe von biomechanischen Modellrechnungen quantifiziert („Der Dortmunder"; vgl. [31]). Dieses Simulationswerkzeug nutzt eine vergleichsweise umfassende Nachbildung der relevanten Skelett- und Muskel-Strukturen, sodass mehrere Ansätze zur Validierung angewendet wurden. Elektromyographische Messungen (EMG) wurden beispielsweise dazu genutzt, die Position der Rückenmuskulatur relativ zur Wirbelsäule bestmöglich zu bestimmen, um die muskuläre Aktivierung durch muskeläquivalente Kraftvektoren angemessen nachzubilden. Darüber hinaus wurden Modellrechnungen mit intradiskalen Druckmessungen von Nachemson [47], Andersson et al. [2] und Wilke et al. [67] für mehrere Körperhaltungen und Lastenhandhabungen verglichen. Insgesamt wiesen die berechneten und gemessenen Druckwerte eine gute Übereinstimmung auf, insbesondere wurde ein ähnliches Verhalten hinsichtlich Körperhaltung und Lastenhandhabung gefunden (vgl. Jäger [29]).

Der Stichprobenumfang bei den vorgestellten Labormessungen kann als kritisch angesehen werden. Nur zwei Personen fungierten wechselseitig als Pflegeperson und Patient, und der Unterstützungsgrad des Patienten variierte zwischen teilweise und voll kooperierend. Dies impliziert beispielsweise, dass die Vielfältigkeit des Patientenverhaltens – einschließlich „nicht kooperierend" wegen Narkose oder Unwillen zur Mithilfe – in dieser Studie nicht vollständig abgebildet ist. Die Unwilligkeit oder Unfähigkeit zur Zusammenarbeit war ausgeschlossen, da zwei Trainer mit langjähriger Ausbildungserfahrung als Pflegeperson und Patient agierten und diese ihre Aktivitäten entsprechend ihren Erfahrungen mit Teamarbeit zeitlich gut koordinierten. Eine unbeabsichtigte unterschwellige Zusammenarbeit und ein unterstützendes Verhalten während der Messungen kann insbesondere dann aufgetreten sein, wenn die einen Patienten imitierende Versuchsperson hohe Belastungen für ihre Kollegin antizipierte. Dieser Effekt wurde zum Beispiel für das „Bewegen des Patienten in Richtung Bett-Kopfende" eindeutig identifiziert: Um eine biomechanische Überlastung für die Pflegeperson zu vermeiden, war „der Patient" hilfsbereiter, als kein Hilfsmittel eingesetzt wurde, obwohl der Kooperationsgrad gleichwertig sein sollte („teilweise kooperierend"). Darüber hinaus lag das Körpergewicht in einem gewöhnlichen Bereich (ca. 60 bzw. 80 kg), sodass Wirbelsäulenbelastungen durch übergewichtige Patienten hier nicht analysiert wurden; dieses Thema wurde getrennt untersucht [35]. Daraus folgt, dass die Belastung der Lendenwirbelsäule unter realen Bedingungen höher sein kann als hier beschrieben.

Eine geringe Stichprobengröße könnte sich auch auf die begrenzte Anzahl von Messwiederholungen unter mehr oder weniger identischen Bedingungen beziehen. Diese Beschränkung in der Analyse auf „typische" Tätigkeiten erfolgte auf Basis der resultierenden biomechanischen Belastung der Lendenwirbelsäule, und diese Beschränkung scheint aufgrund des enormen Zeitaufwands für die Datenauswertung sinnvoll zu sein. Dieser ergibt sich aus den hohen Anforderungen an eine räumliche Datenerfassung von Körperhaltung und -bewegung von Pflegeperson und Patient, kombiniert mit einer dreidimensionalen Aktionskraft-Erfassung und der nachfolgenden dreidimensional-dynamischen Beschreibung der Lendenwirbelsäulenbelastung anhand mehrerer Kenngrößen. Die Auswahl typischer Vorgänge von Tätigkeitsausführungen wurde durch eine 5-fach größere Datensammlung zu Körperhaltungs- und Aktionskraft-Variablen ermöglicht. Wie oben erwähnt, agierten die beiden Personen in guter Koordination; aus einem eingeschränkten Zusammenwirken könnten sich konkurrierende Kraftausübungen ergeben und damit auch eine höhere Lumbalbelastung als hier angegeben resultieren, doch dies wurde in unserer Untersuchung nicht berücksichtigt.

Die Anzahl von Tätigkeitsausführungen war unterschiedlich und variierte von minimal vier Aktionen bis zu 16 Ausführungen, der Durchschnittswert liegt bei 7,2. Als Begründung für die recht wenigen Wiederholungen wird der hohe Zeitaufwand für die Datenanalyse, wie oben erläutert, angeführt; im Gegensatz dazu gibt es für die höhere Anzahl mehrere Gründe: Es wurden verschiedene Alternativen untersucht, sodass beispielsweise 16 „Wiederholungen" durch die Anwendung von zwei unterschiedlichen Hilfsmitteln, d. h. eines Rutschbretts und eines Haltegürtels, beim „Umsetzen des Patienten von der Bettkante auf einen Stuhl bzw. Zurücksetzen" analysiert wurden. Oder beim „Bewegen eines liegenden Patienten in Richtung Bett-Kopfende", wenn die Pflegeperson vom Bett-Kopfende aus agiert, wurde eine Version mit einem entfernten Kopfbrett des Bettes, die andere mit montiertem Betthaupt durchgeführt. Auch beim „Unterschieben eines Steckbeckens" wurden zwei verschiedene Varianten getestet. Bei anderen Tätigkeiten liegt die erhöhte Anzahl von Durchführungen jedoch an den Ergebnissen: Erste Analysen zeigten entweder hohe Belastungswerte (z. B. für das „Bewegen eines liegenden Patienten in Richtung Bett-Kopfende", mit der Pflegeperson an der Längsseite des Bettes agierend oder weite Wertebereiche (z. B. für das „Aufrichten des Patienten aus dem Liegen zum Sitzen im Bett bzw. Zurücklegen"), sodass deren Überprüfung durch weitere Untersuchungen als sinnvoll angesehen wurde.

Vergleich mit früheren Studien

Nelson et al. [48] berichten von einer sehr umfangreichen Laboruntersuchung, bei der elektromyografische Registrierungen, Messungen von „externen" Kräften und biomechanische Modellrechnungen zur Vorhersage von Gelenkmomenten und -kräften an der Lendenwirbelsäule genutzt wurden. Die Autoren konnten dabei hohe Risiken für eine Reihe von Tätigkeiten identifizieren und empfahlen, diese umzugestalten. Der Nachweis für eine biomechanische Verbesserung wird jedoch leider nicht durch entsprechende Daten zur Wirbelsäulenbelastung belegt, sondern beschränkt sich auf exemplarische prozentuale Verminderungen durch eine verbesserte Körperhaltung oder die Anwendung von Hebevorrichtungen. Darüber hinaus wurde die zweifelsohne vielversprechende Studie derart durchgeführt, dass das manuelle Bewegen mit einer Puppe anstelle mit einem Menschen erfolgte. Aus ethischen und Sicherheitsgründen analysierten auch McGill und Kavcic [43] ein manuelles Bett-zu-Bett-Bewegen eines „Patienten" hinsichtlich der Auswirkung reibungsreduzierender Hilfsmittel und die daraus resultierende Rückenbelastung mithilfe einer Puppe, die den Patienten nachbilden sollte. Dabei wurde die unterstellte Belastungsreduktion prinzipiell bestätigt, und der starke Einfluss von Handhabungstechnik und Unterschieden in den Hilfsmitteleigenschaften wurden hervorgehoben. Hinsichtlich dieser Eigenschaften fanden Connolly et al. [11] nicht nur geringfügige Unterschiede in der mechanischen Auswirkung verschiedener Gleithilfen, sondern auch bei den Kosten.

Vergleichbare Einschränkungen wurden in Studien gefunden, bei denen die Patienteneigenschaften nur ansatzweise berücksichtigt wurden. Garg et al. [23, 24] verwendeten ein biomechanisches Modell, bei dem Effekte der Massenträgheit bei der Vorhersage von Wirbelsäulenkräften nicht eingehen; Owen et al. [51] hingegen schätzten die aufgebrachten Aktionskräfte während eines Transfers als die Hälfte des Patientengewichts ein, ohne die horizontalen Kraftkomponenten zu berücksichtigen, während in den Untersuchungen von Marras et al. [41] eine Person mit einem relativ niedrigen Körpergewicht von 50 kg als „Standardpatient" fungierte. In aktuelleren Untersuchungen konzentrierte sich Garg [22] auf die Prävention von Verletzungen in Pflegeheimen und Krankenhäusern, indem er in Form eines partizipativen Teamansatzes ein „Programm ohne Heben" („zero-lift program„) einführte, ohne jedoch die daraus resultierende biomechanische Belastung zu prüfen. Marras et al. [42] untersuchten zwei Arten von Transfervorrichtungen im Labor – an der Decke montierte bzw. auf dem Boden fahrbare Patientenlifter – in Hinsicht auf Kenngrößen der Lumbalbelastung. In diesem Zusammenhang ermittelten Chhokar et al. [9] den wirtschaftlichen Nutzen von Deckenliftern, wenn Patienten gehoben, umgelagert oder neu positioniert werden müssen. Diese Vergleiche verdeutlichen, dass die Themen dieser Untersuchungen erheblich von der hier vorgestellten Studie abweichen.

Einen ähnlichen Ansatz wie in unserer Studie mit einer Kombination aus Bewegungserfassung, Aktionskraft-Messungen und biomechanischen Modellrechnungen verfolgte die dänische Forschungsgruppe um Skotte, Schibye und Mitarbeitern. In Hinsicht auf die Rückenbelastung untersuchten Skotte et al. [57] sechs Tätigkeiten, wie sie im täglichen Arbeitsablauf vorkommen, d. h. ohne besondere Anweisungen oder Einschränkungen während der Untersuchung. Die höchsten Kompressionskraft-Werte wurden für Tätigkeiten gefunden, die mit dem Heben schwerer Körperteile des Patienten verbunden waren (etwa 4 bis 4½ kN), während mittlere Werte bei Umlagerungen im Bett (etwa 3 kN) und die niedrigsten Werte für das Drehen einer liegenden Person im Bett (etwa 1½ bis 2 kN) auftraten. Derartige Ergebnisse wurden auch in der hier vorgestellten Studie gefunden: Tätigkeiten mit Hebeanteilen führten bei konventioneller Arbeitsweise zu den höchsten Kompressionskräften (etwa 3½ bis 6½ kN). Niedrigere Werte (etwa 2½ bis 3 kN) ergaben sich, wenn die Hebekomponenten infolge einer „optimierten" Ausführungsweise minimiert waren; das Drehen eines liegenden Patienten im Bett wurde hier nicht analysiert.

Die deutlich höheren Werte in der aktuellen Studie für Aktivitäten mit Hebeanteilen können darauf zurückgeführt werden, dass hier nur Tätigkeitsarten analysiert wurden, die mutmaßlich mit einer hohen Belastung und einem Überlastungsrisiko für die Lendenwirbelsäule im Sinne der entsprechenden Berufskrankheit in Deutschland verbunden sind. Daher unterscheidet sich das analysierte Tätigkeitsspektrum in den beiden Studien erheblich, und gewisse Ähnlichkeiten liegen nur für vier Tätigkeitsarten vor. Eine weitere Ursache für die höheren Werte in der vorliegenden Studie ist darin begründet, dass die Berechnung der Lumbalbelastung bezüglich der Bandscheibe L5-S1 erfolgte, während Skotte et al. die Bandscheibe L4-L5 gewählt haben. In diesem Zusammenhang fanden sich die größten Unterschiede für das Höherlagern des Patienten zum Bett-Kopfende hin, wenn die Pflegeperson an der Längsseite des Bettes agierte: Skotte et al. weisen eine durchschnittliche Kompressionskraft von 3,1 kN aus, während in unserer Studie ein Wert von 6,7 kN berechnet wurde.

Andere mögliche Erklärungen können in unterschiedlichen Techniken oder Tätigkeitsbedingungen gesehen werden, da Skotte et al. für dieses Höherlagern unterstellen, dass es „nicht mit Heben verbunden" sei, während bei unseren Untersuchungen bei Hebeanteilen in der Aktionskraft generell hohe Belastungsspitzen zwischen 230 und 400 N gemessen wurden; dieser fundamentale Unterschied weist darauf hin, dass sich die Tätigkeit in den beiden Studien trotz ähnlicher Bezeichnung deutlich unterscheidet. Auf Basis der Ergebnisse von Skotte et al. berichten Schibye et al. [53] über Auswirkungen einer veränderten Transfertechnik auf die Belastung der Lendenwirbelsäule, teilweise zurückzuführen auf die Anwendung von reibungsreduzierenden Hilfsmitteln unter dem Beckenbereich sowie reibungserhöhender Hilfsmittel unter den Füßen des Patienten. Eine deutliche Reduktion der Bandscheiben-Kompressionskräfte von annähernd 2 bis 3 kN wurde durch die abgeänderte Arbeitsweise sowohl in der Schibye-Untersuchung als auch in der vorliegenden Studie beobachtet.

Überlastungsrisiko

Um die Bedeutung von Rückenbelastungen und Überlastungen für das Pflegepersonal hervorzuheben, werden in der Literatur oft Schädigungshäufigkeit und Fehlzeitendaten angeführt [45, 49, 62]. Neben der Belastung infolge der hohen Anzahl und der lang andauernden Körperhaltungen mit gebeugtem Rumpf, die während eines normalen Arbeitstages eingenommen werden [18, 20], wird häufig auch das manuelle Bewegen von Patienten als Tätigkeit mit hohem Risiko erachtet [23, 53, 64]. Um einen eindeutigen Zusammenhang zwischen der Arbeit und dem Nachweis einer Überlastung zu finden, wurden die berechneten Bandscheiben-Kompressionskräfte mit der Belastbarkeit der Wirbelsäule verglichen und dadurch die Lumbalbelastungen biomechanisch orientiert beurteilt.

In Ergonomie und Arbeitsmedizin wird häufig die bekannte NIOSH-Methode ([50]; Waters et al. [65]) zur Bewertung manueller Hebetätigkeiten herangezogen. Dieser Ansatz führte das biomechanische Kriterium von 3,4 kN als Obergrenze für lumbosakrale Bandscheiben-Kompressionskräfte ein, die auf Experimenten zur Bestimmung der maximalen Druckfestigkeit von lumbalen Segmenten an Leichen beruht. Aufgrund der Aussagen, dass „im Sinne einer Spezifizierung von Gestaltungsmaßnahmen ein wesentlich geringerer Wert als Obergrenze angesetzt werden sollte" und dass dieser Wert „nicht notwendigerweise ausreichend Schutz für die meisten Menschen über 50 Jahre oder für andere gefährdete Personengruppen biete" [50], wurde die Forschung zur biomechanischen Belastbarkeit der Lendenwirbelsäule fortgesetzt. In diesem Zusammenhang wurden die „Dortmunder Richtwerte" [27, 32] auf Basis einer vergleichsweise großen Datensammlung abgeleitet, die als einflussreichste Faktoren für schädigungsinduzierende Belastungen das Alter und das Geschlecht berücksichtigen. Für Männer wurde eine höhere biomechanische Belastbarkeit als für Frauen ermittelt, zudem eine stärkere Abnahme der Belastbarkeit mit zunehmendem Alter für Männer im Vergleich zu Frauen. Entsprechend dem hohen Anteil von Frauen in Gesundheitsberufen wird für das manuelle Bewegen von Patienten empfohlen, dass die Druckkräfte auf die Bandscheiben der Pflegekräfte 4,4 kN bei jungen Frauen (20 Jahre) und 1,8 kN bei älteren Pflegepersonen (≥ 60 Jahre) nicht überschreiten sollten.

Unter Berücksichtigung dieser Kriterien führte keine der analysierten Tätigkeitsarten – ungeachtet der verschiedenen Ausführungsmodi – zu Belastungswerten, die unterhalb des niedrigsten Richtwertes lagen, der für ältere weibliche Beschäftigte empfohlen wurde. Demzufolge kann das manuelle Bewegen von Patienten unter den gegebenen Bedingungen als biomechanisches Überlastungsrisiko für die Lendenwirbelsäule der Pflegeperson interpretiert werden. Darüber hinaus führten mehrere Tätigkeiten zu Bandscheiben-Kompressionskräften, die auch die höchsten der empfohlenen Richtwerte für Frauen überschritten. Daher müssen die betreffenden Tätigkeiten als inakzeptabel für Frauen eingeschätzt werden. Auch junge erwachsene Frauen sollten nicht unter derartigen Bedingungen arbeiten, zudem sollte die optimierte Arbeitsweise eingeführt und in die Praxis umgesetzt werden.

Eine wesentliche Belastungsverringerung wird durch die zusätzliche Verwendung Kleiner Hilfsmittel erreicht. Selbst die Tätigkeit mit den höchsten Bandscheiben-Kompressionskräften dieser Studie – d. h. das Höherlagern des Patienten in Richtung Bett-Kopfende – kann mit einem erheblich verringerten Überlastungsrisiko für Pflegepersonen ab 40 Jahren durchgeführt werden: Entweder agiert die Pflegeperson vom Kopfende des Bettes aus, um eine stärker symmetrische Körperhaltung einnehmen zu können; dabei sollte sie das Kopfbrett des Bettes demontieren, um die vertikalen Kraftkomponenten für „Heben" begrenzen und so den Patienten zu sich heranziehen zu können, und um seitliche und vertikale Kräfte klein zu halten. Oder die Pflegeperson agiert alternativ an der Längsseite des Bettes, um den Transfer seitlich durchzuführen. In diesem Fall sind reibungsmindernde Hilfsmittel zu nutzen, die die seitlichen Aktionskräfte der Pflegeperson begrenzen; um die Asymmetrie in der Körperhaltung zu verringern, sollte die Pflegeperson ihr Gewicht seitlich von einem Fuß auf den anderen verlagern, dabei ihren Oberkörper verfestigen und während der Bewegung eine kompakte Einheit mit dem Patienten bilden. Dadurch werden die Bandscheiben-Kompressionskräfte in einem angemessenen Bereich gehalten, und auch die Asymmetrie anzeigenden Belastungsindikatoren wie Seitbeuge- und Torsionsmomente sind deutlich verringert.

Abschließend soll nicht unerwähnt bleiben, dass die Tätigkeitsausführung in einer biomechanisch optimierten Arbeitsweise und bei Anwendung Kleiner Hilfsmittel länger dauert. Allerdings ist die Häufigkeit des manuellen Bewegens von Patienten pro Schicht eher gering, sodass der zusätzliche Zeitaufwand auch aufsummiert vergleichsweise gering ist. Wie frühere Erhebungen durch die Berufsgenossenschaft für Gesundheitsdienst und Wohlfahrtspflege gezeigt haben, werden etwa 55 bis 70 derartiger Aktionen während einer Schicht ausgeführt, eher weniger auf Krankenstationen und eher mehr in der ambulanten Pflege und in Pflegeheimen [4]. Neuere schichtbezogene Daten [19] ergaben eine niedrigere Häufigkeit von etwa 16 bis 20 Aktionen pro Person pro Arbeitstag, die zusammengefasst etwa zwei Minuten im Durchschnitt dauerten. Unter der Annahme, dass der zusätzliche Zeitaufwand zur Ausführung in optimierter Arbeitsweise etwa 100 Prozent beträgt, verdeutlicht dies die vernachlässigbare Größenordnung im Vergleich zu dem hohen biomechanischen Vorteil aufgrund der Verringerung des Überlastungsrisikos für die Lendenwirbelsäule.

Zusammenfassende Schlussfolgerungen

Die Ergebnisse der „Dritten Dortmunder Lumbalbelastungsstudie" (DOLLY 3) bestätigen frühere Literaturbefunde, dass die biomechanische Belastung der Lendenwirbelsäule durch manuelles Bewegen von Patienten nicht als unbedenklich charakterisiert werden sollte, im Gegenteil, die lumbale Belastung kann hoch oder sogar zu hoch für das Pflegepersonal sein. Dieses wird zum Teil durch hohe Kräfte beim Positionieren oder Zurückbewegen eines Patienten im Bett oder auf einen Stuhl oder durch Krafteinwirkung in einer ungünstigen Körperhaltung bewirkt. Hohe Lumbalbelastungen werden in Form starker Bandscheiben-Kompressionskräfte deutlich sowie in ausgeprägten asymmetrischen Belastungsanteilen wie Seitbeuge- und Torsionsmomente. Diese Momentenkomponenten – die nach Möglichkeit minimiert werden sollten – resultieren beispielsweise aus seitlichen Kraftausübungen beim Bewegen eines Patienten zur Seite oder aus beidseits verschiedenen Handkräften, wie sie beim Drehen eines Patienten vorkommen.

Da für eine Reihe von Tätigkeiten, die bereits vor der hier dargestellten Studie von der Berufsgenossenschaft für Gesundheitsdienst und Wohlfahrtspflege als „sicher gefährdend" in deutschen Berufskrankheiten-Feststellungsverfahren klassifiziert wurden, ein beträchtliches Überlastungsrisiko angenommen wurde, musste intensiv nach Lösungen zur Beseitigung dieser Arbeitsgestaltungsdefizite gesucht werden. DOLLY 3 bestätigt die unterstellten biomechanischen Vorteile von „verbesserten" Arbeitsweisen gegenüber „konventionellen" für mehrere Tätigkeiten im oder am Bett oder Stuhl. Darüber hinaus führt die Anwendung Kleiner Hilfsmittel wie Gleitmatte oder Rutschbrett zu einer weiteren Verringerung der Lumbalbelastung während der Durchführung der Tätigkeiten, die mit der höchsten Wirbelsäulenbelastung verbunden sind, d. h. die Hypothese einer positiven Wirkung derartiger Hilfsmittel wurde durch experimentelle Befunde bestätigt. Zusammenfassend gilt, dass Empfehlungen zur Anwendung biomechanisch optimierter Arbeitsweisen, ergänzt durch Kleine Hilfsmittel, begründet sind. Präventionsmaßnahmen zur Verringerung der biomechanischen Wirbelsäulenbelastung der Pflegeperson sind sinnvoll, um die notwendige Reduzierung des lumbalen Überlastungsrisikos für Beschäftigte im Gesundheitswesen zu erreichen.

Danksagungen

Unser besonderer Dank für die sehr hilfreiche Unterstützung und Beratung gilt Frau B.-B. Beck und Frau B. Wiedmann (fBB, Hamburg, Deutschland), die aufgrund ihrer langjährigen Erfahrungen im Bereich der Krankenpflege in besonderer Weise in der Lage waren, die für diese Studie so grundlegenden Aufgaben des Bewegens von Patienten auszuführen. Darüber hinaus möchten die Autoren Frau M. Sandusky (IfADo, Dortmund,

Deutschland) herzlich für die sehr sorgfältige Editierung des englischen Artikels danken. Schließlich wollen die Autoren den Mitgliedern der „Dortmunder Lumbalbelastungsstudiengruppe" (DOLLY-Gruppe) für die sehr fruchtbare und intensive Zusammenarbeit danken: R. Göllner, Y. Güler-Öztürk, S. Hempen, M. Konhoff, K. Lukaszewski, J. Mattern, J. Metzler, M. Mujih, U. Öztürk, M. Schmitz, T. Scholz, R. Smolka, S. van der Wel, J. Voß, F. Ziolkewicz und die IfADo-Autoren.

Literatur

[1] Adams MA, Bogduk N, Burton K et al. The biomechanics of back pain. Churchill Livingstone, Edinburgh 2002

[2] Andersson GB, Ortengren R, Nachemson A. Intradiskal pressure, intra-abdominal pressure and myoelectric back muscle activity related to posture and loading. Clin Orthop Relat Res 1977; 129: 156–214

[3] Baum F, Beck BB, Fischer B et al. Prävention von Rückenbeschwerden; TOPAS_R – Konzept der BGW für Pflege und Betreuung. Berufsgenossenschaft für Gesundheitsdienst und Wohlfahrtspflege, Hamburg, 2012

[4] BGW. BGW-Belastungskataster BK 2108, Stand 10/95. Berufsgenossenschaft für Gesundheitsdienst und Wohlfahrtspflege, Mainz 1995

[5] BKK. Zukunft der Arbeit. Bundesverband der Betriebskrankenkassen, Essen 2011

[6] BMA. Zweite Verordnung zur Änderung der Berufskrankheiten-Verordnung. BGBl. 1992; 59: 2343–2344

[7] Bradford FK, Spurling R. The Intervertebral Disc. Charles C Thomas, Springfield, Illinois, 1945

[8] Chaffin DB. A computerized biomechanical model development of and use in studying gross body actions. J Biomech 1969; 2: 429–441

[9] Chhokar R, Engst C, Miller A et al. The three-year economic benefits of a ceiling lift intervention aimed to reduce healthcare worker injuries. Appl Ergon 2005; 36: 223–229

[10] Cohen MH, Nelson GG, Green DA et al. Patient Handling and Movement Assessments: A White Paper. The Facility Guidelines Institute, Dallas, Texas, 2010

[11] Connolly A, Higging A, Dockrell S et al. A comparison of slides used in patient handling. Brit J Therapy Rehab 2001; 8: 166–173

[12] da Costa BR, Vieira ER. Risk factors for work-related musculoskeletal disorders: A systematic review of recent longitudinal studies. Am J Ind Med 2010; 53: 285–323

[13] DAK. Gesundheitsreport 2011. DAK-Forschung, Hamburg, 2011

[14] Daynard D, Yassi A, Cooper JE et al. Biomechanical analysis of peak and cumulative spinal loads during simulated patient-handling activities: a substudy of a randomized controlled trial to prevent lift and transfer injury of health care workers. Appl Ergon 2001; 32: 199–214

[15] de Looze MP, Zinzen E, Caboor D et al. Effect of individually chosen bed-height adjustments on the low-back stress of nurses. Scand J Work Environ Health 1994; 20: 427–434

[16] Feletto M, Graze W. A back injury prevention guide for health care providers. Sacramento: USA: (California Occupational Safety and Health Program), 2001

[17] Fischer B. Erfahrungen mit dem TOPAS_R-Konzept bei der Beurteilung physischer Risiken in Deutschland. In INQA, editor. Tagung „Ergonomisches Patientenhandling". Vol. 40. INQA-Bericht. 2010, 127–133

[18] Freitag S, Ellegast R, Dulon M et al. Quantitative measurement of stressful trunk postures in nursing professions. Ann Occup Hyg 2007a; 51: 385–395

[19] Freitag S, Fincke I, Dulon M et al. Messtechnische Analyse von ungünstigen

Körperhaltungen bei Pflegekräften – eine geriatrische Station im Vergleich mit anderen Krankenhausstationen. Ergomed 2007b; 31: 130–140
[20] Freitag S, Fincke-Junod I, Seddouki R et al. Frequent bending – an underestimated burden in nursing professions. Ann Occup Hyg 2012; 56: 697–707
[21] Frymoyer JW, Pope MH, Costanza MC et al. Epidemiologic studies of low-back pain. Spine 1980; 5: 419–423
[22] Garg A. Prevention of injuries in nursing homes and hospitals. In: Pikaar RN, Koningsveld EAP, Settels PJM (eds.): Proceedings of the 16th World Congress on Ergonomics (IEA 2006). Meeting diversity in ergonomics. Elsevier, Amsterdam, The Netherlands, 2006
[23] Garg A, Owen B, Beller D et al. A biomechanical and ergonomic evaluation of patient transferring tasks: bed to wheelchair and wheelchair to bed. Ergonomics 1991a; 34: 289–312
[24] Garg A, Owen B, Beller D et al. A biomechanical and ergonomic evaluation of patient transferring tasks: wheelchair to shower chair and shower chair to wheelchair. Ergonomics 1991b; 34: 407–419
[25] Goel VK, Montgomery RE, Grosland NM et al. Ergonomic factors in the workplace contribute to disc degeneration. In Kumar S, editor. Biomechanics in Ergonomics.: Taylor and Francis, London, 1999; 243–265
[26] Hoogendoorn WE, van Poppel MN, Bongers PM et al. Physical load during work and leisure time as risk factors for back pain. Scand J Work Environ Health 1999; 25: 387–403
[27] ISO 11228-2 Ergonomics – Manual handling – Part 2: Pushing and pulling. International Organization for Standardization, Geneva, 2007
[28] ISO/TR 12296 Ergonomics – Manual handling of people in the healthcare sector. Geneva: International Organization for Standardization, 2012
[29] Jäger M. Belastung und Belastbarkeit der Lendenwirbelsäule im Berufsalltag – ein interdisziplinärer Ansatz für eine ergonomische Arbeitsgestaltung. Fortschritt-Berichte VDI, Reihe 17, Nr. 208. VDI-Verlag, Düsseldorf, 2001
[30] Jäger M, Luttmann A, Laurig W. Lumbar load during one-handed bricklaying. Int J Indust Ergon 1991; 8: 261–277
[31] Jäger M, Luttmann A, Göllner R et al. (2001a) The Dortmunder – Biomechanical model for quantification and assessment of the load on the lumbar spine. SAE Digital Human Modeling. Arlington, VA: Society of Automotive Engineers. Available at http://www.sae.org/technical/papers/2001-01-2085. Accessed June 28, 2012
[32] Jäger M, Luttmann A, Göllner R (2001b) Belastbarkeit der Lendenwirbelsäule bei manueller Lastenhandhabung – Ableitung der „Dortmunder Richtwerte" auf Basis der lumbalen Kompressionsfestigkeit. Zbl Arbeitsmed; 51: 354–372
[33] Jäger M, Theilmeier A, Jordan C et al. Dortmunder Lumbalbelastungsstudie 3: Ermittlung der Belastung der Lendenwirbelsäule bei ausgewählten Pflegetätigkeiten mit Patiententransfer. Teil 3: Biomechanische Beurteilung von Tätigkeiten im Gesundheitsdienst hinsichtlich der Möglichkeiten zur Prävention von Gefährdungen der Wirbelsäule. Shaker, Aachen, 2008
[34] Jordan C, Luttmann A, Theilmeier A et al. (2011a) Characteristic values of the lumbar load of manual patient handling for the application in workers' compensation procedures. J Occup Med Toxicol; 6: 17. Available at http://www.occup-med.com/content/6/1/17. Accessed 28 June 2012
[35] Jordan C, Luttmann A, Theilmeier A et al. (2011b) Load on the lumbar spine during manual handling of obese patients. In: Albolino S, Bagnara S, Bellandi T, Llaneza J, Rosal G, Tartaglia R (eds.). Healthcare Systems Ergonomics and Patient Safety 2011. Taylor & Francis, London, 398–399
[36] Knibbe JJ, Friele RD. The use of logs to assess exposure to manual handling of patients, illustrated in an intervention study in care home nursing. Int J Indust Ergon 1999; 24: 445–454

[37] Kuiper J, Burdorf A, Verbeek JHAM et al. Epidemiologic evidence on manual materials handling as a risk factor for back disorders: a systematic review. Int J Indust Ergon 1999; 24: 389–404

[38] Lavender SA, Li YC, Natarajan RN et al. Does the asymmetry multiplier in the 1991 NIOSH lifting equation adequately control the biomechanical loading of the spine? Ergonomics 2009; 52: 71–79

[39] Liebers F, Caffier G. Berufsspezifische Arbeitsunfähigkeit durch Muskel-Skelett-Erkrankungen in Deutschland – Abschlussbericht Projekt F 1996. Bundesanstalt für Arbeitsschutz und Arbeitsmedizin (editor), Berlin, 2009

[40] Lötters F, Burdorf A, Kuiper J et al. Model for the work-relatedness of low-back pain. Scand J Work Environ Health 2003; 29: 431–440

[41] Marras WS, Davis KG, Kirking BC et al. A comprehensive analysis of low-back disorder risk and spinal loading during the transferring and repositioning of patients using different techniques. Ergonomics 1999; 42: 904–926

[42] Marras WS, Knapik GG, Ferguson S. Lumbar spine forces during manoeuvring of ceiling-based and floor-based patient transfer devices. Ergonomics 2009; 52: 384–397

[43] McGill SM, Kavcic NS. Transfer of the horizontal patient: the effect of a friction reducing assistive device on low back mechanics. Ergonomics 2005; 48: 915–929

[44] McGill SM, Norman RW. Dynamically and statically determined low back moments during lifting. J Biomech 1985; 18: 877–885

[45] Menzel NN. Back pain prevalence in nursing personnel: measurement issues. AAOHN J 2004; 52: 54–65

[46] Morris JM, Lucas DB, Bresler B. Role of the trunk in stability of the spine. J Bone Joint Surg 1961; 43A: 327–351

[47] Nachemson A. The load on lumbar disks in different positions of the body. Clin Orthop Relat Res 1966; 45: 107–122

[48] Nelson A, Lloyd JD, Menzel N et al. Preventing nursing back injuries: redesigning patient handling tasks. AAOHN J 2003; 51: 126–134

[49] Nelson A, Harwood KJ, Tracey CA et al. Myths and facts about safe patient handling in rehabilitation. Rehabil Nurs 2008; 33: 10–17

[50] NIOSH. Work practices guide for manual lifting. National Institute of Occupational Safety and Health, Cincinnati, OH, 1981

[51] Owen BD, Garg A, Jensen RC. Four methods for identification of most back-stressing tasks performed by nursing assistants in nursing homes. Int J Ind Ergon 1992; 9: 213–220

[52] PSCI. Patient Care Ergonomics Resource Guide: Safe Patient Handling and Movement. Veterans Health Administration and Department of Defense, Tampa, USA, 2005

[53] Schibye B, Hansen AF, Hye-Knudsen CT et al. Biomechanical analysis of the effect of changing patient-handling technique. Appl Ergon 2003; 34: 115–123

[54] Schumann B, Bolm-Audorff U, Bergmann A et al. Lifestyle factors and lumbar disc disease: results of a German multi-center case-control study (EPILIFT). Arthritis Res Ther 2010; 12: R193

[55] Seidler A, Bergmann A, Jäger M et al. Cumulative occupational lumbar load and lumbar disc disease – Results of a German multi-center case-control study (EPILIFT). BMC Musculoskel Disord 2009; 10: 48–60

[56] Skotte J, Fallentin N. Low back injury risk during repositioning of patients in bed: the influence of handling technique, patient weight and disability. Ergonomics 2008; 51: 1042–1052

[57] Skotte JH, Essendrop M, Hansen AF et al. A dynamic 3D biomechanical evaluation of the load on the low back during different patient-handling tasks. J Biomech 2002; 35: 1357–1366

[58] Smith J. The Guide to the Handling of People. 5th edn. National Back Pain Association and Royal College of Nursing, Teddington, UK, 2005

[59] Theilmeier A, Jordan C, Luttmann A et al. Measurement of action forces and posture to determine the lumbar load of

healthcare workers during care activities with patient transfers. Ann Occup Hyg 2010; 54: 923–933
[60] van Dieën JH, Kingma I, van der Bug P et al. Evidence for a role of antagonistic cocontraction in controlling trunk stiffness during lifting. J Biomech 2003; 36: 1829–1836
[61] Videman T, Nurminen T, Tola S et al. (1984) Low-back pain in nurses and some loading factors of work. Spine 1984; 9: 400–404. Videman T, Ojajärvi A, Riihimäki H et al. Low back pain among nurses: a follow-up beginning at entry to the nursing school. Spine 2005; 30: 2334–2341
[62] Videman T, Ojajärvi A, Riihimäki H et al. Low back pain among nurses: a follow-up beginning at entry to the nursing school. Spine 2005; 30: 2334–2341
[63] Warming S, Precht DH, Suadicani P et al. Musculoskeletal complaints among nurses related to patient handling tasks and psychosocial factors – based on logbook registrations. Appl Ergon 2009; 40: 569–576
[64] Waters TR. When is it safe to manually lift a patient? Am J Nurs 2007; 107: 53–58; quiz 59
[65] Waters TR, Putz-Anderson V, Garg A et al. Revised NIOSH equation for the design and evaluation of manual lifting tasks. Ergonomics 1993; 36: 749–776
[66] White AA, Panjabi MM. Clinical biomechanics of the spine. Lippincott, Philadelphia, 1990
[67] Wilke HJ, Neef P, Caimi M et al. New in vivo measurements of pressures in the intervertebral disc in daily life. Spine 1999; 24: 755–762
[68] Wortmann N (2007) TOPAS'R – Bewegen von Patienten und Lasten, ein Konzept. Available at http//www.rak-lg.de/RAK/Veranstaltungen/2007/Wortmann%20BGW.pdf. Accessed June 28, 2012
[69] WS BC. Handle with Care: Patient Handling and the Application of Ergonomics (MSI) Requirements. Board of British Columbia, Canada, 2006
[70] WS Vic. A handbook for workplaces: transferring people safely: handling patients, residents and clients in health, aged care, rehabilitation and disability services. 3rd edn. WorkSafe Victoria, Australia, 2009
[71] Yassi A, Cooper JE, Tate RB et al. A randomized controlled trial to prevent patient lift and transfer injuries of health care workers. Spine 2001; 26: 1739–1746

7 Körperhaltung und empfundene Anstrengung bei Pflegekräften – eine experimentelle Studie

S. Freitag, R. Seddouki, M. Dulon, J. F. Kersten, T. J. Larsson, A. Nienhaus

Zusammenfassung

Ziele: Untersuchung des Einflusses der beiden folgenden Faktoren auf den Zeitanteil, den Pflegekräfte in vorgeneigter Haltung arbeiten: 1. die Betthöhe bei Grundpflegetätigkeiten am Bett und 2. die Arbeitsweise bei Grundpflegetätigkeiten im Bad. Zusätzlich wurde der Zusammenhang zwischen dem Zeitanteil in vorgeneigter Haltung und der empfundenen Anstrengung untersucht.

Methoden: Zwölf Pflegekräfte einer Altenpflege-Einrichtung führten jeweils einen standardisierten Pflegeablauf am Bett und im Bad durch. Dabei wurden mit dem CUELA-Messsystem alle Oberkörperneigungen erfasst. Am Bett absolvierte jeder Proband drei Versuche mit unterschiedlichen Betthöhen (Kniehöhe, Oberschenkelhöhe, Leistenhöhe) und im Bad drei Versuche in unterschiedlichen Arbeitsweisen (stehend, kniend, sitzend). Nach jedem Versuch bewerteten die Probanden die empfundene Anstrengung auf der 15-stufigen Borg-Skala (6 = überhaupt keine Anstrengung, 20 = maximale Anstrengung).

Ergebnisse: Wurde das Bett von Knie- auf Oberschenkelhöhe gestellt, erhöhte sich der Zeitanteil in aufrechter Haltung um 8,2 Prozentpunkte; der Unterschied war jedoch nicht signifikant ($p = 0{,}193$). Erst wenn das Bett auf Leistenhöhe gestellt wurde, zeigte sich eine signifikante Erhöhung um 19,8 Prozentpunkte (Referenz: Oberschenkelhöhe; $p = 0{,}003$) bzw. 28,0 Prozentpunkte (Referenz: Kniehöhe; $p < 0{,}001$). Bei den Versuchen im Bad führten im Vergleich zur Arbeitsweise „stehend" die Arbeitsweisen „kniend" und „sitzend" zu einer signifikanten Erhöhung des Zeitanteils, der in aufrechter Haltung verbracht wurde, um 19,4 Prozentpunkte ($p = 0{,}003$) bzw. 25,7 Prozentpunkte ($p < 0{,}001$). Je höher der Zeitanteil in aufrechter Haltung war, desto geringer war der angegebene Borg-Wert ($p < 0{,}001$) und damit die empfundene Anstrengung.

Schlussfolgerungen: Je höher das Bett eingestellt ist, desto höher ist der Zeitanteil, den Pflegekräfte in aufrechter Haltung arbeiten und desto weniger anstrengend empfinden sie die ausgeführten Tätigkeiten. Daher ist die Leistenhöhe die optimale Betthöhe für grundpflegerische Tätigkeiten. Im Bad führt die Arbeitsweise „sitzend" zum größten Zeitanteil in aufrechter Haltung. Pflegekräfte können einen entscheidend höheren Zeitanteil in ergonomischer Körperhaltung arbeiten, wenn Hocker und höhenverstellbare Betten in den Einrichtungen zur Verfügung stehen.

Einleitung

Pflegekräfte leiden häufiger unter Rückenbeschwerden im Lendenwirbelsäulenbereich als andere Berufsgruppen [16, 19]. In diesem Zusammenhang wurden manuelle Patiententransfers in vielen Studien untersucht und als Risikofaktor nachgewiesen [4, 8]. Jedoch machen Patiententransfers weniger als 4 % einer Arbeitsschicht aus [15] und Pflegekräfte haben zusätzlich viele andere Tätigkeiten zu bewältigen: Patienten waschen, Betten machen oder Verbände wechseln [9, 13]. In einer vorherigen Studie [9] fanden wir heraus, dass Pflegekräfte sich bei vielen dieser Aktivitäten häufig nach vorn beugen (sagittale Neigung) oder für längere Zeit in vorgeneigter Haltung arbeiten (statische Neigung). Diese Oberkörperhaltungen werden als zusätzliche Risikofaktoren für die Entstehung von Rückenbeschwerden diskutiert [12, 15, 17]. Altenpflegekräfte beispielsweise arbeiten durchschnittlich zwei Stunden pro Frühdienst in einer vorgeneigten Haltung und dieser Zeitanteil wächst mit steigender Pflegebedürftigkeit der Bewohner [10].

Nur wenige Studien untersuchten sagittale Neigungen bei Pflegekräften [5, 14, 15] und die meisten davon fokussierten sich auf Patiententransfers; andere Pflegetätigkeiten wurden kaum untersucht. Bisher ist die Frage, wie die große Anzahl an Neigungen bei Pflegekräften reduziert werden kann, unbeantwortet. Außerdem ist noch offen, ob die Pflegekräfte eine Reduktion der Neigungen überhaupt als körperliche Entlastung empfinden.

Wir führten eine Laborstudie durch, um herauszufinden, ob die beiden folgenden Faktoren einen Einfluss auf den Zeitanteil haben, den Pflegekräfte in vorgeneigter Haltung arbeiten: 1. die Betthöhe, wenn Grundpflegetätigkeiten am Bett durchgeführt werden und 2. die Arbeitsweise (stehend, sitzend, kniend), wenn Grundpflegetätigkeiten im Bad durchgeführt werden. Zusätzlich untersuchten wir den Zusammenhang zwischen dem Zeitanteil in vorgeneigter Haltung und der empfundenen Anstrengung.

Methode

Studienpopulation

Zwölf Pflegekräfte (Gelegenheitsstichprobe) stellten sich als Probanden zur Verfügung *(Tab. 1)*. Alle Pflegekräfte, die an der Studie teilnehmen wollten, mussten zum Zeitpunkt der Messungen überwiegend frei von Rückenbeschwerden sein. Pflegekräfte, die aufgrund von akuten Rückenschmerzen bestimmte Tätigkeiten nicht ausführen konnten, wurden von der Teilnahme an der Studie ausgeschlossen.

Tabelle 1: Beschreibung der Studienpopulation (n = 12)

Merkmal	
Alter (Jahre)	36,0 (± 11,3)
Größe (cm)	166,1 (± 6,6)
BMI (kg/m²)	23,4 (± 3,3)
Berufserfahrung (Jahre)	7,6 (± 7,1)
Geschlecht (weiblich)	10 (83,3 %)
examinierte Pflegekraft	6 (50,0 %)

Metrische Werte sind dargestellt als Mittelwerte (Standardabweichung). Kategoriale Werte sind dargestellt als Anzahl (Prozent).

Messablauf

Die Untersuchungen wurden in der Altenpflege-Einrichtung durchgeführt, in der alle 12 Probanden arbeiteten. Die Einrichtung stellte einen Raum mit zwei Pflegeplätzen und zwei identische Badezimmer zur Verfügung. Zwei Mitarbeiterinnen unserer Forschungsgruppe stellten sich als „pflegebedürftige Bewohner" zur Verfügung. Sie waren angewiesen, den Probanden weder zu helfen noch sich gegen die Pflegetätigkeiten zu wehren. Jeder Proband führte zuerst einen standardisierten Ablauf verschiedener Pflegetätigkeiten am Bett und danach im Bad durch. Zu den Pflegetätigkeiten am Bett gehörten: waschen und abtrocknen von Armen, Beinen, Füßen und Rücken der zu pflegenden Person und wechseln des Bettlakens. Alle Probanden lernten den standardisierten Ablauf auswendig und führten diese 2-mal probeweise durch. Danach absolvierte jeder Proband den Pflegeablauf 3-mal hintereinander an drei unterschiedlichen Betthöhen *(Tab. 2)*: 1. Matratzenoberkante auf Kniehöhe, 2. auf Höhe Mitte Oberschenkel (nachfolgend „Oberschenkelhöhe" genannt) und 3. auf Leistenhöhe *(Abb. 1)*. Die Betthöhen wurden jeweils an der Körpergröße des Probanden ausgerichtet. Direkt nach jedem Versuchsabschnitt gaben die Probanden eine Einschätzung ab, wie körperlich anstrengend sie die Ausführung der Pflegetätigkeiten in der jeweiligen

Tabelle 2: Beschreibung der Messungen und Messdauer

Messungen am Bett	Messdauer (Minuten)
Betteinstellung auf Kniehöhe Betteinstellung auf Oberschenkelhöhe Betteinstellung auf Leistenhöhe	7,45 (± 0,92) 7,79 (± 1,24) 8,47 (± 1,66)
Messungen im Bad	
Arbeitsposition: stehend Arbeitsposition: hockend/kniend Arbeitsposition: auf einem Hocker sitzend	2,44 (± 0,53) 2,27 (± 0,74) 2,38 (± 0,42)

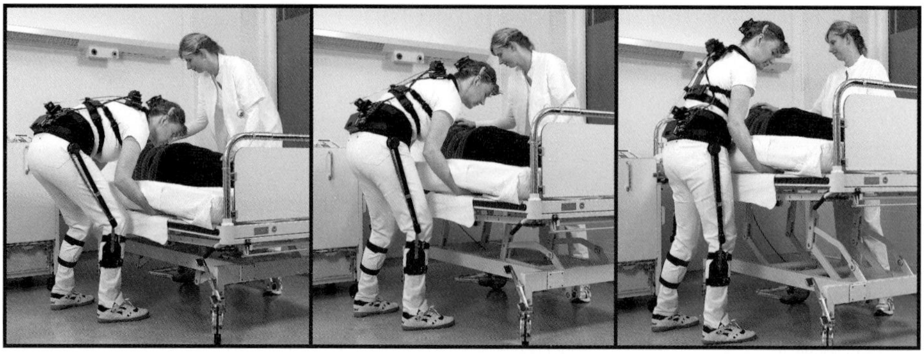

Abbildung 1: Standardisierter Ablauf verschiedener Pflegetätigkeiten an drei unterschiedlichen Betthöhen: Matratzenoberkante auf 1. Kniehöhe, 2. Oberschenkelhöhe und 3. Leistenhöhe

Betthöhe empfanden. Hierzu wurde die 15-stufige Borg-Skala mit Werten zwischen 6 (überhaupt keine Anstrengung) und 20 (maximale Anstrengung) genutzt *(Tab. 3)*. Die RPE-Skala (RPE, „ratings of perceived exertion") nach Borg erfasst das Anstrengungsempfinden [3].

Tabelle 3: Borg's RPE-Skala, eine 15-stufige Skala zur Bewertung (rating = R) der empfundenen (perceived = P) Anstrengung (exertion = E)

	Rate der empfundenen Anstrengung
6	überhaupt keine Anstrengung
7	extrem leicht
8	
9	sehr leicht
10	
11	leicht
12	
13	etwas anstrengend
14	
15	anstrengend
16	
17	sehr anstrengend
18	
19	extrem anstrengend
20	maximale Anstrengung

Nach den Versuchen am Bett wurden die Versuche im Bad durchgeführt. Auch hier führten die Probanden einen standardisierten Pflegeablauf durch. Die zu pflegende Person saß dabei in einem Stuhl am Waschbecken. Zu den Pflegetätigkeiten gehörten hier: waschen und abtrocknen der Beine und Füße und anziehen einer Strumpfhose. Die Probanden führten den standardisierten Ablauf im Bad 3-mal hintereinander in unterschiedlicher Arbeitsweise durch *(Abb. 2)*: 1. stehend, 2. hockend oder kniend und 3. auf einem Hocker sitzend. Der Hocker wurde von dem Studienteam zur Verfügung gestellt. Direkt nach jedem einzelnen Versuchsabschnitt gaben die Probanden eine Einschätzung auf der Borg-Skala ab, wie körperlich anstrengend sie den Pflegeablauf in der jeweiligen Arbeitsweise empfanden.

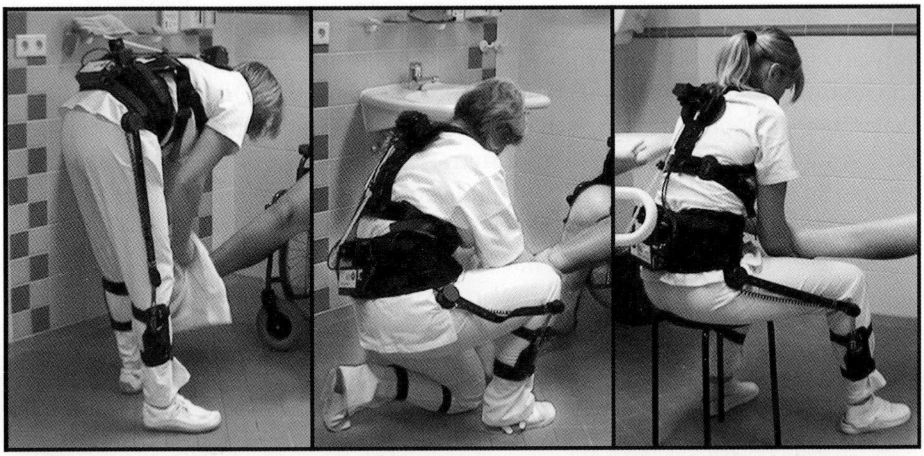

Abbildung 2: Standardisierter Ablauf der Pflegetätigkeiten im Bad in drei unterschiedlichen Arbeitsweisen: 1. stehend, 2. hockend/kniend und 3. auf einem Hocker sitzend

Das CUELA-Messsystem

Zur Messung der mittleren Oberkörperneigung in sagittaler Richtung (nachfolgend „Neigung" genannt) nutzten wir das CUELA-Messsystem [7], *(Abb. 1 und 2)*. Die Sensoren im Brust- und Lendenwirbelsäulenbereich wurden mit einer Frequenz von 50 Hz abgetastet, sodass die erfassten Bewegungen realistisch abgebildet wurden. Alle erforderlichen Systemkomponenten (Gewicht ca. 2,7 kg) wurden am Körper über der Arbeitskleidung der Probanden angebracht. Verstellbare elastische Gurte passten das System an die jeweilige Körperform der Probanden an und stellten sicher, dass die System-Komponenten nicht verrutschten. Da alle System-Komponenten am Körper getragen wurden, waren keine Verbindungen zu externen Komponenten erforderlich und die Probanden konnten sich während der Messungen frei im Raum bewegen. Zusätzlich zeichneten wir alle Messungen mit einer Videokamera auf. Nach den Messungen synchronisierten wir mithilfe der speziell entwickelten Software WIDAAN 2.79 diese Videoaufzeichnungen mit den Messdaten und konnten so zu jeder erfassten Körperhaltung die entsprechende Arbeitssituation einblenden.

Bewertung der Oberkörperhaltungen

Entsprechend der Normen ISO 11226 [1] und DIN EN 1005-4 [2] sind Oberkörperneigungen zwischen 0° und 20° als akzeptabel definiert und entsprechen einer aufrechten Oberkörperhaltung. In dieser Haltung ist der Druck auf die Bandscheiben in der Lendenwirbelsäule am geringsten und steigt mit zunehmender Neigung [21]. Wir untersuchten daher die Zeitanteile, die die Probanden in den folgenden Neigungswinkel-Klassen verbrachten: 0° bis 20°, 20° bis 40°, 40° bis 60° und größer 60°.

Statistische Analysen

Vor der Analyse wurde zuerst die Verteilung grafisch überprüft und die Daten, wenn notwendig, logarithmiert. Kategoriale Daten werden als Anzahl (Prozent) dargestellt und metrische Daten als Mittelwert und Standardabweichung. Der Vergleich der Borg-Skala-Daten bezüglich der unterschiedlichen Arbeitsweisen wurde mithilfe von Mixed Models durchgeführt, mit den Pflegekräften als zufälliger Effekt, adjustiert für Alter und Geschlecht. Interaktion zwischen Alter und Geschlecht wurde überprüft, die P-Werte waren jedoch für keine der untersuchten Variable signifikant.

Wir stellen die Randmittelwerte mit 95 %-Confidenzintervallen und P-Werte ohne Korrektur für multiples Testen dar. P-Werte < 0,05 (zweiseitig) werden als statistisch signifikant angesehen. Die statistische Analyse wurde mit SPSS 20 durchgeführt.

Ergebnisse

Alle 12 Probanden absolvierten jeweils drei Versuche am Bett und drei im Bad, sodass insgesamt 72 Versuche durchgeführt wurden – 36 am Bett und 36 im Bad. Alle Probanden gaben an, dass sie nach dem Anlegen des Messsystems eine kurze Eingewöhnungszeit benötigt hätten, nach den beiden Probedurchläufen das System jedoch problemlos zu tragen gewesen sei und nicht bei der Ausführung der Pflegetätigkeiten gestört habe.

Versuche am Bett

Befand sich das Bett auf Kniehöhe, verbrachten die Probanden 18,5 (± 4,6) % der Versuchszeit in aufrechter Haltung und 81,5 (± 4,6) % in vorgeneigter Haltung über 20° *(Abb. 3)*. Dabei lag der Anteil an starken Neigungen über 60° bei 28,4 (± 13,4) %. Wurde das Bett auf Oberschenkelhöhe gestellt, erhöhte sich der Anteil in aufrechter Haltung um 7,9 % und der Anteil starker Neigungen über 60° verringerte sich um 22,1 Prozentpunkte auf 6,3 (± 8,7) %. Bei der Einstellung auf Leistenhöhe traten keine Neigungen über 60° mehr auf und die Probanden arbeiteten hier fast die Hälfte der Zeit in aufrechter Haltung. Alle Probanden bestätigten, dass auch bei der höchsten Betteinstellung (Leistenhöhe) die Tätigkeiten des standardisierten Pflegeablaufs durchgeführt werden konnten.

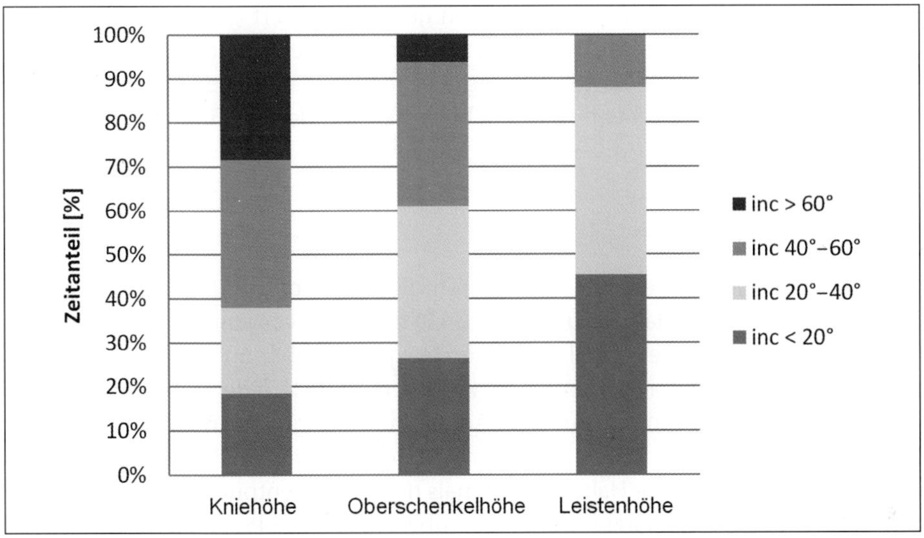

Abbildung 3: Zeitanteile der Rumpfneigung in den einzelnen Winkelklassen für die Versuche am Bett, getrennt nach Einstellung der Betthöhe

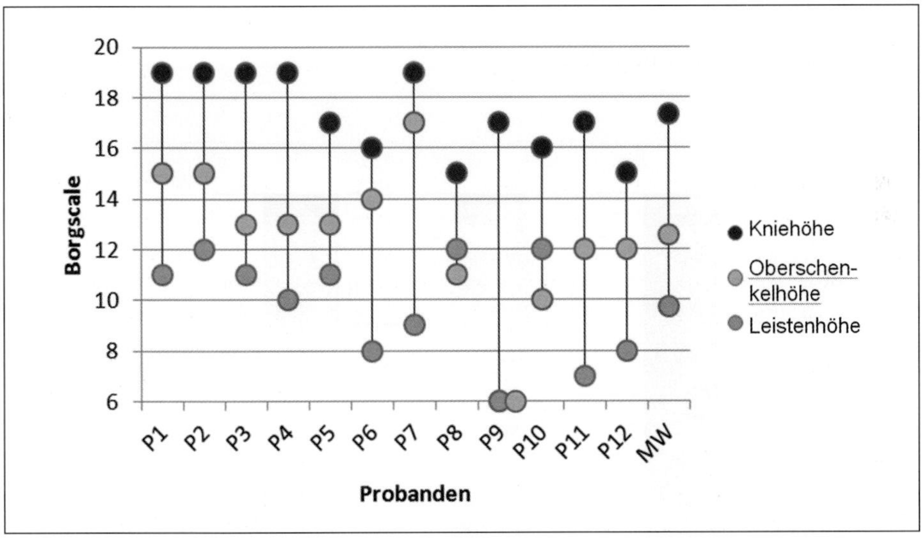

Abbildung 4: Empfundene Anstrengung bei Pflegetätigkeiten am Bett, angegeben auf der Borg-Skala und getrennt nach Arbeitsweise (6 = überhaupt keine Anstrengung, 20 = maximale Anstrengung)

Bezogen auf alle drei Messungen am Bett, gaben alle Probanden bei der niedrigsten Betteinstellung den höchsten Borg-Wert an (17 ± 1,5) *(Abb. 4)*. Dies entspricht der Empfindung „sehr anstrengend" auf der Borg-Skala. Bei der Betteinstellung „Oberschenkelhöhe" gaben alle Probanden einen geringeren Wert (13 ± 2,7) im Vergleich zur Einstellung „Kniehöhe" an. Dieser Wert entspricht der empfundenen Anstrengung „recht leicht". Die höchste Betteinstellung „Leistenhöhe" wurde durchschnittlich mit dem geringsten Borg-Wert von 10 (± 2,0) bewertet, was der Empfindung „sehr leicht" entspricht.

Versuche im Bad

Bei der Arbeitsweise „stehend" verbrachten die Probanden 13,1 (± 4,9) % der Versuchszeit in aufrechter Haltung und 86,9 (± 4,9) % in einer vorgeneigten Haltung über 20° *(Abb. 5)*. Dabei lag der Anteil an starken Neigungen über 60° bei 72,7 (± 10,7) %. Arbeiteten die Probanden hockend oder kniend, erhöhte sich der Anteil in aufrechter Haltung um 19,6 Prozentpunkte und der Anteil starker Neigungen über 60° verringerte sich sprunghaft auf 2,5 (± 3,5) %. Bei der Arbeitsweise „auf einem Hocker sitzend" stieg der Zeitanteil in aufrechter Haltung nochmals um 6,2 Prozentpunkte an; jedoch stieg hier auch der Anteil an starken Neigungen über 60° um 3,5 Prozentpunkte an. Beim Einsatz des Hockers variierte die Arbeitsweise der Probanden stark: Manche legten das zu pflegende Patientenbein auf dem eigenen Oberschenkel ab, andere hoben es nur leicht an oder ließen es auf dem Boden stehen. Vier Probanden legten das Patientenbein auf ihrem Oberschenkel ab und saßen damit einen 2,5-fach höheren Zeitanteil in aufrechter Haltung verglichen mit den übrigen Probanden (62,5 ± 22,6 % versus 27,1 (± 13,8) %; Daten nicht gezeigt).

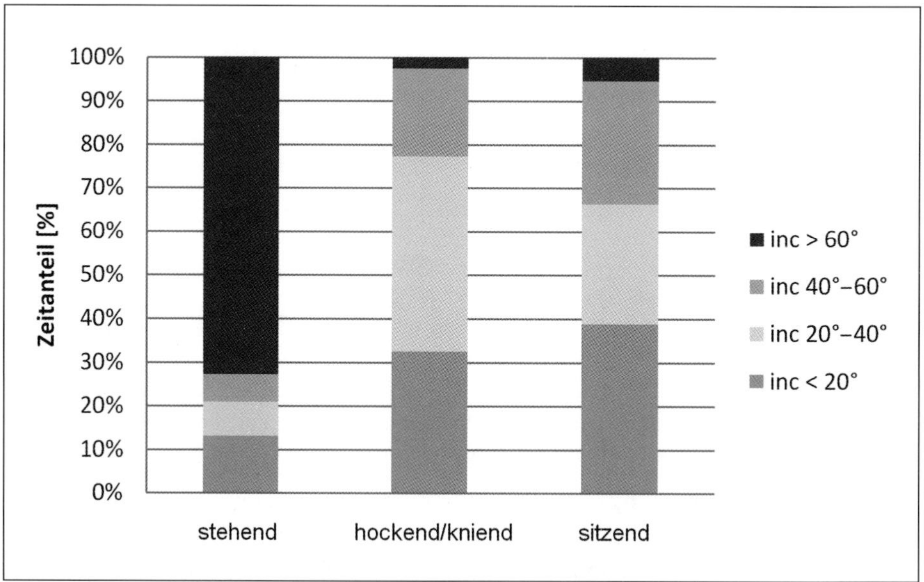

Abbildung 5: Zeitanteile der Rumpfneigung in den einzelnen Winkelklassen für die Versuche im Bad, getrennt nach Arbeitsweise

Bezogen auf alle drei Messungen im Bad, gaben alle Probanden bei der Arbeitsweise „stehend" den höchsten Borg-Wert an (17 ± 1,8) *(Abb. 6)*. Dieser Wert entspricht der Empfindung „sehr anstrengend" auf der Borg-Skala. Für die Arbeitsweise „kniend" gaben alle Probanden einen geringeren Wert (11 ± 2,1) im Vergleich zur Arbeitsweise „stehend" an. Dies entspricht der Empfindung „recht leicht". Die Arbeitsweise „auf einem Hocker sitzend" wurde im Durchschnitt mit dem geringsten Borg-Wert von 10 (± 2,6) bewertet. Dies entspricht der Empfindung „sehr leicht". Vergleicht man auch hier die Probanden, die beim Einsatz des Hockers das zu pflegende Bein auf ihrem Oberschenkel ablegten mit den übrigen Probanden, ergab sich für die erste Gruppe ein Borg-Wert von 8 (± 0,6) und für die zweite Gruppe ein Wert von 11 (± 2,6); (Daten nicht gezeigt).

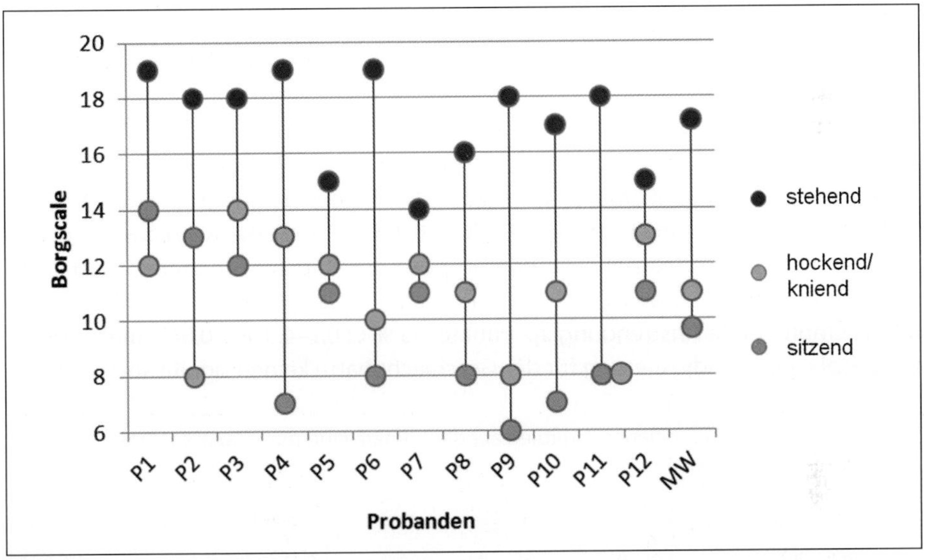

Abbildung 6: Empfundene Anstrengung bei Pflegetätigkeiten im Bad, angegeben auf der Borg-Skala und getrennt nach Arbeitsweise (6 = überhaupt keine Anstrengung, 20 = maximale Anstrengung)

Sowohl die Betthöhe als auch die Arbeitsweise beeinflussten den Zeitanteil in aufrechter Haltung *(Tab. 4)*. Wurde das Bett von „Kniehöhe" auf „Oberschenkelhöhe" verstellt, erhöhte sich der Zeitanteil in aufrechter Haltung um 8,2 Prozentpunkte, jedoch war der Effekt nicht signifikant. Erst wenn das Bett auf „Leistenhöhe" gestellt wurde, zeigte sich eine signifikante Erhöhung um 19,8 Prozentpunkte (Referenz: Oberschenkelhöhe) bzw. 28,0 Prozentpunkte (Referenz: Kniehöhe). Im Vergleich zur Arbeitsweise „stehend" führten die Arbeitsweisen „kniend" und „sitzend" zu einer signifikanten Erhöhung des Zeitanteils in aufrechter Haltung um 19,4 bzw. 25,7 Prozentpunkte. Das Modell war adjustiert für Alter und Geschlecht, diese Variablen zeigten jedoch keinen Effekt.

Tabelle 4: Einfluss verschiedener Variablen auf die primäre Outcome-Variable „Zeitanteil in aufrechter Oberkörperhaltung"

Variable		Effekt (95 % CI)	P-Wert
Betteinstellung			
Kniehöhe[a]	Oberschenkelhöhe	8,2 (−4,3–20,7)	0,193
Kniehöhe[a]	Leistenhöhe	28,0 (14,7–41,2)	< 0,001
Oberschenkelhöhe[a]	Leistenhöhe	19,8 (7,0–32,5)	0,003
Arbeitsweise			
stehend[a]	kniend	19,4 (6,9–31,8)	0,003
stehend[a]	sitzend	25,7 (13,3–38,1)	< 0,001
kniend[a]	sitzend	6,4 (-6,0–18,8)	0,308

[a] Referenz-Variable

Ein größerer Zeitanteil in vorgeneigter Haltung führte zu einem erhöhten physischen Anstrengungsempfinden *(Tab. 5)*: Eine um 10 % längere Neigungsdauer erhöht den Borg-Wert signifikant um 1.1 Punkte (95 % CI 0,8–1,6; P < 0,001). Auch das Alter zeigt einen signifikanten Effekt zwischen den Gruppen der jüngsten Probanden(< 30 Jahre) und der Gruppe der ältesten (> 45 Jahre) Probanden: Die jüngeren Probanden gaben für die empfundene Anstrengung 2,2 Punkte (95 % CI 0,1–4,3; P = 0,042) mehr auf der Borg-Skala an. Die Adjustierung für das Geschlecht hatte keinen signifikanten Effekt.

Tabelle 5: Einfluss verschiedener Variablen auf die primäre Outcome-Variable „Empfundene Anstrengung" (Borg-Wert)

Variable		Effekt (95 % CI)	P-Wert
Neigung > 20°		0,11 (0,08–0,16)	< 0,001
Alter			
< 30[a]	30–45	−1,4 (−3,1–0,3)	0,110
< 30[a]	> 45	−2,2 (−4,3–(−0,076))	0,042
30–45[a]	> 45	−0,08 (-2,7–1,2)	0,432

[a] Referenz-Variable

Diskussion

Wir fanden heraus, dass mit steigender Betthöhe die Probanden länger in aufrechter Haltung arbeiteten. Dabei zeigte sich, dass das Hochstellen des Bettes von Knie- auf Oberschenkelhöhe zwar die starken Neigungen (> 60°) erheblich reduzierte, der Anteil der Arbeit in aufrechter Haltung aber nur leicht verbessert wurde. Erst wenn das Bett auf Leistenhöhe hochgestellt wurde, arbeiteten die Probanden einen signifikant höheren Zeitanteil in aufrechter Körperhaltung. Zudem zeigte sich, dass die Probanden die körperliche Anstrengung als deutlich geringer empfanden, je größer der Zeitanteil der Arbeit in aufrechter Haltung war. Dieser Zusammenhang bestätigte sich auch bei den Versuchen im Bad: hier verbrachten die Probanden den größten Zeitanteil in aufrechter Haltung beim Einsatz des Hockers und empfanden bei dieser Arbeitsweise ebenfalls die geringste Anstrengung.

Die Ergebnisse zeigen, dass eine ergonomische Körperhaltung zu einer erheblichen physischen Entlastung beitragen kann. Wie hoch dieses Entlastungspotenzial ist, wird deutlich im Zusammenhang mit den Ergebnissen unserer vorherigen Studie [10]: Dort fanden wir u. a. heraus, dass die untersuchten Pflegekräfte durchschnittlich zwei Stunden (Altenpflege) bzw. eine Stunde (Krankenpflege) im Frühdienst in einer vorgeneigten Haltung arbeiteten und dass dieser Zeitanteil signifikant stieg, je mehr Grundpflegetätigkeiten durchgeführt wurden. Wir beobachteten dort auch, dass keine der 27 Pflegekräfte das Bett für die Grundpflege auf Leistenhöhe stellte, obwohl auf vielen untersuchten Stationen höhenverstellbare Betten zur Verfügung standen und die Altenpflegeeinrichtungen sogar zu 100 % mit elektrischen Betten ausgestattet waren.

Auch Caboor [5], De Looze [6] und Gagnon [11] fanden in Labormessungen heraus, dass die Anpassung der Betthöhe zu mehr aufrechter Haltung führte und sie konnten zeigen, dass es dadurch zu geringeren Druck- und Scherkräften in der Lendenwirbelsäule kam. Allerdings untersuchten diese Studien ausschließlich Transfer-Tätigkeiten. Zudem gaben Caboor und De Looze eine feste Standardbetthöhe von 51,5 cm bzw. 71,5 cm vor, unabhängig von der Größe des jeweiligen Probanden. Danach konnten die Probanden die Betthöhe zwar frei wählen, jedoch stellten beide Autoren fest, dass nur wenige der Probanden die Betthöhe wesentlich verändert hatten: im Mittel + 6,4 cm bzw. + 4,0 cm. Beide Autoren schlossen daraus, dass Pflegekräfte größtenteils gar nicht wissen, was für sie die optimale Arbeitshöhe am Bett ist.

Ein weiterer Grund für die nicht optimale Höheneinstellung der Betten ist sicherlich das fehlende Bewusstsein der Pflegekräfte, wie häufig sie ihren Oberkörper nach vorne neigen. Erst unsere vorangegangenen Studien haben hierzu konkrete Zahlen geliefert. Hinzu kommt das Empfinden der Pflegekräfte, dass die Höhenanpassung der Betten zu viel Zeit in Anspruch nimmt [18]. Hierbei handelt es sich jedoch um eine Fehleinschätzung, denn heutige elektrische Pflegebetten (inkl. 75 kg Last) lassen sich im Durchschnitt mit einer Geschwindigkeit von ca. 1,5 cm/s hochstellen (nach Angaben deutscher Betten-Hersteller). Danach dauert das einmalige Hochstellen eines Bettes von Knie- auf Leistenhöhe 53 bzw. 59 Sekunden, wenn man von einer Höhendifferenz von durchschnittlich ca. 35 cm bei Frauen und 39 cm bei Männern ausgeht (Size Germany). Altenpflegekräfte führen pro Frühdienst im Durchschnitt 6,2 Grundpflegen durch, bei Krankenpflegekräften sind es 3,4 [10]. Wenn bei jeder Grundpflege das Bett von Knie- auf Leistenhöhe hochgestellt würde, ergäbe das beispielsweise für weibliche Pflegekräfte eine Gesamtdauer von nur 5,5 bzw. 3,0 Minuten pro Frühdienst, die eine Pflegekraft für das Anpassen der Betthöhe aufwenden müsste.

Caboor [5] untersuchte zusätzlich mithilfe der 15-stufigen Borg-Skala, ob die Anpassung der Betthöhe auch einen Einfluss auf die empfundene Anstrengung hat. Jedoch fand die Studiengruppe keinen Unterschied im Anstrengungsempfinden (12,85 vs. 12,93). Die Autoren vermuteten, dass die von den Probanden frei gewählte Anpassung der Betthöhe (im Mittel + 6,4 cm bzw. + 4,0 cm) zu gering gewesen war, um einen Effekt zeigen zu können. Diese Vermutung wird durch unsere Ergebnisse unterstützt, da in der vorliegenden Studie durch die deutlichen Unterschiede der drei Betthöhen ein signifikanter Effekt für die empfundene Anstrengung nachgewiesen wurde.

Gegen den Einsatz höhenverstellbarer Betten spricht scheinbar eine fragebogenbasierte Untersuchung von Trinkoff et al. [20]. Die Studiengruppe kam zu dem Ergebnis, dass u. a. das Vorhandensein von höhenverstellbaren Betten mit einer höheren Wahrscheinlichkeit von Rückenbeschwerden assoziiert war. Dies ist sogar recht wahrscheinlich, allerdings sind die höhenverstellbaren Betten nicht als Ursache für die Rückenbeschwerden zu sehen, sondern vielmehr die Tatsache, dass solche Betten vermehrt bei Patienten mit hoher Pflegebedürftigkeit eingesetzt werden [9, 10].

Das Arbeiten mit dem Bett auf Leistenhöhe war für die meisten Probanden ungewohnt und auch der Einsatz des Hockers im Bad stieß zunächst eher auf Ablehnung. Diese als ungewohnt empfundenen Arbeitsweisen hatten daher eventuell einen Einfluss auf die empfundene Anstrengung. Wir vermuten, dass die Probanden die neuen Arbeitsweisen nach einer Eingewöhnungsphase als noch entlastender bewertet hätten. Wichtig ist, an dieser Stelle auch darauf hinzuweisen, dass die als optimal gefundene Betthöhe (Leistenhöhe) nur für Pflegetätigkeiten gilt und nicht für das Bewegen von Patienten, z. B. in Richtung Kopfende oder aus dem Bett heraus. Die hier geltenden Bedingungen müssen gesondert untersucht werden.

Unsere Untersuchungen zeigen, dass Pflegekräfte einen großen Einfluss darauf haben, ihre Arbeit ergonomischer zu gestalten. Für die grundpflegerische Versorgung von Patienten oder Bewohnern lohnt es sich, das Bett konsequent auf Leistenhöhe hochzustellen; je stärker die Pflegebedürftigkeit ist, desto mehr unergonomische Haltungen können dadurch vermieden werden. Für die Grundpflege im Bad sollte vor allem bei der Versorgung der Patientenbeine und -füße ein Hocker genutzt werden. So müssen sich die Pflegekräfte weder im Stehen stark nach unten beugen, noch vor dem Patienten auf dem Boden knien, was besonders für ältere Pflegekräfte problematisch sein könnte. Außerdem entsteht hier noch ein wunderbarer (positiver) Nebeneffekt: Sitzt die Pflegekraft auf einem Hocker, begegnet sie dem Patienten auf gleicher Augen- und Ohrenhöhe. Dies führt besonders bei älteren Menschen, deren Seh- und Hörfähigkeit oft eingeschränkt ist, zu einer verbesserten Kommunikationsmöglichkeit.

Die Untersuchungen machen aber auch deutlich, wie wichtig vor allem das Vorhandensein von höhenverstellbaren Betten in den Einrichtungen ist. Unser Appell richtet sich daher nicht nur an die Pflegekräfte, vermehrt auf ihre Körperhaltung zu achten, sondern auch an die Entscheidungsträger in den Einrichtungen, die dafür verantwortlich sind, dass eine umfassende Ausstattung mit höhenverstellbaren Betten gewährleistet ist. Erst dann haben Pflegekräfte die Möglichkeit, entsprechend auf ihre Körperhaltung zu achten und ergonomisch zu arbeiten.

Schlussfolgerung

Zusammenfassend zeigt die vorliegende Studie, dass ein signifikanter Zusammenhang zwischen der Betthöhe, dem Zeitanteil in aufrechter Körperhaltung und der empfundenen Anstrengung besteht: Je höher das Bett eingestellt ist, desto höher ist der Zeitanteil, den Pflegekräfte in aufrechter Haltung arbeiten und desto weniger anstrengend empfinden sie die ausgeführten Tätigkeiten. Es ist daher empfehlenswert, das Bett für grundpflegerische Tätigkeiten auf Leistenhöhe zu stellen. Bei der Grundpflege im Bad führt der Einsatz eines Hockers zu dem größten Zeitanteil in aufrechter Haltung und diese Arbeitsweise wird als am wenigsten belastend empfunden. Pflegekräfte haben einen großen Einfluss auf ihre Körperhaltung, wenn in den Einrichtungen höhenverstellbare Betten für die Versorgung der Patienten und Bewohner zur Verfügung stehen. Und die konsequente Höhenanpassung der Betten lohnt sich – rund fünf Minuten investierte Zeit für das Hochstellen der Betten, dann können Pflegekräfte einen Großteil der Schicht in ergonomischer Körperhaltung arbeiten.

Literatur

[1] International Organization of Standardization. Ergonomics – Evaluation of static working postures. ISO 11226, 2000

[2] DIN Deutsches Institut für Normung e.V. Sicherheit von Maschinen – Menschliche körperliche Leistung – Teil 4: Bewertung von Körperhaltungen und Bewegungen bei der Arbeit an Maschinen; Deutsche Fassung EN 1005-4:2005, Beuth Verlag GmbH, Berlin, 2005

[3] Borg G. Psychophysical scaling with applications in physical work and the perception of exertion. Scand J Work Environ Health 1990; 16 Suppl 1: 55–58

[4] Byrns G, Reeder G, Jin G, Pachis K. Risk factors for work-related low back pain in registered nurses, and potential obstacles in using mechanical lifting devices. J Occup Environ Hyg 2004; 1: 11–21

[5] Caboor DE, Verlinden MO, Zinzen E, Van RP, Van Riel MP, Clarys JP. Implications of an adjustable bed height during standard nursing tasks on spinal motion, perceived exertion and muscular activity. Ergonomics 2000; 43: 1771–1780

[6] de Looze MP, Zinzen E, Caboor D, Heyblom P, van BE, Van RP, Toussaint HM, Clarijs JP. Effect of individually chosen bed-height adjustments on the low-back stress of nurses. Scand J Work Environ Health 1994; 20: 427–434

[7] Ellegast R, Hermanns I, Schiefer C: Workload Assessment in Field Using the Ambulatory CUELA System. In: Duffy VG (Hrsg.): Digital Human Modeling. Springer Berlin Heidelberg, 2009; 221–226

[8] Engkvist IL, Hjelm EW, Hagberg M, Menckel E, Ekenvall L. Risk indicators for reported over-exertion back injuries among female nursing personnel. Epidemiology 2000; 11: 519–522

[9] Freitag S, Ellegast R, Dulon M, Nienhaus A. Quantitative Measurement of Stressful Trunk Postures in Nursing Professions. Ann Occup Hyg 2007; 51: 385–395

[10] Freitag S, Fincke-Junod I, Seddouki R, Dulon M, Hermanns I, Kersten JF, Larsson TJ, Nienhaus A. Frequent Bending – An Underestimated Burden in Nursing Professions. Ann Occup Hyg 2012; 56: 697–707

[11] Gagnon M, Chehade A, Kemp F, Lortie M. Lumbo-sacral loads and selected muscle activity while turning patients in bed. Ergonomics 1987; 30: 1013–1032

[12] Habibi E, Pourabdian S, Atabaki AK, Hoseini M. Evaluation of Work-related

Psychosocial and Ergonomics Factors in Relation to Low Back Discomfort in Emergency Unit Nurses. Int J Prev Med 2012; 3: 564–568
[13] Harber P, Shimozaki S, Gardner G, Billet E, Vojtecky M, Kanim L. Importance of non-patient transfer activities in nursing-related back pain: II. Observational study and implications. J Occup Med 1987; 29: 971–974
[14] Hignett S. Postural analysis of nursing work. Appl Ergon 1996; 27: 171–176
[15] Hodder JN, Holmes MW, Keir PJ. Continuous assessment of work activities and posture in long-term care nurses. Ergonomics 2010; 53: 1097–1107
[16] Menzel NN. Back pain prevalence in nursing personnel: measurement issues. AAOHN J 2004; 52: 54–65
[17] National Institute for Occupational Safety and Health, U.S. Department of Health and Human Services (NIOSH: Low-back musculoskeletal disorders: Evidence for work-relatedness. In: Bernard BP (Hrsg.): Musculoskeletal disorders and workplace factors – A critical review of epidemiologic evidence for work-related musculoskeletal disorders of the neck, upper extremity and low back. DHHS (NIOSH) Publication No. 97–141, 1997; 6-1-6-96
[18] Petzäll K, Berglund B, Lundberg C. The staff's satisfaction with the hospital bed. J Nurs Manag 2001; 9: 51–57
[19] Podniece Z. Preventing work-related back pain across Europe. J R Soc Promot Health 2007; 127: 159–160
[20] Trinkoff AM, Brady B, Nielsen K. Workplace prevention and musculoskeletal injuries in nurses. J Nurs Adm 2003; 33: 153–158
[21] Wilke HJ, Neef P, Caimi M, Hoogland T, Claes LE. New in vivo measurements of pressures in the intervertebral disc in daily life. Spine 1999; 24: 755–762

8 Validierung der Nurse-Work-Instability-Scale-Ergebnisse der Baseline – Befragung einer prospektiven Studie an einer Kohorte von Altenpflegekräften

M. Harling, A. Schablon, A. Nienhaus

Zusammenfassung

Einleitung: Gesundheitliche Probleme führen bei Pflegekräften häufiger zu einem vorzeitigen Ausstieg aus dem Beruf. Wenn es gelingt, frühe Anzeichen für die Entwicklung einer Arbeitsunfähigkeit bei Pflegekräften zu entdecken, könnte durch entsprechende Maßnahmen der Primär- und frühen Sekundärprävention eine Arbeitsunfähigkeit verhindert werden. Mit diesem Ziel wurde die Nurse-Work-Instability-Scale (Nurse-WIS) in England entwickelt. Das Erhebungsinstrument wurde ins Deutsche übersetzt und in einer prospektiven Studie an einer Kohorte von Altenpflegekräften validiert. Anhand der Daten der Baseline-Untersuchung wurden die Reliabilität, die Konstruktvalidität und die konvergente Kriteriumsvalidität getestet.

Methode: Altenpflegekräfte füllten einen Fragebogen aus, der neben der Nurse-WIS andere Befragungsinstrumente (u. a. SF12, WAI, SPE) enthielt. Außerdem wurden Selbstangaben über die Anzahl der Arbeitsunfähigkeitstage und den Bezug einer Erwerbsminderungsrente erfasst. Es wurde die psychometrische Itemschwierigkeit (P), der Trennschärfekoeffizient (rjt) und die interne Konsistenz nach Cronbach's-Koeffizienten betrachtet. Die Hypothesen zur Überprüfung der Konstruktvalidität wurden anhand von Korrelationen geprüft. Die konvergente Kriteriumsvalidität wurde anhand des Chi^2 nach Pearson und die differenzielle Validität wurde anhand der binär logistischen Regression geprüft.

Ergebnisse: Es nahmen 396 Personen (Response 21,3 %) teil. Über 80 % waren weiblich und die Mehrheit arbeitete als Vollzeitkraft in Wechselschicht. Nach Prüfung der Trennschärfe wurden 2 Items aus der Nurse-WIS entfernt, wobei nach Cronbach's (0,927) eine hohe Messgenauigkeit der Skala mit 28 Items vorliegt. Alle Hypothesen und Annahmen zur Prüfung der Validität haben sich bestätigt: Bei einem erhöhtem Risiko nach Nurse-WIS nimmt die gesundheitsbezogene Lebensqualität, die Arbeitsfähigkeit sowie die Arbeitszufriedenheit ab. Depressive Symptome und eine schlechte subjektive Prognose der Erwerbsfähigkeit kommen häufiger vor. Gleichzeitig sind Muskel-Skelett-Erkrankungen (MSE) und psychische Befindlichkeitsstörungen häufiger. Allerdings hat auch das Alter einen Einfluss auf das Ergebnis der Nurse-WIS: Bei den unter 35-Jährigen haben 12,0 % ein erhöhtes Risiko, bei den über 55-Jährigen waren es 50 %.

Schlussfolgerung: Diese Studie stellt bisher die einzige Validierungsstudie der Nurse-WIS dar. Die Nurse-WIS weist eine gute Reliabilität und Validität auf und es kann von einer guten Messgenauigkeit ausgegangen werden. Die Nurse-WIS scheint geeignet, den Präventions- und Rehabilitationsbedarf bei Pflegekräften zu erfassen. Sollte sich die Nurse-WIS im Follow-up ebenfalls als zuverlässiges Screening-Instrument mit guten Prognosefähigkeiten erweisen, könnte sie den frühzeitigen Einsatz von geeigneten Maßnahmen gewährleisten und somit helfen, dem vorzeitigen Berufsausstieg von Pflegekräften und dem erwarteten Pflegekräftemangel entgegenzuwirken.

Hintergrund

Durch die demografische Entwicklung in Deutschland wird eine deutliche Zunahme pflegebedürftiger Menschen und damit ein Mehrbedarf von 500.000 Pflegekräften erwartet [4, 7, 12, 20, 71].

Dies erfordert unter anderem, die Gesundheit und die berufliche Motivation der Pflegekräfte bis zum Renteneintritt zu erhalten. Allerdings geht die Tätigkeit in der Pflege mit erheblichen Belastungen einher, die besonders für Beschäftigte im Alter von über 50 Jahren eine Herausforderung darstellen können. In der Literatur zeigt sich, dass mit zunehmendem Alter die Arbeitsfähigkeit von Kranken- und Altenpflegekräften abnimmt [15] und Beschwerden in der Halswirbelsäule und der Lendenwirbelsäule häufiger vorkommen [22, 47, 49]. Pflegekräfte haben außerdem ein erhöhtes Risiko für die Entstehung von muskuloskelettalen Erkrankungen [1, 16, 41, 56, 59]. Beim Transfer von Patienten müssen hohe Gewichte bewegt werden [14, 23, 46, 57]. Zusätzliche Risikofaktoren sind das häufige Beugen und Verdrehen des Oberkörpers sowie statische Körperhaltungen [21, 22, 24, 26, 27, 35, 48, 53]. In der Literatur zeigen sich bei Pflegepersonal Prävalenzraten von Beschwerden im Rückenbereich von 30 % bis 60 % [51, 62, 76]. Des Weiteren sind in der Pflege Burnout und psychische Beeinträchtigungen sowie eine geringe Arbeitszufriedenheit und ein schlechter allgemeiner Gesundheitszustand häufig [28, 34, 49, 58, 68, 78, 79].

Erkrankungen des Muskel-Skelett-Systems und psychiatrische Erkrankungen (z. B. Depression) sind außerdem die häufigsten Ursachen für eine Langzeit-Arbeitsunfähigkeit und Arbeitnehmer über 50 Jahren sind davon häufiger betroffen [5].

Langzeit-Arbeitsunfähigkeit aufgrund solcher Erkrankungen ist häufig ein Durchgangsstadium zu einer Erwerbsminderung oder Erwerbsunfähigkeit [33]. Wenn aufgrund einer erheblichen gesundheitlichen Einschränkung eine Erwerbstätigkeit nicht mehr oder nur eingeschränkt möglich ist, bekommen die Betroffenen in Deutschland eine Erwerbsminderungsrente. Psychiatrische Erkrankungen, Muskel-Skelett-Erkrankungen und Krebs sind die häufigsten Ursachen für eine Erwerbsminderungsrente [66].

Harling et al. [37] stellen fest, dass Pflegekräfte häufiger eine Erwerbsminderungsrente beziehen als andere Berufsgruppen. Außerdem waren bei Pflegekräften Muskel-Skelett-Erkrankungen (MSE) häufiger der Anlass für eine Rehabilitation und nach der Rehabilitation war das Risiko, eine Erwerbsminderungsrente in Anspruch nehmen zu müssen im Vergleich zu anderen Berufsgruppen erhört.

Wenn im Zuge der demografischen Entwicklung der Anteil der Pflegekräfte, die eine Erwerbsminderungsrente beziehen, zunimmt, wird sich die angespannte Lage in dem Sektor der Alten- und Krankenpflege zuspitzen.

Um dem prognostizierten Pflegekräftemangel entgegenzuwirken, ist die Erhaltung der Erwerbsfähigkeit von Pflegekräften erforderlich. In vielen Studien zeigt sich, dass Interventionen effektiv waren, die sich an Personen mit ersten Symptomen einer Muskel-Skelett-Erkrankung [54, 55, 75] oder an Personen mit einem erhöhten Risiko für eine Erwerbsminderung [18] richten. Solche Angebote könnten auch für die Erhaltung der Erwerbsfähigkeit von Pflegekräften sinnvoll sein. Für das Angebot frühzeitiger Interventionen für gefährdete Pflegekräfte fehlen bisher effektive Screening-Instrumente. Ein neuer Fragebogen, der diesen Anforderungen zu entsprechen scheint, ist die Nurse-Work-Instability-Scale (Nurse-WIS) [29]. Dieser Fragebogen liegt bisher allerdings nur in englischsprachiger Version vor. Aufgrund dessen wurde eine Übersetzung des Fragebogens ins Deutsche und eine Validierung dieser Version der Nurse-WIS in einer prospektiven Studie an einer Kohorte von Altenpflegekräften vorgenommen. Im Folgenden werden die Ergebnisse der Baseline-Untersuchung vorgestellt, wobei die Reliabilität, die Konstruktvalidität und die konvergente Kriteriumsvalidität getestet wurden.

Methoden

Die Nurse-Work-Instability-Scale (Nurse-WIS)

Das Konzept der Work Instability wurde an der University of Leeds in der Forschergruppe um Gilworth entwickelt. Grundlage des Konzepts ist, dass einer Erwerbsminderung oder -unfähigkeit in der Regel ein Zeitintervall vorausgeht, in dem der Betroffene zunehmend Schwierigkeiten hat, seine Arbeitsaufgaben zu erfüllen [31]. Interventionen, die zu diesem Zeitpunkt eingesetzt werden, können den drohenden Verlust der Erwerbsfähigkeit verhindern. Demzufolge ist eine frühzeitige Identifikation einer „Work Instability" der Schlüssel, um eine Verschlechterung der Situation der Betroffenen zu vermeiden und eine lange Arbeitsunfähigkeitszeit bzw. Erwerbsminderung zu verhindern [31]. Das Konzept der Work Instability wurde bereits für verschiedene klinische Fachgebiete wie die rheumatoide Arthritis [31], für Morbus Bechterew [32] und für den Zustand nach einem Schädel-Hirn-Trauma erforscht [30]. Die Nurse-Work-Instability-Scale (Nurse-WIS) ist ein berufsspezifisches Instrument zur Erfassung von Pflegekräften, die Schwierigkeiten haben, ihrer beruflichen Tätigkeit nachzukommen [29]. Sie erfasst neben Beschwerden einer Muskel-Skelett-Erkrankung psychosoziale Faktoren. Die Skala besteht aus 30 Items, die mit 1 = „richtig" und 0 = „falsch" beantwortet werden können. Zur Berechnung eines Summenscores werden die Punkte der Antworten addiert. Je höher der Wert dieses Summenscores ist, desto höher ist auch das Risiko für eine Work Instability. Bei einem Score < 10 Punkten besteht ein geringes Risiko, bei 10–19 Punkten ein mittleres Risiko und bei einem Wert ≥ 20 Punkten ein erhöhtes Risiko für eine Work Instability [29].

Die Nurse-WIS wurde anhand einer „forward-backward procedure“ in die deutsche Sprache übersetzt [36]. Die englische Originalversion wurde dabei zunächst in die deutsche Sprache übersetzt. Diese Fassung wurde dann ins Englische zurückübersetzt. In einem Experten-Workshop (1 Arbeitsmediziner, 1 Epidemiologe, 1 Professor der Pflegewissenschaften, 2 Gesundheitswissenschaftler, 1 Psychologin) wurden die englische Originalversion, die deutsche Version und deren zurückübersetzte Version verglichen, diskutiert und über das „Commitee Assessment“ befunden. Diese Version wurde in einem Pretest mit n = 87 getestet, wobei sich keine nennenswerten Änderungen ergaben.

Das Studiendesign, Akquise der Studienteilnehmer und der Datenschutz

Um die Reliabilität, die Validität sowie die Prognosefähigkeit der Nurse-WIS zu testen, wurden Altenpflegekräfte in einer prospektiven Kohortenstudie untersucht. Bei der Baseline-Untersuchung füllten die Studienteilnehmer standardisierte Fragebögen (Ende 2010) aus. Ein Jahr später erfolgte dann das Follow-up. Anhand der Daten aus der Baseline-Untersuchung wurden die Reliabilität und die Validität der Nurse-WIS geprüft, diese werden im Folgenden dargestellt. Anhand der Daten aus dem Follow-up soll die Prognosefähigkeit der Nurse-WIS getestet werden.

Die Akquise der Studienteilnehmer erfolgte über Einrichtungen der stationären Altenpflege. Die Auswahl der Einrichtungen erfolgte mittels Ziehung einer randomisierten Stichprobe der Mitgliedsbetriebe des Kooperationspartners Berufsgenossenschaft für Gesundheitsdienst und Wohlfahrtspflege (BGW). Diese Einrichtungen wurden von der BGW telefonisch kontaktiert und informiert. Bei Zustimmung zu der Studie erhielten die Einrichtungen die Studienunterlagen, die sie auf der Arbeitsstelle für ihre Beschäftigten auslegten. Insgesamt wurden 83 Altenpflegeeinrichtungen kontaktiert, 29 (34,9 %) waren bereit, an der Studie teilzunehmen. Die Studienunterlagen waren in Blanko-Form jeweils einzeln in einem DIN-A4-Umschlag verpackt. Jeder Umschlag enthielt ein Informationsschreiben zur Studie und zum Datenschutz, eine Einwilligungserklärung, den Fragebogen und einen adressierten und frankierten Rückumschlag. Der Rückumschlag war an das Universitätsklinikum Hamburg-Eppendorf, Competenzzentrum Epidemiologie und Versorgungsforschung bei Pflegeberufen (CVcare) adressiert, das die Auswertung vorgenommen hat. Die Pflegekräfte konnten die ausliegenden Studienunterlagen entweder auf der Arbeitsstelle oder zu Hause ausfüllen und dann zurücksenden. Die Einrichtung als Arbeitgeber hatte also weder Kenntnis darüber, welche Pflegekraft an der Studie teilgenommen hat, noch hatte sie Einblick in die ausgefüllten Studienunterlagen. Dieses Verfahren wurde mithilfe des Hamburger Beauftragten für Datenschutz entwickelt; zudem liegt ein positives Votum der Ethikkommission der Hamburger Ärztekammer zur Durchführung der Studie vor. Von Mai bis Juni 2010 wurde ein Pretest (Response 37 %) durchgeführt.

Das Erhebungsinstrument, Ein- und Ausschlusskriterien

Mit dem Fragebogen wurden soziodemografische Merkmale (Geschlecht, Alter, Herkunftsland, Schulbildung) sowie Daten zur beruflichen Situation (Dauer der Berufstätigkeit, Umfang der Beschäftigung (z. B. Vollzeit), Wechselschicht etc.) erfasst. Angaben zum Antrag auf Frührente bzw. zum Antrag auf Erwerbsminderungsrente wurden anhand von zwei Fragen erfasst („Tragen Sie sich zurzeit mit dem Gedanken, einen Rentenantrag (Frührente aus Gesundheitsgründen oder Erwerbsminderungsrente) zu stellen?", „Haben Sie bereits einen Rentenantrag gestellt?").

Neben der Nurse-WIS kamen außerdem andere validierte und geprüfte Skalen zum Einsatz:

- Work Ability Index (WAI) [39, 44]
- Short Form 12 (SF-12) [9–11]
- Subjektive Prognose der Erwerbsfähigkeit (SPE) [60, 61]
- Skala zur Erfassung der Arbeitszufriedenheit aus der deutschen Version des standardisierten Copenhagen-Psychosocial-Questionnaire-Fragebogens (Arbeitszufriedenheit COPSOQ) [64, 65]
- Allgemeine Depressionsskala (ADS) [40]

Die Anzahl der Arbeitsunfähigkeitstage und der jeweilige Grund pro Arbeitsunfähigkeitsfall wurden für die vorangegangenen 12 Monate erfasst. Aus diesen Angaben wurden zentrale Untersuchungsvariablen gebildet:

- Gesamtzahl der Arbeitsunfähigkeitstage in den vorangegangenen 12 Monaten.
- Langzeit-Arbeitsunfähigkeit in den vorangegangenen 12 Monaten (> 42 Tage pro Arbeitsunfähigkeitsfall).
- Unter Langzeit-Arbeitsunfähigkeit versteht man in Deutschland eine Arbeitsunfähigkeit von > 42 Tagen, da nach diesem Zeitraum die Entgeltfortzahlung durch den Arbeitgeber durch die Krankengeldzahlung der Krankenkassen ersetzt wird [5].
- Beschwerden und Symptome von arbeitsbezogenen Muskel-Skelett-Erkrankung (MSE).
- Derzeit gibt es keine einheitliche Definition, welche Erkrankungen zu den arbeitsbezogenen MSE gezählt werden. In der Literatur werden Erkrankungen des Rückens und der oberen Extremität als arbeitsbezogene Muskel-Skelett-Erkrankungen betrachtet [3, 38, 69].
- Psychische Befindlichkeitsstörungen.
- Unter diesem Begriff wurden Angaben der Studienteilnehmer zum Grund einer Arbeitsunfähigkeit wie „Burnout", „totale Erschöpfung" oder „depressive Verstimmung" zusammengefasst.
- Andere Erkrankungen.
- Alle anderen Erkrankungen wie akute Atemwegsinfektionen, Magen-Darm-Erkrankungen, degenerative Erkrankungen und Verletzungen wurden unter diesem Begriff zusammengefasst.

Da für die Analyse die Anzahl der Arbeitsunfähigkeitstage und der Grund pro Arbeitsunfähigkeitsfall zentrale Untersuchungsvariablen darstellen, wurden Personen, die keine Angaben zu diesen Punkten gemacht hatten aus der Studie ausgeschlossen. Des Weiteren wurden Personen, die nicht als Altenpfleger berufstätig waren (z. B. ehrenamtliche Helfer) ausgeschlossen.

Prüfung der Reliabilität

Es wurde die psychometrische Itemschwierigkeit (P), der Trennschärfekoeffizient (rjt) und die interne Konsistenz anhand des α-Koeffizienten nach Cronbach betrachtet. P beschreibt den Prozentsatz der Personen, die in der Nurse-WIS die Antwort „trifft zu" angekreuzt haben. Items mit extrem niedrigen oder hohen P können Personenunterschiede nicht sichtbar machen [8]. Daher wurden Items mit $P < 0,1$ oder $P > 0,9$ ausgeschlossen. Bei rjt sind möglichst hohe Werte erstrebenswert, Items mit negativen Trennschärfen sind für die Skala ungeeignet [6, 8]. Daher wurden Items mit Trennschärfen $rjt < 0,3$ ausgeschlossen.

Der α-Koeffizient kann Werte zwischen minus unendlich und 1 annehmen, wobei Reliabilitäten zwischen $\alpha \geq 0,8$ bis $\alpha \geq 0,9$ als mittelmäßig und Reliabilitäten mit einem $> 0,9$ als hoch angesehen werden [6].

Prüfung der Konstruktvalidität

Konstruktvalidität liegt vor, wenn aus dem zu messenden Zielkonstrukt Hypothesen ableitbar sind, die anhand der Testwerte bestätigt werden können. Korrelationskoeffizienten zwischen 0,4 und 0,6 werden als mittelmäßige und Koeffizienten über 0,6 als hohe Validität eingestuft [6]. Für die Prüfung der Konstruktvalidität wurde als Ergebnis der Nurse-WIS der Summenscore der Skala verwendet. Die Hypothesen zur Prüfung der Konstruktvalidität sind:

- „Bei einem erhöhten Risiko nach Nurse-WIS nimmt die gesundheitsbezogene Lebensqualität (SF12) ab."
- „Bei einem erhöhten Risiko nach Nurse-WIS nimmt die Arbeitsfähigkeit (WAI) ab."
- „Bei einem erhöhten Risiko nach Nurse-WIS ist die Arbeitszufriedenheit (COPSOQ) gering."
- „Bei einem erhöhten Risiko nach Nurse-WIS nimmt die Wahrscheinlichkeit von depressiven Verstimmungen (ADS) zu."
- „Bei einem erhöhten Risiko nach Nurse-WIS wird die Erwerbsfähigkeit subjektiv (SPE) als gefährdet eingeschätzt."

Prüfung der konvergenten Kriteriumsvalidität

Kriteriumsvalidität liegt vor, wenn das Ergebnis einer Skala zur Messung einer latenten Variable mit den Ergebnissen eines entsprechenden manifesten Kriteriums übereinstimmt [6]. Als manifeste Kriterien wurde die Variable zum Vorliegen von bestimmten Erkrankungen herangezogen. Die Risikokategorien der Nurse-WIS wurden dichotomisiert, sodass eine neue Variable mit den Ausprägungen „geringes/mittleres Risiko" und „hohes Risiko" entstand. Anhand des Chi^2 nach Pearson wurde geprüft, ob die Kriterien mit dem Ergebnis der Nurse-WIS in Zusammenhang stehen. Im Folgenden werden die zugrunde liegenden Annahmen und Hypothesen zur Prüfung der konvergenten Kriteriumsvalidität beschrieben.

- **Arbeitsbezogene Muskel-Skelett-Erkrankungen (MSE)**
  Arbeitsunfähigkeit im Vorjahr aufgrund von MSE ist ein Prädiktor für Langzeitarbeits-Arbeitsunfähigkeit im Folgejahr [5, 77]. Daher wird erwartet, dass Personen mit einer MSE häufiger ein erhöhtes Risiko nach der Nurse-WIS aufweisen.
- **Psychische Befindlichkeitsstörungen**
  Psychosoziale Faktoren stehen häufig mit der Entstehung und Chronifizierung von MSE in Zusammenhang [25, 42, 67, 70]. Außerdem sind MSE mit Burnout und Depressionen assoziiert [52, 70]. Psychische Befindlichkeitsstörungen im Vorjahr sind außerdem Prädiktoren für eine Langzeit-Arbeitsunfähigkeit im Folgejahr [2, 5]. Daher wird erwartet, dass Personen mit psychischen Befindlichkeitsstörungen häufiger ein erhöhtes Risiko nach Nurse-WIS angeben.

Prüfung der differenziellen Validität

Im Rahmen der konvergenten Kriteriumsvalidität ist außerdem die differenzielle Validität einer Skala von Interesse. Die differenzielle Validität beschreibt, dass Zusammenhänge zwischen dem Kriterium und dem Ergebnis der Skala in unterschiedlichen Populationen verschieden ausfallen können [6]. Da die Häufigkeit von MSE mit dem Alter zunimmt [5, 33], lässt sich vermuten, dass bei älteren Pflegekräften häufiger eine MSE auftritt. Aufgrund dessen könnte das Alter als Moderatorvariable wirken. Ebenso könnten das Geschlecht, der Schulabschluss, die Art der Ausbildung in der Pflege sowie die Dauer der Berufstätigkeit als Moderatorvariablen wirken. Wenn die Nurse-WIS geeignet ist, wird jedoch erwartet, dass das Ergebnis der Skala unabhängig von den genannten Moderatorvariablen mit den Kriterien (MSE, psychische Befindlichkeitsstörungen) zur Überprüfung der konvergenten Kriteriumsvalidität in Zusammenhang steht.

Um den Einfluss der Moderatorvariablen zu prüfen, wurde die binär logistische Regression durchgeführt. Zur Modellbildung wurde das Verfahren nach Hosmer und Lemeshow [43] „stepwise downwards" angewendet. Im endgültigen Modell verbleiben die Variablen, die einen Einfluss auf die Zielvariable (Risiko nach der Nurse-WIS) haben.

Ergebnisse

Beschreibung der Studienpopulation

Es wurden 1.816 Fragebögen an 29 Altenpflegeeinrichtungen versendet. 396 Personen hatten den Fragebogen vollständig ausgefüllt und erfüllten die Einschlusskriterien (21,3 %). Über 80 % der Studienteilnehmer sind weiblich, die meisten der Personen sind im Alter zwischen 36 und 45 Jahren bzw. zwischen 46 und 55 Jahren. Über die Hälfte hat einen Realschulabschluss. Über 60 % haben eine 3-jährige Ausbildung in der Alten- oder Krankenpflege absolviert. 44,4 % der Studienteilnehmer arbeiten seit 0–10 Jahren in der Pflege, 30,6 % arbeiten seit 11–20 Jahren, 14,6 % seit 21–30 Jahren und über 10 % arbeiten seit über 30 Jahren in der Pflege. Der größte Teil der Studienteilnehmer arbeitet als Vollzeitkraft und die meisten arbeiten in Wechselschicht ohne Nachtdienst *(Tab. 1)*.

Tabelle 1: Beschreibung der Studienpopulation

	T1 **n = 396**
Geschlecht	% (n)
weiblich	82,6 % (327)
männlich	17,4 % (69)
Alter	
17 bis 35 Jahre	37,9 % (150)
36 bis 45 Jahre	26,8 % (106)
46 bis 55 Jahre	26,3 % (104)
über 55 Jahre	9,1 % (36)
aufgewachsen in	
Deutschland	86,6 % (343)
außerhalb Deutschlands	13,4 % (53)
Schulabschluss	
Haupt-, Volksschulabschluss	28,5 % (113)
Realschulabschluss[1]	53,3 % (211)
Fach- oder Hochschulreife/ Abitur	18,2 % (72)
Berufsausbildung	
exam. Alten- oder Krankenpfleger	61,9 % (245)
Alten- oder Krankenpflegehelfer	23,7 % (94)
Mitarbeiter ohne Pflegeausbildung[2]	14,4 % (57)
Berufsdauer	
0–10 Jahre	44,4 % (176)
11–20 Jahre	30,6 % (121)
21–30 Jahre	14,6 % (58)
mehr als 30 Jahre	10,4 % (41)
Umfang der Beschäftigung	
Vollzeitkraft (wöchentl. ≥ 35 Std.)	68,9 % (273)
Teilzeitkraft (wöchentl. 15–34 Std.)	29,3 % (116)
Teilzeitkraft (wöchentl. < 15 Std.)	1,8 % (7)
Arbeitszeit	
Wechselschicht ohne Nachtdienst	56,6 % (224)
Wechselschicht mit Nachtdienst	26,3 % (104)
Tagdienst mit immer derselben Arbeitszeit	9,8 % (39)
Ausschließlich Nachtdienst	7,3 % (29)

[1] oder polytechnische Oberschule
[2] und Auszubildende, Zivildienstleistende und Personen im Freiwilligen Sozialen Jahr

Arbeitsunfähigkeiten, Erwerbsminderungsrenten und Nurse-WIS

Etwa 20 % der Teilnehmer waren aufgrund einer Muskel-Skelett-Erkrankung (MSE) in den vorangegangenen 12 Monaten arbeitsunfähig. Bei 6,3 % war eine psychische Befindlichkeitsstörung der Grund. Der häufigste Grund (44,9 %) für eine Arbeitsunfähigkeit waren andere Erkrankungen (z. B. akute Atemwegsinfektion). Eine Langzeit-Arbeitsunfähigkeit aufgrund von MSE lag bei 2,5 % vor, eine Langzeit-Arbeitsunfähigkeit aufgrund von psychischen Befindlichkeitsstörungen bei 1,3 %. Einen Antrag auf Frührente oder Erwerbsminderungsrente gestellt zu haben, gaben 2 Personen (0,5 %) an. Im Mittel liegt der Summenscore der Nurse-WIS bei 13,1 Pkt. Ein geringes Risiko nach der Nurse-WIS haben 35,1 %, ein mittleres Risiko 41,2 % und ein erhöhtes Risiko haben 23,7 % *(Tab. 2)*.

Tabelle 2: Arbeitsunfähigkeiten, Antrag auf Erwerbsminderungsrente und Ergebnisse der Nurse-WIS

	n = 396 % (n)
Arbeitsunfähigkeiten:	
Muskel-Skelett-Erkrankungen	
nein	79,5 % (315)
ja	20,5 % (81)
psychische Befindlichkeitsstörungen	
nein	93,7 % (371)
ja	6,3 % (25)
degenerative Erkr./Erkr. der unteren Extremität	
nein	94,2 % (373)
ja	5,8 % (23)
andere Erkrankungen	
nein	44,9 % (178)
ja	55,1 % (218)
Langzeit-Arbeitsunfähigkeit (> 42 Tage):	
Langzeit-Arbeitsunfähigkeit aufgrund von MSE	
nein	97,5 % (386)
ja	2,5 % (10)
Langzeit-Arbeitsunfähigkeit aufgrund von psychischen Befindlichkeitsstörungen	
nein	98,7 % (391)
ja	1,3 % (5)

Tabelle 2: Arbeitsunfähigkeiten, Antrag auf Erwerbsminderungsrente und Ergebnisse der Nurse-WIS *(Fort.)*

	n = 396 % (n)
Erwerbsminderungsrenten:	
Antrag auf Erwerbsminderungsrente	
nein	99,5 % (394)
ja	0,5 % (2)
Nurse-WIS	
Summenscore	
Median (IQR)	13,1 Pkt. (12,0 Pkt.)
Minimum/Maximum	0,0 Pkt./28,0 Pkt.
Risikokategorien	% (n)
geringes Risiko (< 10 Pkt.)	35,1 % (139)
mittleres Risiko (10–19 Pkt.)	41,2 % (163)
erhöhtes Risiko (≥ 20 Pkt.)	23,7 % (94)

IQR = Interquartilsabstand (interquartile range)

Reliabilität der Nurse-WIS

Der Schwierigkeitsindex liegt bei allen Items im akzeptablen Bereich. Bei der Trennschärfe wird bei 2 Items ein Koeffizient von rjt < 3 angegeben. Diese Items sind somit nicht geeignet, das Risiko für eine Work-Instability nach Nurse-WIS zu erfassen und wurden aus der Analyse ausgeschlossen. Der Summenscore der Nurse-WIS wird anhand der verbleibenden 28 Items berechnet. Der α-Koeffizienten nach Cronbach liegt bei 0,927, demzufolge liegt eine hohe Reliabilität der Skala mit 28 Items vor (keine Tabelle).

Konstruktvalidität der Nurse-WIS

Alle Hypothesen zur Überprüfung der Konstruktvalidität lassen sich bestätigen *(Abb. 1)*. Zwischen der körperlichen (KSK) und der psychischen Summenskala (PSK) des SF-12 zeigen sich signifikante negative Korrelationen mit dem Summenscore der Nurse-WIS. Bei der KSK (r = -0,668) zeigt sich eine hohe Validität und bei der PSK (r = -0,435) entspricht der Korrelationskoeffizient einer mittelmäßigen Validität. Bezüglich der Arbeitsfähigkeit (WAI) und der Arbeitszufriedenheit (COPSOQ) gibt es signifikante Korrelationen, die für eine hohe Konstruktvalidität sprechen. Mit Zunahme des Risikos nach der Nurse-WIS nimmt die Arbeitsfähigkeit (r = -0,672) sowie die Arbeitszufriedenheit (r = -0,615) ab. Die Wahrscheinlichkeit von depressiven Symptomen (r = 0,601) nimmt zu, wobei ebenfalls eine hohe Validität erreicht wird. Mit Zunahme des Risikos nach Nurse-WIS fällt die subjektive Prognose der Erwerbsfähigkeit (SPE) schlechter aus, wobei mit einem r = 0,534 eine mittelmäßige Validität erreicht wird.

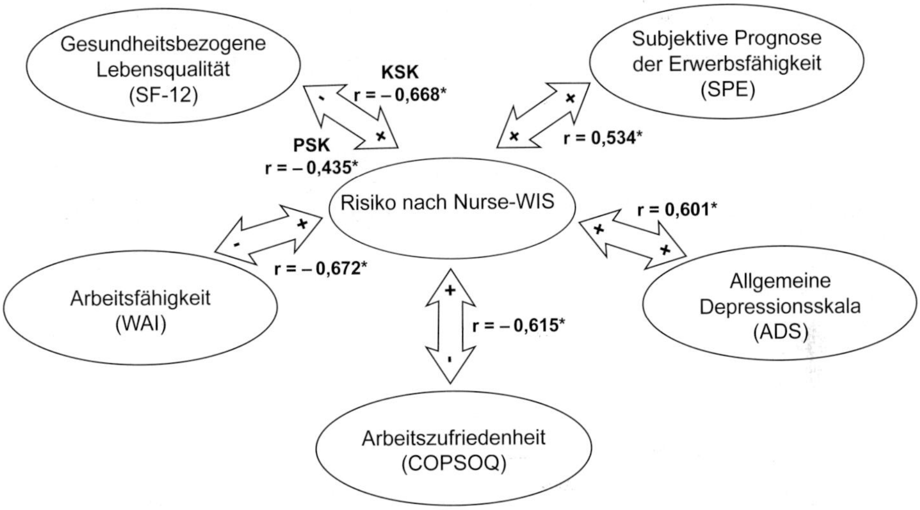

Abbildung 1: Darstellung der Korrelationen zur Prüfung der Konstruktvalidität (n = 396)
r = Korrelation nach Spearman
PHS = Physical Health Subscale
MHS = Mental Health Subscale
* Die Korrelation ist auf dem 0,001-Niveau signifikant (zweiseitig).
= positive Korrelation
= negative Korrelation

Konvergente Kriteriumsvalidität und differenzielle Validität

Die Annahmen und Hypothesen zur Überprüfung der konvergenten Validität lassen sich bestätigen *(Tab. 3)*. Personen mit einer Muskel-Skelett-Erkrankung (MSE) haben häufiger ein erhöhtes Risiko nach der Nurse-WIS (40,7 %) als Personen ohne eine MSE (19,4 %). Ebenso haben Personen, die von einer psychischen Befindlichkeitsstörung betroffen waren, häufiger ein erhöhtes Risiko (44,0 % versus 22,4 %) laut der Nurse-WIS. Wie erwartet zeigen sich keine Zusammenhänge zwischen dem Risiko nach Nurse-WIS und degenerativen Erkrankungen/Erkrankungen der unteren Extremität bzw. anderen Erkrankungen (z. B. akute Atemwegserkrankungen). Signifikante Unterschiede gibt es jedoch beim Alter und bei der Berufsdauer. Bei den Studienteilnehmern im Alter von 17–35 Jahren sind 12,0 % von einem erhöhten Risiko betroffen, im Alter von 36–45 Jahren und von 46–55 Jahren sind es jeweils etwa 27 % und bei über 55 Jahren sind es 50,0 %. Zudem nimmt der Anteil der Personen mit einem erhöhten Risiko nach Nurse-WIS mit der Berufsdauer deutlich zu. Im Endmodell der binär logistischen Regression bleibt

Tabelle 3: Verteilung der Studienpopulation auf die Risikokategorien der Nurse-WIS und Ergebnisse des Endmodells der log. Regression zur Prüfung der differenziellen Validität

Variablen	Nurse-WIS			
	geringes/ mittleres Risiko	erhöhtes Risiko	p-Wert*	Endmodell OR (95 %-CI)
	76,3 % (n = 302)	23,7 % (n = 94)		
Geschlecht				
weiblich	74,6 % (244)	25,4 % (83)		
männlich	84,1 % (58)	15,9 % (11)	0,094	–
Alter				
≤ 35 Jahre	88,0 % (132)	12,0 % (18)		1
36 bis 45 Jahre	72,6 % (77)	27,4 % (29)		2,9 (1,47–5,63)
46 bis 55 Jahre	72,1 % (75)	27,9 % (29)		2,5 (1,27–4,90)
> 55 Jahre	50,0 % (18)	50,0 % (18)	< 0,001	6,7 (2,88–15,54)
aufgewachsen in				
Deutschland	77,3 % (265)	22,7 % (78)		
außerhalb Deutschlands	69,8 % (37)	30,2 % (16)	0,236	–
Schulabschluss				
Haupt-, Volksschulabschluss	72,6 % (82)	27,4 % (31)		
Realschulabschluss	78,7 % (166)	21,3 % (45)		
Fach- oder Hochschulreife/ Abitur	75,0 % (54)	25,0 % (18)	0,451	–
Berufsausbildung				
exam. Alten- oder Kranken-pfleger	74,3 % (182)	25,7 % (63)		
Alten- oder Krankenpflege-helfer	75,5 % (71)	24,5 % (23)		
Mitarbeiter ohne Pflege-ausbildung[1]	86,0 % (49)	14,0 % (8)	0,172	
Berufsdauer				
0–10 Jahre	84,7 % (149)	15,3 % (27)		
11–20 Jahre	71,9 % (87)	28,1 % (34)		
21–30 Jahre	67,2 % (39)	32,8 % (19)		
mehr als 30 Jahre	65,9 % (27)	34,1 % (14)	0,004	–

Tabelle 3: Verteilung der Studienpopulation auf die Risikokategorien der Nurse-WIS und Ergebnisse des Endmodells der log. Regression zur Prüfung der differenziellen Validität *(Fort.)*

Variablen	Nurse-WIS			
	geringes/ mittleres Risiko	erhöhtes Risiko	p-Wert*	Endmodell OR (95 %-CI)
	76,3 % (n = 302)	23,7 % (n = 94)		
Umfang der Beschäftigung				
Vollzeitkraft (wöchentl. ≥ 35 Std.)	77,7 % (212)	22,3 % (61)		
Teilzeitkraft (wöchentl. 15–34 Std.)	72,4 % (84)	27,6 % (32)		
Teilzeitkraft (wöchentl. < 15 Std.)	85,7 % (6)	14,3 % (1)	0,452	–
Arbeitszeit				
Wechselschicht ohne Nachtdienst	77,2 % (173)	22,8 % (51)		
Wechselschicht mit Nachtdienst	72,1 % (75)	27,9 % (29)		
Tagdienst mit immer derselben Arbeitszeit	79,5 % (31)	20,5 % (8)		
ausschließlich Nachtdienst	79,3 % (23)	20,7 % (6)	0,688	–
Muskel-Skelett-Erkrankungen				
nein	80,6 % (254)	19,4 % (61)		1
ja	59,3 % (48)	40,7 % (33)	< 0,001	2,7 (1,59–4,89)
psychische Befindlichkeitsstörungen				
nein	77,6 % (288)	22,4 % (83)		1
ja	56,0 % (14)	44,0 % (11)	< 0,001	2,9 (1,24–6,92)
degenerative Erkr./Erkr. der unteren Extremität				
nein	76,9 % (287)	23,6 % (88)		
ja	73,9 % (17)	26,1 % (6)	0,738	–
andere Erkrankungen				
nein	75,9 % (167)	24,1 % (53)		
ja	77,8 % (137)	22,2 % (39)	0,651	–

[1] und Auszubildende, Zivildienstleistende und Personen im Freiwilligen Sozialen Jahr
* Chi^2 nach Pearson
OR = Odds Ratio
95 %-CI = 95 %-Confidenzintervall

die Variable zum Alter weiterhin enthalten und somit hat das Alter einen Einfluss auf das Risiko nach Nurse-WIS. Demzufolge haben die Studienteilnehmer im Alter von 36–45 Jahren (OR = 2,9; 95 %-CI 1,47–5,63) und im Alter von 46–55 Jahren (OR = 2,5; 95 %-CI 1,27–4,90) eine etwa 3-fach erhöhte Wahrscheinlichkeit für ein erhöhtes Risiko nach Nurse-WIS als die unter 35-Jährigen. Bei Personen, die > 55 Jahre alt sind, gibt es sogar eine etwa 7-fach erhöhte Wahrscheinlichkeit (OR = 6,7; 95 %-CI 2,88–15,54). Die Berufsdauer hat nach Kontrolle für das Alter keinen Einfluss mehr. Allerdings sind im Endmodell ebenfalls die Prüfkriterien für die Kriteriumsvalidität enthalten. Personen mit Muskel-Skelett-Erkrankungen (MSE) (OR = 2,7; 95 %-CI 1,59–4,89) und Personen mit psychischen Befindlichkeitsstörungen (OR = 2,9; 95 %-CI 1,24–6,92) haben eine etwa 3-fach erhöhte Wahrscheinlichkeit für ein erhöhtes Risiko nach Nurse-WIS.

Diskussion

Die vorliegende Studie ist die erste Studie, die eine Übersetzung der englischen Originalversion der Nurse-WIS vorgenommen hat und diese Version validiert. Die psychometrischen Eigenschaften der Nurse-WIS wurden an einem Kollektiv von 396 Altenpflegekräften untersucht. Die Reliabilität und Validität wurden anhand verschiedener Verfahren überprüft, wobei zunächst alle Items akzeptable Schwierigkeitsgrade erreicht hatten. Nach dem Trennschärfekoeffizient allerdings waren 2 Items ungeeignet, sodass die Skala in der deutschen Version aus insgesamt 28 Items besteht. Nach Cronbachs wird für die Skala mit 28 Items eine gute Messgenauigkeit erreicht. Das heißt, die Items der Skala sind geeignet, das Konstrukt („Work Instability") zu erfassen.

Da die deutsche Version der Skala den aus der Theorie und Empirie gebildeten Hypothesen entspricht, kann von einer hohen Konstruktvalidität ausgegangen werden. Mit Zunahme des Risikos nach der Nurse-WIS nimmt die gesundheitsbezogene Lebensqualität, die Arbeitsfähigkeit sowie die Arbeitszufriedenheit ab. Gleichzeitig nimmt die Wahrscheinlichkeit von depressiven Symptomen zu und die subjektive Prognose der Erwerbsfähigkeit fällt schlechter aus. Auch die konvergente Kriteriumsvalidität zeigt gute Werte, da Personen mit einem erhöhten Risiko laut der Nurse-WIS häufiger eine Muskel-Skelett-Erkrankung (MSE) oder psychische Befindlichkeitsstörung aufweisen. Damit erfasst die Skala, was sie erfassen soll. Neben diesem Zusammenhang stellt sich allerdings auch das Alter als ein Einflussfaktor dar. Ältere Personen haben häufiger ein erhöhtes Risiko nach der Nurse-WIS. Bei den unter 35-Jährigen haben 12,0 % ein erhöhtes Risiko, bei den über 55-Jährigen waren es 50 %. Dieser Zusammenhang erscheint jedoch plausibel, da die Nurse-WIS eine Work Instability vor allem aufgrund der Symptome einer MSE erfassen soll und MSE kommen mit fortschreitendem Alter häufiger vor [13, 19, 22, 47, 63, 74]. In einer Studie von Kromark et al. [49] zeigt sich ebenfalls, dass die Prävalenz von Rückenbeschwerden bei über 50-jährigen Pflegekräften (56 %) höher liegt als bei jüngeren Kollegen (37 %). Außerdem sinkt mit zunehmendem Alter die Arbeitsfähigkeit von Kranken- und Altenpflegekräften [15, 49]. Zudem bleibt die Nurse-WIS im Endmodell der binär logistischen Regression enthalten, d. h. unabhängig vom Alter zeigt sie einen starken Zusammenhang mit dem Vorliegen einer MSE oder eine psychischen Befindlichkeitsstörung.

Zur Ermittlung der Validität der englischen Originalversion der Nurse-WIS wurde in der Studie von Gilworth et al. [29] eine persönliche Untersuchung eines Teils der Studienteilnehmer (n = 27) durch einen Arbeitstherapeuten durchgeführt. Der Arbeitstherapeut erhob anhand eines standardisierten Protokolls den Status der „Work Instability" und das Ergebnis wurde mit dem Ergebnis der Nurse-WIS verglichen. Hierbei wurde eine Sensitivität der Nurse-WIS von 75 % und eine Spezifität von 100 % erreicht. In der vorliegenden Untersuchung wurden bisher keine Werte für die Sensitivität und Spezifität ermittelt, da dies anhand der Daten aus der Follow-up-Untersuchung geschehen soll. Die Daten zu Arbeitsunfähigkeiten beruhen auf den Selbstangaben der Studienteilnehmer in den Fragebögen. Eine persönliche Begutachtung eines Studienteilnehmers durch einen Arbeitstherapeuten wie bei Gilworth et al. [29] ist möglicherweise zuverlässiger. Allerdings wurde bei Gilworth et al. [29] nicht geprüft, ob später tatsächlich eine Arbeitsunfähigkeit, Langzeit-AU oder Erwerbsminderungsrente vorlag. Eine prospektive Untersuchung blieb also aus. Diese prospektive Untersuchung wurde in der Follow-Up-Untersuchung der hier vorgestellten Kohorte von Altenpflegekräften nun zum ersten Mal durchgeführt, die Daten dieser Befragung werden zurzeit ausgewertet und für eine Veröffentlichung vorbereitet.

Anwendung der Nurse-WIS zur Erhaltung der Erwerbsfähigkeit bei Pflegekräften

Die Nurse-WIS erscheint geeignet, gefährdete Pflegekräfte zu identifizieren und präventive Angebote effizient zu gestalten, um die Erwerbsfähigkeit von Pflegekräften zu erhalten. Der Anteil der Pflegekräfte mit einem erhöhten Risiko nach Nurse-WIS lag bei 23,7 %. Dieser Anteil erscheint relativ hoch. In anderen Studien wurde eine Work Instability bei Pflegekräften bisher nicht untersucht. Wenn man die Prävalenz von 30 %–60 % von Rückenbeschwerden bei Pflegekräften [51, 62, 76] als Vergleich heranzieht, erscheint der Anteil der Pflegekräfte mit einem erhöhten Risiko nach Nurse-WIS jedoch plausibel.

Bedenkt man jedoch, dass man nach dem Ergebnis der Nurse-WIS jeder zweiten Pflegekraft über 55 Jahren eine präventive Maßnahme ermöglichen sollte, erscheint der Anteil von 50 % recht hoch. Bevor die Nurse-WIS als Steuerungsinstrument für Maßnahmen der Gesundheitsförderung, Prävention oder Rehabilitation eingesetzt werden kann, sollten deshalb die prädiktiven Werte, die Sensitivität und Spezifität der Skala ermittelt werden.

Besonderheiten im Studiendesign und Repräsentativität der Stichprobe

Die Studienteilnehmer wurden über Einrichtungen der stationären Altenpflege akquiriert, wobei die Studienunterlagen mit dem Fragebogen auf der Arbeitsstelle für die nursing staff ausgelegt wurden. Um den Einrichtungen eine ausreichende Anzahl an Studienunterlagen zukommen lassen zu können, gaben die Einrichtungen die Anzahl der beschäftigten Pflegekräfte an. Es wurde eine Response von 23,1 % erreicht. Allerdings lässt sich vermuten, dass bei einigen Einrichtungen mehr Fragebögen als benötigt angefordert wurden. Einige Einrichtungen haben bezüglich der benötigten Studienunterlagen Schätzwerte angegeben und aufgerundet (z. B. „Schicken Sie ca. 100 Fragebögen"), da die zuständigen Pflegedienstleitungen aus dem Stegreif häufig nicht die genaue Anzahl der derzeit beschäftigten Pflegekräfte nennen konnten. Häufig wurde die Anzahl der insgesamt Beschäftigten (inklusive Haushaltskräfte, Reinigungskräfte usw.) genannt. Außerdem ist wahrscheinlich, dass nicht alle beschäftigten Pflegekräfte anwesend waren (z. B. durch Krankheit, Urlaub, Schwangerschaft, Elternzeit), als die Studienunterlagen ausgelegt wurden, obwohl diese mehrere Wochen auslagen. Daher ist die Response-Rate als Näherungswert anzusehen und es ist damit zu rechnen, dass sie etwas unterschätzt wird.

Über 80 % der Studienteilnehmer waren weiblich. Der Frauenanteil in Deutschland in der Altenpflege liegt ebenfalls bei 80,0 %. Auch die Altersverteilung in der vorliegenden Studie ist mit der Altersverteilung in der Altenpflege vergleichbar [45].

Etwa 20 % haben angegeben, dass sie aufgrund einer Muskel-Skelett-Erkrankung (MSE) in den vorangegangenen 12 Monaten arbeitsunfähig waren. Des Weiteren waren MSE (nach anderen Erkrankungen wie akuten Atemwegs- oder Magen-Darm-Erkrankungen) der häufigste Grund für eine Arbeitsunfähigkeit. In der Literatur werden für Beschwerden im unteren Rückenbereich bei Pflegepersonal etwas höhere Prävalenzraten (von 30 % bis 60 %) angegeben [17, 48, 62, 72, 76]. Allerdings wird in den genannten Studien keine Arbeitsunfähigkeit aufgrund von MSE erfasst, sondern lediglich die Symptome wie Rücken- oder Nackenschmerzen. Schmerzen führen aber nicht zwangsläufig dazu, dass die Pflegekräfte der Arbeit fernbleiben und somit Arbeitsunfähigkeit gegeben ist. Zum Teil wurden diese Prävalenzraten auch in anderen Beobachtungszeiten festgestellt. Bei Videman et al. [76] wurden die Studienteilnehmer zum Beispiel 5 Jahre lang untersucht. In einem solchen Zeitraum kommen Rückenschmerzen wahrscheinlich häufiger vor als in einem Beobachtungszeitraum von 12 Monaten.

Psychische Befindlichkeitsstörungen kamen zu etwa 6 % vor. Aus der Literatur wird ebenfalls ersichtlich, dass die Beschäftigten in der Pflege von Burnout und psychischen Beeinträchtigungen betroffen sind [28, 34, 50, 58, 68, 78, 79]. Aufgrund unterschiedlicher Konzeptualisierungen von Burnout und uneinheitlicher Erhebungsinstrumente in den Studien kann zum aktuellen Forschungsstand jedoch keine genaue Aussage über die Prävalenz von Burnout in der Altenpflege getroffen werden [50].

Insgesamt lässt sich schlussfolgern, dass die Stichprobe in der vorliegenden Studie mit anderen Untersuchungen vergleichbar ist und daher von einer guten Repräsentativität ausgegangen werden kann.

Zusammenfassend lässt sich feststellen, dass sich die Nurse-WIS als ein vielversprechendes Instrument mit guten psychometrischen Eigenschaften erwiesen hat.

Fazit

Die Nurse-WIS weist eine gute Reliabilität und Validität auf und es kann von einer guten Messgenauigkeit ausgegangen werden. Daher erscheint die Nurse-WIS geeignet, eine Work Instability zu erfassen. Außerdem ist sie ein kurzes, wenig aufwendiges und kostengünstiges Instrument, das für den praktischen Einsatz sowie für die Anwendung in der Forschung und Evaluation geeignet erscheint.

Hintergrund der vorliegenden Arbeit ist die zentrale Aufgabe, dem durch den demografischen Wandel erwarteten Pflegekräftemangel zu begegnen. Auch in der Forschung bestätigt sich, dass frühzeitige Maßnahmen zur Prävention und Gesundheitsförderung effektiv sind, um Chronifizierungen von Erkrankungen und einen frühzeitigen Berufsausstieg zu vermeiden [18, 54, 55, 73, 75]. Bisher fehlen jedoch Screening-Instrumente, um gefährdete Pflegekräfte zu identifizieren und effiziente Präventionsmaßnahmen gezielt anzubieten. Deshalb wurde die Validierung der Nurse-Work-Instability-Scale (Nurse-WIS) vorgenommen. Diese Studie stellt bisher, neben der Studie zur Entwicklung der Nurse-WIS [29], die einzige Validierungsstudie dar. Allerdings stehen die Ergebnisse der Follow-up-Untersuchung noch aus. Sollte sich die Nurse-WIS im Follow-up ebenfalls als zuverlässiges Screening-Instrument mit guten Prognosefähigkeiten erweisen, könnte sie helfen, frühzeitig und gezielt geeignete Maßnahmen anzuwenden, um dem vorzeitigen Berufsausstieg von Pflegekräften und dem erwarteten Pflegekräftemangel entgegenzuwirken.

Literatur

[1] Ando S, Ono Y, Shimaoka M, Hiruta S, Hattori Y, Hori F, Takeuchi Y. Associations of self estimated workloads with musculoskeletal symptoms among hospital nurses. Occup Environ Med 2000; 57: 211–216

[2] Andrea H, Beurskens AJ, Metsemakers JF, van Amelsvoort LG, van den Brandt PA, Van Schayck CP. Health problems and psychosocial work environment as predictors of long term sickness absence in employees who visited the occupational physician and/or general practitioner in relation to work: a prospective study. Occup Environ Med 2003; 60: 295–300

[3] Bernard BP. Musculoskeletal Disorders and Workplace Factors – A Critical Review of Epidemiologic Evidence for Work-Related Musculoskeletal Disorders of the Neck, Upper Extremity, and Low Back. 1997

[4] Bickel H. Life expectancy and the need for nursing care in Germany. Gesundheitswesen 2001; 63: 9–14

[5] BKK Bundesverband GbR, BGAG Institut Arbeit und Gesundheit der Deutschen Gesetzlichen Unfallversicherung, AOK-Bundesverband GbR. Frühindikatoren für Langzeit-Arbeitsunfähigkeit. Entwicklung eines Vorhersageinstruments für die Praxis in Betrieben und Krankenkassen, 2008

[6] Bortz J, Döring N. Forschungsmethoden und Evaluation für Human- und Sozialwissenschaftler. 4. Springer, Heidelberg, 2006

[7] Brambrink M, Rieger M, Heine U. Strategisches Controlling zur Berücksichtigung des soziodemographischen Wandels in einem sozialmedizinischen Dienst. Gesundheitswesen 2005; 67: 117–119

[8] Bühl A. PASW 18: Einführung in die moderne Datenanlyse [ehemals SPSS], 12. Pearson Studium, München, 2009
[9] Bullinger M, Kirchberger I. SF 36 – Fragebogen zum Gesundheitszustand. Handbuch für die deutschsprachige Fragebogenversion. Hogrefe, Göttingen, 1998
[10] Bullinger M, Kirchberger I, Ware J. Der deutsche SF-36 Health Survey Übersetzung und psychometrische Testung eines krankheitsübergreifenden Instruments zur Erfassung der gesundheitsbezogenen Lebensqualität. J of Pub Health 1995; 3: 21–36
[11] Bullinger M, Morfeld M, Kohlmann T, Nantke J, van den Bussche H, Dodt B, Dunkelberg S, Kirchberger I, Krüger-Bödecker A, Lachmann A, Lang K, Mathis C, Mittag O, Peters A, Raspe HH, Schulz H. [SF-36 Health Survey in Rehabilitation Research. Findings from the North German Network for Rehabilitation Research, NVRF, within the rehabilitation research funding program]. Rehabilitation (Stuttg) 2003; 42: 218–225
[12] Bundeskonferenz der Pflegeorganisationen, Kooperation von ADS und DBfK auf Bundesebene. Brennpunkt Pflege. Ältere Arbeitnehmer/-innen in der Pflege. Göttinger Tageblatt GmbH & Co. KG, Göttingen, 2006
[13] Burton K, Waddell G. Risk factors for back pain. In: The back pain revolution. Churchill Livingstone, 2004; 91–113
[14] Byrns G, Reeder G, Jin G, Pachis K. Risk factors for work-related low back pain in registered nurses, and potential obstacles in using mechanical lifting devices. J Occup Environ Hyg 2004; 1: 11–21
[15] Camerino D, Conway PM, Van der Heijden BI, Estryn-Behar M, Consonni D, Gould D, Hasselhorn HM. Low-perceived work ability, ageing and intention to leave nursing: a comparison among 10 European countries. J Adv Nurs 2006; 56: 542–552
[16] Caruso CC, Waters TR. A review of work schedule issues and musculoskeletal disorders with an emphasis on the healthcare sector. Ind Health 2008; 46: 523–534
[17] Coggan C, Norton R, Roberts I, Hope V. Prevalence of back pain among nurses. N Z Med J 1994; 107: 306–308
[18] de Boer AG, van Beek JC, Durinck J, Verbeek JH, van Dijk FJ. An occupational health intervention programme for workers at risk for early retirement; a randomised controlled trial. Occup Environ Med 2004; 61: 924–929
[19] de Zwart BC, Frings-Dresen MH, van Dijk FJ. Physical workload and the aging worker: a review of the literature. Int Arch Occup Environ Health 1995; 68: 1–12
[20] Dietz B. Entwicklung des Pflegebedarfs bis 2050: Kosten steigen schneller als erwartet. Soz Sicherheit 2001; 50: 2–9
[21] Engels JA, van der Gulden JW, Senden TF, Hertog CA, Kolk JJ, Binkhorst RA. Physical work load and its assessment among the nursing staff in nursing homes. J Occup Med 1994; 36: 338–345
[22] Engels JA, van der Gulden JWJ, Senden TF, van't Hof B. Work related risk factors for muskulosceletal complaints in the nursing profession: results of a questionnaire survey. Occup Environ Med 1996; 53: 636–641
[23] Engkvist IL, Hjelm EW, Hagberg M, Menckel E, Ekenvall L. Risk indicators for reported over-exertion back injuries among female nursing personnel. Epidemiology 2000; 11: 519–522
[24] Estryn-Behar M, Kaminski M, Peigne E, Maillard MF, Pelletier A, Berthier C, Delaporte MF, Paoli MC, Leroux JM. Strenuous working conditions and musculoskeletal disorders among female hospital workers. Int Arch Occup Environ Health 1990; 62: 47–57
[25] Flothow A, Zeh A, Nienhaus A. Unspezifische Rückenschmerzen – Grundlagen und Interventionsmöglichkeiten aus psychologischer Sicht [Unspecific Back Pain – Basic Principles and Possibilites for Intervention from a Psychological Point of View]. Gesundheitswesen 2009; 71: 845–856
[26] Freitag S, Ellegast R, Dulon M, Nienhaus A. Quantitative Measurement of Stressful Trunk Postures in Nursing Professions. Ann Occup Hyg 2007; 51: 385–395

[27] Freitag S, Fincke-Junos I, Nienhaus A: Messtechnische Analyse von belastenden Körperhaltungen bei Pflegekräften – Vergleich zwischen einer geriatrischen Station und anderen Krankenhausstationen. In: Nienhaus A (Hrsg.): Gefährdungsprofile – Unfälle und arbeitsbedingte Erkrankungen in Gesundheitsdienst und Wohlfahrtspflege. ecomed Medizin, Landsberg, 2010; 160–179
[28] Garrett C. The effect of nurse staffing patterns on medical errors and nurse burnout. AORN J 2008; 87: 1191–1204
[29] Gilworth G, Bhakta B, Eyres S, Carey A, Chamberlain AM, Tennant A. Keeping nurses working: development and psychometric testing of the Nurse-Work Instability Scale (Nurse-WIS). J Adv Nurs 2007; 57: 543–551
[30] Gilworth G, Carey A, Eyres S, Sloan J, Rainford B, Bodenham D, Neumann V, Tennant A. Screening for job loss: development of a work instability scale for traumatic brain injury. Brain Inj 2006; 20: 835–843
[31] Gilworth G, Chamberlain MA, Harvey A, Woodhouse A, Smith J, Smyth MG, Tennant A. Development of a work instability scale for rheumatoid arthritis. Arthritis Rheum 2003; 49: 349–354
[32] Gilworth G, Emery P, Barkham N, Smyth MG, Helliwell P, Tennant A. Reducing work disability in Ankylosing Spondylitis: development of a work instability scale for AS. BMC Musculoskelet Disord 2009; 10: 68
[33] Gjesdal S, Bratberg E. The role of gender in long-term sickness absence and transition to permanent disability benefits. Results from a multiregister based, prospective study in Norway 1990–1995. Eur J Public Health 2002; 12: 180–186
[34] Glaser J, Richter G, Lampert B, Weigl M. Belastungsscreening bei Altenpflegekräften. In: Bärenz P, Metz AM, Rothe HJ (Hrsg.): Arbeitsschutz, Gesundheit und Wirtschaftlichkeit 14. Workshop 2007. Asanger Verlag, 2007; 369–372
[35] Harber P, Shimozaki S, Gardner G, Billet E, Vojtecky M, Kanim L. Importance of non-patient transfer activities in nursing-related back pain: II. Observational study and implications. J Occup Med 1987; 29: 971–974
[36] Harkness JA, Schoua-Glusberg A: Questionnaires in Translation. In: Harkness JA (Hrsg.): Cross-Cultural Survey Equivalence. ZUMA, 1998; 87–126
[37] Harling M, Schablon A, Nienhaus A: Abgeschlossene medizinische Rehabilitationen und Erwerbsminderungsrenten bei Pflegepersonal im Vergleich zu anderen Berufsgruppen. In: Deutsche Rentenversicherung Bund (Hrsg.): Gesundheit, Migration und Einkommensgleichheit. Bericht vom siebten Workshop des Forschungsdatenzentrums der Rentenversicherung (FDZ-RV) im Wissenschaftszentrum Berlin für Sozialforschung (WZB) – Band 55/2010. 2010; 72–85
[38] Hartmann B, Spallek M. Arbeitsbezogene Muskel-Skelett-Erkrankungen – Eine Gegenstandsbestimmung. Arbeitsmed Sozialmed Umweltmed 2009; 44: 423–436
[39] Hasselhorn HM, Freude G: Der Work Ability Index – ein Leitfaden [The Work Ability Index – a practical guide]. Wirtschaftsverlag NW, Dortmund/Berlin/Dresden, 2007
[40] Hautzinger M, Bailer M. Allgemeine Depressionsskala (ADS), 1. Göttingen, 1993
[41] Hofmann F, Stossel U, Michaelis M, Nübling M, Siegel A. Low back pain and lumbago-sciatica in nurses and a reference group of clerks: results of a comparative prevalence study in Germany. Int Arch Occup Environ Health 2002; 75: 484–490
[42] Hoogendoorn WE, van Poppel MN, Bongers PM, Koes BW, Bouter LM. Systematic review of psychosocial factors at work and private life as risk factors for back pain. Spine 2000; 25: 2114–2125
[43] Hosmer D, Lemeshow S: Applied logistic regression. 2. Wiley and Sons, New York, 2000
[44] Ilmarinen J, Tuomi K: Past, present and future of work ability. In: Ilmarinen J, Lehtinen S (Hrsg.): Past present and Future of Work Ability – People and Work Research Report 65. Finnish Institute of Occupational Health, 2004; 1–25

[45] Institut für Arbeitsmarkt- und Berufsforschung der Bundesagentur für Arbeit. Berufe im Spiegel der Statistik. http://bisds.infosys.iab.de/bisds/faces/Start jsp, 2012
[46] Jäger M, Jordan C, Theilmeier A, Wortmann N, Kuhn S, Nienhaus A, Luttmann A. Lumbar-load analysis of manual patient-handling activities for biomechanical overload prevention among healthcare workers. Ann Occup Hyg 2013; 57: 528–544
[47] Josephson M, Hagberg M, Hjelm EW. Self-reported physical exertion in geriatric care. A risk indicator for low back symptoms? Spine 1996; 21: 2781–2785
[48] Knibbe JJ, Friele RD. Prevalence of back pain and characteristics of the physical workload of community nurses. Ergonomics 1996; 39: 186–198
[49] Kromark K, Dulon M, Nienhaus A. Gesundheitsindikatoren und Präventionsverhalten bei älteren Beschäftigten in der Altenpflege [Health Indicators and Preventive Behaviour of Older Employees in Geriatric Care]. Gesundheitswesen 2008; 70: 137–144
[50] Kuhnert S, Nienhaus A. Burnout bei Altenpflegekräften – Prävalenz, Ursachen und Interventionsansätze. In: Nienhaus A (Hrsg.): Gefährdungsprofile – Unfälle und arbeitsbedingte Erkrankungen in Gesundheitsdienst und Wohlfahrtspflege. ecomed Medizin, Landsberg, 2010; 129–159
[51] Lagerström M, Hansson T, Hagberg M. Work-related low-back problems in nursing. Scand J Work Environ Health 1998; 24: 449–464
[52] Langballe EM, Innstrand ST, Hagtvet KA, Falkum E, Gjerlow AO. The relationship between burnout and musculoskeletal pain in seven Norwegian occupational groups. Work 2009; 32: 179–188
[53] Lee YH, Chiou WK. Ergonomic analysis of working posture in nursing personnel: example of modified Ovako Working Analysis System application. Res Nurs Health 1995; 18: 67–75
[54] Linton SJ, Andersson T. Can chronic disability be prevented? A randomized trial of a cognitive-behavior intervention and two forms of information for patients with spinal pain. Spine 2000; 25: 2825–2831
[55] Linton SJ, Nordin E. A 5-year follow-up evaluation of the health and economic consequences of an early cognitive behavioral intervention for back pain: a randomized, controlled trial. Spine (Phila Pa 1976) 2006; 31: 853–858
[56] Lipscomb JA, Trinkoff AM, Geiger-Brown J, Brady B. Work-schedule characteristics and reported musculoskeletal disorders of registered nurses. Scand J Work Environ Health 2002; 28: 394–401
[57] Marras WS, Davis KG, Kirking BC, Bertsche PK. A comprehensive analysis of low-back disorder risk and spinal loading during the transferring and repositioning of patients using different techniques. Ergonomics 1999; 42: 904–926
[58] McHugh MD, Kutney-Lee A, Cimiotti JP, Sloane DM, Aiken LH. Nurses' widespread job dissatisfaction, burnout, and frustration with health benefits signal problems for patient care. Health Aff (Millwood) 2011; 30: 202–210
[59] Menzel NN. Back pain prevalence in nursing personnel: measurement issues. AAOHN J 2004; 52: 54–65
[60] Mittag O, Meyer T, Glaser-Moller N, Matthis C, Raspe H. Predicting gainful employment in a population sample of 4225 statutory pension insurance members covering a prognostic period of five years using a brief subjective prognostic employment scale (SPE Scale). Gesundheitswesen 2006; 68: 294–302
[61] Mittag O, Raspe H. [A brief scale for measuring subjective prognosis of gainful employment: findings of a study of 4279 statutory pension insurees concerning reliability (Guttman scaling) and validity of the scale]. Rehabilitation (Stuttg) 2003; 42: 169–174
[62] Nelson A, Fragala G, Menzel N. Myths and facts about back injuries in nursing. Am J Nurs 2003; 103: 32–40
[63] Neuhauser H, Ellert U, Ziese T. Chronic back pain in the general population in Germany 2002/2003: prevalence and

highly affected population groups. Gesundheitswesen 2005; 67: 685–693
[64] Nübling M, Stößel U, Hasselhorn HM, Michaelis M, Hofmann F. Methoden zur Erfassung psychischer Belastungen – Erprobung eines Messinstrumentes (COPSOQ). Wirtschaftsverlag NW, Verlag für neue Wissenschaften, Dortmund/Berlin/Dresden, 2005
[65] Nübling M, Stössel U, Hasselhorn HM, Michaelis M, Hofmann F. Measuring psychological stress and strain at work – Evaluation of the COPSOQ Questionnaire in Germany. Psychol Med 2006; 3: Doc05
[66] Rehfeld UG: Gesundheitsbedingte Frühberentung. Gesundheitsberichtserstattung des Bundes. Heft 30, Berlin, 2006
[67] Seidler A, Liebers F, Latza U. Prevention of low back pain at work. Bundesgesundheitsbl Gesundheitsforsch Gesundheitsschutz 2008; 51: 322–333
[68] Siegrist J, Rödel A: Arbeitsbelastungen im Altenpflegeberuf unter besonderer Berücksichtigung der Wiedereinstiegsproblematik – Zusammenfassung der Ergebnisse der Literaturrecherche und bibliographische Hinweise. In: Kowalski J, Pauli G (Hrsg.): Machbarkeitsstudie – Gesunder Wiedereinstieg in den Altenpflegeberuf. Institut für Betriebliche Gesundheitsförderung BGF GmbH, 2005; 1–36
[69] Sluiter JK, Rest KM, Frings-Dresen MH. Criteria document for evaluating the work-relatedness of upper-extremity musculoskeletal disorders. Scand J Work Environ Health 2001; 27 Suppl 1: 1–102
[70] Stadler P, Spieß E. Arbeit – Psyche – Rückenschmerzen. Einflussfaktoren und Präventionsmöglichkeiten. Arbeitsmed Sozialmed Umweltmed 2009; 44: 68–76
[71] Statistische Ämter des Bundes und der Länder: Demografischer Wandel in Deutschland. Heft 2. Auswirkungen auf Krankenhausbehandlungen und Pflegebedürftige im Bund und in den Ländern, Wiesbaden, 2010
[72] Trinkoff AM, Lipscomb JA, Geiger-Brown J, Brady B. Musculoskeletal problems of the neck, shoulder and back and functional consequences in nurses. Am J Ind Med 2002; 41: 170–178
[73] Tullar JM, Brewer S, Amick BC, III, Irvin E, Mahood Q, Pompeii LA, Wang A, Van ED, Gimeno D, Evanoff B. Occupational safety and health interventions to reduce musculoskeletal symptoms in the health care sector. J Occup Rehabil 2010; 20: 199–219
[74] Ueberschär I, Heipertz W. Zur Leistungsfähigkeit älterer Arbeitnehmer aus arbeits- und sozialmedizinischer Sicht. Arbeitsmed Sozialmed Umweltmed 2002; 37: 490–497
[75] van Oostrom SH, Driessen MT, de Vet HC, Franche RL, Schonstein E, Loisel P, van Mechelen W, Anema JR. Workplace interventions for preventing work disability. Cochrane Database Syst Rev 2009; CD006955
[76] Videman T, Ojajarvi A, Riihimaki H, Troup JD. Low back pain among nurses: a follow-up beginning at entry to the nursing school. Spine (Phila Pa 1976) 2005; 30: 2334–2341
[77] Waddell G. Preventing incapacity in people with musculoskeletal disorders. Br Med Bull 2006; 77–78: 55–69
[78] Zimber A. Beanspruchung und Stress in der Altenpflege: Forschungsstand und Forschungsperspektiven. Z Gerontol Geriatr 1998; 31: 417–425
[79] Zimber A, Albrecht A, Weyerer S. Die Beanspruchung in der stationären Altenpflege [The exposure at the geriatric home care]. Pflege Aktuell 2000; 54: 272–275

9 Muskel-Skelett-Belastungen bei Beschäftigten im Friseurhandwerk

D. Kitzig, S. Freitag, A. Nienhaus

Zusammenfassung

Einleitung: Beschäftigte im Friseurberuf leiden häufig unter Muskel-Skelett-Beschwerden; besonders häufig betroffene Körperregionen sind die Schulter, das Handgelenk und der Rücken. Um die Ursachen dafür näher zu untersuchen und Präventionsmaßnahmen abzuleiten, initiierte die Berufsgenossenschaft für Gesundheitsdienst und Wohlfahrtspflege (BGW) ein 4-stufiges Forschungsprojekt. Ziel der ersten Stufe, die in der vorliegenden Arbeit beschrieben wird, ist die Darstellung der Krankheitssituation der Friseure in Deutschland sowie die Beschreibung von potenziell belastenden, unphysiologischen Körperhaltungen und Bewegungen, die häufig bei Friseur-typischen Tätigkeiten auftreten.

Methode: Daten von Krankenkassen, der Berufsgenossenschaft für Gesundheitsdienst und Wohlfahrtspflege und dem Institut für Arbeitsmarkt und Berufsforschung der Bundesagentur für Arbeit wurden analysiert. Zudem begleiteten wir fünf Friseurinnen aus fünf unterschiedlichen Salons während einer Arbeitsschicht mit der Videokamera.

Ergebnisse: Muskel-Skelett-Erkrankungen sind der häufigste Grund für Arbeitsunfähigkeit bei Friseuren; bei den Anzeigen zu Berufskrankheiten nehmen sie den dritten Rang ein. Mehr als die Hälfte aller Friseure (55 %) sind jünger als 35 Jahre. Die vier Haupttätigkeiten „schneiden", „färben", „föhnen" und „waschen" machten durchschnittlich 2/3 einer Arbeitsschicht aus. Häufig beobachtet wurden u. a. das Arbeiten mit angehobenen Armen, die Vorneigung des Oberkörpers und repetitive Bewegungen der Handgelenke und Finger.

Schlussfolgerung: Der Friseurberuf wird von jungen Beschäftigten dominiert und dennoch sind Muskel-Skelett-Erkrankungen der häufigste Grund für Arbeitsunfähigkeit. Die körperliche Beanspruchung im Berufsalltag der Friseure ist vielschichtig die Sensibilisierung im Hinblick auf unphysiologische Körperhaltungen und Bewegungen und das Entwickeln von Präventionsmaßnahmen könnten daher wahrscheinlich einen wichtigen Beitrag zum Gesundheitsschutz der Beschäftigten im Friseurhandwerk leisten.

Einleitung

Beschäftigte im Friseurberuf leiden häufig unter Muskel-Skelett-Beschwerden (MSB); dies zeigen internationale Prävalenzraten zwischen 21 % und 71 % [17, 19, 20]. Eine Befragung zu arbeitsbedingten Beschwerden in Deutschland kam zu dem Ergebnis, dass Friseurunternehmer besonders das lange Stehen und die einseitigen Körperhaltungen als belastend empfinden [1]. Die am häufigsten betroffenen Körperregionen bei Friseurinnen und Friseuren (im Folgenden kurz „Friseure" genannt) sind die Schulter, der Rücken und das Handgelenk [2, 5, 7, 11].

Verglichen mit kaufmännischen Berufen liegt das relative Risiko (RR), den Friseurberuf aufgrund einer Erkrankung an den Schultern oder an der Halswirbelsäule aufgeben zu müssen, bei 1,7 (95 % CI 1,2–2,5). Das Risiko wegen einer Erkrankung der Sehnenscheiden am Handgelenk oder eines Tennisellenbogens vorzeitig den Beruf aufzugeben, ist für Friseure deutlich erhöht (RR auf 2,7) (95 % CI 1,1–6,3) [14]. Auch der Rücken wird als gefährdete Körperregion beschrieben. Mit einer Prävalenz von Rückenschmerzen in den der Befragung vorangegangenen 7 Tagen von 47,3 % liegen die Berufe der Friseurinnen und Kosmetikerinnen im Vergleich zu anderen Berufen (z. B. kaufmännische Berufe, Gebäudereiniger, Techniker, Manager etc.) über dem Gesamtdurchschnitt von 34,4 % [21].

Als physische Risikofaktoren für Muskel-Skelett-Beschwerden werden ungünstige Körperhaltungen und Bewegungen, statische Muskelaktivität, Repetition sowie Kraftaufwendungen diskutiert [1, 4, 7, 11, 19, 24, 25]. Eine Studie zu Schulterbewegungen bei Friseuren ergab, dass der rechte Arm während der Beschäftigung mit Kunden in einer Zeitspanne von 9,0 % der Arbeitszeit „am Kunden" über 60° angehoben wurde; während der anderen Tätigkeiten waren es 3,7 % der Arbeitszeit [26].

Außer der Einteilung in „Arbeit am Kunden" und „Hilfsarbeit" gibt es keine weiteren Angaben darüber, welche Tätigkeiten Friseure genau ausführten und welchen Anteil diese Tätigkeiten an der Arbeitszeit ausmachten. Auch ist nicht bekannt, bei welchen Tätigkeiten und in welchem Ausmaß unphysiologische Körperhaltungen und Bewegungen vorkommen, die für die Entstehung von Muskel-Skelett-Beschwerden verantwortlich sein könnten. Zudem stammen viele der oben genannten Studien aus nicht europäischen Ländern wie z. B. Brasilien, Nigeria und Taiwan und wir vermuten, dass sich die Friseurtätigkeiten in diesen Ländern stark von denen in Deutschland unterscheiden. Dies kann bedingt sein durch die unterschiedlichen Haarstrukturen und die entsprechend angewandten Frisiertechniken, aber auch durch unterschiedliche kulturelle Begebenheiten und Bedürfnisse.

Um die Ursachen für Muskel-Skelett-Beschwerden bei Friseuren näher zu untersuchen und Präventionsmaßnahmen abzuleiten, initiierten die Berufsgenossenschaft für Gesundheitsdienst und Wohlfahrtspflege (BGW) in Kooperation mit dem Universitätsklinikum Hamburg-Eppendorf (UKE) und dem Institut für Arbeitsschutz der Deutschen Gesetzlichen Unfallversicherung (IFA) ein 4-stufiges Forschungsprojekt: In der ersten Stufe werden der Krankenstand analysiert, Tätigkeitsprofile erstellt und unphysiologische Körperhaltungen und Bewegungen anhand von Videoaufnahmen identifiziert. Die zweite Stufe ist eine Machbarkeitsstudie zur messtechnischen Analyse von Körperhaltungen und Bewegungen bei typischen Friseurtätigkeiten. In der dritten Stufe wird eine Prävalenzstudie zu Muskel-Skelett-Beschwerden bei Friseuren in Deutschland durchgeführt und darauf aufbauend wird in der vierten Stufe die Hauptstudie zur messtechnischen Analyse von Körperhaltungen und Bewegungen durchgeführt mit dem Ziel Präventionsmaßnahmen abzuleiten.

In dem vorliegenden Artikel berichten wir über die Ergebnisse der 1. Stufe, in der wir Daten von Krankenkassen, der Berufsgenossenschaft für Gesundheitsdienst und

Wohlfahrtspflege und dem Institut für Arbeitsmarkt und Berufsforschung analysierten, um die Krankheitssituation und die Altersstruktur von Friseuren in Deutschland zu ermitteln [13]. Zudem begleiteten wir fünf Friseurinnen während einer Arbeitsschicht mit der Videokamera, um herauszufinden, welche Tätigkeiten von Friseuren durchgeführt werden, wie häufig diese Tätigkeiten vorkommen, welchen Zeitanteil sie an einer Schicht ausmachen und welche unphysiologischen Körperhaltungen und Bewegungen dabei entstehen können.

Methode

Krankheitsgeschehen und Altersstruktur

Wir forderten bei zehn gesetzlichen Krankenversicherungen den aktuellen branchenspezifischen Gesundheitsbericht für das Jahr 2011 für die Gruppe der Friseure an. Dieser Bericht beinhaltet das Krankheitsgeschehen einer definierten Versichertengruppe und zeigt auf, wie groß der Anteil der unterschiedlichen Erkrankungsarten an den Fehlzeiten in den verschiedenen Altersgruppen war. Zusätzlich forderten wir bei der Berufsgenossenschaft für Gesundheitsdienst und Wohlfahrtspflege (BGW) Zahlen zu meldepflichtigen Verdachtsfällen von Berufskrankheiten bei Friseuren aus dem Jahr 2011 an. Um die Altersstruktur aller Beschäftigten im Friseurhandwerk zu ermitteln, nutzten wir Daten des Instituts für Arbeitsmarkt und Berufsforschung der Bundesagentur für Arbeit (IAB). Dieses Institut veröffentlicht die Altersstruktur aller sozialversicherungspflichtig Beschäftigten getrennt nach Berufsgruppen in Deutschland.

Arbeitsschicht- und Tätigkeitsanalyse

In einer Gelegenheitsstichprobe beobachteten wir fünf Friseurinnen aus fünf Hamburger Friseursalons bei ihrer täglichen Arbeit und filmten jeweils eine komplette Arbeitsschicht mit der Videokamera. Zur Rekrutierung der Studienteilnehmer nahmen wir Kontakt mit 16 Salons auf. In einem Gespräch informierten wir die Saloninhaber über unser Anliegen und baten um Erlaubnis, einen Friseur oder eine Friseurin während einer Arbeitsschicht filmen zu dürfen. Daraufhin erklärten sich fünf Saloninhaber bereit, an der Studie teilzunehmen. Voraussetzung für die Friseure, die beobachtet wurden, war eine abgeschlossene Berufsausbildung zum Friseur und mindestens fünf Jahre Berufserfahrung. Die Kundinnen und Kunden informierten wir beim Erscheinen zu ihrem Termin über die Studie. Manche reagierten vorerst irritiert, es erklärten sich jedoch alle einverstanden.

Nach Abschluss der Videoaufzeichnungen erstellten wir eine Liste mit allen Einzeltätigkeiten, die während der Aufnahmen von den Friseuren ausgeführt wurden. Die Tätigkeiten wurden eindeutig voneinander abgegrenzt, definiert und in Kategorien eingeordnet. Anschließend markierten wir in den Videoaufnahmen alle Tätigkeiten mit Anfangs- und Endzeitpunkt, um deren Häufigkeit und Dauer zu ermitteln.

Die deskriptive Auswertung erfolgte mit SPSS 18.

Identifikation unphysiologischer Körperhaltungen

Wir untersuchten die Haupttätigkeiten mithilfe der Videoaufnahmen im Hinblick auf unphysiologische Haltungen und Bewegungen im Schulter-Arm-Bereich und im Bereich der Wirbelsäule. Ungünstige Körperhaltungen sind Haltungen, in denen sich Körperteile nicht in ihrer natürlichen Position befinden. Je weiter eine Gelenkposition von der natürlichen Haltung abweicht, desto mehr Muskelkraft ist erforderlich [8]. Diese Analyse erfolgte zuerst für alle fünf Friseure getrennt; im Anschluss wurden die Friseure miteinander verglichen, um herauszufinden, ob es sich um individuell gewählte Körperhaltungen und Bewegungen handelte oder um Körperhaltungen, die tätigkeitsbedingt bei allen Friseuren vorkamen.

Ergebnisse

Krankheitsgeschehen und Altersstruktur

Drei der zehn angefragten Krankenkassen stellten uns ihren Gesundheitsbericht für die Versichertengruppe der Friseure zur Verfügung. Dies waren die IKK Classic, IKK Nord und die AOK Bayern, die zusammen 51.842 Friseure versichern, was einem Prozentsatz von 41,4 % aller gesetzlich krankenversicherten Friseure aus dem Jahr 2011 in Deutschland entspricht. Die sieben anderen Krankenkassen erstellen keinen branchenspezifischen Gesundheitsbericht für die Versichertengruppe der Friseure und konnten uns daher die gewünschten Daten nicht zur Verfügung stellen.

Mit einem Anteil von 16 % bis 21,2 % waren Muskel-Skelett-Erkrankungen bei Friseuren aller drei Krankenkassen der häufigste Grund für Arbeitsunfähigkeit (AU) im Jahr 2011 *(Tab. 1)*. Dieser Anteil stieg mit zunehmendem Alter stetig an und machte bei der IKK Nord und der IKK Classic in den Altersklassen ab 40 Jahren zwischen 23 % und 29,3 % der Fehltage aus *(Abb. 1)*. Die AOK Bayern hat diese Auswertung nicht spezifisch für Muskel-Skelett-Erkrankungen erstellt. Auch im berufsübergreifenden Durchschnitt aller Versicherten der IKK Nord und der IKK Classic waren mit 24,9 % (IKK Nord) und

Tabelle 1: Übersicht über den Anteil unterschiedlicher Erkrankungen an der Arbeitsunfähigkeit im Jahr 2011 bei insgesamt 51.842 Friseuren

	IKK Classic (29.646 Versicherte)	**AOK Bayern (18.167 Versicherte)**	**IKK Nord (4.029 Versicherte)**
MSE	20,8 %	16 %	21,2 %
Verletzungen/ Vergiftungen	13,7 %	12 %	14,9 %
Erkrankungen der Atmungsorgane	11,4 %	15 %	13,8 %
psychische Störungen	11,0 %	10 %	12,0 %

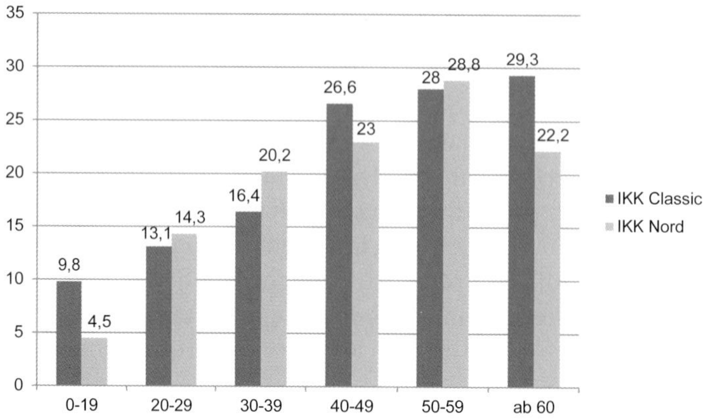

Abbildung 1: Anteil der MSE an den AU-Tagen bei versicherten Friseuren der IKK Classic und der IKK Nord aus dem Jahr 2011 in Prozent nach Altersgruppen

26,3 % (IKK Classic) Erkrankungen des Muskel-Skelettsystems die häufigste Ursache für Arbeitsunfähigkeit (Daten nicht gezeigt). Eine Auswertung, welche Körperregionen von Muskel-Skelett-Erkrankungen am häufigsten betroffen waren, wurde von keiner der Krankenkassen durchgeführt.

Insgesamt 1.741 Verdachtsanzeigen von Friseuren zu Berufskrankheiten gingen im Jahr 2011 bei der Berufsgenossenschaft für Gesundheitsdienst und Wohlfahrtspflege ein *(Tab. 2)*. Der Bereich Muskel-Skelett-Erkrankungen nahm dabei mit 150 Meldungen nach den Haut- und Atemwegserkrankungen den dritten Rang ein.

Tabelle 2: Häufigkeit von BK-Verdachtsanzeigen bei Friseurinnen für das Jahr 2011

Erkrankung	Anzahl
Hauterkrankungen	1.252
Atemwegserkrankungen	248
Muskel-Skelett-Erkrankungen gesamt	150
• Druckschädigung des n. medianus im Karpaltunnel	40
• bandscheibenbedingte Erkrankungen der Halswirbelsäule	37
• bandscheibenbedingte Erkrankungen der Lendenwirbelsäule	33
• Erkrankungen der Sehnenscheiden oder des Sehnengleitgewebes sowie der Sehnen- oder Muskelansätze	32
• Druckschädigung der Nerven	3
• Kniegelenkserkrankungen	3
• Schleimbeutelerkrankungen	2
Schleimhautveränderungen, Krebs oder andere Neubildungen der Harnwege	39
Sonstige	52

Von insgesamt 125.232 sozialversicherungspflichtig tätigen Friseuren in Deutschland waren mehr als die Hälfte (55 %) jünger als 35 Jahre *(Tab. 3)*. Im Gegensatz dazu waren in der Vergleichsgruppe aller Beschäftigter 27,8 % jünger als 35 Jahre. Die Altersgruppe der über 50-Jährigen ist mit 14,8 % bei den Friseuren nur halb so häufig vertreten wie bei den anderen Berufsgruppen (IAB 2013).

Tabelle 3: Altersstruktur sozialversicherungspflichtig beschäftigter Friseure und sozialversicherungspflichtig Beschäftigter aller Berufe in Deutschland im Jahr 2011

	Friseure	Beschäftigte aller Berufe
unter 25 Jahre	20,2 %	6,7 %
25 bis unter 35 Jahre	34,8 %	21,7 %
35 bis unter 50 Jahre	30,3 %	42,1 %
50 Jahre und älter	14,8 %	29,5 %

Arbeitsschicht- und Tätigkeitsanalyse

Insgesamt beobachteten wir fünf Friseurinnen in fünf verschiedenen Friseursalons bei ihrer „Arbeit an insgesamt 46 Kunden". Bei drei Kunden (6,5 %) wurden nicht die Haare bearbeitet, sondern Ohrlöcher gestochen oder Kosmetikbehandlungen durchgeführt. Fast zwei Drittel der Kunden waren Frauen und die durchgeführten Haupttätigkeiten waren „schneiden", „färben", „föhnen" und „waschen". Gemeinsam machten diese vier Tätigkeiten fast zwei Drittel (64 %) einer Arbeitsschicht aus *(Tab. 4)*. Die verbleibenden

Tabelle 4: Ranking der Tätigkeiten nach Zeitanteil an der Arbeitsschicht

Rang	Tätigkeit	Zeitanteil gesamt [%]	Dauer MW ± STD[min]	Häufigkeit [n]
1	schneiden	29	12,6 ± 5,7	40
2	färben	17	21,1 ± 11,9	14
3	föhnen	10	5,4 ± 5,2	31
4	waschen	8	4,9 ± 2,6	29
5	Ordnung und Sauberkeit	5	2,5 ± 2,8	38
6	kassieren und terminieren	5	1,8 ± 1,5	46
7	Kommunikation	4	1,8 ± 1,5	40
8	Wimpern/Augenbrauen in Form bringen/ färben	4	10,7 ± 7,9	6
9	Styling	3	1,8 ± 2,3	29
10	Hilfsmittel holen	3	1,2 ± 1,0	40

36 % teilten sich in Tätigkeiten auf, die einzeln nicht mehr als durchschnittlich 5 % der Arbeitsschicht beanspruchten. Den mit Abstand größten Zeitanteil an der Arbeitsschicht nahm das Schneiden mit 29 % ein, da es bei 40 von 46 Kunden durchgeführt wurde und mit 12,6 min (± 5,7) im Gegensatz zu den anderen Tätigkeiten relativ lange dauerte. Nur das Färben mit 21,1 min (± 11,9) dauerte noch länger (Einwirkzeiten wurden nicht mit berücksichtigt).

Identifikation unphysiologischer Körperhaltungen und Bewegungen

Alle Probandinnen nahmen während der Haupttätigkeiten „schneiden", „färben", „föhnen" und „waschen" ähnliche Haltungen ein und führten nahezu identische Bewegungen aus. Die im Folgenden beschriebenen Haltungen und Bewegungen sind daher keine individuellen Verhaltensweisen, sondern die Bewegungsabläufe aller beobachteten Friseurinnen.

Insgesamt beobachteten wir unphysiologische Körperhaltungen und Bewegungen im Bereich der Schulter, der Arme, der Hände und der gesamten Wirbelsäule. Beim Schneiden, Färben und Föhnen hoben die Friseure die Oberarme häufig seitlich an (Abduktion). Diese Bewegung wurde wechselseitig und zum Teil beidseitig ausgeführt und hatte zudem zwischenzeitlich längere Haltephasen. Auch ein seitliches Anheben über Schulterniveau konnte bei allen Friseurinnen beobachtet werden *(Abb. 2)*. Das

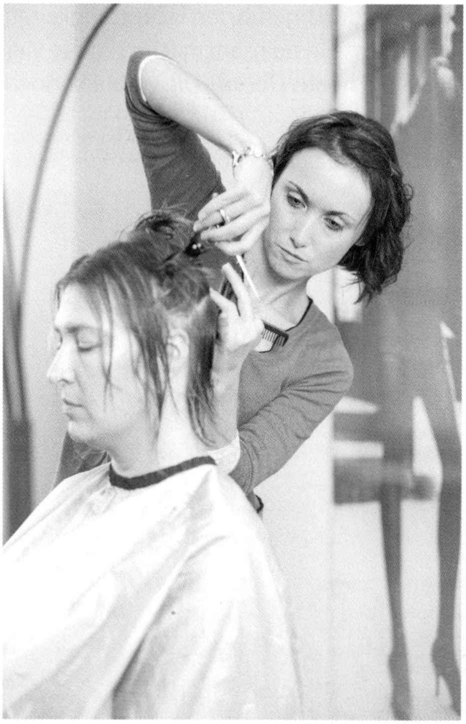

Abbildung 2: Seitliches Anheben des rechten Oberarms (Abduktion) beim Schneiden

Ausmaß dieser Bewegung war dabei abhängig von der durchgeführten Frisiertechnik und dem Größenverhältnis zwischen Kunde und Friseur. Ein sehr kleiner Friseur z. B., der einen großen Kunden bedient und keine Möglichkeit hat, den Stuhl entsprechend abzusenken, ist gezwungen, die Arme relativ hoch anzuheben. Oft wurde das seitliche Anheben der Arme noch kombiniert mit dem Vorführen der Arme vor den Körper (horizontale Adduktion) *(Abb. 3)*.

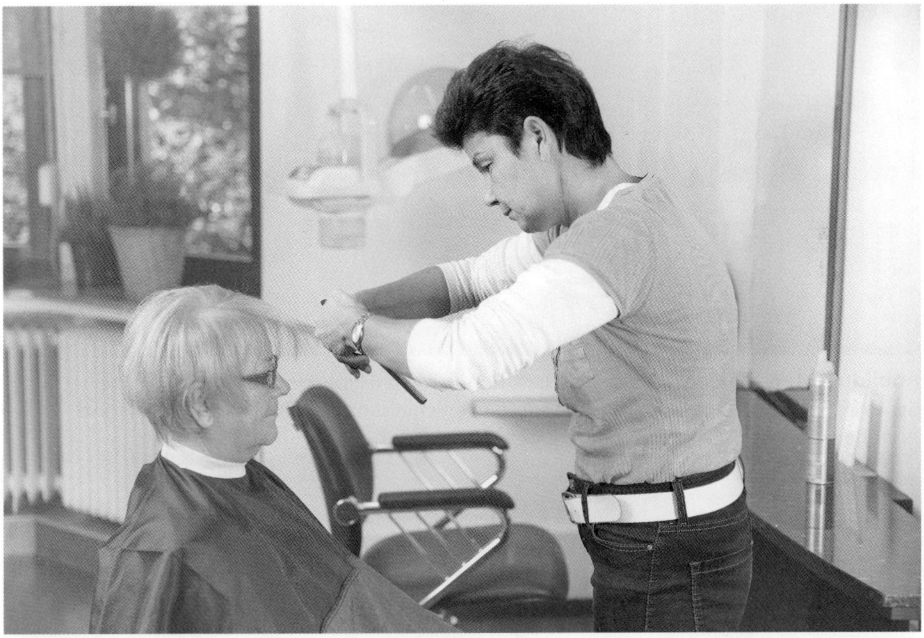

Abbildung 3: Seitliches Anheben der Arme (Abduktion) und Bewegen der Arme vor den Körper (horizontale Adduktion), Schildkrötennacken (translatorische Verschiebung der HWS nach ventral) beim Schneiden

Beim Waschen und beim Schneiden beobachteten wir einen sogenannten „Schildkrötennacken", wobei es sich um ein Verschieben der Halswirbelsäule nach vorne handelt (translatorische Verschiebung nach ventral). Diese Fehlhaltung wird häufig noch mit einem Rundrücken kombiniert *(Abb. 4)*. Auch ein Überstrecken der Halswirbelsäule nach hinten (Hyperextension) beobachteten wir wiederholt beim Schneiden und beim Waschen. Beim Waschen standen alle Friseurinnen hinter dem Becken und neigten den Oberkörper nach vorne, dabei verstärkte sich die Krümmung der Brustwirbelsäule und die Lendenwirbelsäule wies eine Steilstellung auf (*Abb. 4*). Eine Probandin stand zeitweise seitlich neben dem Becken, wodurch zusätzlich eine leichte Drehung (Rotation) der Wirbelsäule entstand. Besonders beim Waschen und beim Schneiden neigten die Friseure den Oberkörper teils stark nach vorne. Hier konnten wir häufig statische Phasen in vorgeneigter Haltung erkennen *(Abb. 4 und 5)*.

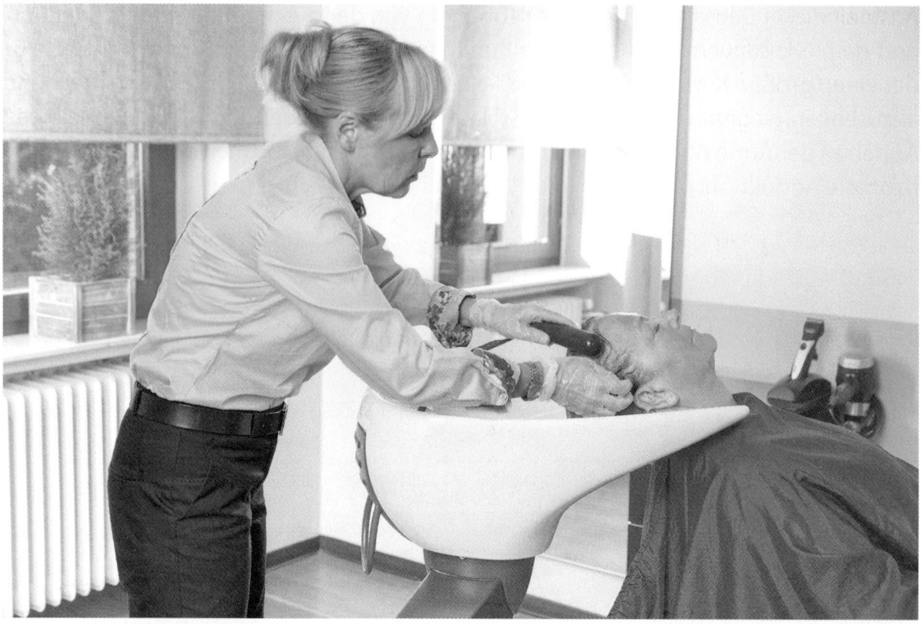

Abbildung 4: Vorneigen des Oberkörpers, Rundrücken (Hyperkyphose der BWS), Steilstellung der LWS, Schildkrötennacken (translatorische Verschiebung der HWS nach ventral) und Anheben der Arme (Elevation) beim Waschen

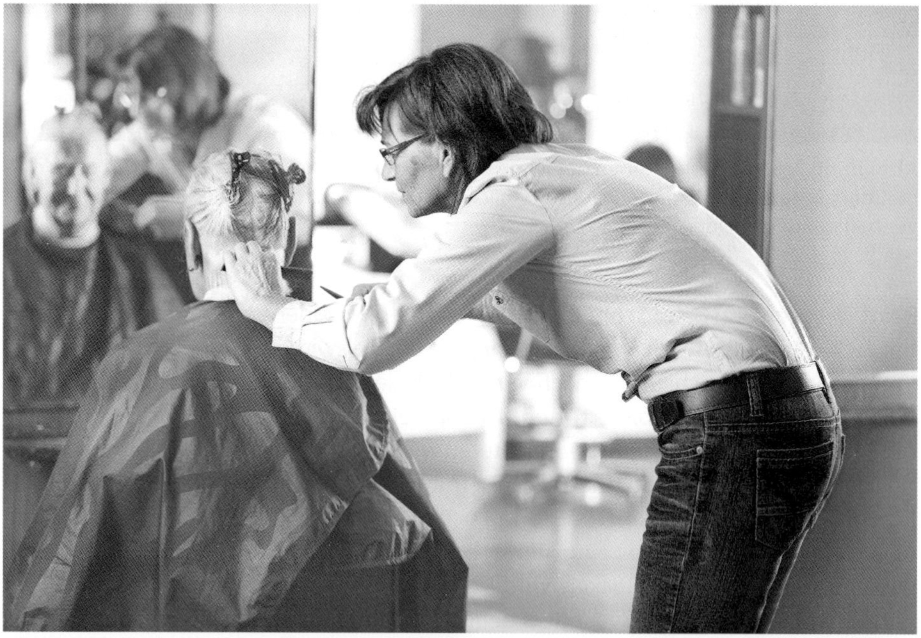

Abbildung 5: Vorneigen des Oberkörpers, Überstreckung der Halswirbelsäule (Hyperextension), Rundrücken (Hyperkyphose) und Steilstellung der Lendenwirbelsäule beim Schneiden

Während durchschnittlich 28 % der Zeit, in der Haare geschnitten wurden, nutzten vier von fünf Friseuren einen Rollhocker, was bei allen Friseuren zu einer Verstärkung der Fehlhaltung im Bereich der Lendenwirbelsäule führte. Das physiologische Hohlkreuz (Lordose) der Lendenwirbelsäule wurde aufgehoben und die Lendenwirbelsäule wies eine unphysiologische Steilstellung auf. Zudem hoben die Friseure ihre Arme höher an, während sie im Sitzen arbeiteten, als wenn sie stehend arbeiteten.

Repetitive Bewegungen beobachteten wir beim Waschen in den Fingern und beim Schneiden in den Fingern und im Handgelenk der Hand, die die Schere hielt. Benutzten die Friseure einen Rasierer, entstanden repetitive Bewegungen im Handgelenk der Hand, die den Rasierer hielt. Benutzten sie beim Föhnen eine Bürste, entstanden repetitive Bewegungen im Handgelenk der Hand, die die Bürste hielt. Beim Färben beobachteten wir repetitive Bewegungen im Handgelenk und im Ellenbogen.

Diskussion

Wir fanden heraus, dass der Friseurberuf von jungen Beschäftigten unter 35 Jahren dominiert wird und dass Muskel-Skelett-Erkrankungen zu den meisten Arbeitsunfähigkeitstagen führen. Zudem konnten wir zeigen, dass Friseure eine Vielzahl unterschiedlicher Tätigkeiten ausführen, von denen die vier Haupttätigkeiten „schneiden", „färben", „föhnen" und „waschen" insgesamt zwei Drittel der Arbeitszeit ausmachen. Bei diesen Tätigkeiten treten unterschiedliche unphysiologische Haltungen und Bewegungen im Bereich der gesamten oberen Extremität und der gesamten Wirbelsäule auf. Dadurch wird deutlich, dass Friseure in ihrem Berufsalltag zahlreichen körperlichen Belastungen ausgesetzt sind, die zu entsprechenden Beanspruchungen des Bewegungsapparates führen können.

Friseure heben ihre Arme häufig seitlich an – zum Teil auch über Schulterniveau – und diese Haltung kann längere Zeit andauern. Werden solche Armhaltungen und -bewegungen über einen längeren Zeitraum wiederholt ausgeführt, kann es aufgrund von Überbeanspruchung des Schultergelenks sowohl zu anatomischen Veränderungen als auch zu einer Veränderung der physiologischen Gelenkführung kommen. Dadurch können die gelenkumgebenden Weichteilstrukturen komprimiert werden und es kann zu massiven Bewegungsschmerzen, wie z. B. beim Impingementsyndrom, kommen [28]. Als Folge können Schleimbeutel-Reizungen oder eine Entzündung des Schleimbeutels auftreten. Sogar die Entwicklung einer Arthrose im Schultergelenk kann durch Überbelastung verursacht werden [16]. Nach Mussi et al. [19] geben 49 % der Friseure Schulterbeschwerden an und auch nach Untersuchungen von De Smet und Germeya [5] ist die Schulter bei Friseuren die am häufigsten von Beschwerden betroffene Körperregion. Wahlström et al. [26] und Veiersted et al. [25] zeigten, dass Friseure ihre Arme während 9 % bzw. 16 % der Frisiertätigkeiten über 60° oder höher anheben. Wahlström et al. folgerten daraus, dass Friseure gefährdet sind, Beschwerden an den Schultern und der HWS zu entwickeln.

Einen weiteren Belastungsfaktor stellen die beobachten Fehlhaltungen in allen Segmenten der Wirbelsäule dar: Dazu gehören das Überstrecken des Kopfes nach hinten und das Verschieben des Kopfes nach vorne, eine verstärkte Krümmung der Brustwirbelsäule, die Steilstellung der Lendenwirbelsäule sowie die statische Vorneigung des gesamten Oberkörpers. Bänder und Muskeln, die aufgrund von Fehlbelastungen chronisch gespannt sind, sind häufig Ursachen für Rückenschmerzen, denn unphysiologische Haltungen führen zu Funktionsstörungen im Bewegungssegment und die Biomechanik der Wirbelsäule wird verändert [9]. Dies kann zu Schädigungen und verfrühten Abnutzungserscheinungen sowie zu Beschwerden führen [18]. Mussi und Gouveia [19] fanden mittels Fragebogen eine Prävalenzrate von 47 % bei Nackenbeschwerden und 39 % bei Rückenbeschwerden bei Friseuren. Die interviewgeleitete Befragung von Bradshaw et al. [3] ergab, dass Friseure im Vergleich zu Büroangestellten einem erhöhten Risiko für arbeitsbezogene Beschwerden am unteren Rücken, am oberen Rücken und am Nacken ausgesetzt sind.

Zusätzlich kommt es bei allen vier Haupttätigkeiten zu repetitiven Bewegungen in den Fingern, den Handgelenken oder in den Ellenbogen. Bradshaw et al. [3] untersuchten die Handgelenke und die Hände auf arbeitsbezogene Beschwerden und fanden heraus, dass Friseure einem erhöhten Risiko ausgesetzt sind, in diesen Körperregionen Beschwerden zu entwickeln. Zudem können Tätigkeiten mit hoher Belastung durch Repetition und chronische Handflexion relevante Faktoren für die Entstehung eines Karpaltunnelsyndroms sein [23]. Dass Friseure ein erhöhtes Risiko haben, ihren Beruf aufgrund von Sehnenerkrankungen am Ellenbogen und am Handgelenk sogar aufgeben zu müssen, zeigten Leino et al. [14] in einer Langzeitstudie.

Die Auswertung der Krankenkassendaten unterstützt die Annahme, dass Friseure in ihrem Berufsalltag körperlichen Belastungen ausgesetzt sind, da der Anteil der Muskel-Skelett-Erkrankungen an den Arbeitsunfähigkeitstagen an erster Stelle liegt. Deutlich wird hier allerdings nicht, welche Körperregionen am häufigsten betroffen sind und zu Arbeitsunfähigkeit führen, da diese Aufschlüsselung von den Krankenkassen nicht durchgeführt wurde. Laut IKK Classic und IKK Nord ist der durchschnittliche Anteil der Muskel-Skelett-Erkrankungen bei den Friseuren allerdings um 3,7 % bzw. 5,5 % niedriger als beim Durchschnitt aller Versicherten. Ein Grund dafür könnte sein, dass der Friseurberuf von jungen Arbeitnehmern dominiert wird und Muskel-Skelett-Erkrankungen sich häufig erst mit zunehmendem Alter zeigen. Es lässt sich daher vermuten, dass wenn dem Friseurberuf eine normale Altersverteilung zugrunde liegen würde, der durchschnittliche Anteil an Muskel-Skelett-Erkrankungen wesentlich höher ausfallen würde. Einen Zusammenhang zwischen der Zunahme von Erkrankungen am Muskel-Skelett-System und steigendem Lebensalter stellten auch de Zwart et al. [6] in einem Review zu physikalischen Arbeitsbelastungen und dem Alter von Erwerbstätigen fest. Dass besonders Beschäftigte aus dem Dienstleistungsbereich mit steigendem Alter ein erhöhtes AU-Risiko aufgrund von Muskel-Skelett-Erkrankungen haben, wiesen Liebers et al. [15] in einer Sekundärdatenanalyse von AU-Daten gesetzlicher Krankenkassen nach.

Bei den Verdachtsanzeigen zu Berufskrankheiten von Friseuren liegen die Muskel-Skelett-Erkrankungen nur an dritter Stelle. Dies ist darin begründet, dass Friseure den typischen Expositionen, die für die Anerkennung dieser Berufskrankheiten Voraussetzung sind (z. B. schweres Heben und Tragen, Vibrationen), nicht ausgesetzt sind oder die Anerkennungswahrscheinlichkeit für Erkrankungen der oberen Extremitäten sehr gering sind und deshalb Erkrankungen nicht als Berufskrankheit angezeigt werden.

Die Ergebnisse unserer Studie unterliegen folgenden Einschränkungen: Wir beobachteten nur fünf Friseure aus fünf unterschiedlichen Salons und können daher nicht ausschließen, dass es weitere Tätigkeiten und auch weitere unphysiologische Körperhaltungen und Bewegungen gibt, die hier nicht erfasst wurden. Auch ist die zeitliche Gewichtung der einzelnen Tätigkeiten unter Umständen nicht repräsentativ für alle Friseure in Deutschland. Zudem basieren unsere Beobachtungen zu den Körperhaltungen auf Schätzwerten eines einzelnen Beobachters, sodass wir Ungenauigkeiten oder Verzerrungen in unseren Ergebnissen nicht ausschließen können. Unsere Ergebnisse liefern jedoch zum ersten Mal einen Gesamtüberblick über die verschiedenen Tätigkeiten im Friseurberuf und durch die zeitliche Gewichtung wird deutlich, welchen Anteil die einzelnen Tätigkeiten an der Arbeitszeit tatsächlich haben. Zudem zeigen wir auf, wie vielschichtig die dabei entstehenden körperlichen Belastungen sein können.

Schlussfolgerung

Der Friseurberuf wird von jungen Beschäftigten unter 35 Jahren dominiert und dennoch liegen Muskel-Skelett-Erkrankungen bei den Arbeitsunfähigkeitstagen in dieser Branche an erster Stelle. Wir konnten zeigen, wie vielschichtig die körperliche Belastung im Berufsalltag der Friseure ist, denn es treten zahlreiche unphysiologische Körperhaltungen und Bewegungen auf – besonders im Bereich der oberen Extremität und der gesamten Wirbelsäule. Aus unserer Sicht ist es daher notwendig, die Beschäftigten in der Friseurbranche im Hinblick auf unphysiologische Körperhaltungen und Bewegungen zu sensibilisieren und Präventionsmaßnahmen zu entwickeln, die alternative Bewegungsabläufe ermöglichen.

Danksagung

Wir danken der IKK Classic, der IKK Nord und der AOK Bayern für ihre Kooperation durch die freundliche Bereitstellung ihrer Daten.

Literatur

[1] Amann S, Freigang-Bauer I. Exzellenz im Friseurhandwerk: Eine Umfrage basierte Initiative des Hessischen Landesinnungsverbandes zur Gesundheitsförderung seiner Mitglieder. ErgoMed 2009; 33(4): 112–117

[2] Arokoski J.P.A., Juntunen M., Luikku J. Use of health-care services, work absenteeism, leisure-time physical activity, musculoskeletal symptoms and physical performance after vocationally oriented medical rehabilitation description of

the courses and a one-and-a-half-year follow-up study with farmers, loggers, police officers and hairdressers. Int J Rehabil Res 2002; 25(2): 119–131

[3] Bradshaw L, Harris-Roberts J, Bowen J, Rahman S, Fishwick D. Self-reported work-related symptoms in hairdressers. Occup Med 2011; 61(5): 328–334

[4] Chen HC, Chang CM, Liu YP, Chen CY. Ergonomic Risk Factors for the Wrists of Hairdressers. Appl Ergon 2010; 41(1): 98–105

[5] De Smet E, Germeys F. Prevalence of work related upper limb disorders in hairdressers. Work 2009; 34(3): 325–330. doi: 10.3233/WOR-2009-0930

[6] De Zwart B, Frings-Dresen M, van Dijk F. Physical workload and the aging worker: a review of the literature. International archives of occupational and environmental health. Int Arch Occup Environ Health. 1995; 68(1): 1–12

[7] English CJ, Maclaren WM, Court-Brown C, Hughes SPF, Porter RW, Wallace WA, FRCS, Graves RJ, Pethick AJ, C.A. Soutar CA. Relations Between Upper Limb Soft Tissue Disorders and Repetitive Movements at Work. Am J Ind Med. 1995 Jan; 27(1): 75–90

[8] Europäische Agentur für Sicherheit und Gesundheitsschutz am Arbeitsplatz (EU-OSHA) (2013). Bilbao. https://osha.europa.eu/de/publications/e-facts/efact45 Letzter Zugriff: 23.10.2013

[9] Frössler C. Sitzen und Schulter-Nacken-Schmerzen. Manuelle Medizin 2007; 45(5): 330–335

[10] Guo HR, Tanaka S, Cameron LL, Seligman PJ, Behrens VJ, Ger J. Back Pain Among Workers in the United States: National Estimates and Workers at High Risk. Am J Ind Med 1995; 28(5): 591–602

[11] Hanvold TN, Wærsted M, Mengshoel AM, Bjertness E, Stigum H, Twisk J, Veiersted KB. The effect of work-related sustained trapezius muscle activity on the development of neck and shoulder pain among young adults. Scand J Work Environ Health 2013; 39(4): 390–400

[12] Hui L, Ng GJF, Yeung SSM, Hui-Chan CWY. Evaluation of physiological work demands and low back neuromuscular fatigue on nurses working in geriatric wards. Appl Ergon 2001; 32(5): 479–483

[13] Institut für Arbeitsmarkt und Berufsforschung der Bundesagentur für Arbeit (IAB) 2013. Nürnberg. http://bisds.infosys.iab.de/bisds/result?region=19&beruf=BO901&qualifikation=2 Letzter Zugriff: 12.10.2013

[14] Leino T, Tuomi K, Paakkulainen H, Klockars M. Health reasons for leaving the profession as determined among Finnish hairdressers in 1980–1995. Int Arch Occup Environ Health 1999; 72(1): 56–59

[15] Liebers F, Brendler C, Latza U. Alters- und berufsgruppenabhängige Unterschiede in der Arbeitsunfähigkeit durch häufige Muskel-Skelett-Erkrankungen. Rückenschmerzen und Gonarthrose. Bundesgesundheitsblatt – Gesundheitsforschung – Gesundheitsschutz, March 2013, Volume 56, Issue 3, pp 367–380. Springer Verlag. Berlin Heidelberg

[16] Loitz D, Klonz A, Reilmann H. Verletzungen und Erkrankungen des Akromioklavikulargelenkes. Der Chirurg 2008; 79 (12): 11691178

[17] Mandiracioglu A, Kose S, Gozaydin A, Turken M, Kuzucu L. Occupational health risks of barbers and coiffeurs in Izmir. Indian J Occup Environ Med 2009; 13(2): 92–96

[18] Mizher A, Rüegg A, Walthard P, Hasler T. Instabilität der Wirbelsäule. Ursachen, Diagnose und Behandlung. Manuelle Medizin 2012; 50(3): 211–216

[19] Mussi G, Gouveia N. Prevalence of work-related musculoskeletal disorders in Brazilian hairdressers. Occup Med 2008; 58(5): 367–369

[20] Omokhodion FO, Balogun MO, Ola-Olorun FM. Reported Occupational Hazards and Illnesses among Hairdressers in Ibadan, South West Nigeria. West Afr J Med 2009; 28(1): 20–23

[21] Schneider S, Lipinski S, Schiltenwolf M. Occupations associated with a high risk of self-reported back pain: representative outcomes of a back pain prevalence study in the Federal Republic of Germany. Eur Spine J 2006; 15(6): 821–833

[22] Seidler A, Liebers F, Latza U. Prävention von Low-Back-Pain im beruflichen Kontext. Bundesgesundheitsblatt – Gesundheitsforschung – Gesundheitsschutz. 2008; 51(3): 322–333

[23] Spahn G, Wollny J, Hartmann B, Schiele R, Hofmann GO. Metaanalyse zur Bestimmung von Risikofaktoren für das Karpaltunnelsyndrom (KTS) Teil II. Berufliche Risikofaktoren. Z Orthop Unfall 2012; 150(5): 516–524

[24] van Rijn RM, Huisstede BMA, Koes BW, Burdorf A. Associations between work-related factors and specific disorders of the shoulder – a systematic review of the literature. Scand J Work Environ Health 2012; 36(3): 189–201

[25] Veiersted KB, Schulderud Gould K, Oseteras N, Hansson GA. Effect of an intervention addressing working technique on the biomechanical load of the neck and shoulders among hairdressers. Appl Ergon 2008; 39(2): 183–190

[26] Wahlström J, Mathiassen SE, Liv P, Hedlund P, Ahlgren C, Forsman M. Upper Arm Postures and Movements in Female Hairdressers across Four Full Working Days. Ann Occup Hyg 2010; 54(5): 584–594

[27] Wilke HJ, Neef P, Caimi M, Hoogland T, Claes LE. New in vivo measurements of pressures in the intervertebral disc in daily life. Spine 1999; 24(8): 755–762

[28] Wurning C. Impingement. Der Orthopäde 2000; 29(10): 868–880

10 Muskuloskelettale Beschwerden der oberen Extremitäten bei Veterinären in Deutschland – eine Querschnittstudie

A. Kozak, G. Schedlbauer, C. Peters, A. Nienhaus

Zusammenfassung

Hintergrund: Muskuloskelettale Beschwerden (MSB) sind eine bedeutsame Gesundheitsstörung bei praktizierenden Tierärzten. Unergonomische Körperhaltungen, repetitive Tätigkeiten und von Tieren verursachte Unfälle sind häufige Risikofaktoren für MSB, insbesondere der oberen Extremitäten. In der vorliegenden Studie werden die 12-Monats-Prävalenz von MSB, die Häufigkeit der daraus resultierenden funktionellen Einschränkungen sowie die Häufigkeit der arbeitsbedingten Unfälle dargestellt, die MSB zur Folge hatten. Darüber hinaus wird untersucht, welche Faktoren mit Beschwerden der oberen Extremitäten in Zusammenhang stehen.

Methode: An der 2011 durchgeführten fragebogenbasierten Prävalenzstudie nahmen 3.174 Veterinäre (Responserate 38,4 %) aus sieben Kammerbezirken teil. Die Teilnehmer wurden zu MSB, den tierärztlichen Tätigkeiten sowie zu ihrer psychomentalen Verfassung befragt. Verwendet wurden der standardisierte Nordic Questionnaire und Teile aus dem Copenhagen Psychosocial Questionnaire.

Ergebnisse: MSB am Nacken (66,6 %) und an der Schulter (60,5 %) wurden häufiger genannt als an der Hand (34,5 %) oder am Ellenbogen (24,5 %). Diese Beschwerden führten zu Einschränkungen im Alltag: am Nacken (28,7 %), Schulter (29,5 %), Hand (19,4 %) und Ellbogen (14 %). Die 12-Monats-Prävalenz von MSB der distalen oberen Extremitäten war bei Großtierpraktikern signifikant höher als bei den übrigen Tierärzten. Dagegen klagten vor allem Kleintierpraktiker über Beschwerden im Nacken. Von Unfällen, die MSB zur Folge hatten, waren am häufigsten die Hand (14,3 %) oder die Schulter (10,8 %) betroffen. Die meisten Unfälle, die den Oberkörper verletzten, gingen von Tieren aus (19 % vs. 9,2 %). Je nach Körperregion trugen persönliche und arbeitsbedingte Faktoren wesentlich zur Häufigkeit von Beschwerden bei: höheres Alter, Geschlecht, frühere Verletzungen, BMI, Praxistyp, häufig durchgeführte veterinäre Tätigkeiten wie Zahnmedizin, rektale Untersuchungen und Geburtshilfe sowie hohe Anforderungen und Burnout.

Schlussfolgerungen: Erstmals konnte gezeigt werden, dass MSB bei Tierärzten in Deutschland häufig auftreten. Maßnahmen zur Prävention von Unfällen und unergonomischen Haltungen bzw. Tätigkeiten erscheinen sinnvoll und notwendig. Bei der Implementierung von Maßnahmen sollten der Praxistyp, geschlechtsspezifische sowie psychosoziale Faktoren berücksichtigt werden.

Einleitung

Aktuelle Studien mit praktizierenden Veterinären zeigen, dass die tierärztliche Tätigkeit körperlich belastend ist und ein erhöhtes Risiko für zum Teil schwerwiegende Verletzungen birgt [1–4]. Eine Reihe psychischer und körperlicher Risikofaktoren stehen im Zusammenhang mit muskuloskelettalen Beschwerden (MSB): statische oder ungünstige Körperhaltungen, repetitive oder mit hohem Kraftaufwand durchgeführte Tätigkeiten, Verletzungen durch Tiere, Zeitdruck, Stress am Arbeitsplatz, Karriere oder Überstunden [5–8]. Ein Beispiel: Großtierpraktiker führen regelmäßig repetitive Tätigkeiten durch (Rektalpalpationen oder Hufpflege) die auch das Heben und Tragen von schwerer Ausrüstung erfordert. Darüber hinaus müssen sie in der Lage sein, bei plötzlichen Abwehrreaktionen der Tiere ausweichen zu können [4]. Einer Studie zufolge halten Veterinäre einen oder beide Arme länger als eine Stunde pro Tag oberhalb der Schulter [7]. Diese ungünstigen Körperhaltungen und -bewegungen können langfristig zur Entwicklung von MSB der oberen Extremitäten beitragen [6, 9]. Ailsby beispielsweise nimmt an, dass ein beruflich bedingtes Nacken-Schulter-Arm-Syndrom bei Veterinären signifikant mit der repetitiven und kraftinduzierten Beanspruchung assoziiert ist (z. B. bei rektalen Untersuchungen oder bei der Unterstützung beim Kalben) [10]. Durch die wiederholte Überbeanspruchung bestimmter Körperteile entstehen Kleinstverletzungen oder Mikrotraumata, die in der Fachsprache „Repetitive Strain Injuries" (RSI) und „Cumulative Trauma Disorders" (CTD) genannt werden. Dabei handelt es sich um entzündliche und degenerative Beschwerden, die Schmerzen und Funktionsstörungen in Sehnen, Muskeln, Gelenken, Nerven und Blutgefäßen verursachen [11, 12].

Arbeitsunfälle stellen einen weiteren Risikofaktor dar. Gemäß den Routinedaten der Berufsgenossenschaft für Gesundheitsdienst und Wohlfahrtspflege (BGW) für einen Zeitraum von fünf Jahren (1998–2005) entfielen rund 88 % aller Meldungen über Unfälle und Berufskrankheiten in der tierärztlichen Praxis auf Arbeitsunfälle. Die häufigsten Arbeitsunfälle (66 %) wurden von Tieren verursacht [11]. Zahlreiche Studien belegen, dass Veterinäre einem hohen Risiko für signifikant akute traumatische Verletzungen durch Kontakte mit Tieren ausgesetzt sind – vor allem an den oberen Extremitäten [2, 12–14]. Besonders Großtierpraktiker erleiden häufig schwerste Verletzungen [8, 15]. Insbesondere die Palpation ist eine der fünf häufigsten Verletzungsarten bei Veterinären [12]. Im Vergleich zu Allgemeinärzten und ihren Beschäftigten ist das Risiko für Beschäftigte in der Veterinärpraxis um den Faktor 2,9 erhöht [11].

Folglich können die immanenten Eigenschaften dieses Tätigkeitsfeldes zur erhöhten Prävalenz von MSB-Symptomen beitragen, die sich in funktionellen Beeinträchtigungen und/oder schlimmstenfalls in chronischen Erkrankungen des Bewegungsapparates äußern.

Die meisten Veterinäre in Deutschland sind klinisch tätig und führen Aufgaben und Verfahren durch, die ursächlich für MSB sein können. Für Deutschland gibt es keine Daten zur Beschwerdelast von MSB der oberen Extremitäten bei Veterinären. Auch ein möglicher Zusammenhang zwischen der Arbeitssituation und MSB ist bei dieser Berufsgruppe wenig erforscht. Das Ziel der vorliegenden Studie war es daher, die über Selbstangaben berichtete MSB-Prävalenz und die daraus resultierenden körperlichen Einschränkungen sowie die Häufigkeit von Verletzungen in den distalen oberen Extremitäten und des Halses zu untersuchen. Des Weiteren sollte die Frage beantwortet werden, ob Großtierpraktiker häufiger über Beschwerden im Bereich der oberen Extremitäten klagen als Veterinäre aus Klein- bzw. Gemischttierpraxen. Darüber hinaus sollte untersucht werden, welche berufsbedingten und individuellen Faktoren mit der Beschwerdelast (funktionelle körperliche Einschränkungen) in Zusammenhang stehen.

Methode

Im Jahr 2011 wurde in Kooperation mit der Berufsgenossenschaft für Gesundheitsdienst und Wohlfahrtspflege (BGW) und dem Universitätsklinikum Hamburg-Eppendorf (UKE) eine fragebogenbasierte Prävalenzstudie durchgeführt. An der Befragung beteiligten sich die Mitglieder der Landestierärztekammern von Baden-Württemberg, Bayern, Berlin, Brandenburg, Niedersachsen, Schleswig-Holstein und Westfalen-Lippe. Bezogen auf die Meldedaten der Bundestierärztekammer gab es keine statistisch signifikanten Unterschiede zwischen den Respondern und Non-Respondern hinsichtlich der Altersstruktur und Geschlechterverteilung [16]. Außerdem war keine der sieben Ärztekammern in der Studie überrepräsentiert. Folglich wird von einer guten Repräsentativität der Stichprobe ausgegangen.

Instrument

Zur Erfassung von Häufigkeit und Schwere der MSB wurde der standardisierte Nordic Questionnaire verwendet. [17]. Mit diesem Instrument wurden Symptome wie Stechen, Schmerzen, Missempfindungen oder Bewegungseinschränkungen in den vorausgegangenen zwölf Monaten erfragt. Dazu diente eine anatomische Skizze mit markierten Körperregionen, die eine präzisere Identifikation der von MSB betroffenen Körperregionen ermöglichte. Es wurden Fragen zur Dauer der Beschwerden, Einschränkungen der allgemeinen Aktivitäten und beruflichen Tätigkeiten sowie zur Inanspruchnahme von Gesundheitsdienstleistungen gestellt.

Um die Beschwerdelast einzuschätzen, wurde für jede Körperregion folgende Frage gestellt: „Über welche Zeitspanne haben die Beschwerden Ihre normale Arbeit (beruflich oder Hausarbeit) während der letzten 12 Monate behindert?" Gaben die Teilnehmer an, dass die Symptome sie mindestens 1 bis 7, 8 bis 30 oder mehr als 30 Tage von der Ausübung ihrer täglichen Aktivitäten abgehalten hätten, bewerteten wir das als schwere Symptomatik.

Zusätzlich wurden die Teilnehmer gefragt, ob die Beschwerden durch berufsbedingte Unfälle verursacht worden seien. Diese Unfälle wurden danach differenziert, ob sie im Zusammenhang mit Tieren oder anderen Verrichtungen während der Arbeitszeit entstanden sind (z. B. Stürze oder Wegeunfälle).

Die Teilnehmer machten Angaben zu ihren demografischen Daten (Alter und Geschlecht), anthropometrischen Maßen (Größe und Gewicht), ihrer dominanten Hand, ihrem gegenwärtigen Beschäftigungsstatus (Vollzeit oder Teilzeit), der Praxisart (Klein-, Gemischt- oder Großtierpraxis), der Berufserfahrung, der wöchentlichen Arbeitszeit und ihren sportlichen Aktivitäten. Wir berechneten den Body-Mass-Index (BMI) und kategorisierten entsprechend den WHO-Kategorien nach Normalgewicht (< 25), Übergewicht (25–30) und Adipositas (> 30).

Die Befragten wurden um Einschätzung zur Häufigkeit der von ihnen jährlich durchgeführten tierärztlichen Tätigkeiten gebeten (0; < 600; 600–2.400; 2.400–6.000; 6.000–12.000; > 12.000). Die detaillierte Aufstellung der veterinärmedizinischen Verfahren wurde aus der Veröffentlichung von Scuffham et al. entnommen und ins Deutsche übersetzt [4]. Folgende Verfahren wurden erfragt: (1) Geburtshilfe, (2) rektale Untersuchungen, (3) Inseminationen, (4) vaginale Untersuchungen, (5) Bewegen und Heben von Tieren, (6) Blutentnahmen/intravenöse Injektionen, (7) Impfungen, (8) Enthornungen, (9) Huf- und Klauenbehandlungen, (10) Lahmheitsdiagnostik, (11) Sektionen, (12) Ultraschalluntersuchungen, (13) Röntgenuntersuchungen, (14) endoskopische Eingriffe, (15) zahnmedizinische Eingriffe, (16) chirurgische Eingriffe < 1 Stunde und (17) chirurgische Eingriffe > 1 Stunde. Die Anzahl der Verfahren wurde für die Analyse in drei Kategorien zusammengefasst (0 oder keine Angabe; < 600; ≥ 600).

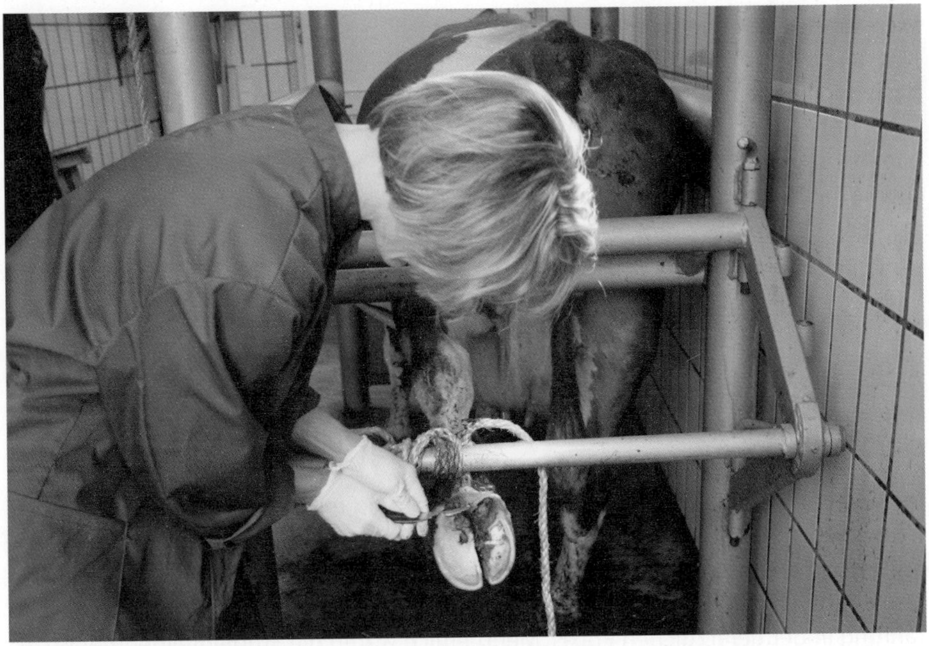

Abbildung 1: Hufreinigung bei der Kuh (Quelle: BGW)

Die quantitativen Anforderungen wurden mit der Fünf-Stufen-Likert-Skala aus dem Copenhagen Psychosocial Questionnaire (COPSOQ) erfasst. Die Häufigkeit der Arbeitsbelastung wurde anhand von vier Fragen ermittelt (z. B. *„Wie oft kommt es vor, dass Sie nicht genügend Zeit haben, alle Ihre Aufgaben zu erledigen?"*). Der Cronbach's-Alpha-Wert war akzeptabel (α = ,65). Die Skala wurde in drei Kategorien umkodiert: niedrige, mäßige bzw. hohe Anforderungen [18]. Um den psychischen Zustand der Veterinäre zu erfassen, wurde die Subskala „personal burnout" aus dem Copenhagen Burnout Inventory (CBI) verwendet. Diese Skala enthält sechs Items allgemeiner Erschöpfungssymptome und wird als „das Ausmaß erlebter körperlicher und psychischer Ermüdung und Erschöpfung" definiert. Die Fünf-Stufen-Likert-Skala (α = ,87) weist eine gute interne Konsistenz [19] auf. Die kategorialen Items der beiden Skalen wurden entsprechend der Anzahl der Antwortkategorien auf den Wertebereich zwischen 0 (nie/fast nie) und 100 Punkten (immer) transformiert und in einer neuen Variable zusammengefasst. Diese Transformation ist ein standardisiertes Verfahren und richtet sich nach den Empfehlungen der deutschen COPSOQ-Studie [20]. Für die logistischen Regressionsmodelle fassten wir die ursprünglichen Skalen in Tertile zusammen und definierten sie als niedrig, mittel und hoch. Das Studienprotokoll wurde von der Ethikkommission der Ärztekammer Hamburg genehmigt.

Statistische Analyse

Die Daten wurden anhand deskriptiver Statistik beschrieben. Unterschiede in den kategorialen Variablen wurden mittels Pearson-Chi-Quadrat-Test analysiert. Zunächst wurden die Daten mittels univariater Methoden untersucht. Um die Wahrscheinlichkeit von Typ-I-Fehlern zu verringern, wurde der Alpha-Wert auf $p < 0{,}01$ gesetzt. Prädiktorvariablen, die signifikant MSB in der jeweiligen Körperregion beeinflussten, wurden für die multivariate Modellbildung gewählt; diese erfolgte schrittweise rückwärts unter Verwendung des Change-Kriteriums. Alle Analysen wurden mit SPSS Version 17,0 durchgeführt.

Ergebnisse

Studienpopulation

Insgesamt nahmen 3.174 Tierärzte an der Befragung teil. Dies entspricht einer Rücklaufquote von 38,4 %. Vollständige Informationen lagen bei 3.051 (96 %) der Rückantworten vor. *Tabelle 1* beschreibt die Studienpopulation. Das Durchschnittsalter der Teilnehmer betrug 47,6 (± 10) Jahre mit durchschnittlich 18,0 (± 10,2) Jahren Berufserfahrung in der tierärztlichen Praxis. Mehrheitlich waren die Studienteilnehmer (97 %) in einer klinischen Praxis tätig und 82 % waren selbstständig. Kleintierpraktiker waren proportional am häufigsten vertreten (48,6 %). Der Frauenanteil war in Kleintierpraxen signifikant höher (75 %) als in Gemischt- (39 %) oder Großtierpraxen (32 %; $p < 0{,}001$).

Tabelle 1: Beschreibung der Studienpopulation

Variablen	n = 3.051	%
Geschlecht		
weiblich	1.657	54,3
männlich	1.394	45,7
Alter (Jahre)*		
< 30	105	3,4
30–39	561	18,4
40–49	1.081	35,4
> 50	1.304	42,7
Berufserfahrung (Jahre)**		
< 10	693	22,7
10–19	1.003	32,9
20–29	936	30,7
> 30	419	13,7
Praxisart		
klein	1.483	48,6
gemischt	614	20,1
groß	954	31,3
wöchentliche Arbeitszeit		
> 35 h	2.471	81,0
15–34 h	465	15,2
< 15 h	115	3,8
Arbeitsfeld		
Praxis	2.963	97,1
Industrie	57	1,9
Bildungseinrichtung/Verwaltung	24	0,8
andere	7	0,2

* Alter: Mittelwert 47,6 ± 10 Jahre
** Berufserfahrung: Mittelwert 18,0 ± 10,2 Jahre

Prävalenz von MSB-Symptomen

Ein Viertel der Betroffenen berichtete über MSB-Beschwerden in mindestens einer Körperregion, 56 % über Beschwerden in 2 bis 3 Körperregionen und 8 % hatten MSB in allen vier abgefragten Körperregionen. In *Tabelle 2* wird die MSB-Prävalenz, stratifiziert nach Geschlecht und Praxisart, aufgeführt. Die 12-Monats-Prävalenz von MSB zeigte je nach Körperregion erhebliche Unterschiede: Am häufigsten betroffen war der Hals (66,6 %) und Schulterbereich (60,5 %). MSB der Hand (34,5 %) und des Ellenbogens (24,5 %) wurden seltener genannt. Frauen berichteten signifikant häufiger über Schmerzen oder Missempfindungen am Hals, während Männer häufiger über MSB an den Ellenbogen klagten ($p < 0{,}001$). Großtierpraktiker berichteten signifikant häufiger über MSB an den distalen oberen Extremitäten als ihre Kollegen aus Klein- und Gemischttierpraxen ($p < 0{,}001$).

Beschwerdelast (funktionelle Einschränkungen bei alltäglichen und beruflichen Aktivitäten)

Bezogen auf die der Befragung vorangegangenen 12 Monate hatten je nach Körperregion insgesamt weniger Betroffene so starke funktionelle Einschränkungen, dass sie nicht oder kaum in der Lage waren, ihre Aufgaben zu erledigen. Entsprechend gaben rund 29 % der Betroffenen an, dass sie durch die MSB am Hals eingeschränkt seien, gefolgt von Schulter- (29,5 %), Hand- (19,4 %) und Ellenbogenbeschwerden (14 %). Frauen hatten signifikant häufiger funktionelle Einschränkungen am Hals ($p < 0{,}001$) und an der Hand ($p < 0{,}01$), während Männer signifikant häufiger über Einschränkungen am Ellbogen berichteten ($p < 0{,}001$). Mit der zunehmenden Größe der behandelten Tiere nahm die Anzahl von gemeldeten funktionellen Einschränkungen an den oberen distalen Extremitäten signifikant zu *(Tab. 2)*.

MSB durch Arbeitsunfälle

Beschwerden die durch Arbeitsunfälle verursacht wurden, traten häufig im Bereich der Hand (14,3 %) und der Schulter (10,8 %) auf. Seltener wurde über Verletzungen am Hals (6,6 %) und am Ellenbogen (5,5 %) berichtet. Als Unfallursache an den distalen Extremitäten wurden vorwiegend Tiere genannt (19 % vs. 9,2 %). Im Bereich des Halses waren andere Faktoren ursächlich. Männliche Veterinäre gaben häufiger an, Verletzungen im Nacken (11,4 % vs. 6,5 %), an den Schultern (23,4 % vs. 10,1 %), am Ellenbogen (20,7 % vs. 12,6 %) und der Hand (36,5 % vs. 30,1 %) zu erleiden als ihre weiblichen Kolleginnen. Die Unfallrate stieg proportional mit dem Alter der Veterinäre. Bezogen auf die Praxisart zeigte sich, dass bis auf die Handregion, Groß- und Gemischttierpraktiker signifikant häufiger Unfälle im Bereich des Halses, der Schulter und Ellenbogen meldeten als Kleintierpraktiker ($p < 0{,}001$; keine Tabelle).

Tabelle 2: 12-Monats-Prävalenz und Einschränkungen von MSB der oberen Extremitäten, stratifiziert nach Geschlecht und Praxisart

Körperregion		Nacken		Schulter		Ellenbogen		Hand	
12-Monats-Prävalenz		MSB Symp-tome	MSB Schwe-re	MSB Symp-tome	MSB Schwe-re	MSB Symp-tome	MSB Schwe-re	MSB Symp-tome	MSB Schwe-re
		n (%)	n (%)	n (%)	n (%)	n (%)	n (%)	n (%)	n (%)
Frauen n = 1.657	Total	1.240 (74,8)	527 (31,8)	995 (60,0)	466 (28,1)	336 (20,3)	198 (11,9)	592 (35,7)	350 (21,1)
	klein n = 1115	839 (75,2)	356 (31,9)	653 (58,6)	293 (26,3)	196 (17,6)	116 (10,4)	360 (32,3)	219 (19,6)
	gemischt n = 239	172 (72,0)	78 (32,6)	149 (62,3)	75 (31,4)	54 (22,6)	31 (13,0)	96 (40,2)	55 (23,0)
	groß n = 303	229 (75,6)	93 (30,7)	193 (63,7)	98 (32,3)	86 (28,4)	51 (16,8)	136 (44,9)	76 (25,1)
Männer n = 1.394	Total	793 (56,9)	348 (25,0)	851 (61,0)	433 (31,1)	411 (29,5)	230 (16,5)	460 (33,0)	242 (17,4)
	klein n = 368	211 (57,3)	82 (22,3)	183 (49,7)	79 (21,5)	77 (20,9)	30 (8,2)	84 (22,8)	37 (10,1)
	gemischt n = 375	217 (57,9)	96 (25,6)	236 (62,9)	114 (30,4)	112 (29,9)	67 (17,9)	123 (32,8)	69 (18,4)
	groß n = 651	365 (56,1)	170 (26,1)	432 (66,4)	240 (36,9)	222 (34,1)	133 (20,4)	253 (38,9)	136 (20,9)
Total n = 3.051		2.033 (66,6)	875 (28,7)	1.846 (60,5)	899 (29,5)	747 (24,5)	428 (14,0)	1.052 (34,5)	592 (19,4)

Risikofaktoren für schwere MSB

MSB in den unterschiedlichen Körperregionen der oberen Extremitäten wurden getrennt analysiert; die Ergebnisse sind in den *Tabellen 3 bis 6* dargestellt. Nachfolgend werden die Ergebnisse zusammenfassend dargestellt, da einige Prädiktorvariablen für die jeweiligen Körperregionen sich überschneiden.

Veterinäre, die 40 Jahre oder älter sind, haben ein höheres Risiko für eine funktionelle Einschränkung durch MSB im Bereich des Halses (OR 2,0, 95 % CI 1,2–3,3), der Schulter (OR 2,1, 95 % CI 1,2–2,0), der Ellenbogen (> 40 Jahre: OR 11,6, 95 % CI 2,8–47,9; > 50 Jahre: 13,4, 95 % CI 3,2–55,9) und der Hand (OR 2,1 95 % CI 1,0–4,1) als ihre jüngeren Kollegen. Frauen klagten häufiger über Funktionseinschränkungen an der Hand (OR 1,6, 95 % CI 1,2–2,1), aber deutlich seltener am Ellenbogen im Vergleich zu Männern (OR 0,7, 95 % CI 0,6–0,9). Erlittene Unfälle im Bereich der oberen Extremitäten stellen einen Risikofaktor für körperlicher Einschränkungen am Hals (OR 2,1, 95 % CI 1,6–2,9), der

Tabelle 3: Multivariate Analyse für Einschränkungen durch MSB in der Nackenregion

Variablen	Nacken		
	%	Crude OR (95 % CI)	Adjustiert OR† (95 % CI)
Alter (Jahre)			
< 30	21,9	1	1
30–39	31,0	1,6 (0,9–2,6)	1,5 (0,9–2,6)
40–49	29,0	1,5 (0,9–2,4)	1,6 (1,0–2,7)
> 50	27,9	1,4 (0,9–2,2)	2,0 (1,2–3,3)**
Unfälle			
nein	35,3	1	1
ja	55,5	2,3 (1,7–3,1)	2,1 (1,6–2,9)**
Zahnmedizinische Eingriffe			
0 oder k.A.	26,8	1	1
< 600	28,2	1,1 (0,9–1,3)	1,0 (0,8–1,3)
≥ 600	34,3	1,4 (1,1–1,9)	1,4 (1,0–1,9)*
Quantitative Anforderungen			
niedrig	18,4	1	1
mittel	25,7	1,5 (1,2–2,0)	1,3 (1,0–1,8)
hoch	36,7	2,6 (1,9–3,4)	1,7 (1,2–2,4)**
Burnout			
niedrig	13,6	1	1
mittel	31,6	2,9 (2,4–3,6)	2,1 (1,7–2,7)**
hoch	50,8	6,6 (5,1–8,6)	4,3 (3,2–5,8)**

* $p < 0.05$; ** $p < 0.01$. † adjustiert für Geschlecht

Tabelle 4: Multivariate Analyse für Einschränkungen durch MSB in der Schultergegend

Variablen	Schulter		
	%	Crude OR (95 % CI)	Adjustiert OR† (95 % CI)
Alter (Jahre)			
< 30	21,0	1	1
30–39	23,9	1,2 (0,7–2,0)	1,3 (0,8–2,3)
40–49	29,6	1,6 (1,0–2,6)	2,1 (1,2–3,6)**
> 50	32,4	1,8 (1,1–2,9)	2,1 (1,2–2,0)**
Unfälle			
nein	42,1	1	1
ja	55,5	1,7 (1,3–2,2)	1,6 (1,2–2,0)**
Geburtshilfe			
0 oder k. A.	22,3	1	1
< 600	32,7	1,7 (1,4–2,0)	1,4 (1,2–1,8)**
≥ 600	42,1	2,5 (1,6–3,9)	2,1 (1,2–3,5)**
Ultraschalluntersuchungen			
0 oder k.A.	33,1	1	1
< 600	26,1	0,7 (0,6–0,8)	0,8 (0,6–1,0)*
≥ 600	32,3	1,0 (0,8–1,2)	1,2 (0,9–1,4)
Quantitative Anforderungen			
niedrig	16,8	1	1
mittel	27,1	1,8 (1,4–2,5)	1,7 (1,2–2,4)**
hoch	37,3	3,0 (2,2–4,0)	2,0 (1,4–2,9)**
Burnout			
niedrig	18,5	1	1
mittel	31,5	2,0 (1,7–2,5)	2,0 (1,6–2,5)**
hoch	46,0	3,8 (2,9–4,8)	3,7 (2,7–5,1)**

* $p < 0.05$; ** $p < 0.01$. † adjustiert für Geschlecht, BMI, Praxisart, Lahmheitsdiagnostik und rektale Untersuchungen

Tabelle 5: Multivariate Analyse für Einschränkungen durch MSB am Ellenbogen

Variablen	Ellenbogen		
	%	Crude OR (95 % CI)	Adjustiert OR† (95 % CI)
Geschlecht			
männlich	16,5	1	1
weiblich	11,9	0,7 (0,6–0,8)	0,7 (0,6–0,9)*
Alter (Jahre)			
< 30	1,9	1	1
30–39	6,6	3,6 (0,9–15,3)	3,8 (0,9–16,2)
40–49	15,3	9,3 (2,3–37,9)	11,6 (2,8–47,9)**
> 50	17,2	10,7 (2,6–43,6)	13,4 (3,2–55,9)**
BMI (kg/m²)			
< 25	11,3	1	1
25–30	17,6	1,7 (1,3–2,1)	1,3 (1,1–1,7)*
> 30	17,5	1,7 (1,2–2,4)	1,4 (0,9–1,9)
Praxisart			
klein	9,8	1	1
gemischt	16,0	1,7 (1,3–2,3)	1,5 (1,1–2,1)*
groß	19,3	2,2 (1,7–2,8)	1,9 (1,4–2,7)**
Rektale Untersuchungen			
0 oder k. A.	10,4	1	1
< 600	11,6	1,2 (0,9–1,5)	1,0 (0,7–1,3)
≥ 600	19,9	2,2 (1,7–2,9)	1,4 (1,0–2,0)*
Quantitative Anforderungen			
niedrig	7,6	1	1
mittel	12,5	1,7 (1,2–2,6)	1,5 (0,9–2,2)
hoch	18,5	2,8 (1,8-4,2)	2,0 (1,3–3,2)**
Burnout			
niedrig	9,4	1	1
mittel	15,4	1,8 (1,4–2,3)	1,8 (1,4–2,4)**
hoch	19,1	2,3 (1,6–3,1)	2,3 (1,6–3,3)**

* $p < 0.05$; ** $p < 0.01$. † adjustiert für Geburtshilfe und Röntgenuntersuchung

Tabelle 6: Multivariate Analyse für Einschränkungen durch MSB in der Handregion

Variablen	Hand		
	%	Crude OR (95 % CI)	Adjustiert OR† (95 % CI)
Geschlecht			
männlich	17,4	1	1
weiblich	21,1	1,3 (1,1–1,5)	1,6 (1,2–2,1)**
Alter (Jahre)			
< 30	14,3	1	1
30–39	16,9	1,2 (0,7–2,2)	1,1 (0,6–2,3)
40–49	17,4	1,3 (0,7–2,2)	1,4 (0,7–2,9)
> 50	22,5	1,7 (1,0–3,1)	2,1 (1,0–4,1)*
Unfälle			
nein	41,2	1	1
ja	52,0	1,5 (1,2–1,9)	1,5 (1,2–1,9)**
Rektale Untersuchungen			
0 oder k. A.	18,0	1	1
< 600	16,6	0,9 (0,7–1,1)	0,8 (0,6–1,1)
≥ 600	23,7	1,4 (1,1–1,8)	1,2 (0,9–1,7)
Quantitative Anforderungen			
niedrig	17,3	1	1
mittel	19,2	1,1 (0,9–1,4)	1,4 (0,9–2,1)
hoch	27,5	1,8 (1,3–2,5)	1,8 (1,2–2,8)**
Burnout			
niedrig	13,0	1	1
mittel	20,9	1,8 (1,4–2,2)	1,6 (1,2–2,1)**
hoch	27,6	2,5 (1,9–3,4)	1,9 (1,4–2,9)**

* $p < 0.05$; ** $p < 0.01$. † adjustiert für Praxisart und Röntgenuntersuchung.

Schulter (OR 1,6, 95 % CI 1,2–2,0) und der Hand (OR 1,5, 95 % CI 1,2–1,9) dar. Veterinäre mit einem erhöhten BMI (25–30) hatten ein höheres Risiko (OR 1,3, 95 % CI 1,1–1,7) für funktionelle Einschränkungen am Ellenbogen verglichen mit Veterinären mit einem normalen BMI. Gemischt- (OR 1,5, 95 % CI 1,1–2,1) und Großtierpraktiker (OR 1,9, 95 % CI 1,4–2,7) hatten gegenüber Kleintierpraktikern ein erhöhtes Risiko für Funktionseinschränkungen an den Ellenbogen. Veterinäre, die häufig zahnmedizinische Eingriffe vornahmen (≥ 600 pro Jahr) hatten ein erhöhtes Risiko für Nackenbeschwerden (OR 1,4, 95 % CI 1,0–1,9) im Vergleich zu ihren Kollegen, die selten oder nie diese Prozeduren durchführten. Mit der zunehmenden Anzahl an geburtshilflichen Prozeduren stieg das Risiko für Beschwerden an den Schultern (≥ 600 pro Jahr: OR 2,1, 95 % CI 1,2–3,5). Im Gegensatz dazu berichteten Veterinäre, die bis zu 600 radiologische Untersuchungen pro Jahr durchführten, seltener über schwere MSB in der Schultergegend (OR 0,8, 95 % CI 0,6–1,0). Das Risiko für MSB an den Ellenbogen wurde mit häufig durchgeführten Rektalpalpationen assoziiert (≥ 600 pro Jahr: OR 1,4, 95 % CI 1,0–2,0).

Veterinäre, die hohe Werte auf den beiden Skalen „quantitative Anforderungen" und „Burnout" erreichten, klagten signifikant häufiger über Beschwerden in den oberen Extremitäten als solche mit niedrigen Werten *(Tab. 3–6)*.

Diskussion

Die mittels Selbsteinschätzung durchgeführte Studie zu muskuloskelettalen Beschwerden und funktionellen körperlichen Einschränkungen ist erstmalig unter Veterinären in Deutschland durchgeführt worden. In Übereinstimmung mit der internationalen Literatur zeigt diese Studie, dass MSB der distalen oberen Extremitäten und des Halses in dieser Berufsgruppe häufig vorkommen. Zwei Studien aus Australien und Neuseeland fanden unter Anwendung eines identischen Messinstruments heraus, dass die Veterinäre am häufigsten Beschwerden am Hals (57 %–58 %) und an der Schulter (52 %–59 %) sowie an der Hand (32 %–52 %) und am Ellenbogen (17 %–29 %) angaben [4–5]. In einer niederländischen Studie war die MSB-Prävalenz in den entsprechenden Körperregionen (37 %, 38 %, 14 %, und 11 %) deutlich niedriger [22]. Im Vergleich zu anderen Studien mit ähnlichen Berufsgruppen (z. B. Krankenschwestern, Landwirte, Ärzte oder Fußpfleger) fiel die 12-Monats-Prävalenz in der vorliegenden Studie wesentlich höher aus [23–26]. Die ermittelten Prävalenzen sind auch wesentlich höher als in Surveys mit anderen Beschäftigten. Laut einem Survey in Deutschland klagten über 46 % der Befragten über Schmerzen im Nacken- und Schulterbereich. Mehr als 20 % der Beschäftigten hatten Schmerzen in den Armen und den Händen [27]. In Übereinstimmung mit den Ergebnissen früherer Studien waren häufig multiple anatomische Regionen betroffen [1, 4, 7]. In einem groß angelegten Survey in Frankreich fanden Roquelaure et al. heraus, dass MSB-Symptome der oberen Extremitäten sich häufig auf zwei anatomische Körperregionen erstrecken, besonders häufig betroffen war der Nacken- und Schulterbereich [28].

Es wurde ein Zusammenhang zwischen der Praxisart und MSB beobachtet; diese Beobachtung steht in Einklang mit den Ergebnissen anderer Studien [3, 4, 6, 8, 15, 29]. Veterinäre aus Gemischt- und Großtierpraxen berichteten häufiger über MSB der oberen Extremitäten. Einer niederländischen Studie zufolge gehörten MSB der oberen Extremitäten zu den wesentlichen Erkrankungen bei Fachärzten für Pferde [1].

In der vorliegenden Untersuchung gaben Frauen häufiger Beschwerden am Nacken und der Hand an; Männer hingegen klagten häufiger über Ellenbogenbeschwerden.

Studien mit der Allgemein- und Erwerbsbevölkerung zeigen insgesamt eine höhere MSB-Prävalenz bei Frauen als bei Männern. Besonders Frauen berichten häufiger über multiple Beschwerden [30, 31].

Eine nicht unerhebliche Anzahl der Befragten hatte so starke Beschwerden, dass sie an mindestens sieben Tagen in den vorausgegangenen 12 Monaten funktionelle Einschränkungen in ihren täglichen Aktivitäten erlebten. Aus der beruflichen Perspektive ist dieser Aspekt von wesentlicher Bedeutung, da dadurch die Ausübung der beruflichen Tätigkeit nur eingeschränkt möglich ist. Dieser Ausfall kann Gewinneinbußen oder im schlimmsten Fall einen vorzeitigen Berufsausstieg zur Folge haben. Abgesehen davon vermindern Schmerzen und funktionelle körperliche Beeinträchtigung die Lebensqualität der Betroffenen erheblich.

Die Prävalenzwerte anderer Studien für funktionelle Einschränkungen liegen geringfügig unter unseren Werten [4, 5, 21]. Dies liegt vermutlich an der unterschiedlichen Operationalisierung dieser Variable. In der vorliegenden Studie haben wir nur Personen berücksichtigt, die an mindestens sieben Tagen in den vorausgegangenen 12 Monaten funktionelle Einschränkungen erlebten. Personen, die angaben, dass ihre Beschwerden nicht so stark gewesen seien, wurden nicht berücksichtigt. In diesem Zusammenhang sollte darauf hingewiesen werden, dass Studien mit zusätzlichen diagnostischen Messverfahren deutlich niedrigere MSB-Werte im Nacken-Schulter- und Lendenbereich feststellten [29–30].

Die vorliegende Studie zeigt, dass Hand und Schulter bei Arbeitsunfällen häufig betroffen waren. Anhand von Versicherungsdaten für einen Zeitraum von fünf Jahren wurden Daten zu Arbeitsunfällen bei Tierarzthelfern analysiert. Ergebnis war, dass Hand (48,3 %) die am stärksten betroffene Körperregion war. Im Vergleich zu Allgemeinmedizinern und ihren Angestellten war das Arbeitsunfallrisiko für Beschäftigte in Veterinärpraxen um den Faktor 2,9 erhöht [11]. Hinsichtlich eines „Spezies-spezifischen Verletzungsmechanismus" sind unsere Ergebnisse konform mit denen früherer Studien. Berufsbedingte Unfälle wurden häufig von Großtierpraktikern gemeldet; betroffen waren vorwiegend die oberen Extremitäten [3, 8, 15, 29].

Männliche und ältere Veterinäre berichteten signifikant häufiger über arbeitsbedingte Verletzungen. Dies ist wahrscheinlich darauf zurückzuführen, dass männliche Veterinäre prozentual häufiger in Großtierpraxen arbeiten und sie dadurch eher dem Risiko schwerer Verletzungen ausgesetzt sind. Allerdings sind die Ergebnisse hinsichtlich der Geschlechtsunterschiede inkonsistent. Einige Studien berichten über ein größeres Risiko für Männer [7, 8], während andere herausfanden, dass Frauen häufiger von berufsbedingten Unfällen betroffen sind [3, 29, 36]. Einige Autoren argumentierten, dass Frauen aufgrund ihrer Körpergröße und ihrer geringeren körperlichen Kraft einem höheren Risiko ausgesetzt seien [3, 36]. Im Gegensatz zu unseren Ergebnissen zeigten frühere Untersuchungen, dass steigende Berufserfahrung im Zusammenhang mit einem abnehmenden Risiko verletzungsrelevanter Vorkommnisse steht [13, 29]. Dies könnte eine Erklärung für den höheren Anteil älterer Tierärzte in unserer Studie sein. Allerdings sind die vorliegenden Ergebnisse zur Unfallhäufigkeit nur begrenzt interpretierbar, da hier nicht differenziert nach Ursache und Schwere der Verletzung unterschieden wurde.

Höheres Alter, Geschlecht, frühere Verletzungen, BMI, Praxistyp, Veterinärverfahren wie zahnmedizinische Eingriffe, rektale Untersuchungen, Geburtshilfe sowie hohe quantitative Anforderungen und Burnout erhöhten die Wahrscheinlichkeit schwerer MSB (mit der Folge funktioneller Einschränkung).

Ältere Veterinäre berichteten häufiger über schwere MSB als ihre jüngeren Kollegen. Der in der vorliegenden Studie beschriebene Alterseffekt auf MSB bestätigt die Ergebnisse anderer Untersuchungen [4, 37]. Aus physiologischer Sicht ist dieses Ergebnis zu erwarten, da eine Minderbelastbarkeit des Stütz- und Bewegungsapparates bei fortschreitendem Alter anzunehmen ist – insbesondere bei körperlich beanspruchenden Berufen [38]. Im Rahmen des demografischen Wandels steigt die Berufsverweildauer der Beschäftigten. Es ist davon auszugehen, dass aufgrund von Nachwuchsmangel in der Veterinärmedizin der Anteil älterer Beschäftigter zunehmen wird [39].

Bis auf Ellenbogenbeschwerden gaben Frauen im Vergleich zu Männern häufiger MSB in den oberen Extremitäten an. Dieser Umstand kann mit dem unterschiedlichen Körperbau und/oder mit unterschiedlichen Arbeitsabläufen zusammenhängen. Beispielsweise berichteten Berry et al., dass die CTD auslösenden Tätigkeiten von Frauen und Männern unterschiedlich eingeschätzt wurden. Männer sahen die häufig durchgeführten Rektalpalpationen und Geburtshilfe als risikobehaftete Tätigkeiten für ihre CTD, Frauen hingegen den häufigen Gebrauch von Utensilien, Computerarbeit und sonstige Ursachen [3].

Das mit MSB assoziierte Belastungsprofil ist stark abhängig von der Art der Tätigkeit und der Größe der Tiere. Scuffham et al. befragten Veterinäre zu Routineuntersuchungen, die bei diesen möglicherweise MSB ausgelöst haben. Solche, die sich auf große und mittelgroße Tiere spezialisiert haben, gaben an, dass insbesondere Rektaluntersuchungen, Geburtshilfe, Ultraschalluntersuchungen sowie Huf- und Lahmheitsdiagnostik risikobehaftete Tätigkeiten für MSB seien. Kleintierpraktiker hingegen empfanden das Heben und Tragen sowie chirurgische Eingriffe als belastende Tätigkeiten [40]. In einer Folgestudie von Scuffham et al. wurde die MSB-Prävalenz erhoben. Die Autoren stellten fest, dass Großtierpraktiker (u. a. auch Veterinäre, die ausschließlich mit Pferden arbeiteten) die höchsten MSB-Prävalenzen aufwiesen im Vergleich zu Veterinären anderer Praxisarten [4]. In einer anderen Studie konnte gezeigt werden, dass bei Großtierpraktikern 71 % der kumulativen Traumata und 31 % der akuten traumatischen Verletzungen mit Rektaluntersuchungen zusammenhingen [6]. Folglich scheint der gefundene Zusammenhang von Ellenbogensymptomen und dem Tätigkeitprofil der Groß- und Gemischttierpraktiker plausibel zu sein. Symptome der Schulter korrelierten mit häufigen Vaginaluntersuchungen. Die Praxisart hingegen hatte im entsprechenden Analysemodell keinen Einfluss auf diese Körperregion. Zahnmedizinische Eingriffe standen in Zusammenhang mit Symptomen im Hals- und Nackenbereich. Aus zwei Studien geht hervor, dass nicht nur Zahnärzte, sondern auch Veterinäre häufiger unter Nackenbeschwerden leiden [41, 42].

Studienteilnehmer, die bereits arbeitsbedingte Unfälle hatten, unterlagen einem erhöhten Risiko für MSB in der Nacken-, Schulter- und Handregion. Diese Zusammenhänge werden auch von Randall et al. bestätigt [37]. Berufsbedingte Verletzungen bzw.

Traumata ziehen möglicherweise ernste langfristige Konsequenzen nach sich. Präventive Maßnahmen im Umgang mit Tieren und damit zusammenhängende Aspekte wie z. B. konsequente Fixierung der Tiere oder Verwendung von geeigneten Hilfsmitteln werden in dieser Berufsgruppe zunehmend wichtiger.

In der vorliegenden Studie wurden quantitative Anforderungen und Burnout mit einem signifikanten Anstieg von MSB in allen abgefragten Körperregionen assoziiert. Der Zusammenhang zwischen psychosozialen Faktoren und MSB ist gut dokumentiert [43]. Der Zusammenhang zwischen MSB-Periodenprävalenz und quantitativen Anforderungen wie Zeitdruck und beruflicher Überlastung konnte in zwei Studien aus Australien und Neuseeland bestätigt werden [4, 5]. Folglich kann MSB in den oberen Extremitäten nicht nur mit körperlichen (z. B. repetitiven Tätigkeiten), sondern auch mit emotionalen bzw. psychosozialen Anforderungen zusammenhängen. Loomans et al. ermittelten eine moderate Korrelation zwischen emotionaler Arbeitsbelastung und MSB im Lendenwirbelbereich bei Veterinären [1]. Darüber hinaus wird psychosozialer Stress im veterinären Setting mit erhöhtem Alkohol-, Tabak- und Medikamentengebrauch assoziiert [44]. Um sowohl das physische als auch das psychologische Wohlergehen der Veterinäre zu erhalten und zu verbessern, wird die Implementierung präventiver Maßnahmen dringend empfohlen. Ein umgekehrter Zusammenhang kann jedoch nicht ausgeschlossen werden. Die vorliegenden Daten wurden im Querschnitt erhoben und lassen somit keine kausalen Aussagen zu.

Stärken und Schwächen der Studie

In der vorliegenden Studie wurde eine vergleichsweise gute Responserate erreicht (38,4 %); diese entspricht dem Durchschnittswert von 38,5 % bei anderen Veterinärstudien [4]. Der Stichprobenumfang kann hinsichtlich Geschlecht und Alter als repräsentativ angesehen werden. Eine weitere Stärke unserer Studie ist der Einsatz eines standardisierten Fragebogens, der es uns ermöglicht, die vorliegenden Ergebnisse mit denen anderer Studien zu vergleichen.

Es muss jedoch auch auf einige Limitationen hingewiesen werden. Die retrospektive Befragung zu Exposition und Outcome ist aufgrund der Möglichkeit fehlerhafter Aussagen zur Anzahl tierärztlicher Behandlungen und MSB-relevanter Vorkommnisse anfällig für den sogenannten Recall Bias. Wir können außerdem nicht ausschließen, dass Veterinäre mit MSB eine stärkere Motivation zur Studienteilnahme hatten als Nicht-Betroffene, sodass hieraus eine Fehleinschätzung der MSB-Prävalenz für diese Berufsgruppe resultieren kann. Die Ergebnisse sind möglicherweise durch andere berufsbedingte potentielle Faktoren beeinflusst, die bei der Datenerhebung nicht in Betracht gezogen wurden, wie beispielsweise unzureichende Erholungszeiten, berufliche Laufbahn, Interaktion mit Kunden, wahrgenommene Unterstützung durch Kollegen, Benutzung von Hilfsmitteln oder spezifische Aktivitäten am Arbeitsplatz (z. B. Arbeiten unter kalten Bedingungen) [4, 5]. Dieser Umstand begrenzt die Möglichkeiten, die Zusammenhänge zwischen arbeitsbedingten Faktoren und MSB der oberen Extremitäten und des Nackens intensiver zu erforschen. Im Allgemeinen können kausale Zusammenhänge zwischen Variablen nicht aus Querschnittsstudien hergeleitet werden, jedoch erlauben sie uns, das Ausmaß der Prävalenz von MSB zu messen und erste Zusammenhänge zu identifizieren. Kausale Schlussfolgerungen können lediglich durch Langzeitstudien bestätigt werden, die aber für diese Berufsgruppe noch nicht durchgeführt wurden.

Fazit

Aus Sicht des Arbeits- und Gesundheitsschutzes scheint es notwendig, die Prävention von Unfällen und die Ergonomie bestimmter Aufgaben zu optimieren. Unsere Daten deuten auf die Notwendigkeit von gruppenspezifischen (z. B. geschlechts- und praxisspezifischen) Präventivmaßnahmen hin, die auch psychosoziale arbeitsbedingte Faktoren mitberücksichtigen. Im Rahmen des demografischen Wandels steigt die Berufsverweildauer der Beschäftigten – insbesondere der selbstständigen Veterinäre in Deutschland –, was die Wichtigkeit präventiver Maßnahmen unterstreicht.

Tierärztliche Verbände und Organisationen sowie Versicherungsorgane sollten ihren Mitgliedern ausreichend Schulungen und Informationen zum sicheren Umgang mit Tieren und der Ausrüstung zur Verfügung stellen. Präventive Maßnahmen sollten bereits in das Curriculum einfließen und angehende Veterinäre darüber aufklären, welche Herausforderungen die einzelnen Tierarztpraxen und die damit verbundenen Tätigkeiten permanent und saisonal mit sich bringen. Weitere Forschungsanstrengungen sollten sich den langfristigen Auswirkungen veterinärer Arbeit auf das muskuloskelettale System widmen. Die daraus gewonnenen Erkenntnisse würden bei der Ermittlung und Beurteilung der Exposition im Berufskrankheitsverfahren eine evidenzbasierte Entscheidungshilfe liefern.

Danksagung

Wir danken allen Tierärztinnen und Tierärzten für die Beteiligung an dieser Studie. Für die Kooperation und Unterstützung bei der Vorankündigung der Studie danken wir der Bundestierärztekammer. Des Weiteren bedanken wir uns für die Kooperation der Landestierärztekammern Berlin, Brandenburg und Niedersachsen sowie insbesondere bei den Landestierärztekammern Baden-Württemberg, Bayern, Westfalen-Lippe und Schleswig-Holstein für die Versendung der Fragebögen.

Vorläufige Ergebnisse der Befragung wurden bereits im Deutschen Tierärzteblatt 10/2012 (S. 1410–1419) publiziert.

Literatur

[1] Loomans JBA, Weeren-Bitterling MS, Weeren PR, Barneveld A. Occupational disability and job satisfaction in the equine veterinary profession: How sustainable is this "tough job" in a changing world? Equine Vet Educ 2008; 20: 597–607

[2] Lucas M, Day L, Shirangi A, Fritschi L. Significant injuries in Australian veterinarians and use of safety precautions. Occup Med Oxf Engl 2009; 59: 327–333. doi:10.1093/occmed/kqp070

[3] Berry SL, Susitaival P, Ahmadi A, Schenker MB. Cumulative trauma disorders among California veterinarians. Am J Ind Med 2012; 55: 855–861. doi:10.1002/ajim.22076

[4] Scuffham AM, Legg SJ, Firth EC, Stevenson MA. Prevalence and risk factors associated with musculoskeletal discomfort in New Zealand veterinarians. Appl Ergon 2010; 41: 444–453. doi:10.1016/j.apergo.2009.09.009

[5] Smith D, Leggat P, Speare R. Musculoskeletal disorders and psychosocial risk factors among veterinarians in Queensland, Australia. Aust Vet J 2009; 87: 260–265. doi:10.1111/j.1751-0813.2009.00435.x

[6] Cattell MB. Rectal palpation associated cumulative trauma disorders and acute traumatic injury affecting bovine practitioners. Bov Pr 2000; 34: 1–5

[7] Reijula K, Räsänen K, Hämäläinen M, Juntunen K, Lindbohm M-L et al. Work environment and occupational health of Finnish veterinarians. Am J Ind Med 2003; 44: 46–57. doi:10.1002/ajim.10228

[8] Fritschi L, Day L, Shirangi A, Robertson I, Lucas M et al. Injury in Australian veterinarians. Occup Med 2006; 56: 199–203. doi:10.1093/occmed/kqj037

[9] Singleton G. Shoulder injuries in veterinary surgeons. Vet Rec 2005; 157: 491–492

[10] Ailsby RL. Occupational arm, shoulder, and neck syndrome affecting large animal practitioners. Can Vet J 1996; 37: 411

[11] Nienhaus A, Skudlik C, Seidler A. Work-related accidents and occupational diseases in veterinarians and their staff. Int Arch Occup Environ Health 2005; 78: 230–238. doi:10.1007/s00420-004-0583-5

[12] Poole AG, Shane SM, Kearney MT, McConnell DA. Survey of occupational hazards in large animal practices. J Am Vet Med Assoc 1999; 215: 1433–1435

[13] Landercasper J, Cogbill TH, Strutt PJ, Landercasper BO. Trauma and the veterinarian. J Trauma 1988; 28: 1255–1259

[14] Jeyaretnam J, Jones H. Physical, chemical and biological hazards in veterinary practice. Aust Vet J 2000; 78: 751–758

[15] Norwood S, McAuley C, Vallina VL, Fernandez LG, McLarty JW et al. Mechanisms and patterns of injuries related to large animals. J Trauma 2000; 48: 740–744

[16] Deutsches Tierärzteblatt (2012) Statistik 2011: Tierärzteschaft in der Bundesrepublik Deutschland. Available: http://www.freie-berufe-berlin.de/vfb.de/Verweisseiten-VFB/Tieraerzte_2011. Accessed 23 June 2013

[17] Kuorinka I, Jonsson B, Kilbom A, Vinterberg H, Biering-Sørensen F et al. Standardised Nordic questionnaires for the analysis of musculoskeletal symptoms. Appl Ergon 1987; 18: 233–237. doi:10.1016/0003-6870(87)90010-X

[18] Kristensen TS, Hannerz H, Høgh A, Borg V. The Copenhagen Psychosocial Questionnaire – a tool for the assessment and improvement of the psychosocial work environment. Scand J Work Environ Health 2005; 31: 438–449

[19] Kristensen TS, Borritz M, Villadsen E, Christensen KB. The Copenhagen Burnout Inventory: A new tool for the assessment of burnout. Work Stress 2005; 19: 192–207. doi:10.1080/02678370500297720

[20] Nübling M, Stößel U, Hasselhorn H-M, Michaelis M, Hofmann F (2006). Measuring psychological stress and strain at work – Evaluation of the COPSOQ Questionnaire in Germany. GMS Psycho-Soc Med 3. Available: /pmc/articles/PMC2736502/?report=abstract. Accessed 20 May 2013

[21] Stoltzfus JC. Logistic Regression: A Brief Primer. Acad Emerg Med 2011; 18: 1099–1104. doi:10.1111/j.1553-2712.2011.01185.x
[22] Meers C, Dewulf J, De Kruif A. Work-related accidents and occupational diseases in veterinary practice in Flanders (Belgium). Vlaams Diergeneeskd Tijdschr 2008; 77: 40
[23] Lipscomb J, Trinkoff A, Brady B, Geiger-Brown J. Health Care System Changes and Reported Musculoskeletal Disorders Among Registered Nurses. Am J Public Health 2004; 94: 1431–1435. doi:10.2105/AJPH.94.8.1431
[24] Walker-Bone K, Palmer KT. Musculoskeletal disorders in farmers and farm workers. Occup Med 2002; 52: 441–450
[25] Oude Hengel KM, Visser B, Sluiter JK. The prevalence and incidence of musculoskeletal symptoms among hospital physicians: a systematic review. Int Arch Occup Environ Health 2011; 84: 115–119. doi:10.1007/s00420-010-0565-8
[26] Losa Iglesias ME, Becerro De Bengoa Vallejo R, Salvadores Fuentes P. Self-reported musculoskeletal disorders in podiatrists at work. Med Lav 2011; 102: 502–510
[27] Beermann B, Brenscheidt F, Siefer A (2007). Arbeitsbedingungen in Deutschland – Belastungen, Anforderungen und Gesundheit. Available: http://www.baua.de/cae/servlet/contentblob/672584/publicationFile/48431/GIZ2005-Arbeitsbedingungen.pdf. Accessed 20 May 2013
[28] Roquelaure Y, Ha C, Leclerc A, Touranchet A, Sauteron M et al. Epidemiologic surveillance of upper-extremity musculoskeletal disorders in the working population. Arthritis Care Res 2006; 55: 765–778
[29] Gabel CL, Gerberich SG. Risk factors for injury among veterinarians. Epidemiol Camb Mass 2002; 13: 80–86
[30] Wijnhoven HAH, de Vet HCW, Picavet HSJ. Prevalence of musculoskeletal disorders is systematically higher in women than in men. Clin J Pain 2006; 22: 717–724. doi:10.1097/01.ajp. 0000210912.95664.53
[31] De Zwart BCH, Frings-Dresen MHW, Kilbom Å. Gender differences in upper extremity musculoskeletal complaints in the working population. Int Arch Occup Environ Health 2000; 74: 21–30. doi:10.1007/s004200000188
[32] Toomingas A, Németh G, Alfredsson L (1995) Self-administered examination versus conventional medical examination of the musculoskeletal system in the neck, shoulders, and upper limbs. J Clin Epidemiol 48: 1473–1483
[33] Lee CE, Simmonds MJ, Novy DM, Jones S (2001) Self-reports and clinician-measured physical function among patients with low back pain: a comparison. Arch Phys Med Rehabil 82: 227–231. doi:10.1053/apmr.2001.18214
[34] Michel A, Kohlmann T, Raspe H. The association between clinical findings on physical examination and self-reported severity in back pain. Results of a population-based study. Spine 1997; 22: 296–303
[35] Langley RL, Hunter JL. Occupational fatalities due to animal-related events. Wilderness Environ Med 2001; 12: 168–174
[36] Epp T, Waldner C. Occupational health hazards in veterinary medicine: physical, psychological, and chemical hazards. Can Vet J Rev Vétérinaire Can 2012; 53: 151–157
[37] Randall E, Hansen C, Gilkey D, Patil A, Bachand A et al. Evaluation of ergonomic risk factors among veterinary ultrasonographers. Vet Radiol Ultrasound 2012; 53: 459–464. doi:10.1111/j.1740-8261.2012.01942.x
[38] De Zwart BC, Frings-Dresen MH, van Dijk FJ. Physical workload and the aging worker: a review of the literature. Int Arch Occup Environ Health 1995; 68: 1–12
[39] Kostelnik K, Heuwieser W. Changing faces of veterinary medicine – shortage of food animal veterinarians. Dtsch Tierärztliche Wochenschr 2009; 116: 412–420
[40] Scuffham A, Firth E, Stevenson M, Legg S. Tasks considered by veterinarians to cause them musculoskeletal discomfort, and suggested solutions. N Z Vet J 2010; 58: 37–44. doi:10.1080/00480169.2010.64872

[41] DeForge DH. Physical ergonomics in veterinary dentistry. J Vet Dent 2002; 19: 196–200

[42] Hayes M, Cockrell D, Smith DR. A systematic review of musculoskeletal disorders among dental professionals. Int J Dent Hyg 2009; 7: 159–165. doi:10.1111/j.1601-5037.2009.00395.x

[43] Bongers PM, Ijmker S, van den Heuvel S, Blatter BM. Epidemiology of work related neck and upper limb problems: psychosocial and personal risk factors (part I) and effective interventions from a bio behavioural perspective (part II). J Occup Rehabil 2006; 16: 279–302. doi:10.1007/s10926-006-9044-1

[44] Harling M, Strehmel P, Schablon A, Nienhaus A. Psychosocial stress, demoralization and the consumption of tobacco, alcohol and medical drugs by veterinarians. J Occup Med Toxicol Lond Engl 2009; 4: 4. doi:10.1186/1745-6673-4-4

11 Unfälle und Berufskrankheiten bei Beschäftigten in Tierarztpraxen – Fallzahlen der Jahre 2007 bis 2011

A. Nienhaus, D. Wendeler, G. Schedlbauer, A. Kozak

Zusammenfassung

Das Risiko, arbeitsbedingte Verletzungen und Erkrankungen in der Tiermedizin zu erleiden, ist hoch. In der Literatur wird die Inzidenz von Unfällen auf 10 bis 23 pro 100 Tierärzte geschätzt. Um einen Überblick über Unfälle und berufsbedingte Erkrankungen in der Tiermedizin in Deutschland zu geben, wurden die bei der Berufsgenossenschaft für Gesundheitsdienst und Wohlfahrtspflege gemeldeten Unfälle und Berufskrankheiten für die Jahre 2007 bis 2011 analysiert.

Im Vergleich zur Humanmedizin ist das Risiko, in der Tiermedizin einen Unfall oder eine Berufskrankheit zu erleiden, deutlich erhöht. Die meisten Unfälle werden von Tieren verursacht (77,7 %). Hunde und Katzen sind mit 54,3 % die häufigsten Verursacher tierbedingter Verletzungen. Tierbedingte Allergien sind bei den Berufskrankheiten ein besonderer Schwerpunkt. Berücksichtigt man lediglich bestätigte Berufskrankheiten, so liegen Hautkrankheiten (67,2 %) und Atemwegserkrankungen (23,7 %) an erster beziehungsweise zweiter Stelle. Zoonosen sind hingegen seltener und machen lediglich 3,3 % aller bestätigten Berufskrankheiten bei Versicherten in der Tiermedizin aus. Arbeitsschutzmaßnahmen in der Tiermedizin sollten sich auf Unfälle konzentrieren, die von Tieren verursacht werden. Die Prävention von Berufskrankheiten sollte sich auf Hautkrankheiten, Atemwegserkrankungen und Infektionen fokussieren.

Einleitung

Das Risiko arbeitsbedingter Verletzungen und Erkrankungen ist für Beschäftigte in Tierarztpraxen hoch [1, 2]. In der Fachliteratur wird die Inzidenzrate für Arbeitsunfälle auf jährlich 10 bis 23 pro 100 Tierärzte geschätzt [2, 3, 4, 5, 6, 7]. Die meisten Unfälle werden von Tieren verursacht [2, 8, 9, 10]. Außerdem sind allergische Reaktionen auf Tiere [8, 11, 12] und Zoonosen [7, 8, 13, 14, 15, 16] typische beruflich bedingte Erkrankungen bei Tierärzten und ihren Mitarbeitern. Eine weitere mögliche Gefährdung ist die Belastung durch Röntgenstrahlen [17].

Um einen Überblick über Unfälle und berufsbedingte Erkrankungen dieser Berufsgruppe in Deutschland zu geben, wurden die bei der Berufsgenossenschaft für Gesundheitsdienst und Wohlfahrtspflege (BGW) gemeldeten Unfälle und Berufskrankheiten für die Jahre 2007 bis 2011 analysiert. Diese Auswertung wurde vorgenommen, um Impulse für die Erforschung und die Prävention von Gesundheitsrisiken bei Beschäftigten in Tierarztpraxen zu geben.

Methode

Annähernd 10.000 (9.952, Stand 31. Dezember 2011) Tierarztpraxen mit insgesamt 24.669 Vollarbeitern sind bei der BGW versichert. Für jede von der BGW versicherte Person werden die jährlichen Arbeitszeitstunden gemeldet. Die Arbeitsstunden werden umgerechnet in Vollarbeiter, wobei unterstellt wird, dass ein Vollarbeiter jährlich 1.570 Arbeitsstunden leistet. In dieser Arbeit werden die Meldungen von Arbeits- und Wegeunfällen sowie Berufskrankheiten aus den Jahren 2007 bis 2011 untersucht. Eine Meldepflicht für Unfälle besteht, wenn diese zu einer Arbeitsunfähigkeit von mehr als drei Tagen führen. Alle Erkrankungen, bei denen der Verdacht besteht, dass sie beruflich verursacht sein könnten, sind meldepflichtig, sofern sie in der Berufskrankheitenliste erfasst sind. Nicht meldepflichtig sind z. B. Nadelstichverletzungen oder andere Blutkontakte, die zu einer Infektion führen können (diese können als unerwünschte Arzneimittelwirkung – UAW – bei der Bundestierärztekammer gemeldet werden). In diesen Fällen kann die Unfallversicherung jedoch Leistungen zur Vermeidung einer Berufskrankheit (Infektionsprophylaxe) erbringen. Routinemäßig wird die Art der Meldung, die Meldepflicht, die Art der Verletzung, die Art der gemeldeten Berufskrankheit und die Art der Entscheidung über die Anerkennung als Berufskrankheit dokumentiert. Eine Berufskrankheit kann anerkannt und eine Rente kann gezahlt werden, wenn die Minderung der Erwerbsfähigkeit (MdE) mindestens 20 % beträgt. Ist eine Erkrankung wahrscheinlich durch eine beruflich bedingte Exposition verursacht, ohne dass die Erkrankung zu einer relevanten MdE geführt hat, ist eine Anerkennung ohne Zahlung einer Rente möglich. In diesen Fällen können die Kosten für die medizinische und berufliche Rehabilitation von der Berufsgenossenschaft übernommen werden. Für die Anerkennung von bandscheibenbedingten Erkrankungen der Lendenwirbelsäule sowie von schweren, wiederholt rückfälligen Hauterkrankungen als Berufskrankheit ist es notwendig, dass die Erkrankungen zur Aufgabe der gefährdenden Tätigkeiten gezwungen haben. Wurde die gefährdende Tätigkeit nicht aufgegeben, ist dennoch eine Anerkennung dieser Erkrankungen als „Berufskrankheiten dem Grunde nach" möglich. In diesen Fällen können die Unfallversicherungen Leistungen zur Vermeidung der Verschlimmerung dieser Erkrankungen erbringen.

Von den meldepflichtigen Unfällen wird routinemäßig eine Zufallsstichprobe von 7 % gezogen. Dokumentiert werden der Unfallhergang, die Unfallursache und der Unfallort. Für die Fünf-Jahres-Periode wurden aus dem Bereich der Tiermedizin 332 Arbeitsunfälle in der 7-Prozent-Zufallsstichprobe erfasst.

Ergebnisse

In den Jahren 2007 bis 2011 wurden insgesamt 18.282 Meldungen von Versicherten aus dem Bereich der Tiermedizin bei der BGW erstattet *(Tab. 1)*. Die Zahl der Meldungen hat sich von 3.222 im Jahr 2007 auf 4.076 Meldungen im Jahr 2011 kontinuierlich gesteigert (plus 26,5 %). Dieser Anstieg war bei den Kleintierpraxen ausgeprägter (plus

36,2 %) als bei Großtierpraxen (plus 23,1 %) oder gemischten Tierpraxen (plus 17,2 %). Außerdem bezog er sich lediglich auf Arbeits- und Wegeunfälle, wobei am häufigsten Arbeitsunfälle gemeldet wurden (85,5 %), gefolgt von Wegeunfällen (8,9 %). Der Anteil der Wegeunfälle war bei den Versicherten der Tierarztpraxen etwa halb so hoch wie bei den übrigen Versicherten (19,6 %) der BGW [18]. Gemeldete Berufskrankheiten machten mit durchschnittlich 203 Meldungen pro Jahr nur einen kleinen Anteil aller Meldungen

Tabelle 1: Verteilung der gemeldeten Versicherungsfälle, getrennt nach Art der Meldung, Berichtsjahr und Art der Tierarztpraxis

Art der Meldung		Groß- und Kleintierpraxen		überwiegend Großtierpraxen		überwiegend Kleintierpraxen		Total	
		n	%	n	%	n	%	n	%
Arbeitsunfall	2007	1.220	18,7	324	17,1	1.221	16,9	2.765	17,7
	2008	1.204	18,5	405	21,4	1.376	19,0	2.985	19,1
	2009	1.326	20,4	361	19,1	1.396	19,3	3.083	19,7
	2010	1.345	20,7	398	21,0	1.541	21,3	3.284	21,0
	2011	1.417	21,8	406	21,4	1.695	23,4	3.518	22,5
	Gesamt	**6.512**	**100,0**	**1.894**	**100,0**	**7.229**	**100,0**	**15.635**	**85,5***
Wegeunfall	2007	74	12,9	25	18,9	143	15,5	242	14,8
	2008	113	19,7	24	18,2	189	20,5	326	20,0
	2009	134	23,3	23	17,4	190	20,6	347	21,3
	2010	123	21,4	33	25,0	193	20,9	349	21,4
	2011	131	22,8	27	20,5	209	22,6	367	22,5
	Gesamt	**575**	**100,0**	**132**	**100,0**	**924**	**100,0**	**1.631**	**8,9***
Berufskrankheit	2007	100	21,8	14	16,3	101	21,4	215	21,2
	2008	82	17,9	17	19,8	88	18,7	187	18,4
	2009	92	20,0	21	24,4	99	21,0	212	20,9
	2010	99	21,6	20	23,3	92	19,5	211	20,8
	2011	86	18,7	14	16,3	91	19,3	191	18,8
	Gesamt	**459**	**100,0**	**86**	**100,0**	**471**	**100,0**	**1.016**	**5,6***
Gesamt	2007	1.394	18,5	363	17,2	1.465	17,0	3.222	17,6
	2008	1.399	18,5	446	21,1	1.653	19,2	3.498	19,1
	2009	1.552	20,6	405	19,2	1.685	19,5	3.642	19,9
	2010	1.567	20,8	451	21,4	1.826	21,2	3.844	21,0
	2011	1.634	21,7	447	21,2	1.995	23,1	4.076	22,3
	Gesamt	**7.546**	**100,0**	**2.112**	**100,0**	**8.624**	**100,0**	**18.282**	**100,0**

* Zeilenprozente

aus (5,6 %). Der Anstieg der Meldungen erklärt sich zu einem Teil durch den Anstieg der Anzahl der Versicherten (plus 14,9 %) während des betrachteten Zeitraums.

Die hier vorgelegte Auswertung unterscheidet nicht zwischen Tierärzten, Tierarzthelferinnen und anderen versicherten Beschäftigten der tiermedizinischen Praxen. In einer früheren Auswertung wurden die relativen Häufigkeiten der Meldungen von Tierarzthelferinnen mit den Meldungen von Arzthelferinnen im Bereich der Humanmedizin verglichen *(Tab. 2)*. Danach war für Tierarzthelferinnen das Risiko für einen meldepflichtigen Unfall um den Faktor 13,9 und das Risiko für eine meldepflichtige Berufskrankheit um den Faktor 2,7 erhöht.

Tabelle 2: Relatives Risiko für Arbeitsunfälle und Berufskrankheiten von Tierarzthelferinnen

Art der Meldung	Relatives Risiko	95 % CI
Wegeunfälle	1	–
alle Arbeitsunfälle (AU)	2,7	2,4–2,9
meldepflichtige AU	13,9	11,9–16,1
alle BK*-Verdachtsanzeigen	1,8	1,5–2,1
meldepflichtige BK*	2,7	2,2–3,3

* BK = Berufskrankheiten; CI = Confidenzintervall [19]

Die meisten Arbeitsunfälle führen zu Zerreißungen durch Bisse, Schnitte oder Stiche (67,2 %), während die meisten Wegeunfälle eine Distorsion (52 %) *(Tab. 3)* zur Folge

Tabelle 3: Art der Verletzung bei den gemeldeten Arbeits- und Wegeunfällen

Art der Verletzung	Arbeitsunfall		Wegeunfall		Total	
	n	%	n	%	n	%
geschlossene, voll rückbildungsfähige Verletzung (Prellungen)	2.020	12,9	365	22,4	2.385	13,8
geschlossene, blutige Verletzung mit bleibender Substanzschädigung (Quetschungen)	435	2,8	39	2,4	474	2,7
Distorsion	1.309	8,4	848	52,0	2.157	12,5
Luxation	70	0,4	5	0,3	75	0,4
Zerreißung (Biss-, Stich-, Schnitt)	10.499	67,2	115	7,1	10.614	61,5
geschlossene Fraktur	933	6,0	209	12,8	1.142	6,6
offene Fraktur	60	0,4	12	0,7	72	0,4
Verbrennung, Verbrühung, Verätzung	122	0,8	1	0,1	123	0,7
weitere Verletzungen	134	0,9	34	2,1	168	1,0
Verletzungsart unbekannt bzw. nicht zuzuordnen	53	0,3	3	0,2	55	0,3

haben. Bei den Arbeitsunfällen ist die Hand mit 43,6 % der Meldungen am häufigsten betroffen. An zweiter Stelle steht der Arm einschließlich der Schulter (16,7 %), während bei den Wegeunfällen am häufigsten Verletzungen im Bereich des Halses und der Wirbelsäule (28,4 %) bzw. des Kopfes und des gesamten Körpers (21,9 %) vorkommen. Verletzungen am Unterschenkel, Knöchel oder am Fuß machen insgesamt 19,8 % der gemeldeten Fälle aus.

Arbeitsunfälle

Tiere sind entsprechend der 7-Prozent-Zufallsstichprobe die häufigste Ursache für einen meldepflichtigen Arbeitsunfall (77,7 %) *(Tab. 4)*. Stolpern und Stürzen auf Böden oder Treppen machen 10,8 % der meldepflichtigen Arbeitsunfälle aus. An dritter Stelle folgen Stich- und Schnittverletzungen mit Skalpellen, Messern u. ä. mit einem Anteil von 6,6 %. In der Praxis ereignen sich deutlich mehr Unfälle als in Stallungen bzw. auf

Tabelle 4: Ursachen für Arbeitsunfälle entsprechend der 7-Prozent-Stichprobe aller meldepflichtigen Arbeitsunfälle der Jahre 2007 bis 2011

Arbeitsunfälle	n	%
Unfallursache		
Fußböden, Treppen, Felder	36	10,8
Skalpell, Messer	22	6,6
Tiere	258	77,7
Motorfahrzeuge	10	3,0
Diverses	6	1,8
Gesamt	332	100,0
Tiere als Unfallursache		
Rinder	11	4,3
Pferde	35	13,6
Hunde/Katzen	140	54,3
andere Tiere	72	27,8
Gesamt	258	100,0
Ort des Unfalls		
Stallungen, Felder	89	26,8
Praxis	224	67,5
andere	19	5,7
Gesamt	332	100,0

Feldern (67,5 % vs. 26,8 %). Die Mehrzahl der Unfälle, die von Tieren verursacht werden, wird durch Hunde oder Katzen verursacht (54,3 %). Überwiegend handelt es sich dabei um Bissverletzungen (76,0 %). In 72,4 % der Fälle wurde in die Hand und in 20,7 % der Fälle in den Arm gebissen.

Berufskrankheiten

Von den 1.016 Berufskrankheiten, die in den Jahren 2007 bis 2011 von Beschäftigten in Tierarztpraxen gemeldet wurden *(Tab. 1)*, waren 98,2 % meldepflichtig. Eine versicherungsrechtliche Entscheidung wurde allerdings nur bei 445 Fällen (44,6 %) getroffen *(Tab. 5)*.

Tabelle 5: Gemeldete Berufskrankheiten mit versicherungsrechtlicher Entscheidung aus den Jahren 2007 bis 2011, getrennt nach Art der Entscheidung (n = 445)

	anerkannt mit Rente		anerkannt ohne Rente		arbeitsbedingt*		abgelehnt		Total	
physikalische Exposition	n	%	n	%	n	%	n	%	n	%**
bandscheibenbedingte Erkrankung der LWS	1	7,7	0	-	1	7,7	11	84,6	13	2,8
von Tier auf Mensch übertragbare Krankheit	5	7,7	13	20,0	-		47	72,3	65	14,6
Atemwegserkrankung, durch allergisierende Stoffe verursacht	6	4,7	26	20,3	20	15,6	76	59,4	128	28,8
Atemwegserkrankung, durch chemisch-irritative oder toxische Stoffe verursacht	0	-	1	11,1	2	22,2	6	66,7	9	2,0
exogen-allergische Alveolitis	1	33,3	1	33,3	-		1	33,3	3	0,7
asbestbedingtes Mesotheliom	1	100	0		-		0		1	0,2
schwere oder wiederholt rückfällige Hauterkrankung	2	1,0	7	3,4	153	75,4	41	20,2	203	45,6
sonstige Anzeigen	1	4,3	0		0		22		23	5,2
Gesamt	**17**	**3,8**	**48**	**10,8**	**176**	**39,6**	**204**	**45,8**	**445**	**100,0**

* Anerkennung dem Grunde nach, da die besondere versicherungsrechtliche Voraussetzung (Aufgabe der gefährdenden Tätigkeit) nicht gegeben ist.
** Spaltenprozente.

Als Berufskrankheit oder als beruflich verursacht wurden 54,2 % der gemeldeten Erkrankungen anerkannt, für die eine versicherungsrechtliche Entscheidung getroffen wurde. Eine Berufskrankheit mit einer rentenfähigen MdE hatten 17 Versicherte (3,8 % der entschiedenen Fälle). Hauterkrankungen waren der häufigste Grund für die Meldung einer Berufskrankheit (45,6 %) und wurden zugleich am häufigsten als beruflich verursacht bewertet (75,4 % der gemeldeten Hauterkrankungen). Von schweren, wiederholt rückfälligen Hauterkrankungen, die zur Unterlassung der gefährdenden Tätigkeit zwangen, waren neun Versicherte betroffen. Von diesen erhalten zwei eine Rente wegen einer MdE.

Beruflich bedingtes Asthma war die zweithäufigste gemeldete Berufskrankheit (28,8 %). Ihren Beruf wegen dieser Erkrankung aufgeben mussten 32 Versicherte (25 % der entschiedenen Fälle). Allergien auf Tierhaare, Borsten, Federn und Horn waren die häufigste Ursache für die obstruktive Atemwegserkrankung (49,2 %). Tierbedingte Allergien waren bei 12,3 % der Fälle die Ursache für Hauterkrankungen. Weitere häufige Auslöser für Erkrankungen sind Desinfektionsmittel (30,5 %) und Wasser (23,2 %).

Von Tier zu Mensch übertragbare Krankheiten (14,6 %) sind die dritthäufigsten gemeldeten Berufskrankheiten. Als Berufskrankheit anerkannt wurden 18 Infektionen (27,7 %). Davon führten fünf Infektionen zu einer MdE, die zum Bezug einer Rente berechtigt. Als Berufskrankheit anerkannt wurden eine Tuberkulose, zwei Brucellosen, drei Rickettsiosen und drei Pilzerkrankungen. Die übrigen neun als Berufskrankheit anerkannten Infektionen wurden nicht näher spezifiziert.

Diskussion

Das Risiko von Arbeitsunfällen ist bei Beschäftigten im Bereich der Tiermedizin höher als in der Humanmedizin. Das betrifft insbesondere schwere, meldepflichtige Unfälle wie am Beispiel der Tierarzthelferinnen gezeigt wurde. Der Anteil der Wegeunfälle ist bei den gemeldeten Versicherungsfällen aus dem Bereich der Tiermedizin deutlich geringer als bei allen anderen von der BGW versicherten Branchen (8,9 % vs. 23 %). Das spricht dennoch für ein erhöhtes Unfallrisiko, da die Wegeunfälle nicht seltener sind, sondern nur ihr relativer Anteil an den Unfällen wegen der häufigen Arbeitsunfälle niedriger ausfällt.

Die meisten gemeldeten Arbeitsunfälle von Versicherten im Bereich der Veterinärmedizin werden durch Tiere verursacht (77,7 %). In der Literatur belaufen sich die Schätzungen der tierbedingten Unfälle auf einen Anteil von 42 % bis 59 % aller Unfälle [6, 9, 10, 20]. Während ihres Berufslebens erleiden 13 % bis 68 % der Tierärzte eine größere tierbedingte Verletzung [4, 7, 8, 20, 21]. Die Diskrepanz der in der Literatur angegebenen Zahlen könnte teilweise durch eine unterschiedliche Definition größerer Verletzungen erklärt werden. Vergleichbare Risikoschätzer für Tierarzthelferinnen gibt es nicht.

Die meisten tierbedingten Unfälle werden von Hunden und Katzen verursacht (54,3 %). Unsere Daten legen nahe, dass zusätzliche Vorsichtsmaßnahmen beim Umgang mit diesen Tieren erforderlich sind. Allerdings kann wegen fehlender Informationen über die Zahl der verschiedenen behandelten Tiere kein gesonderter Risikoschätzer für die einzelnen Tierarten berechnet werden.

Verletzungen durch Skalpelle oder Messer spielen in unserem Datensatz eine untergeordnete Rolle (6,6 % aller schweren Unfälle). Sie werden wahrscheinlich unterschätzt, da sie meistens nicht zu einer Arbeitsunfähigkeit von mehr als drei Tagen führen und somit nicht meldepflichtig sind. Bei einer Befragung von Veterinären gaben 66 % bis 87 % der Befragten Stichverletzungen an [8, 21, 22]. Die Wahrscheinlichkeit einer Verletzung steigt, wenn keine Kanülenabwurfbehälter benutzt werden [3]. Deren Verwendung würde die Häufigkeit von Stichverletzungen daher ebenso reduzieren wie die Verwendung von Sicherheitskanülen.

Berufskrankheiten werden deutlich seltener gemeldet als Arbeitsunfälle *(Tab. 1)*. Allergische Reaktionen (der Atemwege oder der Haut) auf Haare, Borsten und Federn von Tieren verursachen etwa ein Viertel (n = 54) der anerkannten Berufskrankheiten. Unsere Daten legen nahe, dass allergische Reaktionen auf Tiere ein signifikantes berufliches Gesundheitsproblem für Beschäftigte in Tierarztpraxen darstellen.

Studien über die Verbreitung von Allergien bei Menschen, die beruflich mit Tieren umgehen, stellten allergische Reaktionen auf Tiere bei 11 % bis 44 % der untersuchten Population fest [12]. Die Spannbreite ist teilweise auf unpräzise Krankheitsdefinitionen zurückzuführen. Laut dem finnischen Register für Berufskrankheiten werden 60 % aller arbeitsbedingten Asthmaerkrankungen durch Tierepithelien, Haare und Sekrete oder durch Mehl-, Korn- und Futterstaub verursacht. Tierärzte hatten, abgesehen von Bäckern und Malern, die höchste Inzidenzrate [11]. Diese Untersuchungen verdeutlichen ebenso wie unsere Daten die Notwendigkeit, Maßnahmen zur Reduzierung von Allergenexpositionen am Arbeitsplatz zu ergreifen.

In einer früheren Auswertung der Berufskrankheiten-Daten war Latex das zweitwichtigste Allergen [19]. In unseren Daten gab es keinen gemeldeten Fall einer latexbedingten Erkrankung. Latexallergien wurden auch in anderen Untersuchungen bei Tierärzten festgestellt: 5 % bis 12 % der befragten Veterinäre gaben eine Hautreaktion auf Latexhandschuhe an [7, 8, 21]. Durch die Verwendung von puderfreien Latexhandschuhen scheint das Problem der Latexallergien allerdings gelöst zu sein [23].

In unserem Datensatz gab es zwei Meldungen über durch Arzneimittel verursachte allergische Kontaktekzeme. Drei Meldungen betrafen durch Staub von Pharmazeutika verursachte Atemwegerkrankungen. In einer belgischen Studie über berufsbedingte allergische Kontaktekzeme bei Beschäftigten im Gesundheitswesen erwiesen sich Antibiotika als die häufigsten Allergene [24]. In dieser Studie waren auch 4 Tierärzte mit durch Arzneimittel verursachten allergischen Kontaktekzemen vertreten.

Allergische Hauterkrankungen, die häufig eine IgE-vermittelte Kontakturtikaria darstellen, sind ein erhebliches Gesundheitsproblem in Tierarztpraxen [25]. Von 241 bestätigten Berufskrankheiten waren 162 (67 %) Hauterkrankungen. Diese Erkrankungen sind also die am häufigsten vorkommende Berufskrankheit bei Beschäftigten im Bereich der Tiermedizin. Die große Bedeutung von Hauterkrankungen wird auch in der Literatur bestätigt (10 % bis 28 %) [26, 27].

Zoonosen sind ebenfalls ein erhebliches Gesundheitsproblem in Tierarztpraxen [1, 28, 29, 30]. In Studien liegt der Prozentsatz der Veterinäre, die eine Zoonose angaben, zwischen 23 % und 60 % – je nach Untersuchungstechnik und Art der Zoonose [7, 8, 13, 14, 15, 16]. Die Bedeutung der von Tier auf Mensch übertragbaren Infektionserkrankungen als berufliches Gesundheitsrisiko bei Tiermedizinern wird durch diese Untersuchung bestätigt. Von 241 bestätigten Berufskrankheiten waren 8 (3,3 %) Zoonosen. Sehr wahrscheinlich wird die Anzahl in unserem Datensatz unterschätzt, da einige Infektionen unbemerkt bleiben oder falsch diagnostiziert [16] bzw. erfolgreich behandelt werden [4], ohne dass sie der Unfallversicherung gemeldet werden. Dennoch bestätigen unsere Daten die Notwendigkeit einer verbesserten Infektionsprophylaxe in Tierarztpraxen. Das Infektionsrisiko für Zoonosen kann durch frühzeitiges Erkennen infizierter Tiere, durch eine entsprechende Behandlung dieser Tiere und durch angemessene Hygienemaßnahmen verringert werden [29, 30, 31].

Der Anteil der Frauen in Tierarztpraxen ist hoch. In unserem Datensatz stammen 61,3 % aller Meldungen von Frauen. Daher kommt der Frage nach möglichen Risiken für Schwangere eine zunehmende Bedeutung zu. In Tierarztpraxen gibt es verschiedene Agenzien mit bekannter oder vermuteter Teratogenität oder Fetotoxizität [32, 33]. Das Risiko von Schwangerschaftskomplikationen oder von spontanen Aborten wurde in mehreren Studien untersucht [17, 34, 35, 36, 37]. Die Ergebnisse sind aber nicht eindeutig. Die einzige Untersuchung, die Tierarzthelferinnen als gesonderte Berufsgruppe einschließt, stellte eine erhöhte Risikorate von 2,45 (95 % CI 1,1–5,46) für spontane Aborte bei Tierarzthelferinnen fest, die mit Röntgenapparaten arbeiten [17]. In unserem Datensatz gab es keinen Fall einer Schwangerschaftskomplikation.

Die Analyse von Arbeitsunfällen und Berufskrankheiten unter Verwendung der Versicherungsdaten der BGW bestätigen das erhöhte Risiko für Versicherte aus dem Bereich der Tiermedizin im Vergleich zu anderen Versicherten, einen Arbeitsunfall oder eine Berufskrankheit zu erleiden [19]. Präventionsmaßnahmen zur Vermeidung von Unfällen sollten sich auf tierbedingte Verletzungen konzentrieren; Maßnahmen zur Vermeidung von Berufskrankheiten sollten sich auf Haut- und Atemwegserkrankungen konzentrieren und hier speziell auf tierbedingte Allergien. Ein dritter Präventionsschwerpunkt sind Zoonosen. Hier ist die Vermeidung von Bissen in die Hand oder Unterarme besonders wichtig.

Hilfestellung bei der Organisation des Arbeitsschutzes bietet die aktuelle Broschüre der BGW zum Thema Gefährdungsbeurteilung in der Tiermedizin mit der Bezeichnung TP-6GB. Die Broschüre erläutert in sieben Schritten, wie Gefährdungen und Belastungen im Berufsalltag von Beschäftigten im Bereich der Tiermedizin systematisch ermittelt, bewertet und die erforderlichen Maßnahmen für den Arbeits- und Gesundheitsschutz umgesetzt werden können. Zudem unterstützen Verweise auf Rechtsvorschriften und weiterführende Informationsquellen die Durchführung einer Gefährdungsbeurteilung.

Literatur

[1] Gosbell IB, Ross AD, Turner IB. Chlamydia psittaci infection and reinfection in a veterinarian. Aust Vet J 1999; 77(8): 511–513
[2] Kanerva L, Toikkanen J, Jolanki R et al. Statistical data on occupational contact urticaria. Contact Dermatitis 1996; 35(4): 229–233
[3] Deutz A, Fuchs K, Nowotny N et al. Serologische Untersuchung von Tierärzten auf Zoonosen. 3. Mitteilung: Seroprävalenz gegenüber viralen Zoonosen und prophylaktische Maßnahmen. Wien Tierarztl Monatsschr 1997; 64: 211–219
[4] Jeyaratnam J, Jones H, Phillips M. Disease and injury among veterinarians. Aust Vet J 2000; 78(9): 625–629
[5] Langley RL, Pryor WH, O'Brien KF. Health Hazards Among Veterinarians: A Survey and Review of the Literature. J Agromedicine 1995; 2(1): 23–52
[6] Leggat PA, Smith DR, Speare R. Hand dermatitis among veterinarians from Queensland, Australia. Contact Derm 2009; 60(6): 336–338
[7] Jeyaretnam J, Jones H. Physical, chemical and biological hazards in veterinary practice. Aust Vet J 2000; 78(11): 751–758
[8] Gielen K, Goossens A. Occupational allergic contact dermatitis from drugs in healthcare workers. Contact Dermatitis 2001; 45(5): 273–279
[9] Nowotny N, Deutz A, Fuchs K et al. Prevalence of swine influenza and other viral, bacterial, and parasitic zoonoses in veterinarians. J Infect Dis 1997; 176(5): 1414–1415
[10] Pospischil A, Thoma R, Hilbe M et al. Abortion in humans caused by Chlamydophila abortus (Chlamydia psittaci serovar 1). Schweiz Arch Tierheilkd 2002; 144(9): 463–466
[11] Hill DJ, Langley RL, Morrow WM. Occupational injuries and illnesses reported by zoo veterinarians in the United States. J Zoo Wildl Med 1998; 29(4): 371–385
[12] Noah DL, Kramer CM, Verbsky MP et al. Survey of veterinary professionals and other veterinary conference attendees for antibodies to Bartonella henselae and B quintana. J Am Vet Med Assoc 1997; 210(3): 342–344
[13] Nienhaus A, Skudlik C, Seidler A. Work-related accidents and occupational diseases in veterinarians and their staff. Int Arch Occup Environ Health 2005; 78(3): 230–238
[14] Deutz A, Fuchs K, Auer H et al. Toxocara-infestations in Austria: a study on the risk of infection of farmers, slaughterhouse staff, hunters and veterinarians. Parasitol Res 2005; 97(5): 390–394
[15] Karjalainen A, Kurppa K, Virtanen S et al. Incidence of occupational asthma by occupation and industry in Finland. Am J Ind Med 2000; 37(5): 451–458
[16] Landercasper J, Cogbill TH, Strutt PJ et al. Trauma and the veterinarian. J Trauma 1988; 28(8): 1255–1259
[17] Hafer L, Langley RL, Morrow M et al. Occupational hazards reported by swine veterinarians in the United States. Swine Health Prod 1996; 4(3): 128–141
[18] Wendeler D, Dulon M, Nienhaus A. Unfälle und Berufskrankheiten im Jahr 2008 bei der Berufsgenossenschaft für Gesundheitsdienst und Wohlfahrtspflege. In: Nienhaus A, (Hrsg.): Gefährdungsprofile – Unfälle und arbeitsbedingte Erkrankungen in Gesundheitsdienst und Wohlfahrtspflege. 2. Aufl., ecomed MEDIZIN, Landsberg, 2010, 13–30
[19] Nienhaus A, Wendeler D (2010): Unfälle und Berufskrankheiten bei Tierarzthelferinnen. In: Nienhaus A (Hrsg.): Gefährdungsprofile – Unfälle und arbeitsbedingte Erkrankungen in Gesundheitsdienst und Wohlfahrtspflege. 2. Aufl., ecomed, Landsberg, 2010; 31–44
[20] Gray GC, McCarthy T, Capuano AW et al. Swine workers and swine influenza virus infections. Emerg Infect Dis 2007; 13(12): 1871–1878
[21] Gabel CL, Gerberich SG. Risk factors for injury among veterinarians. Epidemiol 2002; 13(1): 80–86
[22] Smith R, Stilts P. Controlling workers' compensation losses. J Am Vet Med Assoc 1996; 209(3): 526

[23] Agasthya AS, Isloor S, Prabhudas K. Brucellosis in high risk group individuals. Indian J Med Microbiol 2007; 25(1): 28–31

[24] Elliott L, Heederik D, Marshall S et al. Incidence of allergy and allergy symptoms among workers exposed to laboratory animals. Occup Environ Med 2005; 62(11): 766–771

[25] Harkinezhad T, Verminnen K, van DC et al. Chlamydophila psittaci genotype E/B transmission from African grey parrots to humans. J Med Microbiol 2007; 56 (Pt 8): 1097–1100

[26] Pacheco KA, McCammon C, Thorne PS et al. Characterization of endotoxin and mouse allergen exposures in mouse facilities and research laboratories. Ann Occup Hyg 2006; 50(6): 563–572

[27] Poole AG, Shane SM, Kearney MT et al. (1998): Survey of occupational hazards in companion animal practices. J Am Vet Med Assoc, 212(9): 1386–1388

[28] Schnurrenberger P, Martin R. Mortality in Illionois veterinarians. J Am Vet Med Assoc 1977; 170: 1071–1075

[29] Seifert H, Lupke M, Niehaus H et al. Radiation exposure of the staff during standardised radiography of dogs and cats. Berl Munch Tierarztl Wochenschr 2008; 121(5–6): 228–238

[30] Seward JP. Occupational allergy to animals. Occup Med (Lond) 1999; 14(2): 285–304

[31] Davis M. Mycobacterium tuberculosis risk for elephant handlers and veterinarians. Appl Occup Environ Hyg 2001; 16(3): 350–353

[32] Bundesagentur für Arbeit (2010): Berufe im Spiegel der Statistik des Instituts für Arbeitsmarkt- und Berufsforschung der Bundesagentur für Arbeit. http://bisds.infosys.iab.de/bisds/data/seite_856_BO_a.htm [Zugriff am 27.7.2012]

[33] Pacheco KA. New insights into laboratory animal exposures and allergic responses. Curr Opin Allergy Clin Immunol 2007; 7(2): 156–161

[34] Johnson JA, Buchan RM, Reif JS. Effect of waste anesthetic gas and vapor exposure on reproductive outcome in veterinary personnel. Am Ind Hyg Assoc J 1987; 48(1): 62–66

[35] Nation PN, Fanning EA, Hopf HB et al. Observations on animal and human health during the outbreak of Mycobacterium bovis in game farm wapiti in Alberta. Can Vet J 1999; 40(2): 113–117

[36] Schenker MB, Samuels SJ, Green RS et al. Adverse reproductive outcomes among female veterinarians. Am J Epidemiol 1990; 132(1): 96–106

[37] Spataro P, Scoglio ME, Di PA et al. Seroprevalence study on the diffusion of the West Nile virus among blood donors, healthcare workers, jockeys, grooms and fowlers, veterinary surgeons and hunters in Messina (Italy). J Prev Med Hyg 2008; 49(1): 22–25

12 Gefährdungsbeurteilungen in Kleinbetrieben am Beispiel von Tageseinrichtungen für Kinder[1]

J. Hinsch, A. Nienhaus

Zusammenfassung

Einleitung: Erzieherinnen in Kindertagesstätten (KiTa) fühlen sich durch Lärm und ungünstige Körperhaltungen beim Sitzen auf Kinderstühlen belastet. Gefährdungsbeurteilungen (GFB) sind ein zentrales Instrument, um arbeitsbedingte Gefährdungen zu reduzieren. Allerdings bereitet die Umsetzung von GFBen weiterhin Probleme. Der aktuelle Kenntnisstand über Belastungen von Erzieherinnen in KiTas wird in dieser Arbeit dargestellt. In einer Befragung von KiTa-Leitungen wurden ferner die Erfahrungen beim Anwenden von GFB in KiTas erfasst.

Methode: In Google und in den medizinischen Datenbanken PubMed und EMBASE wurden entsprechende Studien zu den Arbeitsbedingungen in deutschen KiTas identifiziert. Der Standarddatensatz der BGW zu gemeldeten Unfällen und Berufskrankheiten wurde für die Jahre 2007 bis 2011 analysiert. Insgesamt 70 Leiter von KiTas wurden mittels eines standardisierten Fragebogens am Telefon zur Umsetzung von GFBen befragt.

Ergebnisse: Belastungen durch Lärm, Infektionserreger, ungünstige Körperhaltungen und Stress werden in mehreren Studien beschrieben. Erzieherinnen in KiTas sind jedoch mit ihrer Arbeit oftmals zufrieden, da sie die Tätigkeit als sinnvoll empfinden und soziale Unterstützung erfahren. Bei den Arbeitsunfällen überwiegen Stolper- und Sturzunfälle (37 %). Arbeitsunfälle durch Gewalt und Aggression sind zwar selten (ca. 70 pro Jahr), können aber schwerwiegende Folgen haben. Bei den Berufskrankheiten überwiegen Hauterkrankungen (88 %). GFB wurden in 47 % der KiTas durchgeführt. In großen Einrichtungen wurden sie etwa doppelt so häufig durchgeführt wie in kleineren KiTas. Die Mehrzahl erfolgte mit Beteiligung der Mitarbeiter. Wenn eine GFB durchgeführt wurde, wurden auch häufig Maßnahmen festgelegt (70 %). Dabei handelte es sich vorrangig um technische Maßnahmen. Psychosoziale Belastungen wurden anscheinend selten analysiert.

Schlussfolgerung: Insbesondere in kleineren KiTas werden noch zu selten GFBen durchgeführt. Bei der Analyse psychosozialer Faktoren scheint es notwendig zu sein, die KiTa besser zu unterstützen.

[1] Dieser Aufsatz ist im Rahmen einer Bachelor-Arbeit an der Hochschule Bonn-Rhein-Sieg Fachbereich Sozialversicherung Hennef entstanden

Einleitung und Fragestellung

Seit der Einführung des Arbeitsschutzgesetzes (ArbSchG) im Jahre 1996 ist jeder Arbeitgeber in Deutschland verpflichtet, eine Gefährdungsbeurteilung (GFB) in seinem Betrieb durchzuführen. Zweck dieser GFB ist es, die mit der Arbeit verbundenen Gefahren im Vorfeld zu ermitteln und entsprechende Arbeitsschutzmaßnahmen einzuleiten [16, 20]. In einer Publikation aus dem Jahr 2009 wurde die Verbreitung von GFBen unter Berücksichtigung von Betriebsgröße, Branche und wirtschaftlicher Lage des jeweiligen Betriebes in der Bundesrepublik geschätzt. Grundlage für diese Schätzung war eine Erwerbstätigenbefragung des Bundesinstituts für Berufsbildung und der Bundesanstalt für Arbeitssicherheit und Arbeitsschutz (BAuA) aus den Jahren 2005/2006. Es wurden ca. 20.000 Erwerbstätige verschiedener Branchen befragt, ob an ihrem Arbeitsplatz eine GFB durchgeführt worden sei. Die Befragung ergab, dass GFB in Deutschland nur unzureichend verbreitet sind und kaum umgesetzt werden, insbesondere nicht in Kleinbetrieben. Die Durchführungsquote bei Kleinbetrieben lag bei lediglich 24 % [3].

Erzieherinnen standen in den vergangenen Jahren besonders im Blickpunkt der Öffentlichkeit. Bundesweit haben 2009 ca. 150.000 Erzieherinnen aus Kindertagesstätten (KiTas) für eine bessere Entlohnung und einen verbesserten Gesundheitsschutz gestreikt [14]. Es ist anzunehmen, dass gerade diese Berufsbranche sehr daran interessiert ist, alle Möglichkeiten auszuschöpfen, um ihre Arbeitsbedingungen zu verbessern. Dies bestätigt auch die Auswertung des DGB-Index „Gute Arbeit" aus dem Jahre 2008, wonach 71 % der Erzieherinnen sich entsprechend engagieren würden [13].

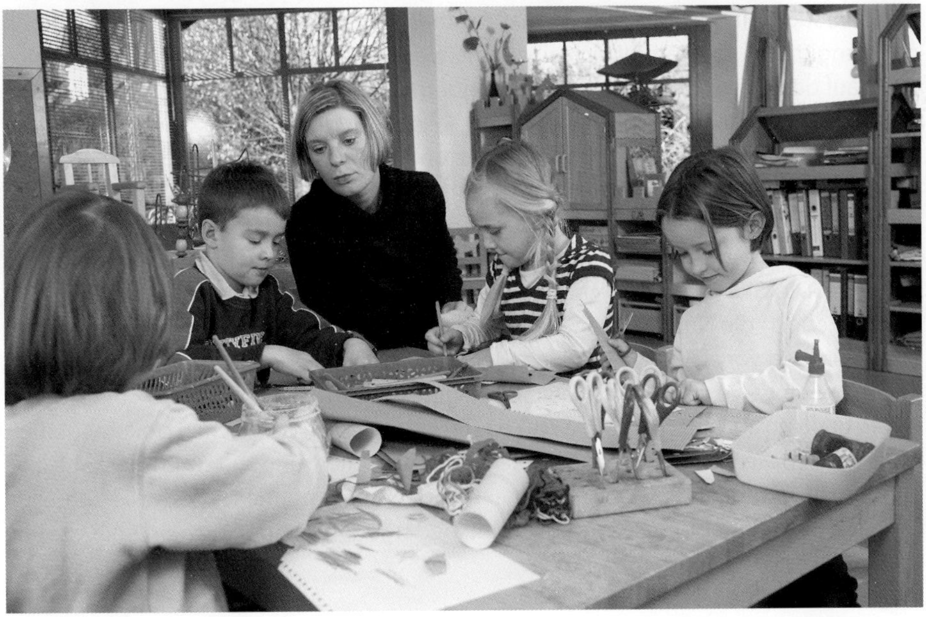

Abbildung 1: Spielende Kinder mit Erzieherin im Gruppenraum einer Kindertagesstätte (Quelle: BGW)

Diese Arbeit beschäftigt sich mit der Frage, ob GFBen als ein Instrument des Arbeitsschutzes seit der Schätzungsstudie aus dem Jahr 2009 weiterhin häufig nicht durchgeführt werden. Ziel der Arbeit ist es, die Verbreitung von GFBen in Kleinbetrieben anhand von bisher vorliegenden Studien und Untersuchungen zu analysieren. Darüber hinaus wird durch eine selbst durchgeführte telefonische Befragung die Verbreitung von GFB in KiTas erfasst. Im Rahmen der Befragung sollen die Ursachen für eine möglicherweise immer noch geringe Verbreitung herausgearbeitet und Erfahrungen mit der Anwendung von GFBen analysiert werden. Von besonderem Interesse hierbei ist auch zu erfahren, ob es Einrichtungen gelungen ist, mit dem Instrument der GFB einen kontinuierlichen Verbesserungsprozess beim Gesundheitsschutz zu initiieren.

Hintergrund

Gesetzliche Grundlagen der Gefährdungsbeurteilung

Die GFB ist im ArbSchG verankert und bildet das Basisinstrument im betrieblichen Arbeitsschutz. Nach § 5 Abs. 1 des ArbSchG hat der Arbeitgeber durch eine Beurteilung der für die Beschäftigten mit ihrer Arbeit verbundenen Gefährdung zu ermitteln, welche Maßnahmen des Arbeitsschutzes erforderlich sind. Die GFB wird eingesetzt, um systematisch gesundheitsgefährdende Tätigkeiten am Arbeitsplatz identifizieren und danach konkrete und geeignete Maßnahmen zur Beseitigung dieser Gefahren ableiten zu können. Diese Präventionsmaßnahmen sollen die Gefährdungen an ihrer Quelle beseitigen, sodass individuelle Schutzmaßnahmen im Vergleich zu anderen Maßnahmen nachrangig sind. Dies ergibt sich aus dem Zweck des Arbeitsschutzgesetzes, das sich nicht auf den einzelnen Beschäftigten, sondern auf die Arbeitsbedingungen konzentriert. Der Begriff der Gefährdung ist nach § 5 Abs. 1 so definiert, dass eine Gefährdung nicht nur besteht, wenn ein Schaden erwartungsgemäß eintreten wird, sondern auch schon, wenn die bloße Möglichkeit des Eintritts eines Schadens gegeben ist. Anforderungen an den Grad der Eintrittswahrscheinlichkeit gibt es nicht [16].

Die Art und Weise, wie eine GFB durchgeführt werden muss, schreibt das ArbSchG nicht vor. Die GFB ist somit nicht an eine besondere Form gebunden. Der einfachste Weg ist jedoch die Nutzung von Checklisten. Diese dienen zur Unterstützung bei der Durchführung von GFB [19, 23]. Sie haben den Vorteil, dass der Arbeitgeber dadurch in einem Soll-Ist-Vergleich die Arbeitsbedingungen betrachten und bewerten kann. Er erfüllt dadurch auch nach § 6 ArbSchG das Erfordernis der schriftlichen Dokumentation einer GFB sowie der Ableitung von Schutzmaßnahmen und deren Erfolgskontrolle. Die Durchführung einer GFB ist keine einmalige Angelegenheit. Da sie die aktuellen betrieblichen Gegebenheiten und Arbeitsbedingungen widerspiegeln soll, ist eine regelmäßige Fortschreibung sinnvoll.

Tageseinrichtungen für Kinder

Unter Tageseinrichtungen für Kinder versteht man Einrichtungen, in denen Kinder oder Jugendliche tagsüber betreut werden oder Unterkunft erhalten. Primäre Aufgabe dabei ist es, die Entwicklung einer eigenen Persönlichkeit der Kinder zu fördern und den jeweiligen Familien durch die Inobhutnahme ihrer Kinder für einen gewissen Zeitraum eine Möglichkeit zu geben, Beruf und Familie zu vereinen. Auch wird die Erziehung und Bildung von Kindern innerhalb der Familie durch die pädagogische Arbeit in KiTas ergänzt und unterstützt. Im 8. Sozialgesetzbuch, dem Kinder- und Jugendhilfegesetz, wird die Förderung von Kindern in Kindertageseinrichtungen sowie der Tagespflege geregelt (§ 22 SGB VIII). Mit der Einführung des Tagesausbaubetreuungsgesetzes (TAG) im Jahr 2005 ist die Kindertagesbetreuung qualitativ weiter ausgebaut worden. Die Ausgestaltung der Anforderungen für die Betreuung von Kindern fällt in den Zuständigkeitsbereich der jeweiligen Bundesländer. Diese Anforderungen sind in den Kindertagesstättenverordnungen (KiTaVo) der jeweiligen Landesregierungen festgelegt. Sie beinhalten z. B. die erforderlichen Mindestpersonalschlüssel für die jeweiligen Gruppenarten der Tageseinrichtungen.

Zu KiTas zählen Krippen, Kindertagesstätten, Kinderhorte, Integrationskindergärten, Sonderkindergärten und Vorklassen/-schulen. Für den Betrieb einer KiTa bedarf es einer Betriebserlaubnis nach § 45 SGB VIII, damit das Wohl der Kinder und Jugendlichen in der Einrichtung gewährleistet ist. Dies ist „... anzunehmen, wenn 1. die dem Zweck und der Konzeption der Einrichtung entsprechenden räumlichen, fachlichen und personellen Voraussetzungen für den Betrieb erfüllt sind, 2. die gesellschaftliche und sprachliche Integration in der Einrichtung unterstützt wird sowie die gesundheitliche Vorsorge und die medizinische Betreuung der Kinder und Jugendlichen nicht erschwert werden ...".

KiTas werden entweder durch freie Träger oder von den Gemeinden/Kommunen betrieben und unterhalten. Freie Träger sind vor allem kirchliche Einrichtungen, Institutionen der freien Wohlfahrtspflege, Vereine, Elterninitiativen oder privatwirtschaftliche Einrichtungen. Laut statistischem Bundesamt gibt es 51.944 KiTas in Deutschland (Stand 1.3.2012), von denen 17.210 von öffentlichen und 34.734 von freien Trägern betrieben werden. Insgesamt waren im Jahr 2012 544.040 Personen in KiTas beschäftigt [25]. Das ergibt eine durchschnittliche Beschäftigtenanzahl von zehn Personen pro KiTa. Laut Definition der Europäischen Kommission vom 6. Mai 2003 sind KiTas damit in die Kategorie der Klein- bzw. Kleinstunternehmen einzustufen [2].

Methoden

Um die Verbreitung von GFBen in Deutschland untersuchen und mögliche Ursachen für die geringe Umsetzung in Kleinunternehmen herausarbeiten zu können, wird nach bereits vorhandenen Instrumenten zur Durchführung einer GFB sowie nach Studien und Untersuchungen zu ihrer Verbreitung gesucht. Auf diesem Wege identifizierte Handlungsanleitungen für die Branche der pädagogischen Arbeit werden vorgestellt.

Im Zusammenhang mit der Durchführung von GFBen am Beispiel von KiTas als Kleinbetrieben steht zwingend auch die Erforschung und Darstellung möglicher gesundheitsgefährdender Tätigkeiten bei der Ausübung des Erzieherinnen-Berufs. Um den aktuellen Forschungstand wiederzugeben, erfolgt eine Internetsuche mit Google sowie eine Literaturrecherche in den einschlägigen medizinischen Datenbanken PubMed und EMBASE. Ferner werden die Literaturlisten von identifizierten Dokumenten und Publikationen auf wichtige Quellen durchsucht.

Die BGW ist der Unfallversicherungsträger von KiTas in freier Trägerschaft. Der Standarddatensatz der BGW zur Erfassung der Berufskrankheiten wird für den Strukturschlüssel (SSL) 0600 „Kindergärten, Kindertagesstätten und Krippen sowie ähnliche Einrichtungen" für die Jahre 2007 bis 2011 ausgewertet. Eine Auswertung nur für Kindertagesstätten ist nicht möglich. Berücksichtigt werden die Variablen zum vierstelligen *Berufskrankheitenschlüssel*, zum Jahr der Meldung, zur Meldepflicht und zur Art der Entscheidung. Bei den Meldungen wird zwischen meldepflichtigen und nicht meldepflichtigen Anzeigen unterschieden. Nur die reinen Kontakte oder Expositionen sind nicht meldepflichtig. Besonders bei Infektionen wird oftmals der Kontakt zu Erregern, z. B. Krätze, Flöhe oder Kinderkrankheiten gemeldet, ohne dass eine Infektion stattgefunden hat. Diese Anzeigen sind nicht meldepflichtig. Eine Meldepflicht besteht auch dann nicht, wenn aus der Anzeige schon erkennbar ist, dass entweder die arbeitstechnischen Voraussetzungen für die Anerkennung einer Berufskrankheit oder das Krankheitsbild den Verdacht auf Vorliegen einer Berufskrankheit nicht begründen.

Die Arbeits- und Wegeunfälle werden für den SSL 0600 ebenfalls für die Jahre 2007 bis 2011 ausgewertet. Berücksichtigt werden die Variablen zur Art des Unfalls und zum verletzten Körperteil. Aus der 7 %-Statistik werden die Variablen zum Unfallhergang dargestellt. Bei der 7 %-Statistik handelt es sich um eine Zufallsstichprobe, in der diejenigen Unfallanzeigen erfasst werden, die meldepflichtig sind und bei denen der Versicherte am 10. oder 11. Tag eines Monats Geburtstag hat. Ein Arbeits- oder ein Wegeunfall ist meldepflichtig, wenn er zu einer Arbeitsunfähigkeit für mindestens drei Tage geführt hat [21].

Die Telefoninterviews wurden mittels eines vorgegebenen strukturierten Fragebogens durchgeführt. Der Fragebogen beinhaltet insgesamt 37 Fragen und ist in drei Themengebieten gegliedert: 8 Fragen betreffen die KiTa und ihre Struktur, 7 Fragen das Personal und die restlichen 22 Fragen beziehen sich auf die Gesundheitsförderung in der KiTa und das Thema GFB. Der überwiegende Teil der Fragen sind geschlossene Fragen mit der Möglichkeit, ja/nein zu antworten bzw. aus mehreren Antwortkategorien auszuwählen. Die offenen Fragen werden bei der Auswertung kategorisiert dargestellt. Der Fragebogen beinhaltet zwei Filter, da ggf. nicht alle Personen die Fragen des Bogens bis zum Ende beantworten konnten. Der Bogen ist auf Grundlage der Literaturrecherche selbst entwickelt worden.

Für die Studie wurden KiTas ausgewählt, die bei der BGW versichert sind. Dies sind KiTas, die unter freier Trägerschaft stehen. Die Stichprobe wurde aus der Grundgesamtheit der bei der BGW unter dem Strukturschlüssel 0600 eingetragenen Betriebe gezogen. Insgesamt wurden 200 Betriebe aus dem gesamten Bundesgebiet zufällig ausgewählt. Dabei wurde auf eine ausgewogene Verteilung auf die Bundesländer geachtet. Vor Beginn der Befragung wurden die jeweiligen Telefonnummern der KiTAs im Internet recherchiert, da diese nicht im Kataster der BGW gespeichert sind.

Die telefonische Befragung wurde zwischen Dezember 2012 und Februar 2013 durchgeführt. Da es für die Ergebnisse der Studie wichtig ist, die jeweilige KiTa-Leitung zu befragen, waren bisweilen mehrere Kontaktversuche pro KiTa notwendig. Es wurden jedoch insgesamt nicht mehr als drei Versuche unternommen, mit der jeweiligen KiTa-Leitung zu sprechen. Von den 200 Probanden der Stichprobe konnten bis zum Studienende 70 KiTas (Responserate 35 %) erreicht und auch befragt werden.

Ergebnisse

Literaturanalyse

Gibt man bei Google das Stichwort „Gefährdungsbeurteilung" ein, erhält man 9.410.000 Ergebnisse. In Kombination mit dem Stichwort „KiTas" gibt es immerhin noch ca. 255.000 Treffer. Die ersten Ergebnisvorschläge sind die Internetseiten der Unfallkasse (UK) Nordrhein-Westfalen, der UK Sachsen, der BGW und der evangelischen Fachstelle für Arbeits- und Gesundheitsschutz (EFAS). Auf diesen vier Seiten werden GFBen für KiTas angeboten, die nun kurz vorgestellt werden.

Unfallkasse NRW: Gefährdungsbeurteilung für Kindertageseinrichtungen – Handlungshilfe –

Die Handlungshilfe der UK NRW ist eine Broschüre, die man als PDF-Datei herunterladen kann. Auf den ersten zehn Seiten werden dem Nutzer allgemeine Handlungshinweise gegeben. Es werden die Grundsätze des Arbeitsschutzes sowie die Methoden zur Durchführung einer GFB mithilfe eines 7-Schritte-Ablaufschemas erläutert. Dieses Schema gliedert sich wie folgt:

1. Vorbereitung: Hier wird festgelegt, welcher Bereich untersucht und überprüft werden soll, wie z. B. die Ausübung verschiedener Tätigkeiten oder ein bestimmter Raum/Gelände.
2. Ermittlung von Gefährdungen: Die Gefährdungsarten werden durch Betriebsbegehungen oder Befragung der Mitarbeiter festgestellt.
3. Bewertung: Durch eine Grob- oder Feinanalyse muss hier beurteilt werten, ob und in welchem Ausmaß ein Gefährdungsrisiko vorliegt.
4. und 5. Festlegung und Durchführung von Maßnahmen: Die durchzuführenden Maßnahmen werden benannt und nach der jeweiligen Priorität umgesetzt.
6. Überprüfung der durchgeführten Maßnahmen auf Wirksamkeit: Der Erfolg wird terminlich und von dem jeweiligen Verantwortlichen kontrolliert.
7. Fortschreibung der GFB: Treten neue Gefährdungen auf, muss die GFB erneut durchgeführt werden.

Nach dem Methodenschema wird der Aufbau von Prüflisten, die in den nachfolgenden 68 Seiten der Broschüre zu finden sind, erklärt. Diese Prüflisten sind nach fünf Themenschwerpunkten in KiTas geordnet:

1. Organisation von Sicherheit
2. Allgemeine Anforderungen an Bau und Ausstattung
3. Zusätzliche Anforderungen an besondere Räume und Ausstattungen
4. Zusätzliche Anforderungen an Außenanlagen
5. Psychische Belastungen

In den Prüflisten werden verschiedene Fragen gestellt. Sie folgen alle, bis auf eine Ausnahme, demselben Aufbau. Dieser sieht wie folgt aus:

Spalte 1: die laufende Nummer im Prüfblatt,
Spalte 2: die aus den Vorschriften abgeleiteten Prüffragen,
Spalte 3: die zugrunde gelegten Schutzziele bzw. Quellen,
Spalte 4: mögliche Gefährdungen, Belastungen und Mängel,
Spalte 5: Lösungsansätze/Maßnahmen,
Spalte 6: noch erforderliche Maßnahmen in der Einrichtung,
Spalte 7: Ergebnis der Wirksamkeitsprüfung.

Die jeweiligen Prüflisten der Schwerpunkte sind einzeln auch als Word Dokument abrufbar [26].

UK Sachsen: Checklisten zur GFB in KiTAs
Die 52 Seiten umfassende Broschüre stellt dem Nutzer auf 42 Seiten Checklisten für die verschiedenen Arbeitsbereiche in KiTas zur Verfügung. Nach einer kurzen Einführung, in der Antworten auf die Fragen gegeben werden, was eine GFB ist, wer eine GFB durchführen und wie man dabei vorgehen sollte, wird der Aufbau und die Form dieser Checklisten erläutert. Diese sind in mehrere Spalten aufgeteilt:

1. Spalte „Gefährdung/Belastung, Prüfkriterium"
2. Spalte „Maßnahmen, Verantw.: Termin:"
3. Spalte „Schutzziel/Rechtsgrundlage"
4. Spalte „Maßnahmen wirksam?"

Die Listen sind auf nachfolgende Bereiche aufgeteilt:

1. Außenanlagen, Spielplätze
2. Gebäude und Einrichtungen
3. Gruppenräume
4. Verwaltungsbereich
5. Technischer Bereich
6. Küche
7. Sonstiges

In den Checklisten sind sowohl Fragen zu Unfallschwerpunkten als auch die Thematik des Arbeits- und Gesundheitsschutzes bei den Erzieherinnen eingearbeitet [27].

BGW: GFB in der Kinderbetreuung
Zu Beginn der Broschüre der BGW werden der lohnenswerte Einsatz zur Durchführung einer GFB und die Verantwortung des Arbeitgebers im Arbeitsschutz beschrieben. Aufbau und Inhalt der Broschüre werden ebenfalls kurz erläutert. Für die Durchführung der GFB wird der Nutzer durch ein 7-Schritte-Ablaufschema geführt. Dieses ist folgendermaßen aufgebaut:

1. Arbeitsbereiche und Tätigkeiten erfassen: Womit fange ich an?/Wer unterstützt mich?
2. Gefährdungen ermitteln: Welche Gesetze und Vorschriften muss ich beachten?/ Welche vorhandenen Unterlagen kann ich nutzen?/Wie gehe ich vor?
3. Gefährdungen beurteilen: Worauf stütze ich meine Beurteilung?/Wie beurteile ich Gefährdungen ohne Normen?/Warum formuliere ich Schutzziele?
4. Maßnahmen festlegen: Welche Maßnahmen haben Vorrang?
5. Maßnahmen durchführen.
6. Wirksamkeit überprüfen.
7. Gefährdungsbeurteilung fortschreiben: Wann muss ich die Gefährdungsbeurteilung fortschreiben?/Wie verbessere ich kontinuierlich den Gesundheitsschutz?

Nach dem 7-Schritte-Schema erhält der Nutzer nochmals Informationen darüber, warum eine GFB erstellt werden muss und was diese dokumentieren soll und in welcher Form dies geschehen muss. Auf den nachfolgenden 15 Seiten wird ein Überblick über mögliche Gefährdungen in Tagesstätten, geordnet nach den jeweiligen Arbeitsbereichen, gegeben. Anhand einer explizit genannten Gefährdung oder anhand eines Themas oder Schutzziels werden die einzuleitenden Maßnahmen beispielhaft beschrieben und die dazugehörigen Rechtsgrundlagen benannt. Abschließend werden die wichtigsten Auszüge aus dem ArbSchG und ASiG für den Nutzer abgedruckt [5].

EFAS: Schritte zur GFB in KiTas
Auf der vierseitigen Anleitung der EFAS zur Durchführung einer GFB in KiTas kann man sich an einem 6-Schritte-Schema orientieren:

1. Vorbereiten: Was soll betrachtet werden – bestimmte Tätigkeiten, eine Person oder eine Situation?
2. Ermitteln: Bekannte Gefährdungen müssen berücksichtigt werden,
3. Beurteilen: Ursachen finden, Risiko bewerten, Priorisierung,
4. Ziele setzen: Was soll geschützt werden und wie will ich dies erreichen?
5. Maßnahmen umsetzen und den Beschäftigten vermitteln,
6. Wirksamkeit der umgesetzten Maßnahmen überprüfen.

Im Anschluss wird darauf hingewiesen, dass die GFB dokumentiert werden muss und welche Angaben diese in jedem Fall beinhalten sollte. Wie die Dokumentation der GFB aussehen kann, wird abschließend anhand eines Beispiels verdeutlicht. Allerdings wird dem Nutzer hier nur das reine Formblatt aufgezeigt. Beispielhafte Inhalte von möglichen Gefährdungen und daraus abzuleitende Maßnahmen werden nicht genannt [9].

Die Verbreitung von GFBen in Deutschland

Betrachtet man die vergangenen zehn Jahre, so findet man insgesamt nur wenige Studien, die sich mit der Verbreitung von GFBen in Deutschland beschäftigen. Die jüngste Studie zu diesem Thema stammt aus dem Jahr 2009. Diese bereits oben erwähnte Studie wurde von Beck und Lenhardt durchgeführt und greift auf Daten der BIBB/BAuA-Erwerbstätigenbefragung aus den Jahren 2005/2006 zurück. Es wurden 20.000 Erwerbstätige ab einem Alter von 15 Jahren und mit einer wöchentlichen Arbeitszeit von mindestens 10 Stunden aus verschiedenen Branchen in ganz Deutschland zu Arbeitsbedingungen und Anforderungen in ihrem Beruf befragt. Auf der Basis dieser Befragung haben Beck und Lenhardt die Verbreitung der GFB mithilfe folgender drei Fragestellungen untersucht [3]:

1. Wie hoch ist der Anteil der Beschäftigten, die die Durchführung einer GFB am Arbeitsplatz bestätigen konnten?
2. Wie variiert dieser Anteil in Abhängigkeit von Betriebsgröße, Wirtschaftsbereich und wirtschaftliche Lage des Betriebes?
3. Wie hoch ist der Anteil der Betriebe einzuschätzen, die eine GFB durchgeführt haben?

Das Ergebnis der Untersuchung zeigte, dass 36 % der Befragten die Durchführung einer GFB bestätigten. Jedoch war der Anteil der Beschäftigten aus Großbetrieben deutlich höher (51 %) als der Anteil aus Klein- und Kleinstunternehmen (24 %). Beck hat analysiert, dass die Wahrscheinlichkeit für das Fehlen einer GFB in einem Betrieb mit abnehmender Betriebsgröße steigt.

In einer bundesweiten Befragung im Rahmen des Projekts „Partizipatives Gesundheitsmanagement" (PARGEMA) wurden 2008/2009 ca. 1.700 Betriebsräte zu ihren Erfahrungen und Einschätzungen von Gesundheitsbelastungen und Prävention am Arbeitsplatz interviewt. Diese Daten wurden während der vom Wirtschafts- und Sozialwissenschaftlichen Institut der Hans-Böckler-Stiftung (WSI) alle zwei Jahre vorgenommenen Betriebsrätebefragung erhoben. In die Befragung wurden Unternehmen aus verschiedenen Branchen und mit unterschiedlicher Betriebsgröße einbezogen. Kleine Unternehmen, bei denen weniger als 20 Personen beschäftigt waren, wurden jedoch nicht berücksichtigt. Auf die Frage, ob eine GFB durchgeführt worden sei, antworteten 46 % der Betriebsräte mit ja; 10 % gaben an, dass diese nur teilweise durchgeführt worden sei. Als Grund für eine fehlende oder nur lückenhaft ausgeführte GFB gaben 89 % der befragten Betriebsräte an, dass nach ihrer Wahrnehmung vor allem mit der Thematik der psychischen Belastungen in einem Betrieb sehr schwer umgegangen werde. 69 % nannten die Unwissenheit, wie eine GFB allgemein durchzuführen sei, als Grund und 64 % waren der Auffassung, dass der Gesundheitsschutz im Betrieb nicht die oberste Priorität habe [1].

Der Deutsche Gewerkschaftsbund (DGB) und seine Mitgliedsgewerkschaften haben 2007 ein Befragungsinstrument zur Messung der Qualität von Arbeitsbedingungen in Deutschland entwickelt. Beschäftigte aus allen Berufsbranchen, Unternehmensgrößen sowie Regionen werden jährlich zu ihrer persönlichen Arbeitssituation befragt und sollen ihre Einschätzung zu verschiedenen Themenkomplexen, wie z. B. Ressourcen, Belastungsfaktoren sowie Sicherheit und Einkommen im Betrieb, abgeben. Die erhobenen Ergebnisse werden in einem Index, dem DGB-Index „Gute Arbeit", zusammengefasst. Im Rahmen der DGB-Index Beschäftigtenbefragung aus dem Jahr 2008 ist festgestellt worden, dass 30 % an einem Arbeitsplatz gearbeitet haben, für den eine GFB durchgeführt wurde, bei 41 % wurde keine GFB durchgeführt und der Rest konnte hierzu keine Angaben machen. Von den 30 %, die die Durchführung einer GFB bestätigten, gaben 13 % an, dass eine GFB nur einmal durchgeführt worden sei. Bei 17 % wurde jedoch mehrmals eine Analyse der Gefährdungen am Arbeitsplatz vorgenommen. Des Weiteren ist dem DGB-Index zu entnehmen, dass eine systematische Befragung der Beschäftigten, wie z. B. zu gesundheitlichen Beschwerden oder Problemen bei Arbeitsabläufen, bei der Durchführung einer GFB nur 29 % bestätigen, 31 % nur zum Teil und 40 % gar nicht [12].

Die Europäische Agentur für Sicherheit und Gesundheitsschutz am Arbeitsplatz (ESENER) hat in einer im Jahr 2009 durchgeführten Befragung ca. 36.000 Manager und Gesundheits- und Sicherheitsbeauftragte zum Umgang mit arbeitsbedingten Gesundheits- und Sicherheitsrisiken in ihren Betrieben interviewt. Hierfür wurden private und staatliche Unternehmen mit zehn oder mehr Beschäftigten aus Mitgliedsstaaten der EU sowie der Türkei, Kroatien, Norwegen und der Schweiz ausgewählt. Es wurde u. a. gefragt, ob an den Arbeitsplätzen regelmäßige Untersuchungen im Hinblick auf Sicherheit und Gesundheitsschutz der Beschäftigten mittels einer GFB oder ähnlicher Maßnahmen stattgefunden hätten. Dies hat die Mehrheit der EU-Betriebe (87 %) bejaht. Je kleiner der Betrieb ist, desto höher ist die Wahrscheinlichkeit, dass mit der Durchführung einer GFB oder ähnlichen Maßnahmen externe Dienstleister beauftragt wurden. In Deutschland haben insgesamt 47 % der befragten Betriebe angegeben, einen externen Dienstleister zur Unterstützung bei der Durchführung einer GFB in Anspruch zu nehmen [11].

Im Rahmen eines von der BAuA im Jahr 2010 in Auftrag gegebenen Projekts zur Erforschung des Kenntnisstands von Unternehmen auf dem Gebiet des Arbeits- und Gesundheitsschutzes von Klein- und Kleinstbetrieben wurden Inhaber und Geschäftsführer verschiedener Branchen zum betrieblichen Arbeits- und Gesundheitsschutz befragt. Es sollte hierbei erforscht werden, wie gut die Zielgruppe über arbeitsschutzrechtliche Themen informiert ist, wie dieses Wissen erworben wurde und in welcher Weise es mit welchen Beratungs- und Unterstützungsangeboten im Berufsalltag umgesetzt wurde. Zum Thema GFB gaben 38 % der befragten Unternehmen an, eine solche durchgeführt zu haben. Dies geschah am häufigsten in den Betrieben, die auch eine betriebsärztliche und sicherheitstechnische Betreuung aufweisen konnten. Zu 75 % war es diesen Betrieben danach möglich, aufgrund der durchgeführten GFB Verbesserungsmaßnahmen umzusetzen [24].

Mit der Verbreitung und Umsetzung von Gefährdungsbeurteilungen in Kleinbetrieben befasste sich 2008 eine Studie, die vom Landesprogramm der staatlichen Arbeitsschutzverwaltungen (ASV) der Länder Berlin und Brandenburg in Zusammenarbeit mit verschiedenen Unfallversicherungsträgern durchgeführt wurde. Mittels eines Erhebungsbogens wurden die Arbeitsschutzorganisationen sowie die Durchführung und Erfassung der GFBen in 1.432 Betrieben unterschiedlicher Branchen und Wirtschaftsklassen erfragt. Im Nachgang zu dieser Befragung wurden diese Betriebe von Aufsichtspersonen der UV-Träger aufgesucht, um so die tatsächlich vorhandenen Gefährdungen feststellen und danach mit den Arbeitgeberangaben aus dem Erhebungsbogen abgleichen zu können. Ziel des Landesprogramms war es, eine repräsentative Aussage über den Umsetzungsstand zur Durchführung von GFBen in Kleinbetrieben machen zu können. Die Erhebung erfolgte hypothesengeleitet. Eine Hypothese lautete, dass eine gute betriebliche Arbeitsschutzorganisation den Prozess der Gefährdungsbeurteilung fördert [18]. Das Landesprogramm untersuchte daher den Zusammenhang zwischen der betriebsärztlichen und sicherheitstechnischen Betreuung und der korrekten Ermittlung, Bewertung und Beurteilung von Gefährdungen. Die Betriebe, die sich für eine sicherheitstechnische und arbeitsmedizinische Betreuung (BuS) entschieden hatten, führten zu 65–90 % auch eine GFB durch. Bei den Betrieben ohne BuS-Betreuung lag der Anteil der Einrichtungen, die eine GFB durchgeführt hatten, lediglich bei 35 %. Die Qualität der durchgeführten GFBen wurde ebenfalls untersucht. Am schlechtesten war diese in den Betrieben, die sie ohne BuS-Betreuung durchgeführt hatten. Wurden die Betriebe nach dem alternativen Betreuungsmodell überwacht, so war die Qualität der GFB schon deutlich besser. Am wenigsten Beanstandungen bei der Qualität der durchgeführten GFB gab es in Betrieben mit betriebsärztlichem und sicherheitstechnischem Sachverstand nach dem Regelbetreuungsmodell [18].

Belastungen in KiTas

Im Rahmen der Literaturrecherche zu Belastungen im Arbeitsumfeld von Erzieherinnen in KiTAs sind diverse Studien zu unterschiedlichen Themenkomplexen identifizierbar. Auffällig hierbei ist, dass diese Untersuchungen nur regional angesiedelt waren. Es liegen keine Daten vor, die allgemeingültige Aussagen zu Belastungen und Beanspruchungen von pädagogischen Fachkräften in KiTas im gesamten Bundesgebiet ermöglichen.

Vorab ist jedoch eine Studie erwähnenswert, die einen Gesamtüberblick der Arbeitssituation aus der Perspektive von Beschäftigten ermöglicht und drei zentrale Bereiche des Arbeitslebens untersucht hat. Dieser DGB-Index „Gute Arbeit" aus dem Jahr 2008 wurde im Hinblick auf die Arbeitsqualität aus Sicht der Erzieherinnen analysiert und ausgewertet. 63 % der Erzieherinnen bezeichnen demnach ihre Arbeits- und Einkommensbedingungen als schlecht und lediglich 8 % als gut. Nur 13 % der Erzieherinnen haben während oder nach der Arbeit keine gesundheitlichen Beschwerden. Ändert sich zukünftig nichts an den Arbeitsbedingungen, so können sich nur 26 % dieser Berufsgruppe vorstellen, das Rentenalter gesund zu erreichen. Im Vergleich zu anderen Berufsgruppen liegen die Erzieherinnen damit am unteren Ende der Skala [13].

Belastungen im beruflichen Alltag sind die Gesamtheit alle Bedingungen, die auf den Menschen bei der Ausübung seiner täglichen Arbeit einwirken und hierdurch eine Reaktion des Organismus (Beanspruchung) auslösen. Unter Berücksichtigung der persönlichen Eigenschaften des jeweiligen Individuums, wie z. B. Fähigkeiten, Fertigkeiten und individuelle Bedürfnisse, führen diese Belastungen zu unterschiedlich stark ausgeprägten Beanspruchungen [8]. Folgt man dem arbeitsmedizinischen Konzeptgedanken von Belastungen und Beanspruchungen im beruflichen Alltag, so können die in den nachfolgenden Studien beschriebenen Belastungen bei der Erzieherinnentätigkeit unter zwei Kategorien subsumiert werden.

Belastungen mit negativen Beanspruchungsfolgen

Die BGW hat in Zusammenarbeit mit der DAK im Sommer/Herbst 2000 23 verschiedene Berufsgruppen zu ihren Stressbelastungen im Beruf befragt. Dabei sollten die Berufsgruppen identifiziert werden, die überdurchschnittlich hohen Stressbelastungen ausgesetzt sind. Die Auswertung ergab, dass besonders die Erzieherinnen im Vergleich zur übrigen berufstätigen Bevölkerung hohe Stressreaktionen aufweisen. Am stärksten fühlten sich die Beschäftigten dieser Berufsgruppe durch Lärm am Arbeitsplatz beeinträchtigt [4].

Dies wurde auch durch eine von der UK Hessen im Jahr 2001 in Auftrag gegebene Studie bestätigt. Anlass der Studie war die hohe Arbeitsunfähigkeitsquote in KiTas, die entsprechend dem Gesundheitsbericht der BKK-BV Hessen (1993) mit 12 % über dem Durchschnittswert der Stadt Kassel lag. Verschiedene Belastungsfaktoren in KiTas wurden analysiert und ausgewertet. Für die Analyse der Lärmsituation wurden mittels eines Schallpegelmessers über den Arbeitstag hinweg Messungen bei verschiedenen Arbeitsereignissen vorgenommen. Bei allen Messungen wurden Werte von über 80 dB(A) erzielt. Der Spitzenwert lag bei 113 dB(A). Auch die Messung des Beurteilungspegels am Arbeitsplatz bei 18 Erzieherinnen in sieben verschiedenen KiTas ergab, dass neun Erzieherinnen einem Lärmpegel von 80–85 dB(A) und 10 Erzieherinnen sogar einem Wert von über 85 dB(A) ausgesetzt waren. Laut „UVV-Lärm" muss der Arbeitgeber hierfür bereits Gehörschutzmittel anbieten. Auch bei der Befragung zu den äußeren Tätigkeitsbedingungen gaben die Erzieherinnen an, dass sie der Lärm mit am stärksten belaste [7].

Im Jahr 2007 hat die Gewerkschaft für Erziehung und Wissenschaft (GEW) eine Befragung zum Thema Arbeitssituation und Arbeitszufriedenheit von Erzieherinnen durchgeführt. Es wurden 2.000 Mitglieder der GEW sowie 2.000 Erzieherinnen in KiTas in ganz Deutschland aufgefordert, zu diesen Themenfeldern schriftlich Stellung zu nehmen und diese zu bewerten. Die GEW hat dabei den Arbeitsbelastungen 35 Merkmale zugeordnet, die die Erzieherinnen in einer fünfstufigen Skala von „kaum belastend " bis „sehr stark belastend" einstufen sollten. Im Ergebnis fühlten diese sich besonders durch einen hohen Geräuschpegel überdurchschnittlich stark belastet [10].

Auch die körperlichen Belastungen, denen die pädagogischen Fachkräfte in KiTas ausgesetzt sind, führen zu Beanspruchungen, die als negativ empfunden werden. Besonders das Arbeiten in gebückter Haltung oder gebeugtes oder verdrehtes Sitzen auf kindgerechten Möbeln können zu Muskel-Skelett-Beschwerden führen. Laut Gesundheitsreport der BKK Hessen wurden 27 % der Ausfalltage in KiTas von Rückenleiden verursacht. Im Jahr 2001 beauftragte daher die Unfallkasse Hessen das Institut für

Arbeitswissenschaft der Universität Gesamthochschule Kassel, die Belastungsfaktoren von Erzieherinnen in KiTas zu analysieren. In Beobachtungsinterviews wurden bei 47 Erzieherinnen und neun KiTa-Leitungen die Körperhaltungen bei ihrer täglichen Arbeit analysiert. Die gebeugten und/oder gedrehten Sitzhaltungen nahmen dabei ca. 1,5 Stunden pro Tag ein. Die Teilnehmerinnen gaben an, dass sie die gebeugte und/oder gedrehte Arbeitshaltung subjektiv mit am stärksten belaste [7].

Auch in einer im Jahr 2006 von der Landesarbeitsgemeinschaft für Gesundheitsförderung Saarland e. V. (LAGS) durchgeführten Befragung von 511 saarländischen KiTas wurden Erzieherinnen zu den körperlichen Beschwerden im KiTa-Alltag befragt. Die fünf am häufigsten genannten waren: Kopfschmerzen, schnelle Ermüdung, Nervosität, Rücken- sowie Schulter-Nackenschmerzen. Diese Ergebnisse wurden mit einer Befragung aus dem Jahr 1997 verglichen. Hierbei ist auffällig, dass die Belastungen des Stütz-Bewegungs-Apparats zugenommen haben. 59 % der Befragten klagten über Schmerzen im Nacken- und Schulterbereich und 51 % über Rückenschmerzen [6].

Die Arbeitsrahmenbedingungen in KiTas haben ebenfalls negative Auswirkungen auf die Beanspruchung der Beschäftigten. Durch Personal- und Zeitmangel fühlten sich Erzieherinnen laut der GEW-Studie (2007) überdurchschnittlich stark belastet [10]. Besonders negativ stuften diese auch die Höhe ihres Gehalts, das negative Image ihres Berufs sowie die nicht ausreichend vorhandene Zeit für Vor- und Nachbereitung ein. Auch vermehrt auftretende Probleme bei der Erziehung der Kinder belasten die Erzieherinnen [6]. Passend dazu sind psychische Störungen und Erkrankungen mit einem Burnout Syndrom bei Erzieherinnen häufiger als bei anderen Berufsgruppen [22].

Positive Aspekte der Arbeit

Sind bei Erzieherinnen ausreichend private und berufliche Ressourcen vorhanden, so wirken sich die Arbeitsbelastungen nicht negativ auf die Gesundheit aus, sondern verursachen positive Arbeitsemotionen und Arbeitszufriedenheit. So wurden in der GEW-Studie aus dem Jahr 2007 auch Ressourcen im beruflichen Umfeld von Erzieherinnen erfragt. Die „Vielseitigkeit der Arbeit (Neues dazulernen, Wissen und Können voll einsetzen), Handlungsspielräume (Arbeit selbstständig planen, Einfluss auf Zuteilung der Arbeit), soziale Unterstützung (Verlass auf Kolleginnen/Leitung, Zusammenhalt in der KiTa), Information und Mitsprache (Leitung berücksichtigt Ideen und Vorschläge, Mitarbeiter werden ausreichend informiert)" waren die erfragten Merkmale, mit denen die Erzieherinnen allesamt überdurchschnittlich zufrieden waren [10]. Auch die Ergebnisse der Gesundheitsdiagnostik des Netzwerks für gesunde Beschäftigte in KiTas aus dem Jahr 2004 unterstreichen, dass die motivierende und anspruchsvolle Tätigkeit von Erzieherinnen als gesundheitliche Schutzfaktoren anzusehen sind [15].

Arbeitsbedingungen und berufliche Belastungsfaktoren in KiTAs wurden bisher nur durch Interviewerhebungen untersucht. Eine detaillierte Tätigkeitsanalyse erfolgte bisher lediglich in einer Studie aus dem Jahr 2009, die Arbeitsabläufe von Erzieherinnen aus einer KiTa an drei Werktagen beobachtete. Dies war die erste Studie ihrer Art, die in Echtzeit die Arbeitsaktivitäten von Erzieherinnen gemessen hat. Im Durchschnitt dauerte ein Arbeitstag einer Erzieherin in einer KiTa 7 Stunden und 47 Minuten. In dieser Zeitspanne fielen u. a. 2 Stunden, 20 Minuten auf die Beschäftigung mit den und die Fürsorge für die Kinder, 1 Stunde, 45 Minuten auf das Spielen mit den Kindern, 50 Minuten auf pädagogische Arbeit und nur 5 Minuten auf den individuellen Kontakt mit einem Kind. Wenig Zeit wurde auch für administrative Tätigkeiten aufgewendet. Hierfür wurden am Tag knapp 13 Minuten eingesetzt [17].

Routinedatensatz der BGW

In einem Zeitraum von fünf Jahren wurden insgesamt 2.081 Verdachtsanzeigen auf Vorliegen einer Berufskrankheit bei Erzieherinnen gestellt *(Tab. 1)*. Etwa die Hälfte der Anzeigen war meldepflichtig (52 %). Im selben Zeitraum wurden 606 Erkrankungen entweder dem Grunde nach als Berufskrankheiten oder mit oder ohne Rente als Berufskrankheit anerkannt. Die meisten Berufskrankheiten von Erzieherinnen sind Hauterkrankungen. Ihr Anteil beträgt 60,1 % bei allen gemeldeten und 57,4 % bei den meldepflichtigen Anzeigen. Infektionen sind die zweithäufigste Ursache für die Meldung von Berufskrankheiten. Dabei wird unterschieden zwischen Infektionen, die von Mensch zu Mensch übertragen werden (182 Anzeigen) und solchen, die von Tieren auf Menschen übertragen wurden (152 Anzeigen). An dritter Stelle folgen bandscheibenbe-

Tabelle 1: Im Zeitraum von 2007 bis 2011 angezeigte Berufskrankheiten (BK), der Anteil meldepflichtiger Erkrankungen und die Anzahl der im selben Zeitraum anerkannten Berufskrankheiten bei Erzieherinnen

	Anzeigen	meldepflichtige Erkrankung		anerkannte Berufskrankheit	
	n	n	%	n	%
bandscheibenbedingte Erkrankungen der LWS	235	117	49,8	7	5,9
Kniegelenksarthrose	17	14	82,4	0	–
Lärmschwerhörigkeit	98	70	71,4	0	–
Infektionskrankheiten	182	92	50,5	20	21,7
von Tier auf Mensch übertragbare Erkrankungen	152	70	46,1	36	51,4
durch allergisierende Stoffe verursachte obstruktive Atemwegserkrankung	38	15	39,5	4	26,7
schwere oder wiederholt rückfällige Hauterkrankungen	1.250	621	49,7	536	86,3
sonstige BK*	109	83	76,2	3	3,6
Gesamt	**2.081**	**1.082**	**52,0**	**606**	**56,0**

* sonstige meldepflichtige Anzeigen, die mindestens fünf Mal gestellt wurden: HWS (n = 21), § 9 Abs. 2 (n = 15), Meniskusverletzungen (n = 7), chemisch-irritativ verursachte obstruktive Atemwegserkrankung (n = 5)

dingte Erkrankungen der Lendenwirbelsäule durch langjähriges schweres Heben und Tragen oder Arbeiten in extremer Rumpfbeugehaltung mit 11,3 % aller Meldungen und 10,8 % aller meldepflichtigen Erkrankungen. Zahlenmäßig spielen Lärmschwerhörigkeit (98 Anzeigen in 5 Jahren), allergiebedingte Atemwegserkrankungen (38 Anzeigen) und Kniegelenksarthrosen (17 Anzeigen) nur eine untergeordnete Rolle.

Von KiTa-Mitarbeitern wurden in 5 Jahren rund 90.000 Unfälle gemeldet *(Tab. 2)*. Die Mehrzahl der Meldungen in den Jahren 2007 bis 2011 bezog sich auf Arbeitsunfälle. Ein Viertel der Meldungen waren Wegeunfälle. Die Anzahl der Arbeitsunfälle ist von 2007 bis 2011 um 45 % gestiegen. Die Anzahl der Wegeunfälle ist im selben Zeitraum um 53,8 % gestiegen (keine Tabelle). Da sowohl die arbeitsabhängigen als auch die nur indirekt arbeitsabhängigen Unfälle (Wegeunfälle) zugenommen haben, spricht das dafür, dass die Anzahl der Versicherten in diesem Bereich gestiegen und das Unfallrisiko in etwa gleich geblieben ist.

Tabelle 2: Unfälle bei Erzieherinnen in den Jahren 2007 bis 2011 getrennt nach Meldepflicht

	meldepflichtig		**nicht meldepflichtig**		**alle**	
	n	%	n	%	n	Spalten %
Arbeitsunfall	23.683	34,9	44.173	65,1	67.856	75,0
Wegeunfall	11.871	55,4	9.568	44,6	21.439	25,0
Gesamt	**35.554**	**40,0**	**53.741**	**60,0**	**89.295**	**100,0**

Anteil der Arbeitsunfälle an allen meldepflichtigen Unfällen 66,6 %

Die Anzahl der meldepflichtigen Unfälle betrug etwa 35.000 in den 5 Jahren. Der Anteil der meldepflichtigen Unfälle an allen Unfällen lag bei 40 % *(Tab. 2)*. Der Anteil war bei Wegeunfällen erwartungsgemäß höher (55,4 %) als bei Arbeitsunfällen (34,9 %). Die Anzahl der Dienstwegeunfälle fiel mit 1.600 Meldungen relativ gering aus (2,4 % aller Arbeitsunfälle). Diese Unfälle waren ähnlich wie bei den Wegeunfällen in 56 % der Fälle so schwer, dass sie meldepflichtig waren (keine Tabelle).

Bei den Arbeitsunfällen sind der Unterschenkel (19,5 %) und der Fuß (18,6 %) am häufigsten betroffen. Bei den Wegeunfällen sind der gesamte Mensch (Polytrauma) oder der Kopf (16,5 %) sowie der Hals und die Wirbelsäule (18,8 %) am häufigsten betroffen. Geschlossene Frakturen sind sowohl bei den Arbeitsunfällen (37 %) als auch bei den Wegeunfällen (48 %) die häufigsten Verletzungsfolgen (keine Tabelle).

In der 7 %-Statistik, in der der Unfallhergang von zufällig ausgewählten Unfällen detaillierter erfasst wird, wurden in den Jahren 2007 bis 2011 insgesamt 1.184 Arbeitsunfälle (5 % aller meldepflichtigen Arbeitsunfälle) und 578 Wegeunfälle (4,9 % aller meldepflichtigen Wegeunfälle) von Erzieherinnen erfasst. Damit sind die Erzieherinnen leicht unterrepräsentiert in der 7 %-Zufallsstichprobe. Von den 1.184 Arbeitsunfällen ereigneten sich 66 (5,6 %) in Turnhallen, auf Sportplätzen oder anderen Einrichtungen, die zu sportlichen Zwecken genutzt werden (keine Tabelle).

Stolper-, Rutsch- und Sturzunfälle sind bei den Arbeitsunfällen (37,3 %) und bei den Wegeunfällen (32,5 %) der häufigste bzw. zweithäufigste Unfallhergang *(Tab. 3)*. Unfälle beim Führen eines KFZ (34,9 %) oder eines Fahrrads (18,7 %) sind bei Wegeunfällen häufige Unfallhergänge, bei Arbeitsunfällen spielen sie keine Rolle (1,1 % bzw. 0,7 %). Gewalt oder Bedrohungen durch andere Personen sind proportional bei Arbeits- und Wegeunfällen selten (1,9 % und 0,3 %). Absolut betrachtet wurden 23 Arbeitsunfälle, die durch Übergriffe verursacht wurden, in der 7 %-Statistik erfasst. Übertragen von der 7 %-Statistik bedeutet dies, es wurden in den fünf Jahren etwa 400 meldepflichtige Unfälle durch Gewalt und Bedrohungen durch andere Personen bei Erzieherinnen verursacht. Das Arbeiten mit Werkzeugen spielt als Unfallursache erwartungsgemäß keine Rolle bei den Arbeitsunfällen (0,6 %).

Tabelle. 3: Unfallhergang bei Arbeits- und Wegeunfällen bei Erzieherinnen in den Jahren 2007 bis 2011 aus der 7 %-Statistik

	Arbeitsunfall		Wegeunfall	
	n	%	n	%
Stolper-, Rutsch- und Sturzunfälle	442	37,3	188	32,5
Abstürzen, Abspringen	53	4,5	4	0,7
Unfälle beim Arbeiten mit Werkzeugen	68	5,7	–	–
Unfälle beim Bedienen von Maschinen	7	0,6	–	–
Unfälle beim Umgang mit Gegenständen oder Menschen	186	15,7	–	–
Unfälle beim Transport von Gegenständen oder Menschen	43	3,6	–	–
Gewalt, Angriffe, Bedrohung durch andere Personen	23	1,9	2	0,3
Unfälle beim Arbeiten mit Tieren	10	0,8	–	–
Unfälle beim Führen eines KFZ	13	1,1	202	34,9
Unfälle beim Führen eines Fahrrades etc.	8	0,7	108	18,7
sonstige, nicht näher bezeichnete Unfälle	331	28,0	74	12,8
Gesamt	**1.184**	**100,0**	**578**	**100,0**

Telefonische Befragung

Von den 70 befragten KiTa-Leitungen waren 8 männlich. Zum Zeitpunkt der Befragung hatten 21 % (n = 15) unter einem Jahr, 39 % (n = 27) 1 bis 4 Jahre, 16 % (n = 11) 5–10 Jahre und 24 % (n = 17) über 10 Jahre als KiTa-Leitung bei ihrem jetzigen Arbeitgeber gearbeitet *(Tab. 4)*. Von den 70 befragten Einrichtungen waren jeweils 26 % (n = 18) Krippen/Krabbelstuben oder Kindergärten. Die übrigen KiTas betreuen Kinder unterschiedlichen Alters. 29 % (n = 20) der befragten KiTas werden von einem privaten Träger geführt. Bei 20 % (n = 14) ist die Kirche und ebenfalls bei 20 % (n = 14) ein Verein der Träger. Elterninitiativen sind bei 17 % (n = 12) und Wohlfahrtsverbände bei 14 % (n = 10) der befragten Betriebe die Träger *(Tab. 5)*.

Tabelle 4: Beschreibung des Studienkollektives

	Häufigkeit	Prozente
KiTa-Leitung		
männlich	8	
weiblich	62	
Beschäftigung als KiTa-Leitung		
0 bis 1 Jahr	15	21
1 bis 4 Jahre	27	39
5 bis 10 Jahre	11	16
> 10 Jahre und länger	17	24
Art der KiTa		
Krippe/Krabbelstube	18	26
Kindergarten	18	26
Hort	6	7
gemischt	28	41
Alter der betreuten Kinder		
von 0 bis 3 Jahre	15	21
von 0 bis 6 Jahre	30	43
von 0 bis 12 Jahren	25	36
Anzahl der betreuten Kinder		
0 bis 20 Kinder	16	23
21 bis 40 Kinder	21	30
41 bis 60 Kinder	18	26
> 60 Kinder	15	21
Anzahl der Beschäftigten		
1 bis 5 Mitarbeiter	15	21
6 bis 10 Mitarbeiter	32	46
11 bis 15 Mitarbeiter	10	14
16 und mehr Mitarbeiter	13	19
Gesamt	**70**	**100**

Tabelle 5: Träger der KiTas

Träger der KiTa	Häufigkeit	Prozente
private Träger	20	29
Kirche	14	20
Verein	14	20
Elterninitiativen	12	17
Wohlfahrtsverbände	10	14
Gesamt	**70**	**100,0**

Auf die Frage, welchen Belastungen die Mitarbeiter bei ihrer täglichen Arbeit in der KiTa ausgesetzt seien, gaben 10 % (n = 7) der KiTa-Leitungen an, dass diese ihrer Meinung nach keinen Belastungen ausgesetzt seien. Von den restlichen 90 % (n = 63) der Befragten wurden Lärm und Infektionserreger am häufigsten als Belastungen genannt *(Tab. 6)*. Nach Auffassung der KiTa-Leitungen können diese Belastungen vor allem zu Rückenbeschwerden und Infektionen führen. Psychische Beanspruchungen oder Erschöpfung werden nur von 16 % der KiTa-Leitungen als typische arbeitsbedingte Beschwerden genannt *(Tab. 6)*. Über Themen des Arbeits- und Gesundheitsschutzes wird in 41 (59 %) der KiTas regelmäßig, in 20 (29 %) unregelmäßig und in 9 (13 %) überhaupt nicht bei den Mitarbeitertreffen gesprochen (keine Tabelle). Die Gesundheit ihrer Mitarbeiter fördern und unterstützen 60 % der KiTas, wobei am häufigsten Sport oder Rückentraining angeboten wird *(Tab. 6)*.

51 % (n = 36) der KiTas gaben an, für ihren Betrieb eine Fachkraft für Arbeitssicherheit und 57 % (n = 40) einen Betriebsarzt bestellt zu haben. Einen Sicherheitsbeauftragten haben 74 % (n = 52) der KiTas benannt (keine Tabelle). Bei 85 % (n = 34) der Einrichtungen, die eine Fachkraft für Arbeitssicherheit bestellt haben, war diese 2012 oder 2011 im Betrieb gewesen, bei 8 % (n = 3) vor 2011 und ebenfalls bei 8 % (n = 3) war diese noch nie im Betrieb.

Die Frage, ob sie wüssten, was eine GFB ist, bejahten 54 % (n = 38) der befragten KiTa-Leitungen. Für die 46 % (n = 32) der Befragten, die auf diese Frage mit nein antworteten, war das Interview an dieser Stelle beendet. Sie wurden lediglich noch gefragt, ob sie Informationen zum Thema GFB erhalten wollten. 72 % (n = 23) bejahten dies, der Rest zeigte kein weiteres Interesse *(Abb. 2)*. Die Durchführung einer GFB im Betrieb bestätigten 87 % (n = 33) der befragten KiTa-Leitungen, die auch wussten, was eine GFB ist. Die restlichen 13 % (n = 5), die keine GFB vorgenommen hatten, konnten die nachfolgenden Fragen nicht weiter beantworten, sodass auch hier die Befragung endete.

KiTas, die einen Sicherheitsbeauftragten, eine Fachkraft für Arbeitssicherheit oder einen Betriebsarzt bestellt haben, haben etwa doppelt so häufig eine GFB durchgeführt wie die anderen KiTas *(Abb. 3)*. Mit ansteigender Beschäftigtenanzahl und somit

Tabelle 6: Arbeitsbedingte Belastungen und Beschwerden von Erzieherinnen aus Sicht der KiTa-Leitungen sowie angebotene Maßnahmen der Gesundheitsförderung (n = 70)

Art der Belastung	Häufigkeit	Prozente
Lärm	43	61
Infektionserreger	36	51
Heben/Tragen	25	36
Stress	20	29
falsches Sitzen, kleine Möbel	9	13
Belastungen insgesamt	63	90
arbeitsbedingte Beschwerden		
Rückenschmerzen	45	64
psychische Beanspruchung/Erschöpfung	17	24
Nackenbeschwerden	3	4
Kopfschmerzen	11	16
Erkältungen/Infektionen	23	33
Sonstiges*	8	11
Gesundheitsförderung (GF)		
Sport, Rückentraining	18	26
Ergonomische Möbel	8	11
Fortbildungen, Seminare	10	14
Sonstiges**	6	9
GF-Angebote insgesamt	42	60

* Hexenschuss, Kniebeschwerden, Läusebefall, Infektion mit Noro-Virus, Ohrenschmerzen, Tinnitus
** Supervision, kulturelle Angebote, Berücksichtigung persönlicher Belange im Dienstplan

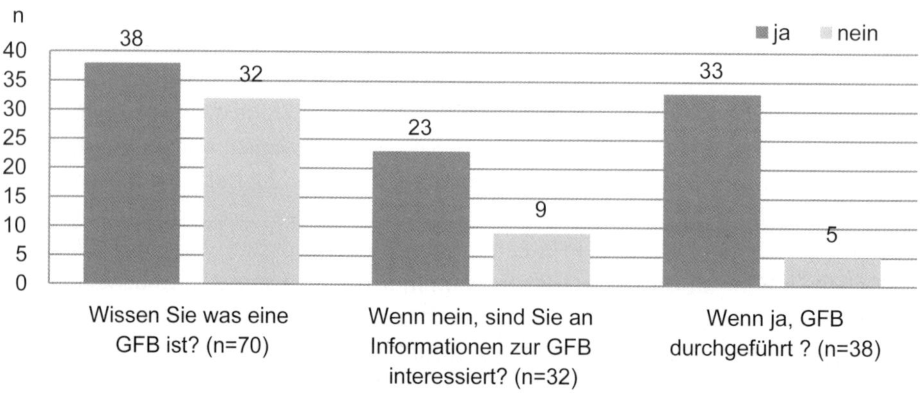

Abbildung 2: Angaben zur Kenntnis und zur Durchführung einer GFB

auch zunehmender Betriebsgröße steigt der Anteil der KiTas, die eine GFB durchgeführt haben *(Tab. 7)*. Am häufigsten wurde die GFB im Betrieb von einer Fachkraft für Arbeitssicherheit durchgeführt (46 %, n = 15), gefolgt von der KiTa-Leitung selbst (27 %, n = 9). Bei 15 % (n = 5) der befragten Betriebe hat der Träger und bei jeweils 6 % (n = 2) der überbetriebliche arbeitsmedizinische Dienst oder ein anderer Anbieter die GFB durchgeführt (keine Tabelle).

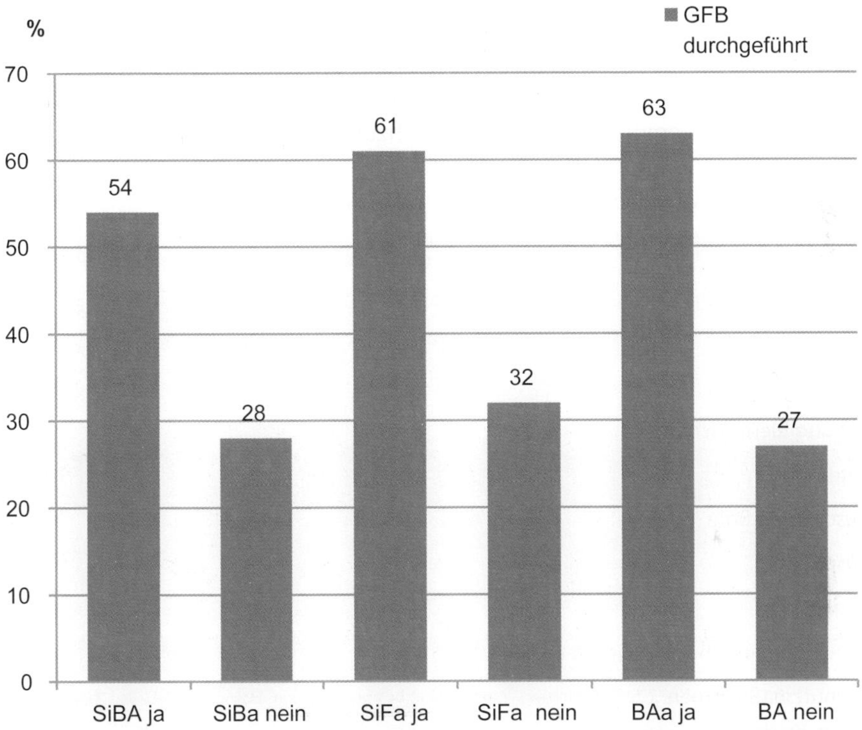

Abbildung 3: Zusammenhang zwischen der BuS-Betreuung und der Durchführung der GFB

Tabelle 7: Anteil der KiTas, die GFB durchgeführt hat, getrennt nach Anzahl der Mitarbeiter

Anzahl der Mitarbeiter	GFB durchgeführt		alle Einrichtungen	
	Häufigkeit	Zeilenprozente	Häufigkeit	Spaltenprozente
1–5 Mitarbeiter	4	27	15	21
6–10 Mitarbeiter	14	44	32	46
11–15 Mitarbeiter	5	50	10	14
16 und mehr Mitarbeiter	10	77	13	19
Gesamt	**33**	**47**	**70**	**100**

Bei der Durchführung einer GFB wurden von den befragten Einrichtungen zu 76 % (n = 25) auch die Mitarbeiter in Form von Mitarbeiterbefragungen beteiligt. Andere Arten der Beteiligung wurden nicht genannt. Nach Durchführung einer GFB wurden in 70 % der KiTas (n = 23) Maßnahmen beschlossen, deren Umsetzung zu 73 % (n = 24) auch kontrolliert wurde. Die Art der Maßnahmen zeigt *Tabelle 8*. Überwiegend wurden technische Maßnahmen beschlossen. 73 % (n = 24) der Befragten gaben an, dass die Umsetzung der Maßnahme erfolgreich gewesen sei. Für 15 % (n = 5) hatte die Maßnahme keinen Erfolg und 12 % (n = 4) waren unentschlossen (keine Tabelle). Über Zweidrittel der interviewten KiTa-Leitungen (79 %, n = 26), die eine GFB in ihrem Betrieb durchgeführt hatten, waren der Auffassung, dass die GFB hilfreich dabei gewesen sei, den Gesundheitsschutz ihrer Mitarbeiter zu verbessern; sie würden daher auch zu 88 % (n = 29) anderen KiTas empfehlen, eine GFB durchzuführen.

Tabelle 8: Art der Maßnahmen nach der GFB (Mehrfachnennungen)

	Häufigkeit
Absperrgitter für Treppe	1
Trittleiter für Regale	1
Hygienemaßnahmen	2
Anbringung Klemmschutz	1
neue Steckdosen	1
Austausch der Stühle	4
Austausch Sand	1
Lärmampel	1
Beseitigung technischer Mängel, Reparatur	6
Brandschutzmaßnahmen	1
giftige Pflanzen entfernen	1
Kauf eines Schildes	1
Suche nach geeigneten Lichtquellen	1
Unterweisungen	1
keine Angabe	5
KiTa mit Maßnahmen	23 von 33 (70 %)

Diskussion

Die hier vorgelegte Arbeit fast den Wissenstand über Belastungen bei Erzieherinnen in KiTas zusammen. Die Anzahl der systematischen Untersuchungen zur Gesundheitssituation von Erzieherinnen ist gering. Dennoch lassen sich Schwerpunkte erkennen. Belastungen durch Lärm, ungünstige Körperhaltungen und Stress scheinen im Vordergrund zu stehen. Die Tätigkeit wird von den Erzieherinnen als bedeutungsvoll und abwechslungsreich empfunden und die Zufriedenheit mit der Aufgabe scheint hoch zu sein. Es stehen mehrere gut ausgearbeitete GFBen für die Einrichtungen zur Verfügung. Das Instrument der GFB wird in den KiTas allerdings noch zu selten genutzt, um die Arbeitsbedingungen kontinuierlich zu verbessern. Dort, wo die GFB genutzt wurde, waren die Erfahrungen überwiegend positiv. Die nach einer GFB ergriffenen Maßnahmen waren überwiegend technischer Natur. Das lässt vermuten, dass die psychosozialen Aspekte der Arbeitsbedingungen eher seltener bei der GFB berücksichtigt wurden. Möglicherweise besteht hier weiterer Unterstützungsbedarf für die Einrichtungen.

Literatur

[1] Ahlers E. Belastungen am Arbeitsplatz und betrieblicher Gesundheitsschutz vor dem Hintergrund des demografischen Wandels, Ergebnisse der PARGEMA/WSI Betriebsrätebefragung 2008/09. In: Wirtschafts- und Sozialwissenschaftliches Institut in der Hans Böckler Stiftung, Düsseldorf 2011

[2] Amtsblatt der Europäischen Union L124/36: Empfehlung der Kommission vom 6. Mai 2003 betreffend die Definition der Kleinstunternehmen sowie der kleinen und mittleren Unternehmen, Online im Internet: http://eur-lex.europa.eu/LexUriServ/LexUriServ.do?uri=OJ:L:2003:124:0036:0041:DE:PDF [30.04.2013]

[3] Beck D, Lenhardt U. Verbreitung der Gefährdungsbeurteilung in Deutschland. In: Prävention und Gesundheitsförderung. Volume 7, Nummer 2, 2009

[4] Berger J. Stress bei Erzieherinnen. Ergebnisse einer BGW-DAK-Studie über den Zusammenhang von Arbeitsbedingungen und Stressbelastung in ausgewählten Berufen. 2004

[5] BGW (Hrsg.). Gefährdungsbeurteilung in der Kinderbetreuung. Online im Internet: http://www.bgw-online.de/internet/generator/Inhalt/OnlineInhalt/Medientypen/bgw__check/TP-13GB__Gefaehrdungsbeurteilung__in__der__Kinderbetreuung.html [26.05.2013]

[6] Botzet M, Frank H. Arbeit und Gesundheit von Mitarbeiterinnen in Kindertageseinrichtungen. Regionalstudie in saarländischen Kindertageseinrichtungen, Saarbrücken 2007

[7] Buch M, Frieling E. Belastungs- und Beanspruchungsoptimierung in Kindertagesstätten. Kassel 2001

[8] Ducki A. Diagnose gesundheitsförderlicher Arbeit. Eine Gesamtstrategie zur betrieblichen Gesundheitsanalyse. Zürich 2000

[9] EFAS: Gefährdungsbeurteilung Kita. Online im Internet: http://www.ekd.de/efas/gefaehrdungsbeurteilung.html [30.04.2013]

[10] Eibeck B. Wie geht's im Job. KiTa-Studie der GEW, Frankfurt 2007

[11] EU-OSHA (Hrsg.). Europäische Unternehmensumfrage über neue und aufkommende Risiken, ESENER Zusammenfassung. Online im Internet: https://osha.europa.eu/de/esener-enterprise-survey/enterprise-survey-esener [05.05.2013]

[12] Fuchs T. DGB-Index Gute Arbeit 2008 – Der Report. Wie die Beschäftigten die Arbeitswelt in Deutschland beurteilen, 2008. Online im Internet: http://www.dgb-index-gute-arbeit.de/downloads/publikationen/data/diga_report_08_internet.pdf [27.05.2013]

[13] Fuchs T, Trischler F. Arbeitsqualität aus Sicht von Erzieherinnen und Erziehern, Ergebnisse aus der Erhebung zum DGB-Index Gute Arbeit. Online im Internet: http://www.chancen-foerdern.de/w/files/chancen_foerdern/arbeitspapier_erzieherinnen_24112008.pdf [05.05.2013]

[14] Gewerkschaft für Erziehung und Wissenschaft (GEW). Fast 150.000 Beschäftigte an Streikaktivitäten im Sozial- und Erziehungsdienst beteiligt, PM vom 3.7.2009. Online im Internet: http://www.gew.de/GEW_Fast_150.000_Beschaeftigte_an_Streikaktivitaeten_im_Sozial-_und_Erziehungsdienst_beteiligt.html [26.05.2013]

[15] Khan A et al. Netzwerk für gesunde Beschäftigte in Kindertagesstätten, Erster Kurzbericht. In: Arbeit – Zeitschrift für Arbeitsforschung, Arbeitsgestaltung und Arbeitspolitik, Dresden 2004

[16] Kollmer N, Klindt T. Arbeitsschutzgesetz, Mit BetrSichV, BaustellV, BildscharbV, LasthandhabV, PSA-BV, BiostoffV, MuSchArbV, LärmVibrationsArbSchV, OStrV, ArbMedVV, ArbStättV, Kommentar, München 2011

[17] Kusma B et al. Educators' working conditions in a day care centre on ownership of a non-profit organization. Ed. by J occup med toxicol, 2011

[18] Landesamt für Arbeitsschutz Brandenburg (Hrsg.). Gefährdungsbeurteilung und Umsetzung von Arbeitsschutzmaßnahmen in Kleinstbetrieben, Ein gemeinsames Landesprogramm der Arbeitsschutzbehörden der Länder Brandenburg und Berlin mit fünf Unfallversicherungsträgern. Online im Internet: http://bb.osha.de/docs/abschlussbericht_gefbeurteilg.pdf [26.06.2013]

[19] Luksch A. Gefährdungsbeurteilung richtig machen. Schnelleinstieg in eine zentrale Aufgabe des Arbeitsschutzes. München 2012

[20] Meinel H. Betrieblicher Gesundheitsschutz, Vorschriften, Aufgaben und Pflichten für den Arbeitgeber. ecomed SICHERHEIT, Landsberg, 2011

[21] Nienhaus A (Hrsg.). Gefährdungsprofile – Unfälle und arbeitsbedingte Erkrankungen in Gesundheitsdienst und Wohlfahrtspflege. 2. Aufl., ecomed MEDIZIN, Landsberg, 2010

[22] Rudow B. Überdurchschnittlich hohe psychische Belastungen. In: GEW-Zeitung Rheinland-Pfalz (9), 2004

[23] Schwede J, Dörnbrack C, Reiber-Gamp U. Arbeits- und Gesundheitsschutz in Kindertageseinrichtungen. Carl Link Verlag, Kronach, 2011

[24] Sczesny C, Keindorf S, Droß P. Kenntnisstand von Unternehmen auf dem Gebiet des Arbeits- und Gesundheitsschutzes in KMU. Ergebnisse einer repräsentativen Befragung von Inhaber/innen/Geschäftsführer/innen in Klein- und Kleinstunternehmen, Dresden 2011

[25] Stat. Bundesamt (Destatis). Statistiken der Kinder- und Jugendhilfe, Kinder und tätige Personen in Tageseinrichtungen und in öffentlich geförderter Kindertagespflege, Wiesbaden 2012. Online im Internet unter: https://www.destatis.de/DE/Publikationen/Thematisch/Soziales/KinderJugendhilfe/TageseinrichtungenKindertagespflege.html?nn=72062 [05.05.2013]

[26] Unfallkasse Nordrhein Westfalen (Hrsg.). Sichere Kita, Online im Internet unter: http://www.unfallkasse-nrw.de/sichere-kita/index.html [05.05.2013]

[27] Unfallkasse Sachsen (Hrsg.). Checkliste zur Gefährdungsbeurteilung in Kindertageseinrichtungen, August 2011, Online im Internet unter: http://publikationen.dguv.de/dguv/pdf/10002/bgi-guv-si-8459.pdf [05.05.2013]

13 Häufigkeit und Folgen von Gewalt und Aggression gegen Beschäftigte im deutschen Gesundheitswesen – ein Survey

A. Schablon, A. Zeh, D. Wendeler, C. Wohlert, M. Harling, A. Nienhaus

Zusammenfassung

Einleitung: Diese Studie untersucht die Häufigkeit und die Folgen aggressiver Übergriffe auf Beschäftigte im Gesundheitswesen (BiG) in Deutschland.

Methode: In einer retrospektiven Querschnittstudie wurden Beschäftigte im deutschen Gesundheitswesen zu ihren Erfahrungen mit Gewalt und Aggression bei der Ausübung ihrer Tätigkeit mit einem selbstauszufüllenden Erhebungsinstrument befragt. Die Stichprobe umfasste 1.973 Beschäftigte aus 39 Einrichtungen (6 Einrichtungen der Behindertenhilfe, 6 Krankenhäuser und 27 ambulante und stationäre Einrichtungen der Altenpflege) mit regelmäßigem Kontakt zu Patienten oder Kunden. Die Häufigkeit physikalischer und verbaler Gewalt gegen BiG und die Folgen aggressiver Angriffe werden beschrieben und Einflussfaktoren mittels logischer Regression analysiert.

Ergebnisse: 56,2 % der befragten Personen erlebten körperliche und 78 % verbale Gewalt. Die höchste Prävalenzrate körperlicher Gewalt fand sich in der stationären Altenpflege (63 %) (p = 0.000). Jüngere Beschäftigte haben ein höheres Risiko, von körperlicher Gewalt betroffen zu sein als ältere Beschäftigte (OR 1,8, 95 % CI 1,3–2,4). Auch bei der Arbeit in der stationären Altenpflege ist das Risiko, körperliche Gewalt zu erleben, erhöht (OR 1,6, 95 % CI 1,2–2,0). Rund ein Drittel aller Beschäftigten fühlt sich durch die erlebte Gewalt stark belastet. Je besser die Einrichtung die Beschäftigten auf aggressive und gewalttätige Klienten vorbereitet, desto geringer ist deren Risiko, sowohl verbale (OR 0,5, 95 % CI 0,4–0,7) als auch körperliche Gewalt (OR 0,7, 95 % CI 0,6–0,9) zu erleben. Eine gute Vorbereitung durch die jeweilige Einrichtung wirkt sich positiv auf das Belastungsempfinden aus (OR 0,6, 95 % CI 0,4–0,8).

Schlussfolgerungen: Gewalt und Aggression gegenüber Pflege- und Betreuungspersonal kommen häufig vor. Jede dritte befragte Pflege- und Betreuungskraft fühlt sich durch Gewalt und Aggression stark belastet. Betriebliche Unterstützungsangebote zur Prävention und Nachsorge von Gewalt und Aggression reduzieren das Risiko derartiger Vorfälle und das Belastungserleben. Aber nur rund ein Drittel der Befragten scheint ausreichende Unterstützungsangebote zu erhalten. Es besteht daher Forschungsbedarf zu betrieblichen Unterstützungsangeboten, die das Risiko, verbale und körperliche Gewalt und die damit verbunden Belastungen zu erfahren, verringern.

Einleitung

Gewalt am Arbeitsplatz ist weltweit als berufliche Belastung anerkannt [1] und für viele Beschäftigte in Pflege- und Betreuungsberufen gehören Aggression und Gewalt zu ihrem beruflichen Alltag [2]. Die International Labour Organisation [3] definiert Gewalt und Aggression auf der Grundlage der von der Europäischen Union [4] entwickelten Kriterien zu Gewalt und Aggression am Arbeitsplatz [5]. Sie beschreibt Gewalt am Arbeitsplatz als „jede Handlung, Begebenheit oder von angemessenem Benehmen abweichendes Verhalten, wodurch eine Person im Verlauf oder in direkter Folge ihrer Arbeit schwer beleidigt, bedroht, verletzt, verwundet wird". Die hier vorgestellte Querschnittstudie untersucht Gewalt und Aggression von Patienten/Klienten gegenüber Pflegenden, Betreuern und Beschäftigten in Werkstätten und Einrichtungen für Behinderte in den der Befragung vorangegangenen zwölf Monaten sowie die Folgen solcher Vorfälle. In dieser Studie beinhaltet der Begriff Gewalt jede Form von verbaler, physikalischer oder sexueller Aggression oder körperlicher Gewalt. Außerdem wurde die Verfügbarkeit von Interventionsmaßnahmen gegen Aggression und Gewalt am Arbeitsplatz analysiert.

Hintergrund

Wie aus der Übersichtsarbeit von Zeh et al. [2] zu Studien über Gewalt und Aggression gegenüber Beschäftigen im Gesundheitswesen hervorgeht, berichteten 11 bis 96 % der Befragten, in den vorangegangenen 12 Monaten von Gewalt betroffen gewesen zu sein.

Im Gesundheitswesen ist Gewalt nicht auf Hochrisikobereiche wie Notaufnahme oder psychiatrische Einrichtungen begrenzt [1, 6, 7]. Gewalt und Aggression stellen auch für Beschäftigte in der Altenpflege ein großes Problem dar [8–12]. Verglichen mit anderen Beschäftigtengruppen ist das Risiko von BiG, mit Gewalt am Arbeitsplatz konfrontiert zu werden, deutlich erhöht [6, 13, 14]. Von den medizinischen Berufen sind Pflegekräfte am häufigsten von Gewalt betroffen [15, 16]. Lau et al. zufolge berichten zwischen 60 und 90 % der Pflegekräfte über Erfahrungen mit verbaler und physikalischer Gewalt [17]. Gewalt am Arbeitsplatz geht vorwiegend von Patienten oder deren Angehörigen aus [13, 18–20]. Farrell et al. identifizierten als Täter verbaler oder physikalischer Gewalteinwirkung in 74 % und 97 % der Fälle Patienten, gefolgt von Besuchern der Patienten/Klienten mit 35 % und 7 % [7]. Gewalt, die von Kollegen, Vorgesetzten oder Mitarbeitern ausgeht [18], war nicht Bestandteil der Studie.

Vorfälle am Arbeitsplatz werden in den Einrichtungen nicht routinemäßig erfasst, daher muss von einer hohen Dunkelziffer ausgegangen werden. Die reale Inzidenzrate patienten-/klientenbezogener Gewalt ist unbekannt [2, 16, 21, 22]. Neben körperlichen Verletzungen leiden Betroffene häufig an massiven psychischen Gesundheitsbeeinträchtigungen [23, 24] und verlieren ihr Vertrauen in die soziale Umwelt [5, 25]. Darüber hinaus führen die krankheitsbedingten Fehlzeiten zu erheblichen betriebs- und volkswirtschaftlichen Einbußen.

Die systematische Erforschung der Gründe und Folgen von Aggression und Gewalt gegen Beschäftigte im Gesundheitswesen hat in Deutschland erst begonnen. Studien beschränken sich oft auf Untersuchungen in psychiatrischen Einrichtungen oder Notfallstationen. Andere Bereiche des deutschen Gesundheitswesens, wie z. B. Pflegeheime oder Einrichtungen für Behinderte, werden dabei oft vernachlässigt und nur wenige Studien haben die Gefährdungen und die Gewalt in der Altenpflege untersucht [10, 12, 26]. Außerdem bestehen Defizite in der Forschung hinsichtlich der Prävention von Gewalt und Aggression und der Aufarbeitung der Vorfälle gegenüber Pflegern und anderen BiG. Trotz des Angebots von Deeskalationstrainings- und Schulungsmaßnahmen gibt es nur selten eine systematische Evaluation der Effektivität dieser Herangehensweise [27, 28]. Ebenso besteht ein Mangel an Nachsorge für die Opfer aggressiver Angriffe [25].

Methoden

Studiendesign

Zwischen September 2008 und Februar 2009 wurden mit einem standardisierten Fragebogen Daten für ein retrospektives Survey unter Beschäftigten im deutschen Gesundheitswesen zu ihren Erfahrungen mit Gewalt und Aggression in den vorangegangenen zwölf Monaten erhoben. Alle verbalen und körperlichen Übergriffe von Patienten oder Klienten wurden als Akt von Aggression oder Gewalt definiert.

Setting

Unterschiedliche Institutionen des deutschen Gesundheitswesens wurden um ihre Teilnahme gebeten: allgemeine Krankenhäuser, Altenpflegeheime, ambulante Pflegedienste und Behinderteneinrichtungen.

Teilnehmer

Die Stichproben bestanden aus 1.973 Beschäftigten aus 39 Einrichtungen (6 Einrichtungen für Behinderte, 6 allgemeine Krankenhäuser und 27 stationäre und ambulante Altenpflegeeinrichtungen). Der Survey erfasste Beschäftigte, die in den vorangegangenen 12 Monaten ständigen direkten Kontakt zu Patienten oder Klienten und Bewohnern hatten. In einigen Einrichtungen, speziell in den Einrichtungen für Menschen mit einer Behinderung, wurden auch Haushalts- und Reinigungspersonal sowie Sozialarbeiter oder andere Beschäftigte eingeschlossen.

Datenquellen und Bewertungen

Aggressives und gewalttätiges Verhalten von Patienten und Interventionsmaßnahmen wurden mit einem selbstauszufüllenden Fragebogen, der sich an den Richtlinien des Staff Observation of Aggression Scale-Revised (SOAS-R) von Nijman et al. [29] orientiert, erfasst. Der Fragebogen, ein studienerklärendes Begleitschreiben mit der Definition von Gewalt am Arbeitsplatz, Anleitungen für die Teilnehmer und Informationen zur Einverständniserklärung wurden an die Einrichtungen geschickt und von den Vorgesetzten an die Beschäftigten verteilt, die die Einschlusskriterien erfüllten. Innerhalb von zwei Wochen wurden die ausgefüllten Fragebögen in vorbereiteten Umschlägen an die Studienleitung zurückgeschickt. Der Fragebogen der Studie wurde in einer Vorstudie mit 123 Pflegenden und Betreuern einer psychiatrischen Abteilung, einer stationären Altenpflegeeinrichtung und einer Behindertenwerkstatt auf Verständlichkeit und Zweckmäßigkeit überprüft [25].

Variablen

Der Fragebogen umfasste 20 Fragen aus 3 Themenbereichen. Der erste Themenblock erfasste die soziodemografischen Daten der Teilnehmer wie Geschlecht, Beruf, Alter, Art der Einrichtung, Qualifikation und Berufserfahrung. Im zweiten Teil wurde auf die Erfahrung mit Gewalt und aggressivem Verhalten von Patienten eingegangen. Zunächst wurde separat und retrospektiv das körperliche und verbale Aggressionsverhalten erfragt. Weitere Fragen bezogen sich auf die Art und die Intention des aggressiven Verhaltens, Interventionsmaßnahmen und die Dokumentation der Vorfälle. Der letzte Block behandelte den Umgang mit den Vorkommnissen. Er enthielt Fragen zu den körperlichen und emotionalen Folgen, dem allgemeinen Stress aufgrund der Vorfälle, der institutionellen Unterstützung und deren Inanspruchnahme sowie der sozialen Unterstützung.

Ethik

Die Studie wurde von der Hamburger Ethikkommission zugelassen. Die Studienteilnahme war freiwillig. Zur Sicherstellung der Anonymität wurden keine Namen oder andere Identifikatoren verwendet. Alle Teilnehmer willigten mit einer schriftlichen Einverständniserklärung in die Mitwirkung an der Studie ein.

Statistische Methoden

Die Daten wurden mit SPSS, Version 16, analysiert. Die Darstellung der Stichproben erfolgte durch deskriptive Statistik, Assoziationen zwischen den kategorialen Variablen wurden mit Chi-Quadrat-Tests überprüft. Die logistischen Regressionsmodelle wurden mittels ursprünglicher visueller zehnstufiger Analogskala nach Stresseinschätzung, sozialer Unterstützung und betrieblichen Schulungsmaßnahmen zu einer dreistufigen

Tabelle in die Kriterien mangelhaft oder niedrig (1–3), mittel (4–7), gut oder hoch (8–10) zusammengefasst. Zur Ermittlung der Einflussfaktoren von Gewaltprävalenz und Stresserleben nach Angriffen wurden Odds Ratios (ORs) und 95 % Confidenzintervalle (CIs) (bei $P < 0{,}05$) durch logistische Regression errechnet.

Zur Überprüfung des Selektionsbias analysierten wir den möglichen Einfluss der unterschiedlichen Responseraten auf die Ergebnisse des Gewaltvorkommens. Für jeden Arbeitsbereich wurden alle von den Einrichtungen übermittelten Daten mit einer Responserate über oder unter dem Durchschnitt mittels des Chi-Quadrat-Tests miteinander verglichen.

Ergebnisse

Insgesamt wurden 6.302 Fragebogen verteilt *(Abb. 1)*. Die Rücklaufquote betrug 31,3 % (n = 1973), die höchste Resonanz erhielten wir aus Wohnheimen und Werkstätten für

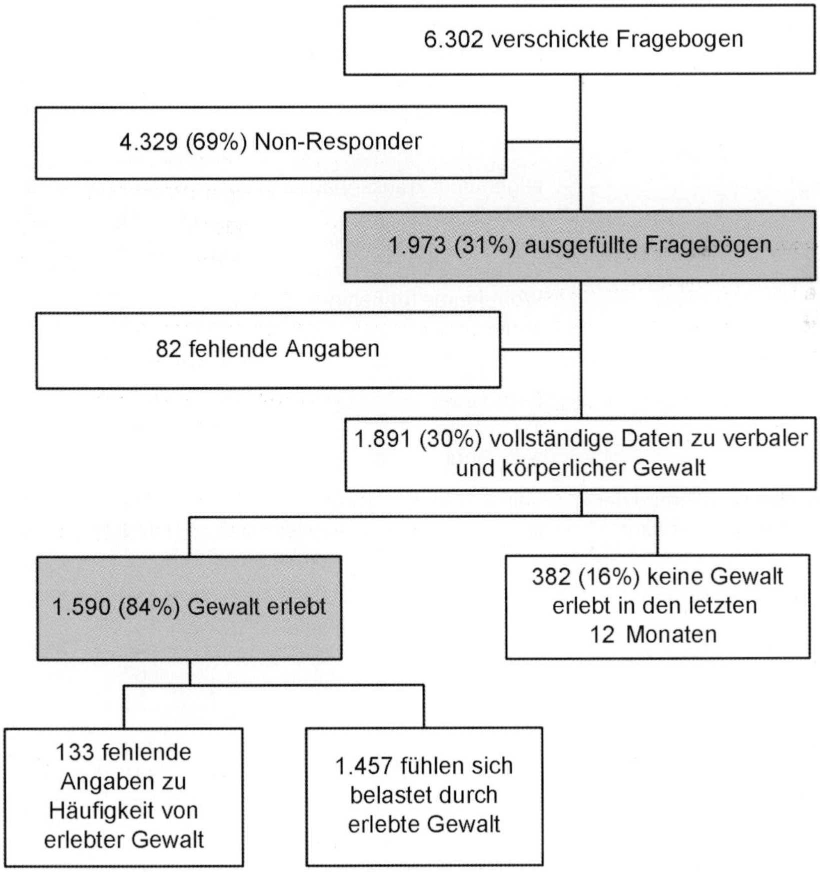

Abbildung 1: Flowchart der Studienpopulation

behinderte Menschen (42 %), die niedrigste aus Krankenhäusern (26 %). Die Charakteristika der Studienpopulation sind in *Tabelle 1* beschrieben. Die Mehrheit der Teilnehmer arbeitete in der Pflege (46 %) und war zwischen 40 und 49 Jahre alt (36 %). Fast die Hälfte von ihnen (48 %) war seit über 15 Jahren in der Pflege oder im Gesundheitswesen tätig.

Tabelle 1: Charakteristika der Studienpopulation (n = 1.973)

Variablen		n = 1.973	%
Geschlecht	weiblich	1.586	80,4
	männlich	387	19,6
Alter	< 29 Jahre	400	20,2
	30–39 Jahre	452	22,9
	40–49 Jahre	705	35,7
	> 50 Jahre	416	21,1
Beruf	Oberschwester/Stationsleitung	280	14,2
	Schwestern	898	45,5
	Assistenten	217	11,0
	Sozialarbeiter	256	13,0
	Auszubildende	87	4,4
	Ärzte	30	1,5
	andere	205	10,4
Einrichtung	allgemeine Krankenhäuser	934	47,3
	ambulante Pflege	194	9,8
	stationäre Altenpflege	408	20,7
	Werkstätten für Behinderte	204	10,3
	Wohnheime für Behinderte	190	9,6
	andere	43	2,2
Berufserfahrung	< 5 Jahre	355	18,1
	6–10 Jahre	384	19,6
	11–15 Jahre	286	14,6
	> 15 Jahre	935	47,7
körperliche Gewalt während der vorangegangenen 12 Monate	nein	864	43,8
	ja	1.109	56,2
verbale Gewalt während der vorangegangenen 12 Monate	nein	438	22,2
	ja	1.535	77,8
betriebliche Unterstützung	niedrig	686	34,8
	mittel	667	33,8
	gut	538	27,3
Unterstützung bei der Arbeit durch Kollegen	niedrig	213	13,7
	mittel	323	20,8
	gut	1.015	65,4

Prävalenz verbaler und physikalischer Gewalt

In den der Befragung vorangegangenen 12 Monaten erlebten 56 % der Befragten körperliche und 78 % verbale Gewalt. 44 % der Befragten erlebten körperliche Gewalt ein- oder mehrmals monatlich, 68 % verbale Gewalt in den gleichen Zeitparametern. Die höchste Prävalenz körperlicher Gewalt wurde in Altenpflegestationen (63 %) beobachtet, die geringste Prävalenz hingegen in der ambulanten Pflege (40 %). Diese Unterschiede sind statistisch signifikant (p = 0,000). Beschäftigte in Wohnheimen für Menschen mit Behinderungen waren meist verbaler Gewalt ausgesetzt (86 %). Die niedrigste Prävalenz verbaler Gewalt wurde in Werkstätten für Menschen mit Behinderungen beobachtet *(Abb. 2)*.

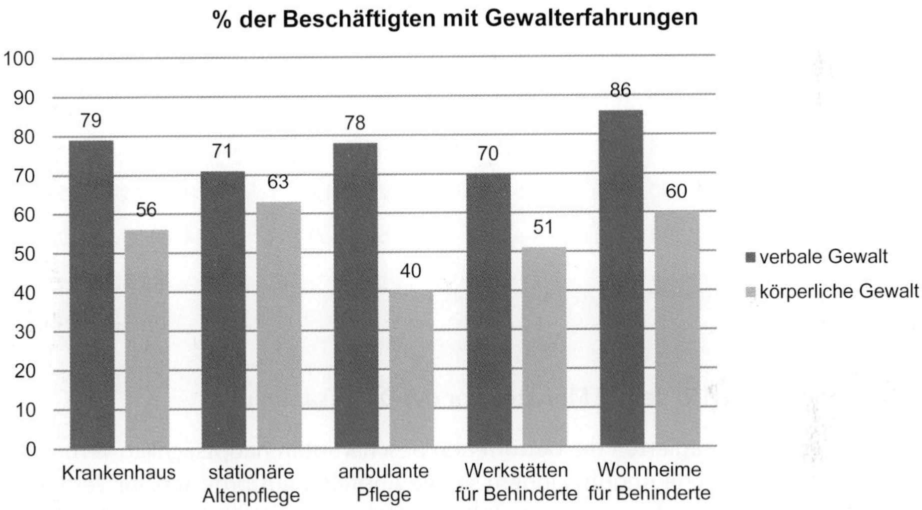

Abbildung 2: Prävalenz von Gewalt in unterschiedlichen Einrichtungen

Arten von Gewalt

In allen Tätigkeitsbereichen erlebten die Beschäftigten häufig verbale Gewalt, die höchste Prävalenz wurde bei Beschäftigten in Wohnheimen für Menschen mit Behinderungen festgestellt (82 %). Drohgebärden wurden ebenfalls hauptsächlich von Beschäftigten in Einrichtungen für Menschen mit Behinderungen gemeldet (Wohnheime 50 %, Werkstätten 42 %). Im Gegensatz dazu sind die Beschäftigten in der stationären Altenpflege (52 %) und in Krankenhäusern (42 %) am häufigsten Opfer von Kneifen und Kratzen. Beschäftigte in der stationären Altenpflege berichten häufiger über Schläge (35 %) als Befragte anderer Bereiche.

Tabelle 2: Arten von Gewalt in den vorangegangenen 12 Monaten, Unterscheidung nach Arbeitsplatz (Antwort Prävalenz > 5 %, Mehrfachantworten möglich)

Variablen	allgemeine Kranken-häuser n (%)	ambulante Pflege n (%)	stationäre Altenpflege n (%)	Werk-stätten* n (%)	Wohn-heime* n (%)
Missbrauch	717 (76,8)	128 (66,0)	307 (75,2)	133 (65,2)	155 (81,6)
Belästigung	281 (30,1)	28 (14,4)	94 (23,0)	71 (34,8)	79 (41,6)
rassistische Beschimpfungen	68 (7,3)	15 (7,7)	–	15 (7,4)	–
sexuelle Belästigung	98 (10,5)	23 (11,9)	34 (12,7 %)	14 (6,9)	–
Drohgebärden	348 (37,3)	43 (22,2)	160 (39,2)	86 (42,2)	95 (50,0)
Schläge	262 (28,1)	38 (19,6)	141 (34,6)	43 (21,1)	56 (29,5)
Tritte	204 (21,8)	13 (6,7)	68 (16,7)	33 (16,2)	44 (23,2)
Bisse	108 (11,6)	11 (5,7)	46 (11,3)	17 (8,3)	18 (9,5)
Kratzen	396 (42,4)	38 (19,6)	211 (51,7)	41 (20,1)	48 (25,3)
Einsatz von Inventar	120 (12,8)	–	60 (14,7)	50 (24,5)	58 (30,5)

* für Menschen mit Behinderungen

Gewalterfahrungen in den 12 Monaten vor der Datensammlung

In allen Bereichen reagierten die betroffenen Beschäftigten hauptsächlich verbal auf verbale und körperliche Angriffe, indem sie die Angreifer aufforderten, ihr Verhalten zu ändern. Medikamentöse und personelle Unterstützung wurden am häufigsten in Krankenhäusern angefordert (34 % und 34 %). Die Polizei wurde 57-mal vom Krankenhauspersonal gerufen (6 %) und 18-mal (10 %) von Beschäftigten in Wohnheimen für Menschen mit Behinderungen.

Emotionale und physikalische Prävalenz

In den 12 Monaten vor der Datenerfassung reagierte die Mehrheit der Beschäftigten aller Tätigkeitsbereiche mit Ärger und Unmut auf die Gewalterlebnisse. In den Einrichtungen für Behinderte war Enttäuschung die zweithäufigste Reaktion (Werkstätten 46 %; Wohnheime 30 %), in anderen Arbeitsbereichen das Gefühl der Hilflosigkeit. Das Personal in der stationären Altenpflege klagte am häufigsten über körperliche Gewalt (32 %) und über weniger als 10 Minuten anhaltende Schmerzen (20 %) *(Tab. 3)*.

Tabelle 3: Folgen verbaler oder körperlicher Gewalt gegenüber den Teilnehmern, Unterscheidung nach Arbeitsplatz

	allgemeine Krankenhäuser (%)	ambulante Pflege (%)	stationäre Altenpflege (%)	Werkstätten** (%)	Wohnheime** (%)
Gefühle					
Ärger, Zorn	95,3	95,0	67,1	75,5	76,0
Angst, Selbstzweifel	33,0	37,1	74,3	39,7	39,2
Enttäuschung	23,3	31,4	31,4	45,7	29,8
Hilflosigkeit	38,3	34,3	35,6	39,7	29,2
Trauer	16,2	22,1	24,9	13,2	20,5
„Ich bin vorsichtiger und angespannter"	18,2	22,1	21,3	25,2	14,0
physische Beeinträchtigungen					
Schmerzen < 10 Minuten	14,6	12,9	19,8	11,9	14,6
Schmerzen > 10 Minuten	9,6	5,0	10,2	9,3	8,8
keine sichtbaren Verletzungen	10,1	7,1	9,6	7,9	7,6
sichtbare Verletzungen	13,7	10,7	21,3	15,2	11,7
medizinische Behandlung notwendig	1,9	0,0	2,1	4,0	4,1

* Mehrfachantworten möglich
** für Menschen mit Behinderungen

Schulung und soziale Unterstützung durch die Einrichtung

27 % der Befragten berichteten, dass die Einrichtung sie besonders gut auf Situationen mit aggressiven oder gewalttätigen Klienten vorbereitet habe *(Tab. 1)*. Demgegenüber sagten 65 % der Befragten, dass die Unterstützung durch Kollegen gut sei. 42 % der Befragten in Krankenhäusern und 11 % in Wohnheimen für Menschen mit Behinderungen gaben an, keine Handlungsanweisungen für den Umgang mit Gewalt erhalten zu haben.

Risikofaktoren für das Erleben physikalischer und verbaler Gewalt

Beschäftigte unter 30 Jahren sind häufiger von körperlicher Gewalt betroffen (OR 1,8; 95 % CI 1,3–2,5) und erleben häufiger verbale Aggression (OR 1,9; 95 % CI 1,3–2,9) als ältere Kollegen.

Ein weiterer Risikofaktor für körperliche und verbale Gewalt ist der Tätigkeitsbereich. Verglichen mit der stationären Krankenpflege haben Beschäftigte der stationären Altenpflege ein höheres Risiko verbalen (OR 1,7; 95 % CI 1,0–2,9) und körperlichen Gewalterlebens (OR 2,2; 95 % CI 1,6–2,9). Beschäftigte, die von ihren Einrichtungen im Umgang mit der Gewalt geschult wurden, hatten ein geringeres Risiko (OR 0,7, 95 % CI 0,6–0,9; OR 0,5, 95 % CI 0,4–0,7) als ungeschulte Mitarbeiter solcher Einrichtungen *(Tab. 4)*.

Tabelle 4: Prävalenz und Odds Ratios und 95 % Confidenzintervalle für verbale und körperliche Gewalt (n = 1.891)

Variablen		Erfahrungen mit verbaler Aggression			Erfahrungen mit körperlicher Aggression		
		ja n (%)	OR	95 % CI	ja n (%)	OR	95 % CI
Geschlecht	männlich	289 (77)	1	–	227 (61)	1	–
	weiblich	1.213 (80)	1,1	0,8–1,6	861 (57)	0,8	0,6–1,1
Alter	< 29 Jahre	323 (82)	1,9**	1,3–2,9	243 (62)	1,8**	1,3–2,5
	30–39 Jahre	367 (84)	1,9**	1,3–2,7	280 (64)	1,8**	1,3–2,4
	40–49 Jahre	535 (78)	1,3	1,0–1,8	369 (54)	1,2	0,9–1,6
	50–59 Jahre	257 (73)	1	–	174 (50)	1	–
	> 60 Jahre	20 (69)	1,0	0,4–2,3	12 (41)	0,8	0,3–1,8
Arbeitsplatz*	allgemeine Krankenhäuser	724 (80)	1	–	516 (57)	1	–
	ambulante Pflege	129 (72)	0,8	0,6–1,2	75 (42)	0,7	0,5–0,9
	stationäre Altenpflege	310 (81)	1,7	1,2–2,5*	251 (65)	2,2**	1,6–2,9
	Werkstätten für Behinderte	141 (71)	09	0,6–1,4	103 (52)	1,1	0,8–1,7
	Wohnheime für Behinderte	159 (86)	1,7	1,0–2,9	111 (60)	1,3	0,8–2,0
	andere	39 (93)	2,9	0,8–10,6	32 (76)	2,5**	1,1–5,7
Beruf	Schwester	723 (84)	1	–	528 (61)	1	–
	Oberschwester/ Stationsleitung	218 (80)	0,9	0,6–1,3	150 (55)	0,8	0,6–1,0
	Assistent	168 (69)	0,4	0,3–0,6	122 (50)	0,5	0,4–0,7
	Sozialarbeiter	194 (92)	1,7	0,9–3,3	144 (68)	1,1	0,7–1,7
	Auszubildender	21 (72)	0,6	0,2–1,4	14 (48)	0,6	0,3–1,3
	Arzt	62 (73)	0,4**	0,2–0,7	54 (63)	0,8	0,5–1,4
	anderer	116 (63)	0,3	0,2–0,5	76 (41)	0,4**	0,3–0,6
Schulung durch den Betrieb	niedrig	569 (83)	1	–	409 (60)	1	–
	mittel	541 (81)	0,8	0,6–1,1	397 (60)	0,9	0,7–1,1
	gut	392 (73)	0,5**	0,4-0,7	287 (52)	0,7	0,6–0,9

* Adjustiert nach Alter, Geschlecht und Beruf
** statistisch signifikant

Risikofaktoren für Stresserfahrungen

Von 1.891 Beschäftigten, die verbale und körperliche Gewalt erlebten, äußerten sich 434 Teilnehmer nicht zu ihrer Stressbelastung. Von 1.457 Teilnehmern fühlte sich ungefähr ein Drittel durch die erlebte Gewalt belastet. Das Gefühl von Stress ist bei Beschäftigten in Behindertenwerkstätten und in der ambulanten Pflege am stärksten ausgeprägt (38 % bzw. 37 %). Frauen fühlen sich durch die erlebte Gewalt stärker belastet als ihre männlichen Kollegen (OR 1,5; 95 % CI 1,1–2,1). Im Gegensatz zum Krankenhauspersonal fühlen sich die Beschäftigten in der ambulanten Pflege (OR 1,3; 95 % CI 0,9–2) und der stationären Altenpflege (OR 0,5; 95 % CI 0,4–0.8) häufiger gestresst. Die erlebte Gewalt steht im Zusammenhang mit der Wahrnehmung persönlicher Belastung. Wer täglich körperlicher Gewalt ausgesetzt ist, hat auch ein höheres Risiko, Stress zu empfinden (OR 3,0; 95 % CI 1,6–5,5) *(Tab. 5)*.

Tabelle 5: Prävalenz von und Risikofaktoren für Stress bei Beschäftigten mit Gewalt- und Aggressionserlebnissen (n = 1.457)

Stress aufgrund erlebter Gewalt und Aggression				
Variablen		**Hoch (n/%)**	**OR**	**95 % CI**
Geschlecht	männlich	75 (26)	1	–
	weiblich	391 (33)	1,5	1,1-2,1
Alter	< 29 Jahre	82 (26)	0,7	0,4–1,1
	30–39 Jahre	108 (30)	0,7	0,5–1,0
	40–49 Jahre	176 (34)	0,8	0,6–1,1
	50–59 Jahre	93 (38)	1	–
	> 60 Jahre	7 (39)	1,1	0,4–3,2
Einrichtung	allgemeine Krankenhäuser	224 (32)	1	–
	ambulante Pflege	46 (37)	1,3	0,9–2,0
	stationäre Altenpflege	86 (29)	0,5	0,4–0,8
	Werkstätten für Behinderte	52 (38)	1,2	0,8–1,9
	Wohnheime für Behinderte	44 (29)	0,9	0,6–1,4
	andere	14 (36)	0,9	0,4–1,8
physikalische Gewalt	eher selten	164 (25)	1	–
		119 (35)	1,7	1,3–2,3
		66 (30)	1,2	0,8–1,7
		81 (47)	2,1*	1,4–3,2
		36 (55)	3,0*	1,6–5,5
verbale Gewalt	eher selten	51 (22)	1	–
	vierteljährlich	89 (23)	0,8	0,5–1,2
	monatlich	115 (31)	1,2	0,8–1,8
	wöchentlich	119 (36)	1,6	1,0–2,4
	täglich	92 (49)	2,1*	1,2–3,4
Unterstützung durch Kollegen	gering	73 (37)	1	–
	mittel	118 (39)	1,1	0,7–1,6
	gut	275 (29)	0,8	0,6–1,2
Schulung durch den Betrieb	gering	199 (36)	1	–
	mittel	179 (34)	1,0	0,7–1,3
	gut	88 (23)	0,6*	0,4–0,8

* statistisch signifikant

Optimale Schulung durch den Betrieb im Umgang mit aggressiven und gewalttätigen Klienten senkt das Risiko der Beschäftigten, verbale (OR 0,5; 95 % CI 0,4–0,7) oder körperliche Gewalt (OR 0,7; 95 % CI 0,6–0,9) zu erleben. Ein gutes Training hat positive Auswirkungen auf die Belastungserfahrungen der Beschäftigten *(Tab. 5)*.

Diskussion

Diese ist die erste in Deutschland durchgeführt Studie, die Gewalt und Aggressionen in unterschiedlichen Einrichtungen des Gesundheitswesens untersuchte. In Übereinstimmung mit der internationalen Literatur [16, 25, 30] belegt diese Studie, dass Gewalt und Aggression gegen Beschäftigte im Gesundheitswesen häufig vorkommen. 56 % der Befragten hatten körperliche und 78 % verbale Gewalt in den der Befragung vorangegangenen 12 Monaten erlebt. Branchenspezifisch gibt es große Unterschiede.

Stationäre und ambulante Altenpflege

In der stationären Altenpflege kam es sehr viel häufiger zu gewalttätigen Übergriffen als in der ambulanten Pflege. Mullan und Badger [12] fanden in ihrer Studie zu diesem Thema heraus, dass 51 % der Beschäftigten in der Altenpflege einen Gewaltvorfall erlebt hatten. Studien in schwedischen Pflegeheimen zeigten Prävalenzwerte zwischen 11 und 40 %. [31, 32]. Josefsson und Ryhammar [10] analysierten die Bedrohungen und Gewaltakte gegen Beschäftigte in gemeinnützigen schwedischen Altenpflegeheimen und stellten fest, dass 48 % der Pflegenden indirekte Bedrohungen erlebt hatten, 40 % direkte Gewalt und 45 % Zeugen von Gewalt und Bedrohungen gegen andere Beschäftigte wurden. Die deutsche Studie von Franz et al. [25] ergab hohe Prävalenraten von Gewalt und Aggression gegen Beschäftigte in zwei Pflegeheimen. 83,9 % der Beschäftigten erlebten körperliche und 90,3 % verbale Aggression. Diese Werte sind höher als in der vorliegenden Studie (63 % und 71 %). Studien haben gezeigt, dass Gewalt und Aggression vorwiegend von älteren Menschen mit kognitiven Störungen ausgehen als von Personen ohne diese Beeinträchtigungen [33]. Am häufigsten tritt aggressives Verhalten in direkten Pflegesituationen auf (Baden oder Duschen, bei der Mundpflege, Ankleiden etc.). Die steigende Zahl dementer Patienten in Altenpflegeheimen könnte ein Grund für den Gewaltanstieg in der stationären Altenpflege sein. Einige Autoren konstatieren, dass ältere Menschen mit Demenz empfindlich auf Veränderungen in ihrer Umwelt reagieren und belastende Arbeitsbedingungen wie Unterbesetzung oder Hektik zu einem Anstieg der Gewalt beitragen können [33]. Überbelegung, Lärm, abgeschlossene Türen, Platzmangel und eingeschränkte Privatsphäre oder unerfahrene Pfleger können Aggressionen auslösen [26, 32, 33].

Wohnheime und Werkstätten für Menschen mit Behinderungen

Beschäftigte in Wohnheimen für Menschen mit Behinderungen erlebten die meisten verbalen Aggressionen (86 %) verglichen beispielsweise mit Beschäftigten in Werkstätten für behinderte Menschen (70 %). Franz et al. [25] berichten über eine Prävalenz von 77,4 % bei physikalischer und 42 % bei verbaler Aggression in Werkstätten für Behinderte. Ähnliche Raten, die zwischen einem Drittel und 80 % [34, 35] variierten, wurden in Behindertenwohnheimen festgestellt.

Gewalterleben in verschiedenen Arbeitsgruppen

Außer Pflegepersonal wurden auch Personen anderer Berufsgruppen wie z. B. Sozialarbeiter befragt. Wie in anderen Studien beschrieben, ist das Pflegepersonal die bedeutendste Hochrisiko-Gruppe [36], doch auch Pädagogen berichten über eine hohe Prävalenz von Aggression und Gewalt. Diese Ergebnisse unterstreichen, wie wichtig es ist, sich mit dem Thema Gewalt und Aggression am Arbeitsplatz gegenüber Pflegepersonal zu beschäftigen und zeigen, dass auch andere Berufsgruppen, die häufig Kontakt zu Patienten und Klienten haben, nicht vernachlässigt werden sollten.

Geschlecht und Alter

In einer italienischen Studie hatten 49 % des Pflegepersonals im vergangenen Jahr Aggression erlebt, die Wahrscheinlichkeit war bei Krankenschwestern (52 %), die in der Notfallversorgung und geriatrischen oder psychiatrischen Einrichtungen arbeiteten, erhöht [30]. Im Gegensatz zu Zampieron et al. [30] fanden wir jedoch kein erhöhtes Risiko für diese Berufsgruppe. Ebenso wie in unserer Untersuchung gibt es auch in der Studie von Lundström et al. [35] keine geschlechtsspezifischen Unterschiede in der Prävalenz von Gewalt. Im Gegensatz dazu berichten Estryn-Behar et al. [37] in ihrer Studie über ein geringeres Risiko des Gewalterlebens für Frauen als für Männer. In unserer Studie hatten Krankenschwestern zwar kein erhöhtes Risiko, doch wenn sie Gewalt erlebten, fühlten sie sich gestresster als ihre männlichen Kollegen. In diesem Zusammenhang wurde bei Frauen nach traumatisierenden Ereignissen eine höhere Vulnerabilität festgestellt [38].

In Übereinstimmung mit anderen Studien [26, 32, 35, 39] stellten wir fest, dass jüngere Mitarbeiter einem höheren Risiko körperlicher Gewalt als ältere Kollegen ausgesetzt sind (OR 1,8; 95 % CI 1,3–2,5). Im Gegensatz zu diesen Untersuchungsergebnissen fanden Hegney et al. keine statistisch signifikanten Zusammenhänge zwischen der Gewalt am Arbeitsplatz und dem Alter [18]. Auch in der Studie von Zampieron et al. wurde kein Zusammenhang zwischen Alter und Risikofaktoren von Aggression festgestellt. [30]

Wie Richter stellten auch wir fest, dass die meisten körperlichen Verletzungen nur leicht waren und nicht zwingend eine medizinische Behandlung erforderten. [43] Unsere Daten zeigen, dass viele Beschäftigte nach Gewaltvorfällen Emotionen wie Wut, Enttäuschung, Selbstzweifel, Hilflosigkeit und Angst empfinden und anschließend angespannter und vorsichtiger reagieren.

Auswirkungen von Gewalterfahrungen

Mehrere Studien haben den negativen Einfluss von Gewalt und Aggression auf das psychologische und körperliche Wohlbefinden der Betroffenen [16, 23, 24] sowie auf deren Arbeitsmotivation und die Qualität der Pflege nachgewiesen [40]. Die Folgen sind Emotionen wie Wut und Angst sowie psychische Erkrankungen wie Burnout [41, 42]. In Übereinstimmung mit Richter fanden wir heraus, dass die Mehrheit der körperlichen Verletzungen im Allgemeinen geringfügig ist und keiner medizinischen Versorgung bedarf [43]. Allerdings zeigen unsere Daten, dass viele Mitarbeiter nach Zwischenfällen Emotionen wie Wut, Enttäuschung, Selbstzweifel, Hilflosigkeit und Angst erleben. Als Folge davon reagierten die Mitarbeiter angespannter und vorsichtiger.

Stressbelastung durch Gewalt

Fast ein Viertel aller Gewaltvorfälle (24 %) finden am Arbeitsplatz statt und Krankenschwestern, Ärzte und Sozialarbeiter stehen ganz oben auf der Liste der Berufe mit schwerer Stress- und Gewalteinwirkung [5]. Di Martino erklärte, wenn Stress und Gewalt am Arbeitsplatz kumulierten, interagierten ihre negativen Effekte exponentiell. In unserer Studie wurde das Gefühl von Stress durch körperliche oder verbal aggressives Verhalten als „mittel" eingestuft. Das Gefühl von Stress war unter Beschäftigten in Werkstätten für Menschen mit Behinderungen und in der ambulanten Pflege (36,9 % bzw. 37 %) am stärksten ausgeprägt. Beschäftigte in der ambulanten Pflege sind weniger von Gewalt und Aggression betroffen, fühlen sich aber häufiger dadurch gestresst. Trotz der höheren Prävalenz verbaler und körperlicher Gewalt in der stationären Altenpflege haben die dort Beschäftigten ein niedrigeres Risiko, eine starke psychische Belastung zu erleben als Beschäftigte der stationären Pflege. Mit dem Anstieg der Vorfälle und einer unzureichenden sozialen Unterstützung erhöhte sich die empfundene Belastung. Franz et al. fanden heraus, dass das höchste Empfinden von Stress unter den Mitarbeitern in Pflegeheimen herrscht. 35 % des Personals in Pflegeheimen fühlte sich – verglichen mit den Beschäftigten in psychiatrischen Kliniken (27 %) und Werkstätten für Menschen mit Behinderungen (19 %) – stark belastetet [25]. Richter et al. untersuchten Patientenübergriffe auf Mitarbeiter eines psychiatrischen Krankenhauses. In 14 % der Fälle wurden Symptome einer posttraumatischen Belastungsstörung diagnostiziert [23]. In einem systematischen Review von Needham et al. wurden die nicht somatischen Auswirkungen von Patientengewalt auf Krankenschwestern untersucht. Die vorherrschenden Reaktionen waren Wut, Furcht oder Angst sowie Symptome posttraumatischer Belastungsstörungen wie Schuldgefühle, Selbstvorwürfe und Scham [24].

Soziale Unterstützung und Ausbildung

Auf die Frage nach der sozialen Unterstützung, die sie nach der Gewalterfahrung erlebt hätten, sagten die meisten Befragten, dass sie diese von Kollegen erhalten hätten. Hahn et al. fanden heraus, dass beim Umgang mit Gewalt und Aggression am Arbeitsplatz die soziale Unterstützung durch Kollegen, Familie und Freunde hilfreicher zu sein scheint als die von den Institutionen zur Verfügung gestellten Hilfsangebote [1]. Unsere Ergebnisse deuten jedoch darauf hin, dass die Unterstützung von Kollegen nach einem Angriff keinen Einfluss auf die Erregung der Opfer hat. Auch die Kaluza-Studie kommt zu dem Ergebnis, dass nur eine schwache Verbindung zwischen sozialer Unterstützung und psychosozialen Störungen besteht [44].

Gewaltmanagement

In vielen Ländern wurden Richtlinien, die die Bedeutung eines Deeskalationstrainings betonen, beschlossen [13, 14, 39]. In unserer Studie stellten wir eine positive Korrelation fest zwischen den von Arbeitgebern angebotenen Trainingsprogrammen hinsichtlich möglicher Gewalterfahrung und dem Stressempfinden sowie dem Risiko des Erlebens verbaler oder physikalischer Gewalt. Doch nur einer von drei Befragten gab ab, dass es solche Trainingsmaßnahmen in seiner Einrichtung gebe. Umfang und Inhalt der Mitarbeiterschulung und das Ausmaß der Unterstützung wurden nicht berücksichtigt.

Es gibt Studien und Reviews, die sich mit der Effektivität der Schulungsprogramme in unterschiedlichen Sektoren des Gesundheitswesens auseinandersetzen [38, 45, 46]. Es ist unklar, ob Trainingsprogramme die Anzahl der gewalttätigen Übergriffe reduzieren können, aber Kenntnisse und Vertrauen können positive Auswirkungen darauf haben, wie die Mitarbeiter die erlebte Gewalt bewältigen. Der Mangel an hochwertigen Studien zu diesem Thema schafft großen Spielraum für die zukünftige Forschung. Eine aktuelle Studie von Hahn et al. untersuchte das Management von Gewalt durch Patienten und Besucher in einem allgemeinen Krankenhaus. Wenn der Arbeitsplatz eine organisatorische Anti-Gewalt-Strategie verfolgte, fühlte sich das Pflegepersonal selbstsicherer. Das Anti-Aggressionstraining beeinflusste das Selbstbewusstsein des Pflegepersonals beim Umgang mit der von Patienten ausgehehenden Gewalt jedoch nicht signifikant [39.] Dem Autor zufolge könnte dies an einem Mangel an speziell auf die jeweilige Zielgruppe zugeschnittenen Anti-Aggressionstrainings liegen. Auch in unserer Studie haben nur 42 % des Pflegepersonals in allgemeinen Krankenhäusern keine Anweisungen oder Trainings erhalten, von den Beschäftigten in Wohnheimen für behinderte Menschen erhielten demgegenüber lediglich 11 % derartige Trainingsmaßnahmen.

Diese Ergebnisse verdeutlichen die Wichtigkeit einer adäquaten organisatorischen Strategie und angemessener Schulungsmaßnahmen für fachspezifische Arbeitsgruppen.

Einschränkungen

Angesichts des Querschnittstudiendesigns können keine kausalen Schlussfolgerungen gezogen werden. Eine andere Einschränkung der Studie besteht darin, dass aufgrund der eigenen Einschätzung des 12-Monats-Zeitraums durch die Befragten Recall Bias nicht ausgeschlossen werden können. Dieses könnte zu einer Überschätzung der Prävalenz, der Schwere körperlicher Gewalt und der emotionalen und körperlichen Folgen geführt haben. Leichte Formen von Gewalt können zur Verkennung von Gewalt führen. Aufgrund der Selbstangaben gab es jedoch keine Möglichkeit, die Genauigkeit der Daten zu überprüfen. Die niedrige Responserate verringert die Verallgemeinerbarkeit der Studienergebnisse. Dieses trifft insbesondere auf allgemeine Krankenhäuser zu. Der Selektionsbias kann zu einer Überschätzung der Gewaltprävalenz geführt haben, da sich nur die Beschäftigten zur Gewalt am Arbeitsplatz geäußert haben. Von den 230 Einrichtungen, die einen Fragebogen erhielten, nahmen nur 39 an dem Survey teil. Von allen teilnehmenden Einrichtungen war die Responserate der teilnehmenden Krankenhäuser mit 25,5 % äußerst gering. Vermutlich nahmen nur Krankenhäuser, die sich bereits mit diesem Thema beschäftigt hatten, am Survey teil. Dieses kann – besonders in Krankenhäusern – zu einer Überbewertung sowohl der Prävalenz von Gewalt als auch des davon ausgehenden Stresses geführt haben. In anderen Studien gibt es ähnliche Responseraten, z. B. 31 % [47] und 38 % [7]. Gewalt gegen Pflegepersonal ist jedoch nach wie vor ein wichtiges Forschungsthema. Maguire et al. [47] sind der Ansicht, dass Underreporting auf die berufliche Sozialisierung der BiG zurückzuführen sei; diese sei durch Compliance und die Akzeptanz, dass die Tätigkeit mit unangenehmen, aber unvermeidlichen Facetten wie Gewalt und Aggression verbunden ist, geprägt. In der Studie von Gates und Kollegen sagten 65 % des Notfallpersonals, dass sie Vorfälle nie an die Leitung des Krankenhauses meldeten [48].

Für Deutschland gibt es bislang – mit Ausnahme von psychiatrischen Kliniken – zu Gewaltübergriffen gegenüber Pflege- und Betreuungspersonal nur wenige aussagekräftige Daten. Mit dieser Studie sollte zunächst eine Übersicht darüber erstellt werden, wie hoch die Belastungen durch erlebte Gewalt bei Beschäftigten in Pflege- und Betreuungsberufen in Deutschland ist, um anschließend die einzelnen Branchen gezielt untersuchen und adäquate Interventionen implementieren zu können. Allerdings ist zu beachten, dass die einzelnen Arbeitsbereiche bezüglich der erlebten Gewalt und der auslösenden Faktoren sehr verschieden und daher nicht miteinander vergleichbar sind.

Fazit

Gewalt und Aggression gegen Pflege- und Betreuungspersonal im Gesundheitswesen kommen häufig vor. Jeder dritte Befragte fühlt sich durch Gewalt und Aggression stark belastet.

Betriebliche Unterstützungsangebote zur Prävention und Nachsorge von Gewaltvorfällen reduzieren das Risiko eines Zwischenfalls und die daraus resultierenden Belastungen. Doch nur ein Drittel der Befragten scheint eine adäquate Unterstützung zu erhalten. Weitere Forschung zu betrieblichen Unterstützungsangeboten, die das Risiko verbaler und körperlicher Gewalt gegen Pflegepersonal und den damit assoziierten Stress in den unterschiedlichen Einrichtungen untersucht, ist notwendig. Unsere Daten weisen auch auf den Bedarf an verbesserter zielgruppenspezifischer Prävention und der Implementierung einer wirksamen Nachsorge für die Mitarbeiter in den deutschen Gesundheits- und Sozialeinrichtungen hin.

Literatur

[1] Hahn S, Müller M, Needham I et al. Measuring patient and visitor violence in general hospitals: feasibility of the SOVES-G-R, internal consistency and construct validity of the POAS-S and the POIS. J Clin Nurs 2011; 20: 2519–2530

[2] Zeh A, Schablon A, Wohlert C et al. Violence and Aggression in Care-Related Jobs – A Literature Overview. Gesundheitswesen 2009; 8–9: 449–459

[3] Interational Labour Office. Framework Guidelines for Addressing Workplace Violence in the Health Sector. International Labour Office, Geneva, 2002

[4] Europäische Agentur für Sicherheit und Gesundheitsschutz am Arbeitsplatz. Gewalt bei der Arbeit. Facts 2002; 24

[5] di Martino V. Workplace violence in the health sector – Relationship between work stress and workplace violence in the health sector. Geneva: ILO, ICN, WHO, PSI 2003

[6] Wells J, Bowers L. How prevalent is violence towards nurses working in general hospitals in the UK? J Adv Nurs 2002; 39: 230–240

[7] Farrell GA, Bobrowski C, Bobrowski P. Scoping workplace aggression in nursing: findings from an Australian study. J Adv Nurs 2006; 55: 778–787

[8] Arnetz JE, Arnetz BB, Petterson IL. Violence in the nursing profession: Occupational and lifestyle risk factors in Swedish nurses. Work Stress 1996; 10: 119–127

[9] Nachreiner NM, Gerberich SG, Ryan AD et al. Minnesota nurses' study: perceptions of violence and the work environment. Ind Health 2007; 45: 672–678

[10] Josefsson K, Ryhammar L. Threats and violence in Swedish community elderly care. Arch Gerontol Geriatr 2010; 50: 110–113

[11] Pitfield C, Shahriyarmolki K, Livingston G. A systematic review of stress in staff caring for people with dementia living in 24-hour care settings. Int Psychogeriatr 2011; 23: 4–9

[12] Mullan B, Badger F. Aggression and violence towards staff working with older patients. Nurs Stand 2007; 21: 35–38

[13] Pich J, Hazelton M, Sundin D et al. Patient-related violence against emergency department nurses. Nurs Health Sci 2010; 12: 268–274

[14] Chappell D, di Martino V. Violence at work. Interational Labour Office, Geneva, 2006

[15] Winstanley S, Whittington R. Aggression towards health care staff in a UK general hospital: variation among professions and departments. J Clin Nurs 2004; 13: 3–10

[16] Hahn S, Muller M, Needham I et al. Factors associated with patient and visitor violence experienced by nurses in general hospitals in Switzerland: a cross-sectional survey. J Clin Nurs 2010; 19: 3535–3546

[17] Lau JBC, Magarey J, McCutcheon H. Violence in the emergency department: A literature review. Aust Emerg Nurs J 2004; 7: 27–37

[18] Hegney D, Tuckett A, Parker D et al. Workplace violence: differences in perceptions of nursing work between those exposed and those not exposed: a cross-sector analysis. Int J Nurs Pract 2010; 16: 188–202

[19] Ferns T, Stacey C, Cork A. Violence and aggression in the emergency department: factors impinging on nursing research. Accid Emerg Nurs 2006; 14: 49–55

[20] Camerino D, Estryn-Behar M, Conway PM et al. Work-related factors and violence among nursing staff in the European NEXT study: a longitudinal cohort study. Int J Nurs Stud 2008; 45: 35–50

[21] Rippon TJ. Aggression and violence in health care professions. J Adv Nurs 2000; 31: 452–460

[22] Chapman R, Styles I. An epidemic of abuse and violence: nurse on the front line. Accid Emerg Nurs 2006; 14: 245–249

[23] Richter D, Berger K. Patientenübergriffe auf Mitarbeiter; Eine prospektive Untersuchung der Häufigkeit, Situationen und Folgen. Nervenarzt 2001; 72: 693–699

[24] Needham I, Abderhalden C, Halfens RJ et al. Non-somatic effects of patient ag-

gression on nurses: a systematic review. J Adv Nurs 2005; 49: 283–296
[25] Franz S, Zeh A, Schablon A et al. Aggression and violence against health care workers in Germany – a cross sectional retrospective survey. BMC Health Serv Res 2010; 10: 51
[26] Isaksson U, Graneheim UH, Richter J et al. Exposure to violence in relation to personality traits, coping abilities, and burnout among caregivers in nursing homes: a case-control study. Scand J Caring Sci 2008; 22: 551–559
[27] Beech B, Leather P. Workplace violence in the health care sector : A review of staff training and integration of training evaluation models. Aggress Violent Behav 2006; 11: 27–43
[28] Farrell G. Nurses under threat: a comparison of content of 28 aggression management programs. Int J Ment Health Nurs 2005; 14: 44–53
[29] Nijman HL, Muris P, Merckelbach H et al. The staff Observation Aggression Scale – Revised (SOAS-R). Aggress Behav 1999; 25: 197–209
[30] Zampieron A, Galeazzo M, Turra S et al. Perceived aggression towards nurses: study in two Italian health institutions. J Clin Nurs 2010; 19: 2329–2341
[31] Aström S, Karlsson S, Sandvide A et al. Staff's experience of and the management of violent incidents in elderly care. Scand J Caring Sci 2004; 18: 410–416
[32] Aström S, Bucht G, Eisemann M et al. Incidence of violence towards staff caring for the elderly. Scand J Caring Sci 2002; 16: 66–72
[33] Zeller A, Hahn S, Needham I et al. Aggressive behavior of nursing home residents toward caregivers: a systematic literature review. Geriatr Nurs 2009; 30: 174–187
[34] Strand M, Benzein E, Saveman BI. Violence in the care of adult persons with intellectual disabilities. J Clin Nurs 2004; 13: 506–514
[35] Lundström M, Astrom S, Graneheim UH. Caregivers' experiences of exposure to violence in services for people with learning disabilities. J Psychiatr Ment Health Nurs 2007; 14: 338–345
[36] Lanza ML, Zeiss RA, Rierdan J. Non-physical violence: a risk factor for physical violence in health care settings. AAOHN J 2006; 54: 397–402
[37] Estryn-Behar M, van der HB, Camerino D et al. Violence risks in nursing – results from the European ‚NEXT' Study. Occup Med (Lond) 2008; 58: 107–114
[38] Richter D, Needham I. Effects of aggression management trainings for mental health care and disability care staff – systematic review. Psychiatr Prax 2007; 34: 7–14
[39] Hahn S, Hantikainen V, Needham I et al. Patient and visitor violence in the general hospital, occurrence, staff interventions and consequences: a cross-sectional survey. J Adv Nurs 2012
[40] Arnetz JE, Arnetz BB. Violence towards health care staff and possible effects on the quality of patient care. Soc Sci Med 2001; 52: 417–427
[41] Evers W, Tomic W, Brouwers A. Aggressive behaviour and burnout among staff of homes for the elderly. Int J Ment Health Nurs 2002; 11: 2–9
[42] Winstanley S, Whittington R. Violence in a general hospital: comparison of assailant and other assault-related factors on accident and emergency and inpatient wards. Acta Psychiatr Scand Suppl 2002; 144–147
[43] Richter D. Das Gesundheitswesen. In: Bundesanstalt für Arbeitsschutz und Arbeitsmedizin (ed.): Gewalt am Arbeitsplatz – Fachgespräch vom 26. Februar 2002 in Dresden.: Wirtschaftsverlag NW, Bremerhaven 2002; 81–92
[44] Kaluza G. Stressbewältigung – Trainingsmaterial zur psychologischen Gesundheitsförderung. Springer, Berlin, 2004
[45] Livingston JD, Verdun-Jones S, Brink J et al. A narrative review of the effectiveness of aggression management training programs for psychiatric hospital staff. J Forensic Nurs 2010; 6: 15–28
[46] Kynoch K, Wu CJ, Chang AM. Interventions for preventing and managing aggressive patients admitted to an acute hospital setting: a systematic review. Worldviews Evid Based Nurs 2011; 8: 76–86

[47] Maguire J, Ryan D. Aggression and violence in mental health services: categorizing the experiences of Irish nurses. J Psychiatr Ment Health Nurs 2007; 14: 120–127

[48] Gates DM, Ross CS, McQueen L. Violence against emergency department workers. J Emerg Med 2006; 31: 331–337

14 Muskuloskelettale Beschwerden und berufliche Gratifikationskrisen – ein systematisches Review

P. Koch, A. Schablon, U. Latza, A. Nienhaus

Zusammenfassung

Hintergrund: Muskuloskelettale Beschwerden (MSB) haben eine multifaktorielle Herkunft, nicht nur physikalische Belastungen, sondern auch psychosoziale Risikofaktoren spielen bei der Entstehung eine Rolle. Das Effort-Reward-Imbalance-Modell (ERI-Modell) ist ein Stressmodell, das psychosoziale Faktoren in der Arbeitswelt misst, *berufliche Gratifikationskrisen (effort-reward-imbalance)* definiert sowie eine *persönliche Verausgabungsbereitschaft (overcommitment)* erfasst. Die Gesundheit des Arbeitnehmers wird in Beziehung zu geleisteter Arbeit, gewährten Belohnungen und zu einem exzessiven Motivationsmuster gesetzt.

Es stellt sich die Frage, ob Beschäftigte mit einer beruflichen Gratifikationskrise öfter muskuloskelettale Beschwerden angeben als Beschäftigte ohne eine solche Krise. Hierzu wurde ein systematisches Review durchgeführt.

Methoden: Eine Recherche in den Datenbanken MEDLINE, EMBASE und PsycINFO wurde für den Zeitraum 1996 bis 2012 durchgeführt. Eingeschlossen wurden ausschließlich Originalarbeiten aus Fachzeitschriften mit Peer-Review. Recherchekriterien bezogen sich auf psychosoziale Arbeitsbelastung des ERI-Modells sowie auf MSB bzw. entsprechende Diagnosebegriffe aus diesem Symptomenkreis. Zur Beurteilung der Studienqualität wurde ein Qualitätsscore anhand verschiedener Qualitätskriterien gebildet. Die Ableitung eines Evidenzgrades erfolgte nach der Evidenzgradeinteilung für Beobachtungsstudien von Ariëns et al. (2001).

Ergebnisse: Nach Anwendung der Einschlusskriterien wurden insgesamt 19 Studien in die Übersichtsarbeit eingeschlossen: 15 Querschnittsstudien, drei prospektive Studien sowie eine Fall-Kontroll-Studie. 74 % aller Studien wiesen eine gute methodische Qualität vor, 53 % erhoben Daten anhand des originalen ERI-Fragebogens und in 42 % der Studien wurde angemessen für physikalische Arbeitsbedingungen kontrolliert. Weiterhin waren verschiedene Trennwertverfahren zur Klassifikation von Exponierten und nicht Exponierten zu beobachten. Auf der Basis von 13 Studien mit einem positivem statistisch signifikanten Zusammenhang wurde eine moderate Evidenz für den Zusammenhang zwischen *beruflichen Gratifikationskrisen* und MSB abgeleitet. Für *persönliche Verausgabungsneigung* bzw. *deren Interaktion mit beruflichen Gratifikationskrisen* konnte auf der Basis von 8 bzw. 5 Studien eine jeweils nicht beweiskräftige Evidenz abgeleitet werden.

Schlussfolgerung: Der aktuelle Forschungsstand liefert nicht ausreichend Studien, um eine verlässliche Aussage zu dem Zusammenhang zwischen den psychosozialen Faktoren, die mit dem ERI-Modell erfasst werden und MSB zu machen. Weitere Studien im Längsschnittdesign mit einer einheitlichen Expositionserhebung und -klassifikation sowie einer Kontrolle von physikalischen Faktoren sind notwendig, um eine verlässlichere Aussage zum Zusammenhang zwischen ERI und MSB zu machen und entsprechende Präventionsmaßnahmen ableiten zu können.

Einleitung

Muskuloskelettale Erkrankungen sind in Deutschland ein weitverbreitetes Gesundheitsproblem. Im Jahr 2010 wurde ein Wertschöpfungsverlust von 16 Milliarden Euro aufgrund der Folgen dieser Erkrankungen verzeichnet [1].

In der Arbeitsmedizin gelten berufsbezogene muskuloskelettale Erkrankungen als multifaktoriell bedingt [2]. Neben biomechanischen Faktoren spielen auch psychosoziale Faktoren bei der Entstehung eine Rolle. Die Identifizierung solcher psychosozialer Risikofaktoren am Arbeitsplatz kann Ansatzpunkte für präventive Strategien am Arbeitsplatz liefern.

Der Zusammenhang zwischen arbeitsbedingten muskuloskelettalen Beschwerden (MSB) und psychosozialen Faktoren ist aus empirischer Sicht inkonsistent [3, 4]. In Reviews wird deutlich, dass psychosoziale Arbeitsbelastungen anhand vieler verschiedener Messkonzepte erhoben werden [3, 5–7]. Neben einfachen Messmethoden ohne theoretischen Unterbau werden theoriebasierte Arbeitsstressmodelle für die Erhebung psychosozialer Faktoren herangezogen. Arbeitsstressmodelle haben den Vorteil, dass sie überprüfte und standardisierte Erhebungsinstrumente verwenden. Dadurch werden eine Verallgemeinerung der Studienergebnisse und die Ableitung von Präventionsmaßnahmen ermöglicht.

Es gibt Hinweise darauf, dass unterschiedliche Arbeitsstressmodelle auch unterschiedliche psychosoziale Faktoren messen. In Untersuchungen, die sowohl anhand des Job-Demand-Control-Modells (JDC-Modell) [8] als auch des ERI-Modells [9] psychosoziale Faktoren erheben, lassen sich unabhängige Effekte im Zusammenhang mit chronischen Herzerkrankungen und Depressionen beobachten [10–11].

Das ERI-Modell nach Siegrist (1996) basiert auf der Annahme, dass geleistete Arbeit im Idealfall in wechselseitiger Beziehung zu gesellschaftlich definierten Belohnungen steht. Die Gesundheit des Arbeitnehmers wird in Beziehung zu erbrachter Leistung und gewährten Belohnungen (Gehalt, Anerkennung, sicherer Arbeitsplatz und Aufstiegschancen) gesetzt. Liegt ein Ungleichgewicht von hoher Leistung und niedriger Belohnung vor, entsteht nach Siegrist eine Stresssituation, die bei anhaltender Dauer das Risiko für stressassoziierte Erkrankungen erhöht (ERI-Hypothese).

Eine Besonderheit des ERI-Modells ist das Einbeziehen einer persönlichen Coping-Strategie bei hohen Arbeitsanforderungen: Overcommitment beschreibt ein exzessives Motivationsmuster, das eine hohe Leistungsbereitschaft bei einer hohen Belohnungserwartung erzeugt. Nach Siegrist haben Beschäftigte mit dieser persönlichen Komponente ebenfalls ein erhöhtes Risiko, stressassoziierte Erkrankungen zu entwickeln (OVC-Hypothese). Beschäftigte mit dem Merkmal Overcommitment, die sich zudem in einer beruflichen Gratifikationskrise befinden, haben nach Siegrist das höchste Erkrankungsrisiko (ERI*OVC-Hypothese).

Weiterhin erfasst das ERI-Modell die Auswirkungen der globalen Wirtschaft auf die Arbeitsmärkte. Anhand der Belohnungskomponenten Arbeitsplatzsicherheit, Gehalt und Aufstiegschancen werden ökonomische Entwicklungen berücksichtigt. Dadurch und durch die Berücksichtigung der persönlichen Komponente kann das ERI-Modell eine Vielfalt von möglichen Stresssituationen beschreiben.

Es stellt sich die Frage, ob die vom ERI-Modell erfassten psychosozialen Faktoren im Zusammenhang mit berufsbezogenen MSB stehen.

Aus diesem Grunde wurde ein systematisches Review mit Best-evidence-Synthese durchgeführt. Die Fragestellungen des Reviews sind:

1. Geben Beschäftigte mit einer Effort-reward imbalance öfter muskuloskelettale Beschwerden an als Beschäftigte ohne Effort-reward imbalance (ERI-Hypothese)?
2. Geben Beschäftigte mit Overcommitment öfter muskuloskelettale Beschwerden an als Beschäftigte ohne Overcommitment (OVC-Hypothese)?
3. Geben Beschäftigte mit einer Effort-reward imbalance und Overcommitment öfter muskuloskelettale Beschwerden an als Beschäftigte, die entweder nur Effort-reward imbalance oder nur Overcommitment (ERI*OVC-Hypothese) aufweisen?

Methoden

Such- und Auswahlstrategie

Die Suche erfolgte in den Datenbanken PubMed, PsycINFO und EMBASE. Eine Sekundärsuche wurde in den Referenzlisten der eingeschlossenen Artikel und weiterer Reviews durchgeführt [3, 4, 12, 13, 14, 15, 16].

Anhand folgender Suchsyntax wurde die Abfrage in PubMed vollzogen:

„effort reward imbalance AND (musculoskeletal* OR shoulder pain OR neck pain OR back pain OR upper extremity pain OR lower extremity pain OR upper limb pain OR lower limb pain OR hip pain)".

Nach einer angepassten Suche in den weiteren Datenbanken erfolgte ein Ausschluss von Duplikaten.

Folgende Einschlusskriterien wurden für die Auswahl von Studien festgelegt:

1. Die Studienpopulation ist eine Setting-bezogene Beschäftigtenpopulation oder eine bevölkerungsbezogene Beschäftigtenpopulation.
2. ERI ist als Risikofaktor für MSB untersucht.
3. Das Outcome sind muskuloskelettale Beschwerden, unabhängig von ihrer Lokalisation.
4. Das Studiendesign soll einem Querschnitts-, Fall-Kontroll- oder Kohortenstudiendesign entsprechen.
5. Es soll sich um Primärpublikationen aus Fachzeitschriften mit Peer-Review handeln, die im Zeitraum 1996 bis 2012 in englischer, französischer oder deutscher Sprache veröffentlicht worden sind.

Entsprechend der oben genannten Einschlusskriterien erfolgte durch zwei Reviewer im ersten Schritt ein Titel- und Abstract-Screening, im zweiten Schritt eine Prüfung des Volltextes.

Qualitätskriterien und Evidenzkategorien

Um das Verzerrungsrisiko in den einzelnen Studien zu berücksichtigen, wurden Qualitätskriterien zur Beurteilung der methodischen Studienqualität angewandt.

Tabelle 1 zeigt die Qualitätskriterien in fünf Kategorien: Studienziel, Studienpopulation, Exposition, Outcome, Analyse. Durch eine unterschiedliche Kombination der Items wurden in der Qualitätsbeurteilung die drei verschiedenen Studiendesigns berücksichtigt. Die Kriterien wurden adaptiert von Ariens et al. [15] und entsprechend thematisch modifiziert.

Tabelle 1: Kriterien zur Qualitätsbestimmung

	Zuordnung der Kriterien zum Studiendesign	Kriteriumsdefinition
Studienziel	alle	Ein spezifisches Ziel ist klar formuliert.
Studien-population	alle	Die Response-Rate liegt bei mindestens 80 %.
	prospektiv	Die Response-Rate liegt nach mindestens einem Jahr bei mindestens 80 % oder die Non-Responder sind nicht selektiv.
	Fall-Kontroll	Fälle und Kontrollen stammen aus derselben Population und es liegt eine klare Definition von Fällen und Kontrollen vor.
Exposition	alle	Der originale ERI-Fragebogen wurde benutzt, inklusive der Erhebung der persönlichen Verausgabungsneigung.
	alle	Daten zu physikalischen Arbeitsbelastungen wurden erhoben und in der Analyse berücksichtigt.
Outcome	Fall-Kontroll	Inzidente Fälle wurden rekrutiert (prospective enrollment).
	prospektiv	Follow-up findet nach mindestens einem Jahr statt.
Analyse	alle	Risikoschätzer einschließlich Confidenzintervalle oder P-Werte wurden berechnet und für Confounding wurde kontrolliert.

Die Qualitätsbeurteilung erfolgte für jedes Item von zwei Reviewern unabhängig voneinander mit positiv (+), negativ (–) oder unklar (?). Bei unterschiedlichen Bewertungen eines Items wurde eine Konsensentscheidung herbeigeführt. Die positiven Items wurden für jede Studie zu einem Summenscore addiert. Bei einem Punktwert von > = 3 wurden Querschnittsstudien als methodisch gut eingestuft (maximal 5 Punkte), für Fall-Kontroll-Studien und prospektive Kohortenstudien lag der Wert bei mindestens 4 Punkten (maximal 7 Punkte).

Die Einordnung des Evidenzgrades bezüglich des Zusammenhangs zwischen psychosozialen Faktoren des ERI-Modells und MSB erfolgte über folgendes Evidenzklassensystem für Beobachtungsstudien [15] *(Tab. 2)*.

Tabelle 2: Evidenzkategorien für Beobachtungsstudien nach Ariens et al. [15]

Level	Beschreibung
1.	*hohe Evidenz*: Konsistente Ergebnisse in multiplen, qualitativ hochwertigen Kohorten- und/oder Fall-Kontroll-Studien.
2.	*moderate Evidenz*: Konsistente Ergebnisse in multiplen Kohorten- und/oder Fall-Kontroll-Studien mit nur einer qualitativ hochwertigen Studie.
3.	*geringe Evidenz*: Ergebnis einer Kohorten- oder Fall-Kontroll-Studie oder konsistente Ergebnisse in multiplen Querschnittsstudien, von denen mindestens eine qualitativ hochwertig ist.
4.	*nicht beweiskräftige Evidenz:* alle anderen Fälle, d. h. konsistente Ergebnisse in multiplen, qualitativ minderwertigen Querschnittsstudien oder inkonsistente Ergebnisse in multiplen Studien. Ferner ist die Evidenz nicht beweiskräftig, wenn nur eine Querschnittsstudie vorliegt, ungeachtet ihrer Qualität.

Als *konsistent* wurden Ergebnisse eingestuft, sofern mindestens 75 % der Studienergebnisse widerspruchsfrei waren. *Multiple* Ergebnisse lagen bei einer Anzahl von mindestens *drei* Studien vor.

Da in einigen Studien mehrere Teilergebnisse vorlagen, wurden diese zu einem Hauptergebnis zusammengefasst: Waren mindestens die Hälfte der Teilergebnisse statistisch signifikant im Sinne der Hypothesen, wurde ein statistisch signifikanter Effekt für den Zusammenhang innerhalb der Studie dokumentiert.

Durch die Kombination der Studienergebnisse mit der Qualitätsbewertung erfolgte für die 1) ERI-Hypothese, die 2) OVC-Hypothese sowie für die 3) ERI- × OVC-Hypothese eine Zuordnung zu einem Evidenzgrad.

Ergebnisse

Von den insgesamt 70 identifizierten Studien sind nach der Duplikatsentfernung und der Anwendung der Einschlusskriterien 19 Studien eingeschlossen worden *(Abb. 1)*. Eine Querschnittsstudie von van Vegchel et al. [17], die formal die Einschlusskriterien erfüllte, wurde nicht berücksichtigt. Hierbei handelt es sich um eine weitere Analyse einer Population, die bereits in einer anderen Veröffentlichung durch die Autoren in das Review mit eingeschlossenen ist [18]. Zudem werden hier neue Kategorisierungen von der Modelldimension *Leistung* vollzogen, die kein ursprünglicher Bestandteil des ERI-Modells sind.

Bei den eingeschlossenen Studien handelte es sich um 15 Querschnittsstudien [18–32], 3 prospektive Kohortenstudien [33–35] und eine Fall-Kontroll-Studie [36], wobei eine prospektive Kohortenstudie [35] eine Sekundäranalyse eines RCTs zu einer ergonomischen Intervention und muskuloskelettalen Beschwerden bei Callcenter-Beschäftigten war [REF]. Unter den Querschnittsstudien befanden sich 3 Untersuchungen, die die psychometrischen Eigenschaften des übersetzten ERI-Fragebogens mit zufriedenstellenden Ergebnissen getestet haben [19–21].

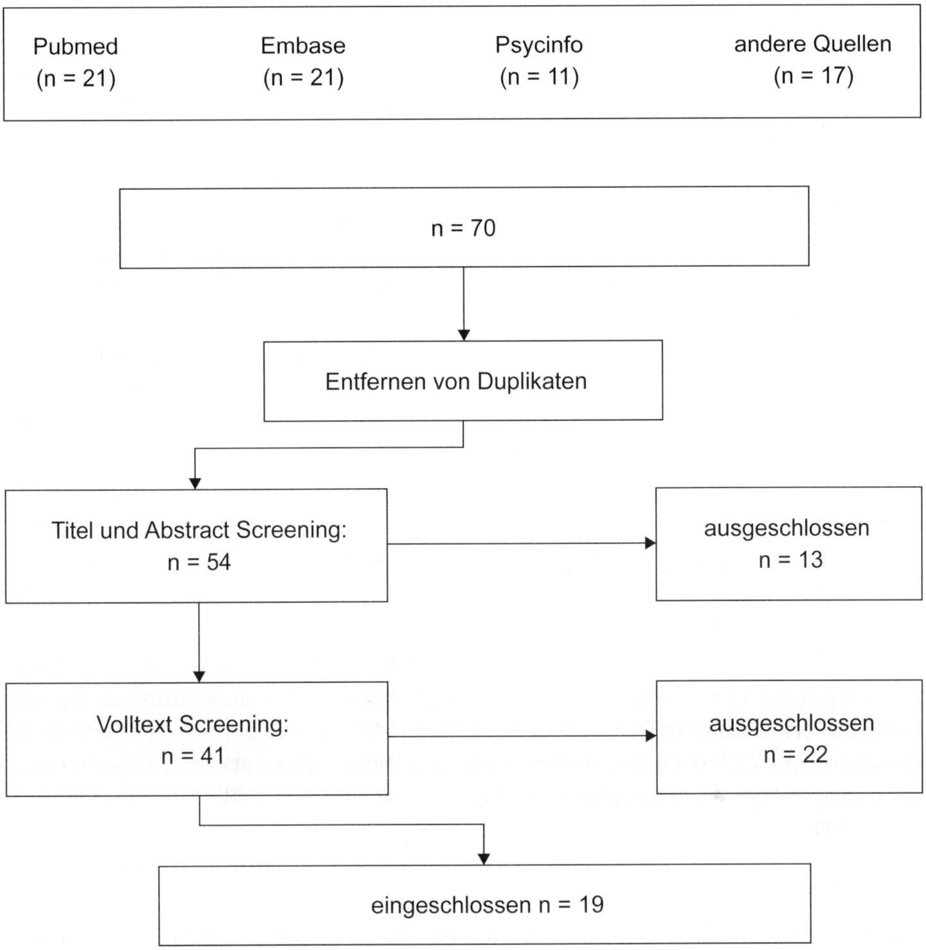

Abb. 1: Flussdiagramm des Einschlussprozesses

Folgende Ausschlussgründe kamen im Screening zur Geltung:

- keine Anwendung des ERI-Fragebogens
- keine Assoziationsmaße für Effort-reward imbalance und MSB
- fehlende Daten bei der Erhebung von Effort-reward imbalance
- Zusammenfassung verschiedener Outcomes (z. B. MSB und psychische Störungen)
- Publikation auf Chinesisch

Beschreibung der Studien

Die untersuchten Beschäftigungskollektive der eingeschlossenen Studien kamen aus diversen Branchen: 5 Studien untersuchten Populationen in Pflegeeinrichtungen [18,

20, 22, 23, 36], 4 Studien erforschten den Zusammenhang von ERI und MSB bei Beschäftigten von Personenbeförderungsunternehmen [24–26, 33], wobei die Studie von Dragano et al. [25] eine Reanalyse von Joksimovic et al. [24] ist. Diese Studie wurde eingeschlossen, da sie im Gegensatz zu der Untersuchung von Joksimovic et al. eine Chronifizierung von MSB berücksichtigt. Personen gelten hier als belastet, wenn zusätzlich zur der 12-Monatsprävalenz in den der Befragung vorangegangenen 7 Tagen ebenfalls Schmerzen aufgetreten waren. Lau [19] und Lapointe [34] untersuchten Beschäftigte der öffentlichen Verwaltung. 2 Studien untersuchten Stichproben aus Surveys der arbeitenden Bevölkerung [27, 28].

Weiterhin wurden Beschäftigte im Weinanbau [29], Zahntechniker [21], Callcenter-Mitarbeiter [35], Raumpflegerinnen [30], Spezialeinheiten der Polizei [31] und Beschäftigte im Bank- und Versicherungswesen untersucht [32].

In sieben Studien wurden Zusammenhänge zwischen ERI und weiteren Outcomes untersucht: subjektiver Gesundheitszustand und psychisches Leid [19, 28], arbeitsbezogenes Burnout [19], schlechter allgemeiner Gesundheitszustand, Vitalitätsmangel, psychisches Wohlbefinden [20], gastrointestinale Beschwerden [20, 26], kardiovaskuläre Beschwerden [20], psychosomatische Beschwerden und Erschöpfung [18, 27], Erschöpfung/Schlafstörungen/Erkältung/Übelkeit und Schwindel [26], arterielle Hypertonie [32], Unzufriedenheit bei der Arbeit [27].

Neben den psychosozialen Faktoren, die über das ERI-Modell erhoben worden sind, wurden bei zehn Studien [27–30, 33, 34, 36] weitere psychosoziale Faktoren analysiert. Diese basierten auf dem Demand-Control-Modell [8], dem Copenhagen Psychosocial Questionnaire (COPSOQ) [37] und dem Nursing-Work-Index-Extended-Organisation-Fragebogen (NWI-EO Questionnaire) [38].

Qualitätskriterien

Alle bis auf eine Studie [36] (95 %) hatten ein klares Studienziel (keine Tabelle). Nur zwei Studien (11 %) erreichten eine Response-Rate von mindestens 80 % [23, 33]. Alle prospektiven Kohortenstudien berichteten von einer Response-Rate zum Zeitpunkt des Follow-ups von mindestens 80 %. Die einzige Fall-Kontroll-Studie lieferte keine klare Definition von Fällen und Kontrollen. Die Hälfte der eingeschlossenen Studien (53 %) erhob psychosoziale Faktoren anhand des originalen ERI-Fragebogens [19–22, 24, 25, 29, 31, 32, 34]. Die übrigen Studien verwandten Proxy-ERI-Fragebögen oder erhoben nicht die intrinsische Komponente Overcommitment. Die Minderheit (42 %) erhob physikalische Faktoren und kontrollierte für diese in der multivariaten Analyse [22, 23, 29, 30, 33–36]. Zwei Studien [25, 31], die physikalische Faktoren nur anhand einer Frage erhoben („Meine Arbeit ist körperlich anstrengend") erfüllten aus Gründen der Ungenauigkeit dieses Kriterium nicht. Andere Studien, die ihre Vorgehensweise nicht im Methodenteil beschrieben, aber Ergebnisse zu physikalischen Faktoren präsentierten, erfüllten ebenso wenig dieses Qualitätskriterium [26, 32]. Das Qualitätskriterium *prospective enrollment* wurde von der einzigen Fall-Kontroll-Studie [36] erfüllt. Alle prospektiven Kohortenstudien erhoben Daten zum Outcome nach mindestens einem Jahr.

Die Mehrzahl (89 %) der Studien präsentierte Risikoschätzer mit Confidenzintervallen und kontrollierte für Confounding. Anhand des Punktesystems der Qualitätskriterien erlangten 14 von 19 Studien eine gute Qualität (74 %).

Ergebnisse der einzelnen Studien

Zwölf Studien rechneten mit einer dichotomen ERI-Variablen (Werte > 1 vs. Werte < = 1), wobei 3 von diesen Studien weitere ERI-Variablen anhand von Tertilen, Quartilen und dem kontinuierlichen ERI ratio score in die statistischen Modelle mit einschlossen [22, 30, 35] *(Tab. 3)*.

Die übrigen 7 Studien, die nicht mit der dichotomen ERI-Variable (Werte > 1 vs. Werte < = 1) rechneten, definierten ERI anhand von Tertil- oder Quartilgrenzen [18, 20, 23, 25, 26, 27, 33] oder rechneten ausschließlich mit dem kontinuierlichen ERI ratio score [36]. In den Studien, die einen ERI ratio score größer 1 beschrieben, lag die Häufigkeit einer beruflichen Gratifikationskrise zwischen 3 % und 66 % *(Tab. 3)*.

Bezüglich der Prävalenz bzw. Inzidenz von MSB war ein Range von 5,6 bis 70 % zu beobachten. Die Schmerzangaben bezogen sich auf die Körperregionen Hals, Nacken, Schulter, obere Extremitäten, Rücken, Hüfte und untere Extremitäten (keine Tabelle). 3 Studien erfassten Schmerzen jeweils nur an einer Körperregion [22, 30, 32]. Die übrigen 16 Untersuchungen erhoben Schmerzen an mindestens 2 Körperregionen. Bei 5 von diesen Untersuchungen wurden die Schmerzangaben getrennt nach Körperregion ausgewertet [24, 25, 31, 33, 35], die übrigen 11 Studien fassten Schmerzen an verschiedenen Körperregionen in einer Variable zusammen [18–21, 23, 26–29, 34, 36].

Weiterhin wurde in fünf Studien nach verschiedenen Merkmalen stratifiziert: Lapointe et al. [34] untersuchten die geschlechterspezifische Interaktion von ERI und Körperhaltung bei Beschäftigten an Bildschirmarbeitsplätzen in kanadischen öffentlichen Verwaltungen. Toivanen [28] untersuchte berufstätige Männer und Frauen aus einem schwedischen Survey und Bernard et al. [29] machten einen geschlechtsspezifischen Vergleich bei französischen Weinbauarbeitern. Peter et al. [26] stratifizierten in einer Untersuchung über Beschäftigte der Personenbeförderung nach verschiedenen Berufsgruppen: Verwaltung, Mechaniker/Handwerker und Fahrer. In einer Untersuchung von Simon et al. [23] wurde bei Pflegepersonal in sieben europäischen Ländern nach den Pflegeeinrichtungen stratifiziert: Krankenhaus, Pflegeheim und ambulante Pflege.

Hinsichtlich der ERI-Hypothese konnten alle 19 Studien in die Ergebnissynthese einfließen: 13 Studien *(Tab. 4)* zeigten einen positiven statistisch signifikanten Zusammenhang, davon waren 10 Studien im Querschnittsdesign [18–20, 22, 23, 25, 27, 28, 30, 31], 2 im Kohorten- und 1 im Fall-Kontroll-Studiendesign [33, 34, 36]. 6 Studien zeigten keinen Zusammenhang zwischen ERI und MSB. Die insgesamt 14 qualitativ hochwertigen Studien verteilten sich im Verhältnis 9 : 5 auf die Studien mit bzw. ohne Zusammenhang. Alle 5 Studien, die den Effekt von ERI bei Beschäftigten im Gesundheitswesen untersuchten [18, 20, 22, 23, 36], zeigten einen positiven Zusammenhang für die ERI-Hypothese.

Tabelle 3: Ergebnisse nach Berufsgruppen

Quelle	Population	n	Design	Prävalenz (P)/ Inzidenz(I) MSB	ERI ratio score > 1	Berechnung ERI	Schmerzlokalisation	Analyse in Untergruppen
Herin et al. 2011	Beschäftigte im Gesundheitswesen	2.194	Qu	P:31 %	10,7 %	> 1, Tertile, kontinuierlich	obere Extremitäten	
Van Vegschel et al. 2002		167	Qu	P:13 %	–	Tertile	ob./unt. Extremitäten Nacken, Schulter, Rücken	
Weyers 2006		367	Qu	–	–	Tertile	allgemeine MSB	
Simon et al. 2008		21.516	Qu	P:38–48 %	–	Tertile	Nacken, unterer Rücken	3 Institutsarten
Gillen et al. 2008		664	FaKo	NA	–	kontinuierlich	ob./unt. Extremitäten Nacken, Rücken	
Joksimovic et al. 2002	Personenbeförderungsunternehmen	316	Qu	P:24–70 %	15 %	> 1	ob./unt. Extremitäten Nacken, Schulter, Rücken, Hüfte	6 Schmerzlokalisationen
Dragano et al. 2003		316	Qu	P:16–51 %	23–64 %	Tertile	Nacken, Schulter, Rücken, Hüfte	4 Schmerzlokalisationen
Rugulies et al. 2007		1.179	PrKo	I:25–26 %	–	Quartile, kontinuierlich	unterer Rücken, Nacken	2 Schmerzlokalisationen
Peter et al. 1998		1.325	Qu	P:19–59 %	42–46 %	> 1	allgemeine MSB	
Lau 2008	öffentl. Verwaltung	1.803	Qu	–	5,4 %	> 1	Hals, Schulter, Rücken, Arme, Füße	
Lapointe et al. 2012		2.431	Qu	I:5,6–11 %	27–28 %	> 1	Hals, Schulter, unt. Rücken, ob. Extremitäten	Geschlecht

Tabelle 3: Ergebnisse nach Berufsgruppen *(Fort.)*

Quelle	Population	n	Design	Prävalenz (P)/ Inzidenz(I) MSB	ERI ratio score > 1	Berechnung ERI	Schmerzlokalisation	Analyse in Untergruppen
Taleb et al. 2005	Banken/Versicherungen	247	PrKo	P:34 %	–	> 1	unterer Rücken	
De Jonge et al. 2000	Bevölkerungsstichprobe	11.175	Qu	P:11 %	–	Tertile	ob./unt. Extremitäten Nacken, Schulter, Rücken	
Toivanen 2011		2.613	Qu	P:22–29 %	24–30 %	> 1	ob./unt. Extremitäten Schulter, Rücken	Geschlecht
Bernard et al. 2011	Weinanbau	3.947	Qu	P:21–58 %	8–13 %	> 1	ob./unt. Extremitäten Nacken, Schulter, Rücken	Geschlecht
Tsutsumi et al. 2011	Zahntechniker	105	Qu	–	–	> 1	ob./unt. Extremitäten Nacken, Schulter, Rücken	
Krause et al. 2010	Callcenter	165	PrKo	I:52 %	3 %	> 1, kontinuierlich	Nacken u. Schulter, rechte und linke ob. Extremität	drei Schmerzlokalisationen
Burgel et al. 2010	Raumpflegerinnen	439	Qu	P:56 %	54 %	> 1, Quartile, kontinuierlich	Schulter	
Von dem Knesebeck et al. 2006	Polizei	480	Qu	P:13–50 %	19–66 %	> 1	Nacken, Schulter, Rücken, Hüfte	vier Schmerzlokalisationen

FaKo = Fall-Kontroll
PrKo = prospektive Kohortenstudie
Qu = Querschnittsstudie

Tabelle 4: Ergebnisse der Hypothesen

Quelle	Population	Design	ERI-Risikoschätzer	ERI-Hypothese	OVC-Risikoschätzer	OVC-Hypothese	ERI*OVC-Risikoschätzer	ERI*OVC-Hypothese	Qualität
Herin et al. 2011	BIG*	Qu	+	↑					hoch
van Vegchel et al. 2002		Qu	+	↑					moderat
Weyers 2006		Qu	+	↑	-	↓	+	↑	hoch
Simon et al. 2008		Qu	+ + +	↑					hoch
Gillen et al. 2007		FaKo	+	↑					moderat
Joksimovic et al. 2002	Personen-beförderungs-unternehmen	Qu	- - - + - -	↓	+ - - + - +	↑			hoch
Dragano et al. 2003		Qu	- - + +	↑	- + - -	↓			hoch
Rugulies et al. 2007		PrKo	+ +	↑					hoch
Peter et al. 1998		Qu	+ - -	↓					moderat
Lau 2008	öffentl. Verwaltung	Qu	+	↑	+	↑	–	↓	hoch
Lapointe et al. 2012		PrKo	+ -	↑			–	↓	hoch
Taleb et al. 2005	Banken/ Versicherungen	Qu	-	↓	+ - - -	↓			hoch
de Jonge et al. 2000	Bevölkerungs-stichprobe	Qu	+	↑			–	↓	moderat
Toivanen 2011		Qu	+ +	↑					moderat
Bernard et al. 2011	Weinanbau	Qu	+ + - + - - - -	↓	- + + - - + - -	↓	–	↓	hoch
Tsutsumi et al. 2001	Zahntechniker	Qu	-	↓	+	↑			hoch
Krause et al. 2010	Callcenter	PrKo	- + -	↓					hoch
Burgel et al. 2010	Raumpflege	Qu	+	↑					hoch
von dem Knesebeck et al. 2005	Polizei	Qu	+ + - +	↑	+ + - -	↑			hoch

* BIG = Beschäftigte im Gesundheitswesen
\+ = positiver statistisch signifikanter Zusammenhang, - = kein statistisch signifikanter Zusammenhang
↑ = Bestätigung der Hypothese, ↓= keine Bestätigung der Hypothese
Qu = Querschnittsstudie, PrKo = prospektive Kohortenstudie, FaKo = Fall-Kontroll-Studie

Weiterhin fanden Krause et al. ein negatives Confounding für physikalische Arbeitsbelastungen [35]. Dies bedeutet, dass ein Zusammenhang zwischen ERI und MSB durch Confounding verdeckt ist und erst nach Adjustierung sichtbar wird [39].

Acht Querschnittsstudien konnten Informationen zur Überprüfung der OVC-Hypothese liefern *(Tab. 4)*. Von diesen waren alle qualitativ hochwertig. Vier Studien fanden einen Zusammenhang von OVC und MSB [19, 21, 24, 31]. Lapointe et al. [34] adjustierten in der Analyse für Overcommitment, präsentierten jedoch keinen Risikoschätzer und kein Signifikanzniveau. Aus diesem Grunde konnte diese prospektive Kohortenstudie hier nicht berücksichtigt werden.

Fünf Studien überprüften eine Interaktion von ERI und OVC *(Tab. 4)*. Eine hochwertige Querschnittsstudie [20] fand einen Interaktionseffekt, die übrigen drei Querschnittsstudien [19, 27, 29] und eine Kohortenstudie [34] fanden keinen Zusammenhang.

Evidenz

ERI-Hypothese:

Von den 13 Studien mit einem positiven Zusammenhang waren zehn Studien Querschnittsstudien, von denen sieben eine gute Qualität vorwiesen *(Tab. 4)*. Die Fall-Kontroll-Studie hatte eine moderate Qualität, die beiden prospektiven Kohortenstudien wiesen eine gute Qualität auf. Die übrigen Studien ohne positiven Zusammenhang hatten ein statistisch nicht signifikantes Ergebnis oder eine Mehrzahl von statistisch nicht signifikanten Teilergebnissen. Aus der Evidenzgradeinteilung ergibt sich auf Basis der Ergebnisse einer Fall-Kontroll- und zweier Kohortenstudien eine moderate Evidenz für den Zusammenhang zwischen ERI und MSB.

OVC-Hypothese:

Vier Querschnittsstudien mit guter Qualität zeigten einen positiven Zusammenhang zwischen Overcommitment und MSB, vier weitere Querschnittsstudien stellten keinen Zusammenhang fest *(Tab. 4)*. Daher wurde eine nicht beweiskräftige Evidenz für den Zusammenhang zwischen OVC und MSB festgestellt.

*ERI*OVC-Interaktionshypothese:*

Fünf Studien untersuchten eine potenzielle Interaktion zwischen ERI und OVC in Bezug auf MSB, von denen eine Querschnittsstudie einen positiven Zusammenhang fand *(Tab. 4)*. Auf dieser Basis ergab sich eine nicht beweiskräftige Evidenz für diesen Zusammenhang.

Diskussion

Ziel dieses systematischen Reviews war es, den Evidenzgrad für den Zusammenhang zwischen den psychosozialen Faktoren, die vom ERI-Modell erhoben werden, und berufsbezogenen MSB zu evaluieren. Auf der Basis einer geringen Anzahl relevanter Originalstudien ergeben sich zusammenfassend folgende Ergebnisse:

1. Die ERI-Hypothese, dass hohe Verausgabung in Kombination mit geringer Belohnung das Risiko für die Entstehung von MSB erhöht, wurde in allen eingeschlossenen Studien getestet. Auf der Basis der Ergebnisse von drei Kohorten- und einer Fall-Kontroll-Studie wurde eine moderate Evidenz für den Zusammenhang zwischen ERI und MSB abgeleitet.
2. Die OVC-Hypothese wurde in acht Studien getestet. Diese besagt, dass, unabhängig von einer beruflichen Gratifikationskrise, eine erhöhte Verausgabungsneigung das Risiko für die Entstehung von MSB erhöht. Die Ergebnisse der acht Querschnittsstudien zeigten eine nicht beweiskräftige Evidenz für den Zusammenhang von OVC und MSB.
3. Die Interaktionshypothese wurde in fünf Studien getestet. Diese Hypothese beinhaltet, dass Beschäftigte mit einer erhöhten Verausgabungsneigung, die sich zudem in einer beruflichen Gratifikationskrise befinden, das höchste Risiko haben, beruflich bedingte MSB zu entwickeln. Auf der Basis einer Kohortenstudie und von vier Querschnittsstudien wurde eine nicht beweiskräftige Evidenz für diesen Zusammenhang abgeleitet.

Unter Berücksichtigung der Ganzheit des ERI-Modells, d. h. sieht man die drei Hypothesen als zusammengehörige Bestandteile dieses Arbeitsstressmodells, zeigt sich in der Synthese ein schwacher Gesamtevidenzgrad für den Zusammenhang zwischen psychosozialen Faktoren, die über das ERI-Modell erhoben werden und berufsbezogenen MSB.

Betrachtet man die Hypothesen voneinander getrennt, sehen wir eine moderate Evidenz für die ERI-Hypothese und eine nicht beweiskräftige Hypothese für die OVC- und ERI*OVC-Hypothese. Die Frage, ob für jede Hypothese eine eigene Evidenzgradableitung sinnvoll ist, oder ob man eine modellbezogene Gesamtevidenz ableiten sollte, ist zu diskutieren.

Unserem Wissen nach ist dies das erste Review, das ausschließlich den Zusammenhang zwischen psychosozialen Faktoren des ERI-Modells und berufsbezogenen MSB untersucht. Van Vegchel et al. und Tsutsumi et al. [12, 13] untersuchten in ihren Reviews den Zusammenhang zwischen ausschließlich psychosozialen Faktoren des ERI-Modells und verschiedenen Erkrankungen auf der Basis von 45 bzw. 42 Studien. Die Studien zu MSB finden sich dort in der Gruppe der psychosomatischen Symptome [18, 21, 24–27]. Van Vegchel et al. [12] geben über die Gruppe psychosomatischer Symptome für die ERI-Hypothese eine Übereinstimmungsrate von 87 % an, d. h. 13 von 15 Studien zeigen einen erhöhten statistisch signifikanten Zusammenhang. Neben MSB sind dort noch weitere verschiedene Symptome vertreten, sodass sich diese schlecht mit den Ergebnissen dieses Reviews vergleichen lassen. Im Vergleich trägt dieses Review 13 zusätzliche Studien zu dem zuletzt erschienenen Review bei [12]. Dennoch ergab die systematische Literaturrecherche insgesamt eine geringe Anzahl von Primärpublikationen zu dem Zusammenhang von psychosozialen Faktoren des ERI-Modells und MSB. Die Studienpopulation war sehr heterogen, sodass die Berechnung eines gemeinsamen Effektschätzers in einer Meta-Analyse nicht möglich war.

Der geringe Umfang von Primärpublikationen begrenzt die Aussagekraft dieses Reviews. Weiterhin ist die Auswahl dominiert von Studien im Querschnittsdesign, zeitliche Zuordnungen von Ursache und Wirkung können nicht gemacht werden. Eine mögliche Erklärung für den geringen Umfang von Primärpublikationen ist die Tatsache, dass das ERI-Modell mit dem Publikationsjahr 1996 ein relativ junges Arbeitsstressmodell ist. Es ist nicht in dem Ausmaß untersucht wie beispielsweise das ältere Demand-Control-Modell von Karasek [8].

Die Aussagekraft der wenigen Primärpublikationen wird weiter begrenzt durch die Tatsache, dass die OVC- und die ERI*OVC-Hypothese seltener getestet wurden als die ERI-Hypothese.

Eine weitere Begrenzung ergibt sich aus der Heterogenität der eingeschlossenen Studien. Die 19 Studien verteilen sich auf 9 verschiedene Branchen und nur in der Hälfte der Studien wurde der originale ERI-Fragebogen benutzt. Dies verzerrt möglicherweise den Effekt der unabhängigen Variablen und erschwert den Vergleich zwischen den Studien. Auch durch die verschiedenen cut-off points der ERI-Variablen (Tertile, Quartile, > 1) liegt ein potenzieller Klassifikationsbias vor, was den Vergleich von Exponierten und nicht Exponierten erschwert.

Abgesehen von den Unterschieden in der Exposition bestehen auch Unterschiede bei den Zielvariablen. So sind in einigen Studien bis zu sechs unterschiedliche Schmerzlokalisationen erfasst worden, in anderen Studien lediglich eine. In Studien, die nur eine Körperregion berücksichtigt haben, könnten potenzielle Effekte auf andere Körperregionen nicht ausgeschlossen werden. Studien, die Schmerzen an verschiedenen Körperregionen erhoben und in einer Variablen zusammengefasst haben, könnten ebenfalls einen Effekt auf Schmerzen in einer einzelnen Körperregion übersehen haben.

Für ein Confounding durch physikalische Faktoren ist in 8 von 19 Studien angemessen kontrolliert worden. In der prospektiven Studie, eingebettet in einen RCT [40], finden Krause et al. [35] für physikalische Faktoren ein negatives Confounding. Auf dieser Grundlage könnten in den Studien, die nicht für physikalische Faktoren kontrolliert haben, größere Effekte der ERI-Variablen verborgen sein. Dies würde über die Hälfte der eingeschlossenen Studien betreffen. Offensichtlich ist die Kontrolle für Confounding durch physikalische Faktoren bei der Erhebung psychosozialer Faktoren kein Standard, obwohl es in der Literatur schon länger Hinweise für die Notwendigkeit gibt [7, 15, 41].

Aufgrund der geringen Studienanzahl liefern die Ergebnisse einen weiten Interpretationsspielraum. Eine angenommene hohe Evidenz für den Zusammenhang wäre aufgrund des Mangels an Studien, Confounding und uneinheitlicher Erhebung der Exposition nicht sichtbar. Ebenso ließe sich aus den Ergebnissen vermuten, dass die psychosozialen Faktoren des ERI-Fragebogens nur in geringem Zusammenhang mit MSB stehen.

Studien, die den Zusammenhang psychosozialer Faktoren des ERI-Modells und bestimmten anderen Outcomes überprüfen, finden eindeutigere Ergebnisse. Längsschnittuntersuchungen zu kardiovaskulären Erkrankungen zeigen erhöhte Erkrankungsrisiken für Beschäftigte mit einem hohen ERI ratio score [10, 42–44]. Auch im Zusammenhang mit Depression wurden in Longitudinalstudien statistisch signifikante erhöhte Risiken gefunden [45, 46].

Der Zusammenhang zwischen MSB und den psychosozialen Faktoren des Demand-Control-Modells wurde im Vergleich zu den Faktoren des ERI-Modells häufiger untersucht. In kürzlich erschienen Reviews und Meta-Analysen, die den Zusammenhang zwischen psychosozialen Faktoren und MSB in Longitudinalstudien untersuchten, gibt es keine Studie, die berufliche Gratifikationskrisen erhebt [5, 6, 47]. In diesen Analysen lassen sich kleine, aber signifikante Effekte für den Zusammenhang von psychosozialen Faktoren des Demand-Control-Modells (high job strain, high job demands, low job control) und Rücken-, Schulter-, Nackenbeschwerden feststellen. Die Tatsache, dass es sich hier um ausschließlich prospektive Studien handelt, stellt diese Ergebnisse auf eine belastbarere Basis.

Schlussfolgerungen

Der aktuelle Forschungsstand liefert kein ausreichendes Material, um eine verlässliche Aussage zu dem Zusammenhang zwischen den psychosozialen Faktoren, die mit dem ERI-Modell erfasst werden, und der Häufigkeit von MSB zu machen. Der ERI-Fragebogen kann aufgrund der schwachen Datenlage derzeit nicht als passendes Instrument angesehen werden, um Risikogruppen in Bezug auf MSB zu identifizieren. Mehr Studien im Längsschnittdesign mit einheitlicher Expositionserhebung und -klassifikation sowie Confoundingkontrolle von physikalischen Faktoren sind notwendig, um eine evidenzbasierte Empfehlung zum Einsatz des ERI für die Identifizierung von arbeitsbedingten Risikofaktoren für MSB geben zu können.

Literatur

[1] Bundesanstalt für Arbeitsschutz und Arbeitsmedizin: Volkswirtschaftliche Kosten durch Arbeitsunfähigkeit 2010. Stand: Juni 2012. http://www.baua.de/de/Informationen-fuer-die-Praxis/Statistiken/Arbeitsunfaehigkeit/pdf/Kosten-2010.pdf?__blob=publicationFile&v=2

[2] Panel on Musculoskeletal Disorders and the Workplace, Commission on Behavioral and Social Sciences and Education, National Research Council. Musculoskeletal Disorders and the Workplace: Low Back and Upper Extremities. The National Academies Press, Washington, D.C., 2001

[3] Hartvigsen J, Lings S, Leboeuf-Yde C, Bakketeig L. Psychosocial factors at work in relation to low back pain and consequences of low back pain; a systematic, critical review of prospective cohort studies. Occup Environ Med, 1. Januar 2004; 61(1): e2–e2

[4] Hoogendoorn WE, van Poppel MNM, Bongers PM, Koes BW, Bouter LM. Systematic Review of Psychosocial Factors at

Work and Private Life as Risk Factors for Back Pain. Spine August 15, 2000. 2000; 25(16): 2114–2125

[5] Lang J, Ochsmann E, Kraus T, Lang JWB. Psychosocial work stressors as antecedents of musculoskeletal problems: A systematic review and meta-analysis of stability-adjusted longitudinal studies. Social Science and Medicine. Oktober 2012; 75(7): 1163–1174

[6] Kraatz S, Lang J, Kraus T, Münster E, Ochsmann E. The incremental effect of psychosocial workplace factors on the development of neck and shoulder disorders: a systematic review of longitudinal studies. International Archives of Occupational and Environmental Health. 3. April 2013; 86(4): 375–395

[7] Davis KG, Heaney CA. The relationship between psychosocial work characteristics and low back pain: underlying methodological issues. Clinical Biomechanics, Juli 2000; 15(6): 389–406

[8] Karasek RA. Job Demands, Job Decision Latitude, and Mental Strain: Implications for Job Redesign. Administrative Science Quarterly, 1. Juni 1979; 24(2): 285–308

[9] Siegrist J. Adverse Health Effects of High-Effort/Low-Reward Conditions. J Occup Health Psychol, January 1996. 1996; 1(1): 27–41

[10] Bosma H, Peter R, Siegrist J, Marmot M. Two alternative job stress models and the risk of coronary heart disease. Am J Public Health. Januar 1998; 88(1): 68–74

[11] Tsutsumi A, Kayaba K, Theorell T, Siegrist J. Association between job stress and depression among Japanese employees threatened by job loss in a comparison between two complementary job-stress models. Scand J Work Environ Health, April 2001; 27(2): 146–153

[12] Van Vegchel N, de Jonge J, Bosma H, Schaufeli W. Reviewing the effort-reward imbalance model: drawing up the balance of 45 empirical studies. Social Science and Medicine, März 2005; 60(5): 1117–1131

[13] Tsutsumi A, Kawakami N. A review of empirical studies on the model of effort-reward imbalance at work: reducing occupational stress by implementing a new theory. Social Science and Medicine, Dezember 2004; 59(11): 2335–2359

[14] Peter R. Berufliche Gratifikationskrisen und Gesundheit. Psychotherapeut, 1. November 2002; 47(6): 386–398

[15] Ariëns GAM, van Mechelen W, Bongers PM, Bouter LM, van der Wal G. Psychosocial risk factors for neck pain: A systematic review. Am J Indust Med, 1. Februar 2001; 39(2): 180–193

[16] Nieuwenhuijsen K, Bruinvels D, Frings-Dresen M. Psychosocial work environment and stress-related disorders, a systematic review. Occup Med (Lond), 6. Januar 2010; 60(4): 277–286

[17] Van Vegchel N, De Jonge J, Meijer T, Hamers JPH. Different effort constructs and effort-reward imbalance: effects on employee well-being in ancillary health care workers. J Advanced Nursing 2001; 34(1): 128–136

[18] Van Vegchel N, de Jonge J, Bakker A, Schaufeli W. Testing global and specific indicators of rewards in the Effort-Reward Imbalance Model: Does it make any difference? Europ J Work Organizat Psychol, 2002; 11(4): 403–421

[19] Lau B. Effort-reward imbalance and overcommitment in employees in a Norwegian municipality: a cross sectional study. J Occup Med Toxicol 30. April 2008; 3(1): 9

[20] Weyers S, Peter R, Boggild H, Jeppesen HJ, Siegrist J. Psychosocial work stress is associated with poor self-rated health in Danish nurses: a test of the effort-reward imbalance model. Scand J Caring Sci, 2006; 20(1): 26–34

[21] Tsutsumi A, Ishitake T, Peter R, Siegrist J, Matoba T. The Japanese version of the Effort-Reward Imbalance Questionnaire: a study in dental technicians. Work and Stress, Januar 2001; 15(1): 86–96

[22] Herin F, Paris C, Levant A, Vignaud M-C, Sobaszek A, Soulat J-M. Links between nurses' organisational work environment and upper limb musculoskeletal symptoms: Independently of effort-reward imbalance! The ORSOSA study. PAIN. September 2011; 152(9): 2006–2015

[23] Simon M, Tackenberg P, Nienhaus A, Estryn-Behar M, Maurice Conway P, Hasselhorn H-M. Back or neck-pain-related disability of nursing staff in hospitals, nursing homes and home care in seven countries-results from the European NEXT-Study. Int J Nursing Studies. Januar 2008; 45(1): 24–34
[24] Joksimovic L, Starke D, v.d. Knesebeck O, Siegrist J. Perceived work stress, overcommitment, and self-reported musculoskeletal pain: Across-sectional investigation. Int J Behav Med, 2002; 9(2): 122–138
[25] Dragano N, von dem Knesebeck O, Rodel A, Siegrist J. Psychosoziale Arbeitsbelastungen und muskulo-skeletale Beschwerden: Bedeutung für die Prävention. J Pub Health, 2003; 11(3): 196–207
[26] Peter R, Geißler H, Siegrist J. Associations of effort-reward imbalance at work and reported symptoms in different groups of male and female public transport workers. Stress Medicine, 1998; 14(3): 175–182
[27] De Jonge J, Bosma H, Peter R, Siegrist J. Job strain, effort-reward imbalance and employee well-being: a large-scale cross-sectional study. Soc Sci Med, Mai 2000; 50(9): 1317–1327
[28] Toivanen S. Exploring the interplay between work stress and socioeconomic position in relation to common health complaints: The role of interaction. Am J Indust Med, 2011; 54(10): 780–790
[29] Bernard C, Courouve L, Bouée S, Adjémian A, Chrétien J-C, Niedhammer I. Biomechanical and Psychosocial Work Exposures and Musculoskeletal Symptoms among Vineyard Workers. J Occup Health, 2011; 53(5): 297–311
[30] Burgel BJ, White MC, Gillen M, Krause N. Psychosocial work factors and shoulder pain in hotel room cleaners. American Journal of Industrial Medicine. 2010; 53(7): 743–756
[31] Von dem Knesebeck O, David K, Siegrist J. Psychosoziale Arbeitsbelastungen und muskulo-skeletale Beschwerden bei Spezialeinheiten der Polizei. Das Gesundheitswesen, August 2005; 67(08/09): 674–679
[32] Taleb A, Benrezkallah L, Benzian W, Meziane A. Hypertension artérielle, lombalgie et facteurs psychosociaux au travail. Archives des Maladies Professionnelles et de l'Environnement. März 2005; 66(1): 45–50
[33] Rugulies R, Krause N. Effort-reward imbalance and incidence of low back and neck injuries in San Francisco transit operators. Occup Environment Med, 1. August 2008; 65(8): 525–533
[34] Lapointe J, Dionne CE, Brisson C, Montreuil S. Effort-reward imbalance and video display unit postural risk factors interact in women on the incidence of musculoskeletal symptoms. Work: A Journal of Prevention, Assessment and Rehabilitation [Internet]. [zitiert 29. August 2012]; Verfügbar unter: http://dx.doi.org/10.3233/WOR-2012-1357
[35] Krause N, Burgel B, Rempel D. Effort-reward imbalance and one-year change in neck-shoulder and upper extremity pain among call center computer operators. Scand J Work Environment Health, Januar 2010; 36(1): 42–53
[36] Gillen M, Yen IH, Trupin L, Swig L, Rugulies R, Mullen K et al. The association of socioeconomic status and psychosocial and physical workplace factors with musculoskeletal injury in hospital workers. Am J Indust Med 2007; 50(4): 245–260
[37] COPSOQ Kristensen, T.S., Hannerz, H., Hogh, A., Borg, V. The Copenhagen Psychosocial Questionnaire: a tool for the assessment and improvement of the psychosocial work environment. Scand J Work Environment Health 2005; 31 (6), 438–449
[38] Bonneterre V, Ehlinger V, Balducci F, Caroly S, Jolivet A, Sobaszek A, u. a. Validation of an instrument for measuring psychosocial and organisational work constraints detrimental to health among hospital workers: The NWI-EO questionnaire. Intern J Nursing Studies. Mai 2011; 48(5): 557–567
[39] Mehio-Sibai A, Feinleib M, Sibai TA, Armenian HK. A Positive or a Negative Confounding Variable? A Simple Teaching Aid for Clinicians and Students. An-

nals of Epidemiology, Juni 2005; 15(6): 421–423

[40] Rempel DM, Krause N, Goldberg R, Benner D, Hudes M, Goldner GU. A Randomised Controlled Trial Evaluating the Effects of Two Workstation Interventions on Upper Body Pain and Incident Musculoskeletal Disorders among Computer Operators. Occup Environmental Med, 1. Mai 2006; 63(5): 300–306

[41] Bongers PM, Kremer AM, Laak J ter. Are psychosocial factors, risk factors for symptoms and signs of the shoulder, elbow, or hand/wrist? A review of the epidemiological literature. Am J Indust Med 2002; 41(5): 315–342

[42] Kivimäki M, Vahtera J, Elovainio M, Virtanen M, Siegrist J. Effort-reward imbalance, procedural injustice and relational injustice as psychosocial predictors of health: complementary or redundant models? Occup Environ Med 2007; 64: 659–665

[43] Kuper H, Singh-Manoux A, Siegrist J, Marmot M. When reciprocity fails: Effort-reward imbalance in relation to coronary heart disease and health functioning within the Whitehall II Study. Occup Environ Med 2002; 59: 777–784

[44] Lynch J, Krause N, Kaplan GA, Tuomilehto J, Salonen JT. Workplace Conditions, Socioeconomic Status, and the Risk of Mortality and Acute Myocardial Infarction: The Kuopio Ischemic Heart Disease Factor Study. Am J Pub Health, April 1997; 87(4): 617–622

[45] Godin I, Kittel F, Coppieters Y, Siegrist J. A prospective study of cumulative job stress in relation to mental health. BMC Public Health. 15. Juni 2005; 5(1): 67

[46] Stansfeld SA, Fuhrer R, Shipley MJ, Marmot MG. Work Characteristics Predict Psychiatric Disorder: Prospective Results from the Whitehall II Study. Occup Environment Med, 1. Mai 1999; 56(5): 302–307

[47] Hauke A, Flintrop J, Brun E, Rugulies R. The impact of work-related psychosocial stressors on the onset of musculoskeletal disorders in specific body regions: A review and meta-analysis of 54 longitudinal studies. Work and Stress 2011; 25(3): 243–256

15 Führung und Gesundheit – Welchen Einfluss haben Führungskräfte auf die Gesundheit der Mitarbeiter?

S. Gregersen, S. Vincent-Höper, A. Nienhaus

Zusammenfassung

Die Führungskräfte als Verantwortliche für die Arbeitssicherheit und Gesundheit ihrer unterstellten Mitarbeiter schaffen die Voraussetzungen für sichere und gesunde Arbeitsplätze. Die Führungskräfte haben jedoch nicht nur durch ihre Aufgaben im Arbeitsschutz, sondern auch durch ihr persönliches Führungsverhalten einen Einfluss auf die Gesundheit der Mitarbeiter. Zahlreiche Studien, Reviews und Meta-Analysen bestätigen den Zusammenhang zwischen Führung und Gesundheit. Führungsverhalten kann auf die Gesundheit der Mitarbeiter als Ressource oder als Stressor wirken. Führungskräfte sehen zwar Einflussmöglichkeiten auf die Gesundheit der Mitarbeiter, sie betrachten jedoch die Gesundheitsförderung nicht als ihre zentrale Aufgabe. Wenn sie gesundheitsfördernd führen wollen, sind zwei Voraussetzungen erforderlich: die gesunde Selbstführung und die Gestaltung menschengerechter Arbeitsbedingungen. Das theoretische Rahmenmodell der gesundheits- und entwicklungsförderlichen Führungsverhalten-Analyse (GEFA) gibt konkrete Hinweise für Führungskräfte. Arbeitsschutzexperten stehen der Führungskraft als Berater für die menschengerechte Gestaltung der Arbeit zur Verfügung.

Einleitung

Der demografische Wandel, der durch Geburtenrückgang und steigende Lebenserwartung geprägt wird, ist in den vergangenen Jahren in das Zentrum der öffentlichen Diskussion gerückt. Diskutiert werden dabei vor allem die Folgen für die Wettbewerbsfähigkeit Deutschlands. Die sinkende Bevölkerung im erwerbsfähigen Alter und die gleichzeitig steigende Anzahl älterer Menschen verändern die demografischen Bedingungen in bisher nicht gekannter Art und Weise [3].

In Deutschland ist die Veränderung der Altersstruktur deutlich erkennbar: Ende 2012 gab es ca. 42 Millionen Beschäftigte, diese Zahl wird sich bis 2050 auf etwa 36 Millionen reduzieren [42]. Das Durchschnittsalter wird sich in den deutschen Unternehmen in den kommenden Jahren deutlich erhöhen und die mitarbeiterstärksten Alterskohorten werden sich in den Bereich zwischen 45 und 60 Jahren verschieben [39]. Nicht nur das Durchschnittsalter der Belegschaft wird sich erhöhen, sondern es werden auch angesichts rückläufiger Geburtenraten die Nachwuchskräfte knapper. Daher ist es von wachsender Bedeutung, die Beschäftigten möglichst lange im Arbeitsleben zu halten und ihr Wissen und ihre Motivation zu erhalten und zu fördern.

Eine besondere Rolle als Ursache von Arbeitsunfähigkeit spielen für alle Branchen und besonders für das Gesundheits- und Sozialwesen die psychischen Störungen [4, 9, 50]. Die Zunahme der Arbeitsunfähigkeitstage (AU) aufgrund psychischer Störungen ist seit etwa 15 Jahren die auffälligste Entwicklung im Arbeitsunfähigkeitsgeschehen. Im Gesundheits- und Sozialwesen fielen mit 287 Tagen je 100 beschäftigter Mitglieder im Vergleich zu den anderen Branchen die meisten AU-Tage aufgrund psychischer Erkrankungen an [9]. Auch im Gesundheitsreport 2013 der DAK liegt das Gesundheitswesen mit Arbeitsunfähigkeit aufgrund psychischer Erkrankungen an der Spitze: 301 Arbeitsunfähigkeitstage pro 100 Versichertenjahre wegen psychischer Störungen, es liegt damit um 48 % über dem DAK-Durchschnitt [4].

Diese Entwicklungen stellen erhebliche Herausforderungen für den Arbeits- und Gesundheitsschutz der Einrichtungen des Gesundheits- und Sozialwesens dar. Die Strategien zur betrieblichen Gesundheitsförderung fallen je nach der Größe des Unternehmens, den wirtschaftlichen Voraussetzungen und Zielsetzungen sehr unterschiedlich aus. Jedoch wird seit einigen Jahren die Führungskraft als zentraler Einflussfaktor angesehen.

Die Führungskraft als Akteur im Arbeits- und Gesundheitsschutz

Die Führungskräfte als Verantwortliche für die Arbeitssicherheit und Gesundheit ihrer Mitarbeiter schaffen die Voraussetzungen für sichere und gesunde Arbeitsplätze. Sie beurteilen vorhandene Gefährdungen und treffen geeignete Maßnahmen, um diesen wirksam zu begegnen. Fachkräfte für Arbeitssicherheit und Betriebsärzte beraten das Unternehmen bei der Umsetzung dieser Maßnahmen (z. B. Gefährdungsbeurteilung). Die Führungskräfte haben jedoch nicht nur durch ihre Aufgaben im Arbeitsschutz, sondern auch durch ihr persönliches Führungsverhalten einen Einfluss auf die Gesundheit der Mitarbeiter.

Wie groß ist der Einfluss von Führungskräften auf die Gesundheit der Mitarbeiter? Dies ist eine Fragestellung, die häufig stark polarisiert. Je nach Adressat fallen die Antworten unterschiedlich aus. Mitarbeitervertretungen sehen eine hohe Verantwortung bei den Führungskräften. Es gibt Antworten, wie „Jede Führungskraft hat den Krankenstand, den sie verdient". Fragt man Führungskräfte, schätzen diese ihren Einfluss auf das Wohlbefinden und die Gesundheit von Mitarbeitern eher gering ein. Führungskräfte neigen dazu, die Ursachen von krankheitsbedingter Arbeitsunfähigkeit weniger bei sich als bei den Mitarbeitern zu suchen. Diese Ergebnisse werden auch durch eine Untersuchung von Ruppert und Gerstberger [36] gestützt. Vorgesetzte wurden gebeten anzugeben, was sie als die Hauptfaktoren für Erkrankungen ihrer Mitarbeiter ansehen. Nach ihrer Einschätzung sind medizinische Faktoren (degenerative Erkrankungen, körperliche Überbeanspruchung, unfallbedingte Verletzungen etc.), persönliches Verhalten (im privaten Umfeld) sowie private Probleme (z. B. Sucht) die Hauptgründe für Erkrankungen und Fehlzeiten. Einflussfaktoren aus dem Arbeitsumfeld werden nicht genannt.

Einseitige Schuldzuschreibungen sind für die Diskussion jedoch nicht hilfreich. Denn auf die Mitarbeitergesundheit haben zahlreiche Faktoren – innerhalb der Arbeit, der Person und der Freizeit – Einfluss. Betrachtet man den Zusammenhang zwischen Führung und Gesundheit aus der Perspektive der Führungskräfte, sollte es vor allem darum gehen, mögliche Gestaltungsspielräume aufzuzeigen und zu nutzen.

Die Komplexität der Thematik „Führung" und die unterschiedlichen Betrachtungsweisen erschweren eine Orientierung. Zum besseren Verständnis ist eine Differenzierung zwischen Unternehmensführung, Personalmanagement und personaler Führung (Mitarbeiterführung durch die direkte Führungskraft) hilfreich [46].

Bei der Unternehmensführung handelt es sich um allgemeine Steuerungsfunktionen (z. B. Gesundheit der Mitarbeit als gleichwertiges Unternehmensziel definieren); Personalmanagement beinhaltet die Umsetzung des Unternehmensziels „Gesundheit der Mitarbeiter" (z. B. durch die Formulierung als Unternehmensleitlinie unter Einbeziehung der Mitarbeiter).

Der unmittelbare Einfluss erfolgt über die personale Führung, d. h. die Beeinflussung von Einstellungen und Verhalten einzelner Personen in Organisationen sowie die Steuerung und Koordination der Zusammenarbeit in und zwischen Gruppen unter Berücksichtigung der Gesundheit [17, 46].

In der Tradition der Führungsforschung stand der Einfluss des Führungsverhaltens auf Leistung, Motivation und Arbeitszufriedenheit der Beschäftigten im Vordergrund. In den vergangenen Jahren gab es ein zunehmendes Interesse daran, den Einfluss des Führungsverhaltens auf die Gesundheit und das Wohlbefinden der Mitarbeiter zu untersuchen [19, 44].

Es wird unterstellt, dass Führung einen besonders starken Einfluss auf die *psychische* Gesundheit von Mitarbeitern hat. Ein Drittel von über 6.000 befragten Arbeitnehmern fühlt sich durch das Verhalten ihrer Vorgesetzten deutlich fehlbeansprucht (z. B. durch übermäßige Kontrolle, zu wenig Lob oder unangebrachten Umgangston) und nennt Führungsverhalten als eine der drei Hauptursachen für psychische Fehlbeanspruchung [1]. Wie eine Befragung der Initiative Gesundheit und Arbeit zeigt, zählen nicht nur die Mitarbeiter selbst, sondern auch Arbeits- und Gesundheitsschutzexperten „schlechtes Führungsverhalten" neben Zeitdruck und Arbeitsplatzunsicherheit zu den drei relevantesten Faktoren für psychische Fehlbelastungen [35].

Nachfolgend wird ein Überblick zum Stand der Forschung gegeben und darüber, was konkret gesundheitsfördernde Führung beinhaltet.

Zum Stand der Forschung

Welchen Einfluss das Führungsverhalten auf die Gesundheit von Mitarbeitern hat, ist aktuell verstärkt Gegenstand wissenschaftlicher Forschung. Allerdings gab es dazu bislang keine einheitlichen Ergebnisse. Unklar war zum Beispiel, wie weit der Einfluss von Führungskräften geht und was genau die einzelne Führungskraft unternehmen kann, um Gesundheit und Wohlbefinden ihrer Mitarbeiter zu fördern. Um dies herauszufinden, wurden in jüngster Zeit einige Literaturstudien bzw. Meta-Analysen durchgeführt [21, 27, 40].

Einen Überblick geben Gregersen et al. [21], indem sie Studien, Reviews und Meta-Analysen mit Publikationsdatum zwischen 1990 und 2009 sichteten *(Tab. 1)*. Die Befunde bestätigen, dass Führungsverhalten sowohl als Ressource als auch als Stressor wirken kann. Es liegen allerdings wesentlich mehr Studien vor, die den Zusammenhang zwischen Gesundheit und Führungsverhalten als Ressource bestätigen, also die gesundheitsförderliche Wirkung von Führung zum Gegenstand haben.

Tabelle 1: Ergebnisse der Literatursuche von Gregersen et al. [21]

Untersuchter Einflussfaktor	Untersucht in	Besteht ein statistischer Zusammenhang zu Gesundheit?	Untersuchte Merkmale/ Wirkung
Risikofaktoren/Stressoren (gesundheitsbeeinträchtigend)			
soziale Stressoren (bedingt durch Vorgesetztenverhalten)/unzureichendes Konfliktmanagement	4 Publikationen	ja, in allen Studien	reduziert Anwesenheit beziehungsweise erhöht den Krankenstand, senkt Arbeitszufriedenheit und beeinträchtigt die psychische Gesundheit
Ressourcen (gesundheitsförderlich)			
Mitbestimmungs- und Beteiligungsmöglichkeiten/ Anerkennung und Wertschätzung/Gerechtigkeit/ Kommunikationsmöglichkeiten/soziale Unterstützung durch Vorgesetzte	22 Publikationen	ja, außer einer	erhöht Anwesenheit beziehungsweise senkt den Krankenstand, verbessert die psychische und physische Gesundheit sowie die Arbeitsfähigkeit, reduziert Burnout, erhöht die Arbeitszufriedenheit
Konzept der transformationalen, transaktionalen und Laissez-faire-Führung			
transformationale Führung	12 Publikationen	ja, in allen Studien	verbessert die psychische Gesundheit beziehungsweise verringert Beeinträchtigung des Befindens, erhöht die Arbeitszufriedenheit
transaktionale Führung/ leistungsorientierte Belohnung	8 Publikationen	ja, außer einer	reduziert Stress bzw. Burnout und erhöht Arbeitszufriedenheit
Kontrolle (aktiv und im Ausnahmefall)	s. o.	s. o.	erhöht Stress
Laissez-faire-Führung	5 Publikationen	Ja, außer einer	erhöht Stress

Tabelle 1: Ergebnisse der Literatursuche von Gregersen et al. [21] *(Fort.)*

Untersuchter Einflussfaktor	Untersucht in	Besteht ein statistischer Zusammenhang zu Gesundheit?	Untersuchte Merkmale/ Wirkung
Konzept der Aufgaben-/Mitarbeiterorientierung			
Mitarbeiterorientierung (MO) und Aufgabenorientierung (AO)	8 Publikationen	ja, in allen Studien Ausnahme: Aufgabenorientierung bei zwei Studien	MO erhöht die Arbeitszufriedenheit, reduziert Stress, Burnout und Fehlzeiten, hohe AO gekoppelt mit geringer MO verstärkt gesundheitliche Beschwerden (z. B. Burnout)
Sonstige Aspekte von Führung (zusammengefasst: Zufriedenheit mit Führung (F))			
Zufriedenheit mit der Führung/Supervisor's Attitude? Einstellung von Führungskräften)/Vorgesetzen und Führungsverhalten allgemein/Kommunikation und Beziehung/Beziehung zum Vorgesetzten	13 Publikationen	ja, außer einer	geringe Zufriedenheit mit F: erhöht Ängstlichkeit, Depression und Stress, hohe Zufriedenheit mit F: verbessert das psychische Wohlbefinden und die Arbeitsfähigkeit

Führungsverhalten als Ressource

Besonders häufig wurde bei den Studien die Wirkung sozialer Unterstützung durch Vorgesetzte als potenzielle Ressource untersucht und bestätigt. Darüber hinaus wird verschiedenen Führungskonzepten eine gesundheitsförderliche Wirkung attestiert. Transformationale, zu einem geringeren Anteil auch transaktionale Führung (Dimension „leistungsorientierte Belohnung" – d. h. das Austauschprinzip zwischen Leistung des Mitarbeiters und Belohnung durch die Führungskraft), hat ebenso positive gesundheitliche Folgen wie eine mitarbeiterorientierte Führung. Bei Letzterer begegnet die Führungskraft dem Geführten mit Wertschätzung, Achtung und Offenheit, ist bereit zur Kommunikation und zeigt Einsatz und Sorge für den Einzelnen. Unter transformationaler Führung versteht man ein Führungsverhalten, das u. a. folgende Dimensionen abdeckt: Einfluss durch Vorbildlichkeit, Einfluss durch Verhalten, Motivation durch begeisternde Visionen, Förderung des kreativen und unabhängigen Denkens, individuelle Unterstützung und Förderung.

Nicht eindeutig sind dagegen die Aussagen zum Einfluss des Faktors „Aufgabenorientierung". Er umfasst folgende Inhalte: Die Führungskraft übernimmt die Strukturierung, Definition und Klärung des Ziels und des Weges zum Ziel, aktiviert und motiviert den Geführten zu Leistungen und kontrolliert diesen. Es gibt Hinweise, dass insbesondere die Kombination von hoher Mitarbeiter- und hoher Aufgabenorientierung einen positiven Effekt auf die Gesundheit von Mitarbeitern hat, während eine hohe Aufgabenorientierung gepaart mit einer geringen Mitarbeiterorientierung einen negativen Effekt ausübt [28, 37].

Führungsverhalten als Stressor

Ebenfalls wurde nachgewiesen, dass Führungsverhalten als Stressor wirken kann, z. B. durch unzureichendes Konfliktmanagement, Ungeduld des Vorgesetzten und beleidigendes Verhalten.

Bei den Führungskonzepten wurde die Laissez-faire-Führung mit einer häufig negativen Wirkung auf die Gesundheit der Mitarbeiter in Zusammenhang gebracht. Diese Strategie ist durch Passivität und einen weitgehenden Verzicht auf Führung und Einfluss gekennzeichnet.

Nach Sichtung des Forschungsstands wurde ein wissenschaftlich signifikanter Zusammenhang zwischen Führung und Gesundheit bestätigt.

Wie groß ist der Einfluss von Führungsverhalten auf die Gesundheit?

Die Zusammenhänge zwischen dem Führungsverhalten und der psychischen Gesundheit der Beschäftigen können als niedrig bis moderat bezeichnet werden; die Korrelationen liegen i. d. R. zwischen $r = ,20$ bis $r = ,30$. Betrachtet man die Studienerkenntnisse zur Varianzaufklärung durch wissenschaftlich etablierte Führungskonzepte in Hinblick auf das Kriterium psychische Gesundheit, zeigt sich, dass der Einfluss von Führungsverhalten auf emotionale Erschöpfung bei 8–30 % und auf Arbeitszufriedenheit bei ca. 50 % liegt [23, 25, 37, 38, 43, 44]. Führung ist somit ein zentraler Einflussfaktor für die Gesundheit, aber nicht der einzige.

Wie wirkt Führung auf die Gesundheit der Mitarbeiter?

In einigen wenigen Untersuchungen wurde der Frage nachgegangen, *wodurch* das Führungsverhalten einen Einfluss auf die Gesundheit der Mitarbeiter ausübt bzw. was der zugrunde liegende Mechanismus dieser Beziehung ist *(Abb. 1)*. In diesen Studien wurde nachgewiesen, dass Führung über die Gestaltung von Arbeitsmerkmalen wie beispielsweise die Schaffung von Rollenklarheit, Vorhersehbarkeit, Bedeutsamkeit und Weiterentwicklungsmöglichkeiten das Wohlbefinden der Geführten beeinflusst [6, 33, 45]. Als Empfehlung für Führungskräfte lässt sich hieraus ableiten, dass sie insbesondere über die Gestaltung der Arbeitsbedingungen die Gesundheit der Mitarbeiter beeinflussen können. Es hat einen positiven Effekt auf die Mitarbeitergesundheit, wenn die Führungskraft die Hintergründe von Entscheidungen und die zu erreichenden Ziele nachvollziehbar erläutert sowie den Sinn von Aufgaben verdeutlicht und bevorstehende Veränderungen ankündigt. Außerdem hat es einen gesundheitsförderlichen Effekt, wenn sie für eindeutige Zuständigkeit und Verantwortlichkeit sorgt und sicherstellt, dass die Mitarbeiter ihre Aufgaben verstanden haben, und wenn sie die Aufgabenanforderungen und Erwartungen an ihre Mitarbeiter klar und deutlich benennt.

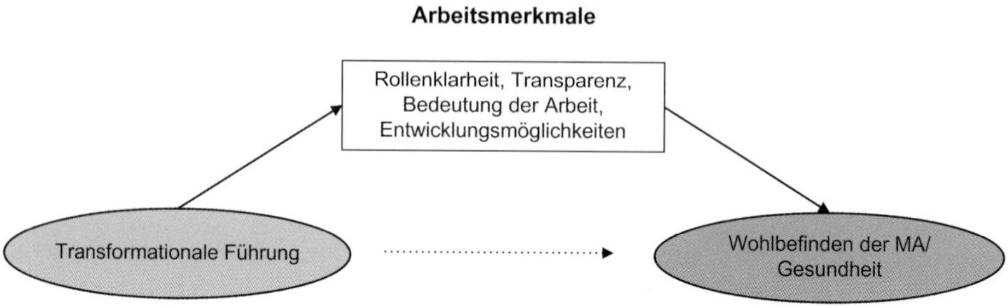

Abbildung 1: Wirkmechanismus von Führung

Betrachten Führungskräfte die Gesundheitsförderung ihrer Mitarbeiter als Führungsaufgabe?

Im Rahmen einer Bachelorarbeit wurden sechs Pflegedienstleiter leitfadengestützt interviewt [14]. Es sollte das Führungsverständnis, die Erfahrungen und das Wissen von Pflegedienstleitungen in Kliniken bezüglich gesundheitsförderlicher Führung erfasst werden. Die qualitativen Forschungsergebnisse wurden von Bussler [14] wie folgt zusammengefasst:

- Gesundheitsverständnis: Die befragten Pflegedienstleiter hatten ein biopsychosoziales Gesundheitsverständnis, sie verbinden mit Gesundheit und Krankheit sowohl biologische als auch psychische und soziale Aspekte.
- Führungsverständnis: Die teilnehmenden Leitungskräfte sind der Meinung, dass es keinen generell anwendbaren Führungsstil gebe, da die Individualität der Mitarbeiter berücksichtigt werden müsse. Die Anforderung an die Vorgesetzten und deren Sensibilität zu erkennen, was der einzelne Beschäftigte benötigt, ist hoch. Das beinhaltet z. B., die Stärken der Mitarbeiter zu fördern, flexible Arbeitszeitregelungen für einzelne Personen in Rücksprache mit dem Team zu treffen, Probleme zu thematisieren und Feedback-Regeln einzuhalten. Dadurch können Unter- und Überforderungen vermieden und die Gesundheit der Beschäftigten bewahrt werden. Es wird jedoch auch betont, dass nicht nur die Führungskraft verantwortlich sei, sondern auch der Mitarbeiter selbst für seine Gesundheit Verantwortung trage.
- Rolle der Führungskraft in Bezug auf die Mitarbeitergesundheit: Für den Großteil der befragten Pflegedienstleitungen besteht ein Zusammenhang zwischen ihrem Führungsverhalten und der Mitarbeitergesundheit. Folgende Aspekte werden benannt: Transparenz der Führungsentscheidungen, respektvoller und gerechter Umgang mit den Mitarbeitern, soziale Unterstützung der Beschäftigten durch den Vorgesetzten, Einbezug des Personals bei wichtigen Entscheidungen sowie deren Förderung und Weiterentwicklung. Jedoch wird betont, dass, um den Erfolg betrieblicher Gesund-

heitsförderung zu gewährleisten, diese in der Unternehmenskultur verankert sein müsse. Die Gesundheitsförderung müsse vom gesamten Leitungsteam (hierarchieübergreifend) unterstützt werden.

- Gesundheitsbezogene Maßnahmen der Führungskraft: Es wird auch hier die Berücksichtigung der individuellen Bedürfnisse der Mitarbeiter (u. a. durch regelmäßige Mitarbeitergespräche und -befragungen) genannt. Eine weitere Maßnahme ist die Präsenz der Leitungskräfte als Ansprechpartner (u. a. durch Erreichbarkeit und Begehungen der Station). Hervorgehoben wird darüber hinaus der Umgang mit Konflikten (u. a. Probleme zügig lösen, Rückmeldung bezüglich der Konfliktlösung einholen). Ein weiterer Aspekt ist die Gestaltung von Arbeitsbedingungen (u. a. für arbeitserleichternde Gerätschaften sorgen, sich für einen guten Personalschlüssel einsetzen). Bei den Angeboten zur Förderung der Mitarbeitergesundheit dominieren die verhaltensorientierten Maßnahmen.
- Betriebliche Rahmenbedingungen: Die Mitarbeitergesundheit ist größtenteils in den Leitbildern und Führungsgrundsätzen der Krankenhäuser verankert, jedoch findet sie noch keine gleichwertige Berücksichtigung in den Unternehmenszielen. Wenn sie berücksichtigt wird, dann als Unterziel. Es besteht überwiegend Konsens, dass die Gesundheitsförderung als übergreifendes Konzept in den Einrichtungen integriert sein sollte und als Einzelmaßnahme unzureichend ist. Jedoch ist nicht in allen Einrichtungen ein betriebliches Gesundheitsmanagement etabliert. Führungskräfteschulungen werden in fast allen Einrichtungen angeboten, jedoch nicht mit dem Schwerpunkt „Gesundheitsfördernde Führung". Die Kontrollfunktion der Pflegedienstleiter und die Einbeziehung der Beschäftigten als Experten ihres Arbeitsplatzes wird ebenfalls hervorgehoben.
- Hindernisse für gesundheitsfördernde Führung: Es werden Schwierigkeiten auf der Ebene der Gesellschaft, des Unternehmens, der Leitungskräfte sowie der Mitarbeiter benannt. Es wird kritisiert, dass die Pflege in der Gesellschaft eine zu geringe Lobby habe (z. B. im Vergleich zur Ärzteschaft). Mangelnde Bereitstellung von finanziellen und personellen Ressourcen wird auf der Unternehmensebene als Problem genannt. Für sich selbst sehen die Pflegedienstleiter das größte Problem im Zeitmangel und der fehlenden Möglichkeit, Prioritäten zu setzen (zu viele „Mussaufträge"). Die Förderung der Gesundheit der Führungskräfte solle stärker in den Blickpunkt rücken. Eine wesentliche Schwierigkeit wird in der mangelnden gesundheitlichen Selbstfürsorge und Eigenverantwortung der Beschäftigten gesehen.
- Potenzial für gesundheitsförderliche Führung: Die Leitungskräfte sind der Ansicht, man solle die Stärkung des Berufsstands Pflege, des Selbstbewusstseins der Pflegekräfte und die Professionalisierung des Pflegesektors vorantreiben. Die Unterstützung der obersten Leitung bei der Umsetzung von Maßnahmen im Rahmen des betrieblichen Gesundheitsmanagements und Arbeits- und Gesundheitsschutzes halten sie ebenfalls für einen wichtigen Erfolgsfaktor. Auf der Ebene der Führungskräfte wird die Arbeit in Netzwerken und ein entsprechender Erfahrungsaustausch als vorteilhaft angesehen. Darüber hinaus sollten Seminare „Wie achte ich auf mich selbst als Leitungskraft?" für die Führungskräfte angeboten werden.

Die Ergebnisse dieser Studie verdeutlichen, dass Pflegedienstleiter in Kliniken über ein Gesundheits- und Führungsverständnis verfügen, das die Gesundheitsförderung der Mitarbeiter begünstigt. Im Widerspruch dazu steht, dass sie die Gesundheitsförderung nicht als Hauptaufgabe von Leitungskräften genannt haben. Die Hauptaufgaben wurden z. B. wie folgt beschrieben: *„Als Erstes habe ich personell die gesamte Pflege zu verantworten, angefangen von Dienstplänen, Einsatzplänen, Ausfallplänen, Urlaubsstatistiken, Finanzierung und alles, was im Prinzip dazu gehört."* oder *„Personalauswahl, Personalpläne, Freigabe von Urlaub, Fortbildungsorganisation, also erst mal die Bestimmung der Themen ... Wir haben Umbauvorhaben, wo ich mit einbezogen werde, was die Ausstattung des Krankenhauses angeht, Auswahl von medizinischen Geräten. Das ist sehr vielfältig."* Die Aussagen machen deutlich, dass die Interviewteilnehmer Gesundheitsförderung nicht explizit als eine ihrer Hauptaufgaben benennen. Dies könnte in einem Zusammenhang stehen mit der fehlenden Berücksichtigung der Gesundheitsförderung als gleichrangigem Unternehmensziel.

Gesundheit als Führungsaufgabe

Projekte aus dem Arbeits- und Gesundheitsschutz und aus der betrieblichen Gesundheitsförderung weisen die Unterstützung durch das Management als zentralen Erfolgsfaktor aus [7, 16, 31].

Führungskräften kommen sowohl Aufgaben im traditionellen Arbeitsschutz (Reduzierung vermeidbarer Belastungen) als auch bei der Gesundheitsförderung im weiteren Sinne (Förderung von Ressourcen) zu. Es geht also nicht ausschließlich um die Reduzierung von Belastungen (z. B. Zeitdruck), sondern auch um die Förderung von Ressourcen (z. B. eigenständige Gestaltung der Arbeitsabläufe).

Aus der Praxis ist bekannt, dass Führungskräfte häufig ihren Einfluss auf die Gesundheit ihrer Mitarbeiter – was die Gestaltung von Rahmen- und Arbeitsbedingungen, aber auch ihre Vorbildwirkung anbelangt – unterschätzen [30, 48]. In diesem Zusammenhang spielen der geringe Stellenwert von Gesundheit, Unkenntnis über Gestaltungsmöglichkeiten sowie die Befürchtung, eine lästige Zusatzaufgabe übernehmen zu müssen, eine zentrale Rolle. Leider zeigt sich in der Praxis immer wieder, dass der Arbeits- und Gesundheitsschutz vom Management eher als nachrangige Aufgabe wahrgenommen wird. Dieser untergeordnete Stellenwert spiegelt sich in den Ergebnissen verschiedener empirischer Erhebungen wider: Zum Beispiel stimmten bei einer Umfrage in Betrieben aus unterschiedlichen Branchen [20] Führungskräfte, Betriebsräte und Berater übereinstimmend folgenden Aussagen zu:

- Führungskräfte sehen Gesundheitsmanagement eher als lästige Zusatzaufgabe.
- Führungskräfte wissen zu wenig über den Gesundheitszustand ihrer Mitarbeiter.
- Führungskräfte achten selbst nicht auf ihre Gesundheit und sind deshalb auch keine Vorbilder.

Allerdings lassen die Daten aus der zitierten Studie auch eine Trendwende erkennen: Nach Einschätzung der Mehrheit der Befragten wird das Thema Gesundheit in der Unternehmensentwicklung an Bedeutung gewinnen.

Gesundheitsförderung als Führungsaufgabe kann der Führungskraft nahegebracht werden, indem man sie dazu bewegt, sich mit der eigenen Gesundheit auseinanderzusetzen. Das hierfür ein Bedarf besteht, verdeutlichen auch die Ergebnisse der explorativen Interviewstudie von Bussler [14]. Über den Zugang über die eigene Gesundheit der Führungskraft wird eine persönliche Betroffenheit hergestellt, Gestaltungsspielräume aufgezeigt und die Vorbildfunktion hervorgehoben. Dadurch wird die Akzeptanz bei Führungskräften dafür gefördert, die Gestaltung der Arbeits- und Rahmenbedingungen von Mitarbeitern als gesundheitsrelevante Führungsaufgaben wahrzunehmen.

Gesundheit als Führungsaufgabe beinhaltet daher die gesunde Selbstführung, d. h. der Umgang der Führungskraft mit der eigenen Gesundheit sowie die menschengerechte Gestaltung der Arbeit, d. h. die Gestaltung von Arbeitsbedingungen.

Gesundheitsfördernd Führen – gesunde Selbstführung (Umgang der Führungskraft mit der eigenen Gesundheit)

Die Grundannahme dieser Betrachtungsweise ist, dass Führungskräfte, die auf ihre eigene Gesundheit achten auch die Gesundheit ihrer Mitarbeiter verstärkt berücksichtigen, was dazu führt, dass das gesundheitsförderliche Verhalten der Führungskraft von den Mitarbeitern als authentisch erlebt wird.

Der Gesundheitszustand von Führungskräften ist bei Zugrundelegen des Kriteriums „Krankenstand" als gut zu bewerten, da sie i. d. R. einen geringen Krankenstand aufweisen. Jedoch gibt es Befragungsergebnisse, die darauf hinweisen, dass Führungskräfte trotz Krankheit zur Arbeit gehen. Eine weitere Relativierung erfährt dieser „gute" Gesundheitszustand, wenn andere Kriterien berücksichtigt werden, wie z. B. die kognitive und emotionale Beanspruchung (Irritation), die bei Führungskräften signifikant erhöht ist [34]. Hieraus lässt sich eine Relevanz für die gesundheitsfördernde Selbstführung ableiten.

Vor allem an Führungskräfte, die in der mittleren Führungsebene arbeiten – in der sogenannten Sandwichposition mit Druck von oben, der übergeordneten Führungsebene, und Druck von unten, den unterstellten Mitarbeitern – werden besondere Anforderungen gestellt: z. B. die Vermittlung zwischen den Interessen der Mitarbeiter und der Unternehmensführung, die Leitung eines Teams, ohne Teil dessen zu sein, der Aufbau vertrauensvoller sozialer Nähe und gleichzeitiger notwendiger Distanz und das Treffen von Entscheidungen, teilweise auf unsicherer Grundlage [2]. Diese Belastungen können bei Führungskräften zu emotionalen und kognitiven Widersprüchen, zu Gewissenskonflikten zwischen den eigenen Bedürfnissen, der Verantwortung den Mitarbeitern und der Verpflichtung dem Unternehmen gegenüber führen und gesundheitliche Auswirkungen haben [5, 34].

Wenn Vorgesetzte sich nicht mit ihrem eigenen Stresserleben, persönlichen Belastungsfaktoren und Ressourcen auseinandersetzen, können sie diese Aspekte bei ihren

Mitarbeitern kaum angemessen einschätzen und fördern [15, 41]. Ein Vorgesetzter, der Klagen über Stress als Schwäche ansieht, wird kaum bereit sein, Stress bei seinen Mitarbeitern durch gesundheitsorientierte Führung zu vermeiden.

Ausgehend von der gesundheitspsychologischen Forschung sind folgende Aspekte gesundheitsförderlicher Selbstführung relevant [19]:

- Die Bereitschaft, sich mit der eigenen Gesundheit und gesundheitlichen Risiken bewusst auseinanderzusetzen (gesundheitsbezogene Achtsamkeit), d. h. merken, wenn etwas gesundheitlich nicht stimmt.
- Gesundheitsförderliche Verhaltensweisen und Maßnahmen kennen und umsetzen (gesundheitsbezogene Selbstwirksamkeit), also zu wissen, wie man übermäßigen Belastungen vorbeugen kann.
- Hoher Stellenwert der Gesundheit im Vergleich zu anderen Werten (Gesundheitsvalenz), d. h. gesundheitliche Risiken am Arbeitsplatz abzubauen.
- Das gesundheitsorientierte Führungsverhalten (eigene Gesundheitsverhalten), d. h. zu versuchen die eigenen Belastungen zu reduzieren, indem die eigene Arbeitsweise optimiert wird (z. B. Prioritäten setzen, für ungestörtes Arbeiten sorgen, Tagesplanung) und Ressourcen fördert (z. B. kollegiale Beratung annehmen, in eigene Qualifikation investieren).

Die gesundheitsorientierte Selbstführung dient als Vorbild und Anregung für die Mitarbeiter. Studienergebnisse [19] belegen, dass sich diese Vorbildwirkung positiv auf die Gesundheit der Mitarbeiter auswirkt: „Wenn Mitarbeiter ihre Führungskraft nicht als Vorbild für Gesundheit sehen, berichten sie vier Monate später eine fast vierfach erhöhte Irritation und mehr als doppelt so viele psychosomatische Beschwerden verglichen mit Mitarbeitern, die in ihrer Führungskraft ein Vorbild sehen" [19]. Dabei bewirkt die gesundheitsförderliche Vorbildfunktion, dass sich die Mitarbeiter ebenfalls gesundheitsförderlicher verhalten.

Gesundheitsfördernd führen – menschengerechte Gestaltung der Arbeit

Ein freundlicher und respektvoller Umgang mit den Mitarbeitern durch die Führungskräfte ist ein zentraler Einflussfaktor für deren Gesundheitszustand. Jedoch wird zunehmend konstatiert, dass es weitere führungsbezogene Einflussfaktoren gibt, z. B. die Gestaltung von Arbeitsbedingungen.

Eine wichtige Voraussetzung für eine gesundheitsgerechte Gestaltung der Arbeitsbedingungen ist ein ausgewogenes Verhältnis zwischen den Anforderungen, die sich aus einer Tätigkeit ergeben und den individuellen Voraussetzungen eines Mitarbeiters, die ihn wiederum dazu befähigen, diese Tätigkeit auszuführen. Dazu gehören nicht nur das notwendige Fachwissen und die erworbenen Kompetenzen, sondern auch persönliche Variablen wie beispielsweise das Alter, das Geschlecht oder die körperliche Leistungsfähigkeit. Eine dauernde Über- oder Unterforderung kann sich langfristig gesundheitsschädlich auf den Mitarbeiter auswirken. Gesundheitsfördernde Führung beinhaltet demnach auch die Schaffung menschengerechter Arbeitsbedingungen im

Allgemeinen. Konzepten zu gesundheits- und persönlichkeitsförderlichen Arbeitsbedingungen folgend sind *Anforderungen* entscheidend dafür, ob bei der Arbeitstätigkeit Entwicklungsmöglichkeiten bestehen. *Stressoren* sind potenziell stressauslösend und beeinträchtigen die Erschließung neuer Handlungsbereiche und damit die Entwicklung von Kompetenzen und die Gesundheit der Mitarbeiter. *Ressourcen* sind entscheidend für die Frage, ob Anforderungen erfüllt und Belastungen bewältigt werden können [8]. Im Rahmen der Gesundheitsförderung der Mitarbeiter spielt die Führungskraft bei der Ausformung der Anforderungs-Stressoren-Ressourcen-Konstellation eine besondere Rolle.

Bei der menschengerechten Gestaltung der Arbeit als Führungsaufgabe ist Folgendes zu berücksichtigen [8, 44, 47]:

- Die Gestaltung von Arbeitsanforderungen: Bietet die Tätigkeit Möglichkeiten zur persönlichen Entwicklung bzw. bietet die Tätigkeit den Mitarbeitern die Chance, Wissen und Kompetenzen umzusetzen und zu erweitern? Es geht also um die Förderung von Lern- und Entwicklungspotenzialen. Als konkrete Führungsaufgabe formuliert bedeutet dies z. B., dem Mitarbeiter Aufgaben zu übertragen, die den Einsatz seiner vielfältigen Fähigkeiten und Fertigkeiten erfordern, ihm eine weitgehend eigenständige Planung, Ausführung und Kontrolle dieser Aufgaben zu ermöglichen sowie Vertrauen in die Fähigkeiten und Handlungen des Mitarbeiters auszudrücken.
- Die Reduzierung von Stressoren: Beispielsweise die Reduzierung von Zeitdruck, Arbeitsunterbrechungen, emotionalen Belastungen und Rollenkonflikten, d. h. die Gestaltung von Arbeitselementen, die mit hoher Wahrscheinlichkeit zu einer Stressreaktion führen. Als konkrete Führungsaufgabe formuliert bedeutet dies z. B., den Mitarbeiter nicht unter Zeitdruck durch die Delegation von zu vielen Aufgaben zu setzen, ihm nicht zu viel Verantwortung für Aufgaben, die er nicht erfüllen kann, zu übertragen.
- Die Förderung von Ressourcen: Beispielsweise Handlungs- und Entscheidungsspielraum ermöglichen, Ziele erläutern, Aufgaben und Verantwortlichkeiten klären, Lob und Anerkennung für erbrachte Leistungen erteilen, d. h. die Gestaltung von aufgabenbezogenen, sozialen und organisationalen Bedingungen, die den Umgang mit zahlreichen Anforderungen ermöglichen. Als konkrete Führungsaufgabe formuliert bedeutet dies z. B., sich an Absprachen und Vereinbarungen zu halten, bei Konflikten mit den Beteiligten nach gemeinsamen Lösungen zu suchen, die zu erreichenden Ziele nachvollziehbar zu erläutern, Unterstützung bei Schwierigkeiten anzubieten, dem Mitarbeiter Rückendeckung bei überzogenen Erwartungen von Kunden zu geben.

Wie könnte ein Modell gesundheitsförderlichen Führungsverhaltens aussehen?

Das von Vincent [44] entwickelte theoretische Rahmenmodell der gesundheits- und entwicklungsförderlichen Führungsverhalten-Analyse (GEFA) veranschaulicht den Zusammenhang zwischen Führungsverhalten und Mitarbeitergesundheit. Es stellt die

Führungskraft als (Mit-)Gestalterin der Arbeitsaufgaben und Arbeitsbedingungen in den Mittelpunkt. Dieses Modell beschreibt, dass Führungskräfte einen direkten Einfluss auf Anforderungen, Stressoren und Ressourcen haben und somit vermittelt über die Arbeitsbedingungen auf die Gesundheit der Mitarbeiter einwirken *(Tab. 2)*.

Ausgehend von diesem Rahmenmodell wurden folgende drei Faktoren gesundheitsförderlicher Führung als relevant beschrieben [44]:

- überfordernde Führung
- entwicklungsorientierte Führung
- unterstützungsorientierte Führung

Tabelle 2: Gesundheits- und entwicklungsförderliches Führungsverhalten

Überfordernde Führung	
quantitative Überforderung:	Die Führungskraft überträgt ihren Mitarbeitern zu viele Aufgaben, setzt sie unter Zeitdruck und erwartet von ihnen ein zu hohes Arbeitstempo.
qualitative Überforderung:	Die Führungskraft überträgt ihren Mitarbeitern Aufgaben, die zu schwierig sind und diese inhaltlich überfordern.
Entwicklungsorientierte Führung	
Komplexität/ Variabilität:	Die Führungskraft überträgt ihren Mitarbeitern Aufgaben, die den Einsatz von vielfältigen Fähigkeiten und Fertigkeiten erfordern und durch die sich die Mitarbeiter weiterentwickeln können.
Handlungs-spielraum:	Die Führungskraft erweitert die Handlungsspielräume ihrer Mitarbeiter. Sie lässt die Mitarbeiter selbst entscheiden, wie diese ihre Aufgaben bearbeite, und überträgt ihnen weitgehend die Planung, Ausführung und Kontrolle ihrer Arbeit.
Partizipation:	Die Führungskraft beteiligt ihre Mitarbeiter an der Gestaltung von Veränderungen sowie an Entscheidungen, die deren Arbeit oder Arbeitsplatzumgebung betreffen und greift die Ideen und Vorschläge der Mitarbeiter auf.
Vertrauen in die Fähigkeiten der Mitarbeiter:	Die Führungskraft zeigt Vertrauen in die Fähigkeiten und Handlungen ihrer Mitarbeiter und traut ihnen zu, dass sie eigenverantwortlich und selbstständig gute Leistung erbringen.
Unterstützungsorientierte Führung	
instrumentelle Unterstützung/ Information:	Die Führungskraft ist ansprechbar, wenn Probleme bei der Arbeit auftreten, und unterstützt ihre Mitarbeiter im Arbeitsprozess, wenn diese Schwierigkeiten haben. Sie informiert ausreichend und stellt stets alle zur Aufgabenerfüllung relevanten Informationen zur Verfügung.
Klarheit/ Transparenz:	Die Führungskraft erläutert Hintergründe von Entscheidungen und die zu erreichenden Ziele nachvollziehbar und verdeutlicht den Sinn bestimmter Aufgaben. Sie sorgt für eindeutige Zuständigkeiten und Verantwortlichkeiten, stellt sicher, dass die Mitarbeiter ihre Aufgaben verstanden haben und formuliert Aufgabenanforderungen und Erwartungen an ihre Mitarbeiter klar und deutlich.

Tabelle 2: Gesundheits- und entwicklungsförderliches Führungsverhalten *(Fort.)*

Überfordernde Führung	
Anerkennung/ Feedback:	Die Führungskraft würdigt besonderes Engagement ihrer Mitarbeiter durch Lob und Anerkennung. Sie gibt regelmäßig Rückmeldung und lässt ihre Mitarbeiter wissen, wie gut sie ihre Arbeit machen.
Konflikt-management:	Die Führungskraft spricht Konflikte an, sucht mit den Beteiligten nach Lösungen und führt bei Konflikten Lösungen herbei, die die verschiedenen Interessen berücksichtigen.
Kooperation:	Die Führungskraft ermutigt die Mitarbeiter, sich gegenseitig zu unterstützen, Probleme gemeinsam zu lösen und ihr Wissen untereinander auszutauschen.
Karriereunter-stützung:	Die Führungskraft fördert das berufliche Vorankommen ihrer Mitarbeiter und berät sie, wie sie ihre beruflichen Ziele erreichen können.
Integrität/ Fairness:	Die Führungskraft geht offen und ehrlich mit ihren Mitarbeitern um und hält sich an Absprachen und Vereinbarungen. Sie achtet darauf, dass die Aufgaben der Mitarbeiter gerecht verteilt sind und achtet auf Gleichbehandlung der Mitarbeiter.
Fürsorge:	Die Führungskraft erkundigt sich nach dem Wohlergehen ihrer Mitarbeiter, ermutigt diese, eine gute Balance zwischen Berufs- und Privatleben zu finden, spricht einzelne Mitarbeiter an, wenn sie den Eindruck hat, dass sie überlastet sind und achtet darauf, dass Mitarbeiter zu Hause bleiben, wenn sie krank sind.

Darüber hinaus wurde nachgewiesen, dass anhand dieses gesundheits- und entwicklungsförderlichen Führungsverhaltens das Befinden der Mitarbeiter besser vorhergesagt werden kann als durch etablierte Führungskonzepte wie die Transformationale Führung [44].

Stimmt das Selbstbild der Führungskraft mit dem Fremdbild des Mitarbeiters überein?

In verschiedenen Projekten im Gesundheitsmanagement [16, 18, 32] wurde die Methode der Selbst- und Fremdeinschätzung angewandt. Arbeitsplatzanalysen sind generell aussagekräftiger, wenn man denselben Sachverhalt aus unterschiedlichen Perspektiven einschätzen lässt (sogenannte Rundum-Beurteilung oder „360°-Feedback", siehe hierzu Borg [13]). Für die Beschreibung der Führungsqualität gilt dies in besonderer Weise, gehen doch gerade hier die Einschätzungen oft deutlich auseinander: So schreiben Führungskräfte sich selbst auf Nachfrage i. d. R. gute bis sehr gute Führungsfähigkeiten zu, während ihre Mitarbeiter ihnen diese Kompetenzen häufig nicht bescheinigen. In den meisten Untersuchungen kommen sie in der Einschätzung ihrer Mitarbeiter/innen sogar ziemlich schlecht weg [24].

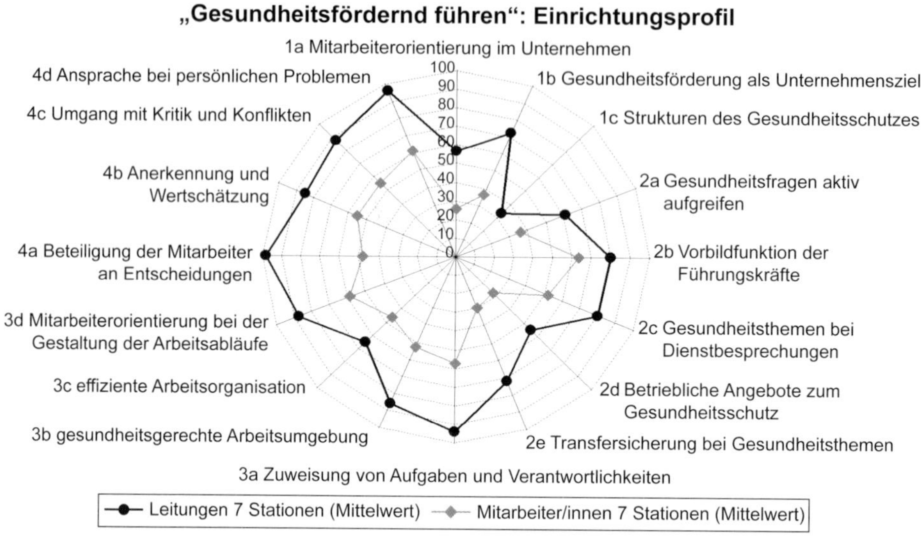

Abbildung 2: Fremd- und Selbsteinschätzungen zu gesundheitsfördernder Führung der Mitarbeiter/innen und Leitungskräfte im Krankenhaus [48]

Diese Diskrepanz kann ebenso als Selbstüberschätzung wie auch als Fremdunterschätzung interpretiert werden. Beide sind häufig Ausdruck eines verloren gegangenen Bezugs zwischen den Führungskräften und ihren Mitarbeitern und Ursache für Missverständnisse zwischen den Interessengruppen.

Welche Möglichkeiten haben Führungskräfte, um mit den Mitarbeitern über die gesundheitliche Arbeitssituation ins Gespräch zu kommen?

Die folgenden Führungsinstrumente können die Führungskraft dabei unterstützen, ihre gesundheitsförderlichen Führungsaufgaben zu übernehmen: die gesundheitsbezogene Team- bzw. Arbeitsbesprechung und das Unterstützungsgespräch.

Kernelement des Arbeits- und Gesundheitsschutzes ist die Beurteilung der Arbeitsbedingungen bezüglich möglicher Gesundheitsgefährdungen (die Gefährdungsbeurteilung). Die Informationsgrundlage hierfür kann durch eine gesundheitsbezogene Team- bzw. Arbeitsbesprechung geschaffen werden, in der die Führungskraft gemeinsam mit ihren Mitarbeitern die Arbeitssituation analysiert. Bei diesem Vorgehen werden die Mitarbeiter befragt, wo „der Schuh am meisten drückt".

Dadurch werden die Mitarbeiter als „Experten" anerkannt, an passgenauen Problemlösungen beteiligt, über alle aktuellen Aktivitäten informiert, ihre Kompetenzen gestärkt und ihre Bedürfnisse ernst genommen.

Das Vorgehen bei dieser gesundheitsbezogenen Team- bzw. Arbeitsbesprechung lässt sich als Handlungszyklus darstellen: Zunächst wird die aktuelle Situation im Team/Arbeitsbereich analysiert (z. B. „Was läuft bei uns gut?", „Was könnte besser laufen?")

und gemeinsam beurteilt. Werden Probleme genannt, beginnt die Bearbeitung damit, ein Ziel zu formulieren (z. B. „Wie sollte es sein?"). Anschließend werden Lösungsideen in einem Brainstorming gesammelt, geeignete Lösungsalternativen ausgewählt und diese möglichst konkret formuliert. Danach werden die Bedingungen zur Umsetzung der Problemlösung geklärt („Bis wann sind diese Schritte umzusetzen?", „Wer ist verantwortlich?", „Wer kontrolliert die Umsetzung?"). Die Durchführung wird in einem mit dem Team/Arbeitsbereich vereinbarten Zeitraum kontrolliert und das Ergebnis bei der nächsten Besprechung diskutiert. Eventuell ergeben sich aus der Umsetzung weiterführende Schlussfolgerungen.

Damit sich das Team/der Arbeitsbereich nicht „verzettelt" und die Besprechung zu befriedigenden Ergebnissen führt, sollte eine feste Gesprächsstruktur eingehalten werden. Am Beispiel des Problems „schlechter Informationsfluss" wird eine Gesprächsstruktur vorgestellt *(Tab. 3)*:

Tabelle 3: Ergebnisprotokoll einer Team- bzw. Arbeitsbesprechung: Leitfragen für eine gesundheitsbezogene Arbeitsbesprechung am Beispiel des Problems „schlechter Informationsfluss zwischen Pflegekräften und Ärzten"

Fragen	Ergebnisse
1. Was ist das Problem?	Schlechter Informationsfluss zwischen Pflegekräften und Ärzten
2. Wo und wann tritt es auf?	In unregelmäßigen Abständen, ca. ein- bis zweimal pro Woche
3. Was ist die Ursache?	Änderungen in der Medikamentengabe werden nicht zuverlässig dokumentiert
4. Welche Beschwerden treten auf?	Druck, Stress, zeitliche Verzögerung, Beschwerden, keine Einflussmöglichkeiten, Handlungsunfähigkeit
5. Welche Lösungsvorschläge gibt es?	Abklärung der Leitung mit Ärzten: Anregung zu einer einheitlichen Dokumentation der Medikamentenvergabe
6. Wer setzt die Maßnahme um?	Verwaltung: Frau Müller
7. Bis wann?	Termin: 1.5.
8. Kontrolle durch wen?	Leitung

Eine konkrete Anleitung, wie solche gesundheitsbezogenen Arbeitsbesprechungen umgesetzt werden können, gibt die Schrift „So geht's mit Ideen-Treffen – Arbeiten: entspannt, gemeinsam, besser" – Gesund und fit im Kleinbetrieb, Tipps für Wirtschaft, Verwaltung und Dienstleistung BGI/GUV-I 7010-1 [12].

Das Unterstützungsgespräch als spezielle Form des Mitarbeitergesprächs dient der Klärung der Frage, wie ein in seiner Leistungsfähigkeit gefährdeter oder gesundheitlich beeinträchtigter Mitarbeiter (wieder) auf einen „positiven Berufspfad" kommen kann. Ein professionell geführtes Gespräch kann auch dazu dienen, Mitarbeiter zu identifizieren, die trotz Unterstützung „die Kurve" höchstwahrscheinlich „nicht kriegen" werden. Die Führungskraft, die das Unterstützungsgespräch durchführt, sollte im Vorfeld folgende Fragen für sich geklärt haben:

- Welche Veränderungen in der Berufsausübung oder in der Lebensführung müssen oder können vom Mitarbeiter erwartet werden („Fordern")?
- Welche Unterstützung kann vom Unternehmen hierzu angeboten werden („Fördern")?

Zu beiden Aspekten werden konkrete Maßnahmen vereinbart (Zielvereinbarung), deren Umsetzung beim nächsten Gespräch gemeinsam geprüft wird.

Darüber hinaus können die anonymisierten Ergebnisse aus den gesundheitsbezogenen Arbeitsbesprechungen und Unterstützungsgesprächen in die Gefährdungsbeurteilung integriert werden.

Verschiedene Ratgeber, Bücher und Broschüren zeigen für Führungskräfte Gestaltungsmöglichkeiten auf und geben konkrete Hinweise für die Umsetzung, wie z. B. Praktischer Ratgeber [29], BKK-Praxishilfe „Kein Stress mit dem Stress" [26].

Welche Rolle spielen die betrieblichen Rahmenbedingungen für die gesundheitsfördernde Führung?

Eine Führungskraft kann nur so gut „gesundheitsfördernd führen", wie es die betrieblichen Rahmenbedingungen ermöglichen.

Das Führungsverhalten ist mit gesamtbetrieblichen Rahmenbedingungen verknüpft. Sowohl die Unternehmensführung (Geschäftsführung) als auch das Personalmanagement gestalten die Grundlage bzw. die Voraussetzungen für ein gesundheitsförderndes Führungsverhalten, deshalb sollte im Unternehmensleitbild neben den Qualitätszielen auch das Wohlbefinden der Mitarbeiter als Unternehmensziel („Welchen Stellenwert hat Gesundheit im Unternehmen?") festgelegt sein oder strukturelle Rahmenbedingungen geschaffen werden, z. B. Qualifizierung von Führungskräften (auf der Grundlage von Führungsleitlinien zu „gesundheitsfördernder Führung", Beratung durch Gesundheitsschutzexperten). Die besondere Relevanz dieser Rahmenbedingungen wurde von den Pflegedienstleitern im Rahmen einer explorativen Interviewstudie ebenfalls hervorgehoben [14].

Gesundheitsfördernd führen sollte nicht nur der direkte Vorgesetzte, sondern es handelt sich um eine Führungsaufgabe, die sich über die verschiedenen Hierarchieebenen erstreckt. „Gesundheitsfördernde Führung" beinhaltet, die Gesundheit der Mitarbeiter zum Ziel und zum Thema zu machen, für Gesundheit und Sicherheit zu sorgen, Arbeitstätigkeiten gesundheitsfördernd zu gestalten und Mitarbeiter motivierend und partizipativ zu führen.

Die vier Handlungsfelder beinhalten sowohl notwendige Führungsstrukturen, d. h. formale Bedingungen, als auch das Führungsverhalten der Vorgesetzten. An der Umsetzung der damit verbundenen Aktivitäten sind alle betrieblichen Führungsebenen beteiligt *(Abb. 3)* [22, 49].

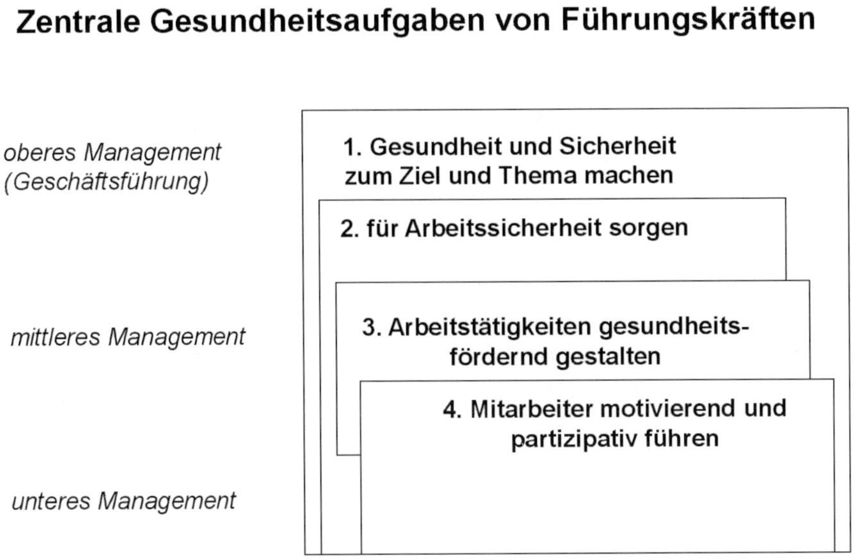

Abbildung 3: Gesundheitsaufgaben und Managementebenen, die vorrangig an der jeweiligen Umsetzung beteiligt sind

Welche Rolle spielen die Arbeitsschutzexperten für die gesundheitsfördernde Führung?

Die Fachkraft für Arbeitssicherheit und der Betriebsarzt stehen der Führungskraft als Experten und Berater für die menschengerechte Gestaltung der Arbeit zur Verfügung. Sie können, wenn erforderlich, als neutrale Moderatoren den Prozess begleiten.

Die Arbeitsschutzexperten können die Führungskräfte beispielsweise mit gezielten Empfehlungen beraten und dadurch befähigen, gesundheitsfördernd zu führen. In den arbeitsmedizinischen Vorsorgeuntersuchungen oder in Beratungsgesprächen allgemein können sie die Führungskraft dabei unterstützen, indem sie dem Betroffenen die Zusammenhänge zwischen möglichen gesundheitlichen Beeinträchtigungen und den Arbeitsbedingungen aufzeigen (in Anlehnung an Becker et al. [11]). Den Mitarbeitern („Betroffenen") kann es leichter fallen, angesichts der Schweigepflicht mit einem Experten anstatt mit dem direkten Vorgesetzten über arbeitsbedingte oder auch private Belastungsfaktoren zu reden. Bei Bedarf können Fachkräfte oder Betriebsärzte auch auf psychotherapeutische oder fachärztliche Hilfsangebote verweisen.

Wie wichtig die Beratung durch die Arbeitsschutzexperten ist, wird am Beispiel der Gefährdungsbeurteilung deutlich. Befragungen, weshalb die geforderte Gefährdungsbeurteilung einschließlich psychischer Belastungsfaktoren bisher nicht erstellt wurde, kommen unter anderem zu folgenden Ergebnissen: Die umsetzungshemmenden Bedingungen liegen neben dem fehlendem Wissen/Qualifikation (55 %) auch in einem mangelnden Problembewusstsein (51 %). Auch die Brisanz (59 %) oder die Schwierigkeit des Themas (89 %) schrecken davon ab, sich mit dem Thema psychische Belastungsfaktoren zu beschäftigen [10]. Die Aufklärung über den Sinn und Zweck einer Gefährdungsbeurteilung scheint hier ebenso wichtig wie der Hinweis auf die gesetzliche Anforderung. Um dem „Motivationsdefizit" (64 %) der betrieblichen Akteure entgegenzuwirken, kann die Aufklärung über den Nutzen einer Gefährdungsbeurteilung nicht nur für die Mitarbeiter, sondern für das gesamte Unternehmen einen sinnvollen Beitrag leisten.

Ausblick

Eine zentrale Herausforderung für den Arbeits- und Gesundheitsschutz ist es, Führungskräfte noch stärker für die Zusammenhänge von menschengerechter Gestaltung der Arbeitsbedingungen und Gesundheit der Mitarbeiter zu sensibilisieren sowie sie für den achtsamen Umgang mit der eigenen Gesundheit zu sensibilisieren.

Literatur

[1] BKK Bundesverband. BKK Gesundheitsreport 2008: Seelische Krankheiten prägen das Krankheitsgeschehen. Essen, 2008

[2] Gute Mitarbeiterführung – Psychische Fehlbelastung vermeiden. Wirtschaftsverlag NW – Verlag für neue Wissenschaft GmbH, Dortmund, 2008

[3] Statistische Ämter des Bundes und der Länder. Demografischer Wandel in Deutschland – Bevölkerungs- und Haushaltsentwicklung im Bund und in den Ländern. Wiesbaden, 2011

[4] DAK Forschung – Gesundheitsreport 2013. Analyse der Arbeitsunfähigkeitsdaten. Update psychische Erkrankungen – Sind wir heute anders krank? Hamburg, 2013

[5] Alpers GN. Beanspruchungen, Ressourcen und Gesundheit von mittleren Führungskräften – Dissertation, Fakultät für Wirtschaftswissenschaften (WIWI), Institut für Industriebetriebslehre und Industrielle Produktion (IIP). Karlsruhe, 2009

[6] Arnold KA, Turner N, Barling J, Kelloway EK, McKee MC. Transformational leadership and psychological well-being: the mediating role of meaningful work. J Occup Health Psychol 2007; 12: 193–203

[7] Badura B, Ritter W, Scherf M: Betriebliches Gesundheitsmanagement – Ein Leitfaden für die Praxis. Edition Sigma, Berlin, 1999

[8] Bamberg E, Busch C, Ducki A: Stress- und Ressourcenmanagement, Strategien und Methoden für die neue Arbeitswelt. Huber, Bern, 2003

[9] Bauer V, Bungard S, Hertle D, Kliner K, Tewes C, Trümmer A: BKK Gesundheitsreport 2012 – Gesundheit fördern, Krankheit versorgen, mit Krankheit leben. Essen, 2012

[10] Beck D, Richter G, Ertel M, Morschhäuser M. Gefährdungsbeurteilung bei psychischen Belastungen in Deutschland – Verbreitung, hemmende und fördernde Bedingungen. Prävention und Gesundheitsförderung 2012; 7: 115–119

[11] Becker T, Breucker G, Ducki A, Engelhardt-Schagen M, Glomm D, Kilian R, Krempien AK, Petersen J, Petereit-Haack G, Schoeller A, Stork J, Wagner S, Wolters J. Häufige Beratungsanlässe im arbeitsmedizinischen Alltag. In: Bundesministerium für Arbeit und Soziales (Hrsg.): Arbeitsmedizin – Psychische Gesundheit im Betrieb – Medizinische Empfehlung. 2011; 37–41

[12] Deutsche Gesetzliche Unfallversicherung. BGI/GUV-I 7010-1 Gesund und fit im Kleinbetrieb. Arbeiten: entspannt, gemeinsam, besser. So geht's mit Ideen-

Treffen. Tipps für Wirtschaft, Verwaltung und Dienstleistung, Berlin, 2010
[13] Borg I. Führungsinstrument Mitarbeiterbefragung: Theorien, Tools und Praxiserfahrungen. Verlag für Psychologie, Göttingen, 2003
[14] Bussler M. Gesundheitsförderliche Führung – Eine explorative Interviewstudie mit Pflegedienstleitungen in Kliniken. Bachelorarbeit. 2013
[15] Ducki A: Führung als Gesundheitsressource. In: Busch C, Roscher S, Ducki A, Kalytta T (Hrsg.): Stressmanagement für Teams in Service, Gewerbe und Produktion – ein ressourcenorientiertes Trainingsmanual. Springer Medizin Verlag, 2009; 73–83
[16] Elke G, Zimolong B. Erfolg im Arbeits- und Gesundheitsschutz durch ein ganzheitliches Management (GAMAGS). In: Badura B, Litsch M, Vetter C (Hrsg.): Fehlzeiten-Report 1999. Psychische Belastung am Arbeitsplatz. Zahlen, Daten, Fakten aus allen Branchen der Wirtschaft. Springer Verlag, 2000; 114–128
[17] Felfe J: Mitarbeiterführung. Hogrefe, Göttingen, 2009
[18] Berufsgenossenschaft für Gesundheitsdienst und Wohlfahrtspflege. BGW-Projekt „Gesundheit als Managementaufgabe" im Klinikum Wahrendorff. Hamburg, 2002
[19] Franke F, Felfe J: Diagnose gesundheitsförderlicher Führung – Das Instrument Health oriented leadership. In: Badura B, Ducki A, Schröder H, Klose J, Macco K (Hrsg.): Fehlzeiten-Report 2011 – Schwerpunkt Führung und Gesundheit. Springer, 2011; 3–13
[20] GeFüGe-NRW. Gesundheitsförderung als integrative Führungsaufgabe zur Gestaltung der Arbeit in Betrieben in NRW (GeFüGe-NRW). http://www.gefuege-nrw.de/index1_0_0 html 2005; letzter Zugriff 06.10.2013
[21] Gregersen S, Kuhnert S, Zimber A, Nienhaus A. Führungsverhalten und Gesundheit – Zum Stand der Forschung. Gesundheitswesen 2011; 73: 3–12
[22] Gregersen S, Zimber A. Projektbericht – Gesundheitsfördernd Führen. http://www.bgw-online.de/DE/Arbeitssicherheit-Gesundheitsschutz/Grundlagen-Forschung/GPR-Medientypen/Fachartikel/Projekt-Gesundheitsfoerderndfuehren html 2008; letzter Zugriff 06.10.2013
[23] Gregersen S, Zimber A, Glaser J, Nienhaus A. Führungsverhalten und Mitarbeitergesundheit. Empirische Zusammenhänge zwischen unterschiedlichen Führungskonzepten und individuellen und organisationalen Indikatoren der Gesundheit. 2011; unveröffentlicht
[24] Hatzmann J, Sternecker P, Wollsching-Strobel P. Eigen- und Fremdbild der deutschen Führungskräfte: Was Führungskräfte wirklich können müssen. Gabler's Magazin: die Zeitschrift für innovative Führungskräfte 1997; 5: 28–31
[25] Kanste O, Kyngas H, Nikkila J. The relationship between multidimensional leadership and burnout among nursing staff. J Nurs Manag 2007; 15: 731–739
[26] BKK Bundesverband. Kein Stress mit dem Stress – Eine Handlungshilfe für Führungskräfte. Essen, 2011
[27] Kuoppala J, Lamminpää A, Liira J, Vainio H. Leadership, job well-being, and health effects – a systematic review and a meta-analysis. J Occup Environ Med 2008; 50: 904–915
[28] Landeweerd JA, Boumans NP. The effect of work dimensions and need for autonomy on nurses' work satisfaction and health. J occup organizat psychol 1994; 67: 207–217
[29] Matyssek AK. Führungsfaktor Gesundheit: So bleiben Führungskräfte und Mitarbeiter gesund. Gabal Verlag, Offenbach, 2007
[30] Matyssek AK. Führung und Gesundheit: Ein praktischer Ratgeber zur Förderung der psychosozialen Gesundheit im Betrieb. 2. Books on Demand, Norderstedt, 2009
[31] Münch E, Walter U, Badura B. Führungsaufgabe Gesundheitsmanagement – Ein Modellprojekt im öffentlichen Sektor. edition sigma, Düsseldorf, 2004
[32] Nieder P. Organisationsentwicklung und betriebliches Gesundheitsmanagement.

Organisationsentwicklung 2004; 04: 44–57
[33] Nielsen K, Randall R, Yarker J, Brenner SO. The effects of transformational leadership on followers' perceived work characteristics and psychological wellbeing: A longitudinal study. Work Stress 2008; 22: 16–32
[34] Pangert B, Schüpbach H. Arbeitsbedingungen und Gesundheit von Führungskräften auf mittlerer und unterer Hierarchieebene. In: Badura B, Ducki A, Schröder H, Klose J, Macco K (Hrsg.): Fehlzeiten-Report 2011 – Führung und Gesundheit: Zahlen, Daten, Analysen aus allen Branchen der Wirtschaft. Springer Medizin Verlag, 2011; 71–79
[35] Paridon H, Windemuth D, Schmidt N. Ausmaß, Stellenwert und betriebliche Relevanz psychischer Belastungen bei der Arbeit aus Sicht der Betriebsärzte und anderer Arbeitsschutzexperten. Ergo Med 2005; 29: 42–48
[36] Ruppert F, Gerstberger C. Sicherheits- und Gesundheitskultur II Faktoren eines ganzheitlichen Verständnisses. In: Zimolong B (Hrsg.): Management des Arbeits- und Gesundheitsschutzes. Gabler, 2001; 201–233
[37] Seltzer J, Numerof RE. Supervisory Leadership and Subordinate Burnout. AMJ 1988; 31: 439–446
[38] Seltzer J, Numerof RE, Bass BM. Transformational Leadership: is it a source of more burnout and stress? J Health Hum Resour Admin 1989; 12: 174–185
[39] Siebecke D, Ciesinger KG. Ausgebrannt – auch junge Branchen altern. In: BKK Bundesverband (Hrsg.): BKK Gesundheitsreport 2010: Gesundheit in einer älter werdenden Gesellschaft. 2010; 72–78
[40] Skakon J, Nielsen K, Borg V, Guzman J. Are leaders' well-being, behaviours and style associated with the affective wellbeing of their employees? A systematic review of three decades of research. Work Stress 2010; 24: 107–139
[41] Stadler P, Spieß E. Führungsverhalten und soziale Unterstützung am Arbeitsplatz. Möglichkeiten und Wege der Beanspruchungsoptimierung. Ergo Med 2002; 2–8
[42] Statistisches Bundesamt. Arbeitsmarkt – Erwerbstätige im Inland. https://www.destatis.de/DE/ZahlenFakten/Indikatoren/Konjunkturindikatoren/Arbeitsmarkt/karb802 html 2013; letzter Zugriff 06.10.2013
[43] Stordeur S, D'Hoore W, Vandenberghe C. Leadership, organizational stress, and emotional exhaustion among hospital nursing staff. J Adv Nurs 2001; 35: 533–542
[44] Vincent S: Gesundheits- und entwicklungsförderliches Führungsverhalten: ein Analyseinstrument. In: Badura B, Ducki A, Schröder H, Klose J, Macco K (Hrsg.): Fehlzeiten-Report 2011 – Schwerpunkt Führung und Gesundheit. Springer, 2011; 49–60
[45] Vincent-Höper S, Gregersen S, Nienhaus A. Do work characteristics mediate the effect of transformational leadership on negative well-being? 2012; under review
[46] Wegge J, von Rosenstiel L. Führung. In: Schuler H (Hrsg.): Lehrbuch Organisationspsychologie. Verlag Hans Huber, 2007; 475–512
[47] Zapf D, Semmer NK. Stress und Gesundheit in Organisationen. In: Schuler H (Hrsg.): Enzyklopädie der Psychologie, Themenbereich D. Hogrefe Verlag, 2004; 1007–1112
[48] Berufsgenossenschaft für Gesundheitsdienst und Wohlfahrtspflege. „Gesundheitsfördernd führen": eine Pilotstudie in ausgewählten BGW Mitgliedsbetrieben, 2007
[49] Zimber A, Gregersen S. Gesundheitsfördernd führen – Ein Projekt der Berufsgenossenschaft für Gesundheitsdienst und Wohlfahrtspflege (BGW). In: Fehlzeiten-Report 2011. Springer Verlag, 2011; 111–119
[50] Zoike E, Bungard S, Ganske V, Grothaus FJ, Hertle D, Tewes C, Trümmer A, Kliner K: Zukunft der Arbeit. Schröers-Druck, Essem, 2011

16 Psychosoziale arbeitsbedingte Einflussfaktoren und Konsequenzen von Burnout bei Beschäftigten in der Behindertenhilfe

A. Kozak, Z. Schillmöller, M. Kersten, A. Nienhaus

Zusammenfassung

Hintergrund: Die Tätigkeit in der Behindertenhilfe ist geprägt durch emotionale Interaktion mit Menschen mit schwierigen und komplexen Verhaltensmustern. Das kann zu hohen psychischen Belastungen der Beschäftigten führen. Empirische Untersuchungen über die psychosoziale Arbeitssituation der Beschäftigten in der Behindertenhilfe in Deutschland gibt es wenige. Das Ziel der Untersuchung ist es, mögliche Zusammenhänge zwischen arbeitsbedingten Belastungen, Ressourcen und Burnout zu untersuchen. Ferner werden Zusammenhänge zwischen Burnout und weiteren Outcomes aufgezeigt.

Methode: Von Januar bis März 2011 wurde eine Querschnittstudie in Wohneinrichtungen der Behindertenhilfe im norddeutschen Raum durchgeführt. Insgesamt wurden 409 Beschäftigte aus 10 Sozialeinrichtungsträgern befragt. Die Responserate betrug 45 %. Psychosoziale Belastungen und Beanspruchungen wurden mit dem Copenhagen Psychosocial Questionnaire (COPSOQ) erfasst.

Ergebnisse: Insgesamt zeigten rund 40 % der Befragten ein erhöhtes Risiko für eine hohe Burnout-Symptomatik (≥ 50) auf. Der Mittelwert auf der Burnout-Skala betrug 43,5 (SD 19,3). Insbesondere Frauen, Beschäftigte in der mittleren Altersgruppe (30–39 Jahre) und solche, die bereits 11–15 Jahre in der Behindertenhilfe tätig waren, gaben häufiger an, emotional erschöpft zu sein. Mittels logistischer Regressionsanalyse wurden Risikofaktoren für hohe Burnout-Werte ermittelt: Anforderungen hinsichtlich der Vereinbarkeit von Familie und Beruf (OR 1,04; 95 % CI 1,03–1,05), emotionale Anforderungen (OR 1,03; 95 % CI 1,01–1,05), Rollenkonflikte (OR 1,02; 95 % CI 1,02–1,03), Arbeitsplatzunsicherheit (OR 1,03; 95 % CI 1,01–1,05) und Feedback (OR 0,98; 95 % CI 0,97–0,99). Beim Vorliegen hoher Burnout-Werte denken die Befragten häufiger daran, ihren Beruf aufzugeben (r = 0,5) und weisen stärkere kognitive Stresssymptome (r = 0,6) auf. Mit zunehmender Burnout-Symptomatik nimmt die Zufriedenheit mit der Arbeit (r = -0,5) und mit dem Leben (r = -0,5) insgesamt ab. Beschäftigte mit einer hohen Burnout-Symptomatik weisen zudem einen schlechteren Gesundheitszustand (r = -0,6) auf.

Schlussfolgerung: Die vorliegende Studie impliziert, dass eine Verbesserung der psychosozialen Arbeitssituation auf Organisationsebene die Burnout-Symptomatik reduzieren und somit auch weitere ungünstige Konsequenzen von Burnout verringert werden können.

Hintergrund

Das psychische und körperliche Wohlbefinden von Beschäftigten in Einrichtungen der Behindertenhilfe generierte in den letzten Jahren zunehmend Aufmerksamkeit. Burnout in Verbindung mit psychologischem Stress am Arbeitsplatz ist allgemein bekannt. Es wird als eine anhaltende Reaktion auf chronisch emotionale und zwischenmenschliche Stressoren am Arbeitsplatz verstanden und durch emotionale Erschöpfung, Depersonalisation und reduzierte persönliche Leistungsfähigkeit abgebildet [31]. Bis zu einem gewissen Grad sind viele Tätigkeiten mit Stress verbunden. Diese Problematik verschärft sich insbesondere bei Menschen, die in emotional fordernden Berufen tätig sind. Die Arbeit in der Behindertenhilfe ist durch die starke Nähe zu Menschen geprägt, die zum Teil schwierige und komplexe Verhaltensmuster aufweisen [22, 38]. Die Erfahrung zeigt, dass Beschäftigte in helfenden Berufen ihre Tätigkeit nicht völlig losgelöst von ihren Empfindungen, Werten und Überzeugungen ausüben können [29].

Untersuchungen in der Behindertenhilfe weisen darauf hin, dass schätzungsweise 25 % [36] bzw. 32 % [19] der Beschäftigten ein hohes Stressniveau und eine große emotionale Belastung bei der Arbeit erleben. Eine häufig genannte Belastung in der Behindertenhilfe ist das herausfordernde Verhalten der Klienten [6, 17, 38, 42]. Weitere Belastungen können körperliche, psychische, soziale und organisatorische Aspekte der Arbeit sein, wie z. B. schlechtes Organisationsklima, hohe quantitative Arbeitsanforderungen, geringer Handlungsspielraum oder mangelnde soziale Unterstützung und Feedback. Mehrere durchgeführte Untersuchungen in Sozialeinrichtungen zeigen konsistente Ergebnisse hinsichtlich der Beziehung zwischen hoher Arbeitsbelastung und erhöhter emotionaler Erschöpfung bzw. allgemeinem Stressempfinden [14, 25, 28]. In einer Studie wird beispielsweise aufgezeigt, dass der Konflikt zwischen Arbeit und Privatleben mit einer höheren Stressbelastung des Betreuungspersonals assoziiert ist [19]. Die Vereinbarkeit von Familie und Beruf wird dadurch erheblich erschwert und wirkt sich negativ auf das allgemeine Wohlbefinden aus.

Positive Einflussfaktoren bzw. Ressourcen bei der Arbeit dienen dazu, einerseits die auftretenden Stressoren zu verhindern bzw. zu mindern und andererseits die persönliche Entwicklung und das Erreichen von Arbeitszielen zu fördern [39]. Zahlreiche Studien in der Behindertenhilfe beschäftigen sich mit dem Aspekt der wahrgenommenen sozialen Unterstützung. Ergebnis ist, dass der sozialen Unterstützung bei der Arbeit mit Menschen mit Behinderungen eine große Bedeutung zukommt [6, 9, 22]. Die Wahrnehmung sozialer Unterstützung steht im Zusammenhang mit reduziertem Stress und Burnout [9, 42], insbesondere wenn die Unterstützung seitens der Vorgesetzten kommt [11, 23]. Die Autoren Hatton und Emerson [18] konnten nachweisen, dass eine praktische Unterstützung von Vorgesetzten mit einer geringen Mitarbeiterfluktuation im Zusammenhang stand.

Weitere Studien in Einrichtungen der Behindertenhilfe weisen schwache Zusammenhänge zwischen hohem Handlungsspielraum und reduzierter Burnout-Symptomatik nach [7, 13, 25]. Demnach fühlen sich Personen in ihrer Freiheit beschränkt, die kaum oder gar kein Mitbestimmungsrecht in Entscheidungsprozessen haben. Hoher Handlungsspielraum steht außerdem im Zusammenhang mit höherer Arbeitszufriedenheit [9].

Die langfristige Exposition gegenüber Stress ist auch mit Fehlzeiten, Krankheit, höherer Fluktuation, geringerer Arbeitsplatzzufriedenheit, reduziertem Engagement und der erhöhten Wahrscheinlichkeit eines Jobwechsels verbunden [16, 18, 20, 36]. Somit stellen die negativen Folgen von Stress nicht nur für professionelle Pflegekräfte, sondern auch für die Qualität der Patientenbetreuung eine ernsthafte Belastung dar [36, 38]. Insgesamt kann Burnout zu niedrigerer Produktivität und Effektivität bei der Ausführung der Tätigkeit führen [31].

Psychisches und körperliches Wohlbefinden der Beschäftigten und intakte soziale Kontakte am Arbeitsplatz sind für die Bereitstellung qualitativ hochwertiger Betreuung und Versorgung unverzichtbar. Daher ist es wichtig, das Verständnis für die Ursachen, Auswirkungen und Folgen von Burnout bei Beschäftigten in der Behindertenhilfe zu vertiefen. Bisher ist über das psychosoziale und organisatorische Arbeitsumfeld und die Folgen von Burnout in diesem Bereich in Deutschland wenig bekannt. Eine deutsche Studie von Kowalski et al. [25] ergab, dass Arbeitsbelastung, Entscheidungsspektrum und männliches Geschlecht signifikante Prädiktoren für emotionale Erschöpfung in der Behindertenhilfe sind. Eine umfassende Analyse berufsbedingter psychosozialer Determinanten von Burnout und damit verbundener Outcomes wurde jedoch noch nicht durchgeführt.

Ziel unserer Studie war es, das Ausmaß der demografischen, arbeitsplatzbezogenen und psychosozialen Arbeitsbedingungen auf das persönliche Burnout-Erleben zu bewerten sowie mögliche Konsequenzen von Burnout zu untersuchen.

Methode

Studienpopulation

Im Rahmen eines von der Berufsgenossenschaft für Gesundheitsdienst und Wohlfahrtspflege (BGW) geförderten Forschungsprojekts in Kooperation mit dem Institut für Versorgungsforschung in Dermatologie und bei Pflegeberufen (IVDP) des Universitätsklinikums Hamburg (UKE) und der Hochschule für Angewandte Wissenschaften Hamburg (HAW) wurde von Januar bis März 2011 eine Querschnittsstudie in Wohneinrichtungen der Behindertenhilfe im norddeutschen Raum durchgeführt. An der Befragung beteiligten sich 10 Sozialeinrichtungsträger mit bis zu 26 Wohnstätten bzw. Wohnheimen und 4 den Wohnstätten angegliederten Außenwohngruppen bzw. Wohngruppenverbünden. Von den insgesamt 905 versendeten Fragebögen kamen 409 an das Studienzentrum zurück. Dies entspricht einer Rücklaufquote von 45 %, wobei der Rücklauf innerhalb der Einrichtungen starken Schwankungen (11 %–90 %) unterlag. Mitarbeiter aller Einkommens- und Berufsgruppen, die in stationären Einrichtungen mit erwachsenen Klienten tätig waren, wurden in der Studie eingeschlossen.

Das Erhebungsinstrument

Bei der Befragung der Beschäftigten in der Behindertenhilfe kam der Copenhagen Psychosocial Questionnaire (COPSOQ) zum Einsatz. Der COPSOQ-Fragebogen ist ein umfassendes Instrument zur Erfassung psychischer Belastungen und Beanspruchungen bei der Arbeit. Er ist auf einem mehrdimensionalen Verfahren aufgebaut, d. h. mit einem breiten Fragespektrum wird versucht, den Aspekten „Belastung" und „Beanspruchung" gerecht zu werden. Die deutsche Standardversion umfasst 22 Skalen und 3 Einzelitems (insgesamt 87 Items). Für die Beantwortung der Items wurde meist eine 5-stufige Likert-Skala vorgegeben (außer der Skalen zur Messung von Lebens- und Arbeitszufriedenheit), wobei die erste Kategorie den Maximalwert (z. B. „stimme voll zu") und die letzte den Minimalwert (z. B. „nicht zu") darstellt. Die kategorialen Items wurden entsprechend der Anzahl der Antwortkategorien auf den Wertebereich zwischen 0 und 100 Punkten (min. = 0; max. = 100) transformiert und in einer neuen Variable zusammengefasst. Diese Transformation ist ein standardisiertes Verfahren und richtet sich nach den Empfehlungen der deutschen COPSOQ-Studie [33]. Mit dieser Transformation der Werte wird eine Vergleichbarkeit der Studien, die die gleichen Methoden anwenden, möglich. Der allgemeine Gesundheitszustand wurde auf einer eindimensionalen numerischen Rating-Skala von 0 bis 10 gemessen, wobei 0 den schlechtesten und 10 den besten Gesundheitszustand darstellten.

Burnout wurde mit dem Copenhagen Burnout Inventory (CBI) gemessen. Der CBI misst die Erschöpfung und deren Attribution durch die Person [26]. Im COPSOQ-Fragebogen wird die Subskala „personal burnout" verwendet. Die 6 Items umfassende Skala ist eine der 3 modular einsetzbaren Subskalen aus dem CBI („work related" und „client related burnout"), die die persönliche Erschöpfung und Anfälligkeit misst. Für die Interpretation gilt, eine hohe Punktzahl deutet auf eine hohe Burnout-Symptomatik hin. In der deutschen Validierungsstudie ermittelten Nübling et al. [33] einen Cronbach's Alpha-Wert von 0,91.

Statistische Analyse

Deskriptive Statistik wurde verwendet um die Stichprobe zu beschreiben. Wechselseitige Zusammenhänge zwischen intervallskalierten Variablen wurden mithilfe von Korrelationen untersucht. Mittels Kreuztabellen und dem Chi-Quadrat-Test wurden Gruppenverteilungen und damit indirekt auch die Zusammenhänge zwischen soziodemografischen bzw. arbeitsbezogenen Variablen (Geschlecht, Altersgruppe, Berufserfahrung, Unterstützungsbedarf, Belastung durch herausforderndes Verhalten, Wochenarbeitsstunden sowie vier verschiedene Schichttypen) und den Burnout-Ausprägungen (niedrig vs. hoch) analysiert.

In einer explorativen multivariaten Analyse wurde mithilfe der logistischen Regression der Effekt von psychosozialen Faktoren auf die Zielvariable Burnout berechnet. Die Modellbildung erfolgte schrittweise rückwärts unter Verwendung des Change-Kriteriums [21]. Um die Interpretation der einzelnen signifikanten Prädiktoren für Burnout zu vereinfachen, kategorisierten wir die Variablen auf Basis der Tertile und berechneten

Odds Ratios (OR) und das 95 %-Confidenzintervall (CI) für die ausgewählten Variablen. Die nicht exponierte Gruppe (unterstes Tertil) diente als Referenz. Zur Dichotomisierung der Burnout-Variablen diente der mittlere Skalenwert. Die Einteilung erfolgte in niedrige Burnout-Symptomatik (Werte 0–49) und hohe Burnout-Symptomatik (Werte 50–100). Borritz et al. [3] empfehlen, den Cut-off-point bei der Skalenmitte und nicht bei dem Median oder dem Mittelwert zu setzen. Damit kann sichergestellt werden, dass die Definition von niedriger bzw. hoher Burnout-Symptomatik unabhängig von der Verteilung der Burnout-Variable in der zugrunde liegenden Studienpopulation ist. Das Signifikanzniveau wurde auf $p < 0,05$ festgelegt; alle Tests waren zweiseitig. Die Analyse der Daten wurde mit SPSS Version 17.0 durchgeführt.

Ergebnisse

Die Studienpopulation ist in *Tabelle 1* beschrieben. Das Studienkollektiv bestand zu 72 % aus Frauen. Das Durchschnittsalter der Teilnehmer bei der Rekrutierung betrug 41,4 Jahre (SD = 11,6). Ein verhältnismäßig großer Anteil (30 %) hatte bis zu 5 Jahre Berufserfahrung in der stationären Behindertenhilfe. Die Mehrheit (60 %) berichtete, dass sie Personen mit einem hohen Grad an Unterstützungsbedarf betreuten (Grad 4–5). Körperliche Aggression hatten 81 % und verbale Aggression 64 % der Befragten in den vergangenen 12 Monaten erlebt. Durch diese Aggressionen fühlten sich 51 % leicht, 29 % mäßig, und 19 % hochgradig belastet (keine Tabelle).

Tabelle 1: Beschreibung der Stichprobe (n = 409)

Variablen	n	%
Geschlecht		
Männlich	115	28,1
Weiblich	293	71,6
Altersgruppen[a]		
< 30 Jahre	75	18,3
30–39 Jahre	88	21,5
40–49 Jahre	114	27,9
> 50 Jahre	110	26,9
Berufserfahrung		
≤ 5 Jahre	121	29,6
6–10 Jahre	94	23
11–15 Jahre	84	20,5
16–20 Jahre	50	12,2
> 20 Jahre	59	14,4

Tabelle 1: Beschreibung der Stichprobe (n = 409) *(Fort.)*

Variablen	n	%
Beruflicher Hintergrund		
Erzieher	110	26,9
Heilerziehungspfleger	102	24,9
Krankenpfleger	57	13,9
Krankenpflegehelfer	20	4,9
Sozialarbeiter	38	9,3
Azubis/FSJ/Zivi	29	7,1
Andere	51	12,5
Assistenzbedarf der Klienten		
Gering (1–2)	33	8,1
Mittel (3)	122	29,8
Hoch (4–5)	245	59,9
Wöchentliche Arbeitszeit		
≥ 35 h/Woche	198	48,4
15–34 h/Woche	188	46
≤ 15 h/Woche	22	5,4

[a] Fehlende Werte höher als 5 % auf Grund von Non-responder (*n* = 22).

Verteilung von Burnout

Die Summenwerte der Burnout-Skala haben eine Spannweite von 0–100. Je höher der Skalensummenwert, desto stärker ist der persönliche Burnout bei den Befragten ausgeprägt. Der Mittelwert (MW) der Skala lag bei 43,5 (SD = 19,3) und der Median bei 41,7 Punkten. Ausgehend von einer Differenzierung des Skalenwerts (≥ 50), zeigten rund 40 % der Befragten stärkere Burnout-Symptomatik. Zusammenhänge zwischen den demografischen und arbeitsbezogenen Variablen und erhöhter Burnout-Symptomatik wurden statistisch überprüft. Die Ergebnisse sind in der *Tabelle 2* dargestellt. Eine signifikante Assoziation wurde zwischen Burnout-Symptomatik und Alter beobachtet. Der Anteil mit hoher Burnout-Symptomatik war bei Beschäftigten zwischen 30–39 Jahren am höchsten. Im Vergleich zu Teilnehmern mit weniger als 10 Jahren Berufserfahrung, waren solche mit 11–15 Jahren am häufigsten von hoher Burnout-Symptomatik betroffen. Die Wahrscheinlichkeit für hohe Werte auf der Burnout-Skala stieg mit der Anzahl der Wechselschichten pro Monat deutlich an. Die hohe Burnout-Symptomatik korrelierte ebenfalls mit dem Belastungsgrad, hervorgerufen durch das herausfordernde Verhalten der Klienten. In der Teilgruppe mit niedrigem Belastungsgrad betrug die

Burnout-Symptomatik 27 %, verglichen mit 61 % in der Teilgruppe mit hohem Belastungsgrad. Frauen gaben häufiger an, emotional erschöpft zu sein als Männer (43 % vs. 34 %); der Unterschied war jedoch statistisch nicht signifikant. Auch Aspekte wie Grad des Unterstützungsbedarfs, Arbeitsumfang, Bereitschaftsdienst, Nachtdienst und geteilter Dienst zeigten keine signifikanten Assoziationen mit den Burnout Ausprägungen.

Variablen, die signifikant mit Burnout im Zusammenhang standen, wurden in die logistische Regressionsanalyse als potenzielle Prädiktoren eingeschlossen. Das Geschlecht wurde im Modell ebenfalls berücksichtigt. Gegenüber Männern wiesen Frauen ein um das Zweifache erhöhte Risiko auf, emotional erschöpft zu sein (OR 1,9; 95 % CI 1,02–3,5). Beschäftigte zwischen 30–39 Jahren hatten gegenüber ihren jüngeren Kollegen (< 30 Jahre) ein erhöhtes Burnout-Risiko (OR 2,7; 95 % CI 1,1–6,4).

Tabelle 2: Assoziation zwischen Burnout und soziodemografischen sowie berufsbezogenen Variablen

Variablen	Niedriger Burnout *n* = 242		Hoher Burnout *n* = 163		p-Wert
	n	%	n	%	
Geschlecht (*n* = 404)					,09
Männlich	75	66,4	38	33,6	
Weiblich	167	57,4	124	42,6	
Alter (*n* = 383)					,03
< 30 Jahre	54	72	21	28	
30–39 Jahre	42	48,8	44	51,2	
40–49 Jahre	66	58,9	46	41,1	
> 50 Jahre	69	62,7	41	37,3	
Berufserfahrung (*n* = 404)					< ,01
≤ 5 Jahre	82	68,3	38	31,7	
6–10 Jahre	63	67	31	33	
11–15 Jahre	48	46,3	44	53,7	
16–20 Jahre	26	52	24	48	
> 20 Jahre	32	55,2	26	44,8	
Assistenzbedarf (*n* = 396)					,12
Gering (1–2)	22	66,7	11	33,3	
Mittel (3)	79	65,8	41	34,2	
Hoch (4–5)	135	55,6	108	44,4	
Wöchentliche Arbeitszeit (*n* = 404)					,59
≥ 35 h/Woche	123	62,4	74	37,6	

Tabelle 2: Assoziation zwischen Burnout und soziodemografischen sowie berufsbezogenen Variablen *(Fort.)*

Variablen	Niedriger Burnout *n* = 242		Hoher Burnout *n* = 163		p-Wert
	n	%	n	%	
15–34 h/Woche	106	57,3	79	42,7	
≤ 15 h/Woche	13	59,1	9	40,9	
Bereitschaftsdienst[a] (*n* = 405)					,09
Nie/k. A.	183	57	138	43	
1–5	46	69,7	20	30,3	
≥ 6	13	72,2	5	27,8	
Nachtdienst[a] (*n* = 405)					,71
Nie/k.A.	138	58,5	98	41,5	
1–5	71	60,2	47	39,8	
≥ 6	33	64,7	18	35,3	
Geteilter Dienst[a] (*n* = 405)					,32
Nie/k.A.	177	62,1	108	37,9	
1–5	46	53,5	40	46,5	
≥ 6	19	55,9	15	44,1	
Wechseldienst[a] (*n* = 405)					,02
Nie/k.A.	86	70,5	36	29,5	
1–5	52	54,2	44	45,8	
≥ 6	104	55,6	83	44,4	
Belastet durch Aggression (*n* = 402)					< ,001
Niedrig	151	73,3	55	26,7	
Mäßig	60	50,4	59	49,6	
Hoch	30	39	47	61	

[a] Anzahl der Dienste bezogen auf den letzten Monat.

Psychosoziale Faktoren und Burnout

Die Ergebnisse der Korrelationsmatrix zeigten, dass nahezu alle erfassten COPSOQ-Skalen signifikant mit Burnout korrelierten *(Tab. 3)*. Die stärksten Zusammenhänge mit der Burnout-Skala wurden für die Skalen Work-privacy conflict (r = 0,61), Anforderungen, Emotionen zu verbergen (r = 0,46), Rollenkonflikte (r = 0,46), emotionale Anforderungen (r = 0,43) und Mobbing (r = 0,41) beobachtet. Mittels multivariater Analyse wurden folgende signifikante Prädiktoren für hohe Burnout-Werte identifiziert *(Tab. 4)*: emotionale

Tabelle 3: Pearsons Korrelationsmatrix der psychosozialen Belastungen und Beanspruchungen (Outcomes)

Skalen	1.	2.	3.	4.	5.	6.	7.	8.	9.	10.	11.	12.	13.	14.	15.	16.	17.	18.
1. Burnout	1																	
2. Quantitative Anforderungen	,39**	1																
3. Emotionale Anforderungen	,43**	,43**	1															
4. Anford., Gefühle zu verbergen	,46**	,35**	,48**	1														
5. Work-privacy conflict	,61**	,50**	,46**	,48**	1													
6. Einfluss bei der Arbeit	-,22**	-,02	,02	-,22**	-,19**	1												
7. Entscheidungsspielraum	-,23**	-,14**	-,19**	-,25**	-,28**	,44**	1											
8. Entwicklungsmöglichkeiten	-,20**	,03	,004	-,25**	-,19**	,48**	,26**	1										
9. Bedeutung der Arbeit	-,36**	-,13**	-,15**	-,35**	-,27**	,35**	,25**	,59**	1									
10. Arbeitsplatzverbundenheit	-,23**	-,09	,02	-,26**	-,26**	,37**	,22**	,49**	,58**	1								
11. Vorhersehbarkeit	-,37**	-,22**	-,20**	-,33**	-,39**	,34**	,29**	,46**	,47**	,51**	1							

Tabelle 3: Pearsons Korrelationsmatrix der psychosozialen Belastungen und Beanspruchungen (Outcomes) *(Fort.)*

Skalen	1.	2.	3.	4.	5.	6.	7.	8.	9.	10.	11.	12.	13.	14.	15.	16.	17.	18.
12. Rollenklarheit	-,28**	-,21**	-,13**	-,24**	-,27**	,22**	,22**	,38**	,45**	,39**	,55**	1						
13. Rollenkonflikte	,46**	,37**	,30**	,48**	,46**	-,13*	-,09	-,26**	-,37**	-,35**	-,44**	-,33**	1					
14. Führungs-qualität	-,36**	-,26**	-,19**	-,31**	-,34**	,25**	,22**	,48**	,44**	,49**	,62**	,46**	-,49**	1				
15. Soziale Unterst. (Kollegen)	-,25**	-,14**	-,17**	-,24**	-,30**	,21**	,29**	,26**	,36**	,30**	,36**	,30**	-,25**	,34**	1			
16. Soziale Unterst. (Vorgesetzte)	-,33**	-,28**	-,19**	-,34**	-,38**	,27**	,30**	,43**	,38**	,42**	,59**	,46**	-,45**	,75**	,48**	1		
17. Feedback	-,24**	-,09	-,08	-,22**	-,16**	,19**	,16**	,29**	,27**	,31**	,38**	,26**	-,21**	,45**	,44**	,49**	1	
18. Soziale Bezie-hungen	-,06	-,17**	-,07	-,08	-,08	,07	,19**	,08	,12*	,09	,13**	,12*	-,03	,12*	,29**	,19**	,15**	1
19. Gemeinschafts-gefühl	-,28**	-,12*	-,13*	-,29**	-,30**	,28**	,24**	,35**	,43**	,41**	,41**	,36**	-,37**	,46**	,64**	,46**	,42**	,26**
20. Mobbing	,41**	,19**	,20**	,33**	,41**	-,26**	-,23**	-,23**	-,35**	-,24**	-,36**	-,28**	,44**	-,42**	-,31**	-,40**	-,20**	-,02
21. Arbeitsplatzun-sicherheit	,32**	,05	,12*	,22**	,24**	-,20**	-,18**	-,14**	-,21**	-,13**	-,23**	-,21**	,16**	-,15**	-,08	-,16**	-,09	-,03
22. Berufsaufgabe	,49**	,21**	,27**	,29**	,39**	-,26**	-,22**	-,32**	-,44**	-,37**	-,33**	-,31**	,38**	-,36**	-,25**	-,30**	-,16**	-,06
23. Arbeitsplatzzu-friedenheit	-,49**	-,27**	-,28**	-,39**	-,45**	,37**	,34**	,51**	,57**	,57**	,57**	,48**	-,53**	,68**	,46**	,60**	,38**	,16**
24. Allg. Gesund-heitszustand	-,62**	-,27**	-,28**	-,32**	-,43**	,18**	,21**	,15**	,28**	,19**	,24**	,18**	-,36**	,24**	,18**	,26**	,17**	,12*

Tabelle 3: Pearsons Korrelationsmatrix der psychosozialen Belastungen und Beanspruchungen (Outcomes) *(Fort.)*

Skalen	1.	2.	3.	4.	5.	6.	7.	8.	9.	10.	11.	12.	13.	14.	15.	16.	17.	18.
25. Kognitiver Stress	,64**	,28**	,27**	,29**	,43**	-,20**	-,21**	-,21**	-,36**	-,15**	-,32**	-,32**	,34**	-,26**	-,21**	-,26**	-,26**	-,08
26. Lebenszufriedenheit	-,47**	-,13**	-,16**	-,25**	-,34**	,28**	,21**	,24**	,31**	,26**	,29**	,19**	-,24**	,26**	,21**	,26**	,22**	,06
Fortgesetzt …	19.	20.	21.	22.	23.	24.	25.	26.										
19. Gemeinschaftsgefühl	1																	
20. Mobbing	-,45**	1																
21. Arbeitsplatzunsicherheit	-,17**	,29**	1															
22. Berufsaufgabe	-,39**	,36**	,14**	1														
23. Arbeitsplatzzufriedenheit	,56**	-,45**	-,23**	-,52**	1													
24. Allg. Gesundheitszustand	,24**	-,34**	-,27**	-,36**	,39**	1												
25. Kognitiver Stress	-,32**	,26**	,27**	,38**	-,35**	-,47*	1											
26. Lebenszufriedenheit	,27**	-,25**	-,23**	-,34**	,41**	,43**	-,37**	1										

Die Anzahl der Antworten variierte zwischen $n = 400$ und 409. * $p < ,05$. ** $p < ,01$.

Anforderungen, Work-privacy conflict, Rollenkonflikte und Arbeitsplatzunsicherheit. Feedback auf die geleistete Arbeit fungierte als Schutzfaktor. Die im Modell berücksichtigten Einflussgrößen erreichten eine Varianzaufklärung von 49 %. Zur besseren Interpretation der gewonnenen Ergebnisse wurden quantifizierte Risiken auf der Basis der Tertile berechnet und in *Tabelle 5* dargestellt.

Tabelle 4: Signifikante psychosoziale Prädiktoren für Burnout – Ergebnisse der multivariaten Analyse, adjustiert für soziodemografische und arbeitsbezogene Variablen

Variablen	OR[a]	95 % CI
Emotionale Anforderungen	1,03**	[1,01, 1,05]
Work-privacy conflict	1,04**	[1,03, 1,05]
Rollenkonflikte	1,02*	[1,02, 1,03]
Feedback	0,98*	[0,97, 0,99]
Arbeitsplatzunsicherheit	1,03**	[1,01, 1,05]

OR = odds ratio; CI = Confidenzintervall. Nagelkerke's Pseudo-R^2 = ,49; Cox and Snell's Pseudo-*R2* = ,36
Die Größe der Gesamtstichprobe wurde aufgrund fehlender Werte auf n = 368 reduziert.
[a] Adjustiert für Alter, Geschlecht, Berufserfahrung, Wechselschichten sowie Belastung durch Aggression
* $p < ,05$. ** $p < ,01$.

Burnout und weitere Outcomes

Beim Vorliegen hoher Burnout-Werte denken die Befragten häufiger daran, ihren Beruf aufzugeben (r = 0,49) und weisen stärkere kognitive Stresssymptome auf (r = 0,64). Mit zunehmender Burnout-Symptomatik nimmt die Zufriedenheit mit der Arbeit (r = -0,49) und mit dem Leben (r = -0,47) insgesamt ab. Beschäftigte mit hohen Burnout-Werten weisen zudem einen schlechteren Gesundheitszustand (r = -0,62) auf *(Abb. 1).*

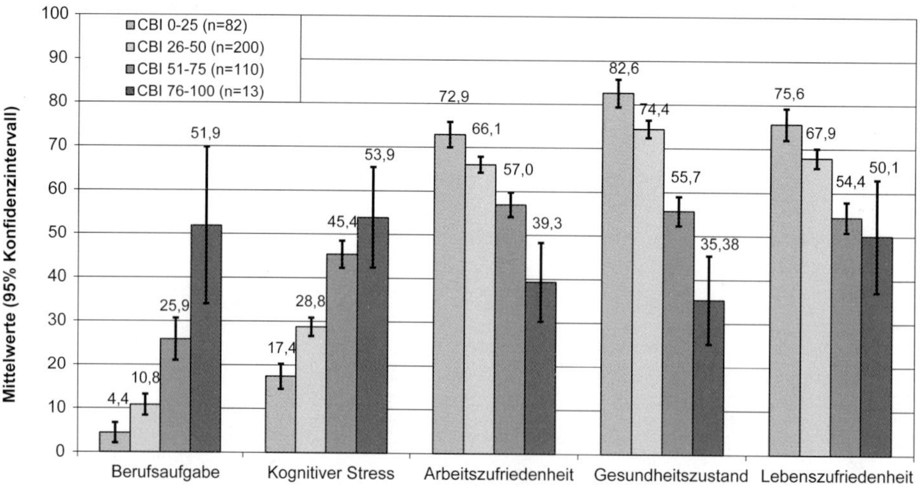

Abbildung 1: Mittelwerte der Outcomes bezogen auf die Quartile der Subskala „personal burnout" des Copenhagen Burnout Inventory (CBI)

Tabelle 5: Quantifizierte Ergebnisse aus der multivariaten Analyse – Prädiktoren für Burnout-Risiko

Variablen	Hohes Burnout Risiko (n = 143)		OR	95 % CI
	n	%		
Geschlecht				
Männlich	38	33,6	1	–
Weiblich	124	42,6	1,9	[1,02, 3,45]
Alter				
< 30 Jahre	21	5,4	1	–
30–39 Jahre	44	11,4	2,7	[1,11, 6,41]
40–49 Jahre	46	11,9	1,0	[0,44, 2,32]
> 50 Jahre	41	10,6	0,7	[0,31, 1,67]
Work-privacy conflict				
Niedrig	17	13,8	1	–
Mäßig	61	40,9	3,5	[1,73, 6,89]
Hoch	65	67,7	6,7	[3,02, 14,74]
Rollenkonflikte				
Niedrig	27	23,3	1	–
Mäßig	81	38,9	1,4	[0,74, 2,55]
Hoch	35	79,5	5,0	[1,85, 13,75]
Emotionale Anforderungen				
Niedrig	6	13,6	1	–
Mäßig	74	32,9	2,5	[0,82, 7,76]
Hoch	63	63,6	7,6	[2,25, 25,36]
Arbeitsplatzunsicherheit				
Niedrig	86	32,1	1	–
Mäßig	49	53,8	2,2	[1,20, 3,93]
Hoch	8	88,9	20,3	[1,96, 210,01]
Feedback				
Niedrig	42	45,2	1	–
Mäßig	93	44,1	0,9	[0,48, 1,62]
Hoch	8	12,5	0,2	[0,06, 0,54]

OR = Odds Ratio; CI = Confidenzintervall.

Diskussion

40 % der Studienpopulation zeigte entsprechend des Cut-off-Wertes ein höheres persönliches Burnout-Risiko. In der Studie von Kowalski et al. [25] mit pflegerisch und pädagogisch tätigen Beschäftigten in Deutschland gaben 29 % der Befragten moderate und 7,4 % hohe Burnout-Symptomatik an. Allerdings kann durch das Setzen von willkürlichen Cut-Off-Werten das Burnout-Risiko überschätzt werden. Folglich werden die Mittelwerte anderer Berufsgruppen herangezogen, deren Daten mit gleichen Instrumenten erhoben wurden. Der in dieser Studie ermittelte Mittelwert ist in etwa vergleichbar mit dem Durchschnittswert aller Berufsgruppen aus der COPSOQ-Datenbank (MW = 43, SD = 19; Stand 2011). Des Weiteren zeigt sich ein geringer Mittelwertunterschied zu den Beschäftigten in Sozial- und Gesundheitsberufen (MW = 45, SD = 17) [34].

Die vorliegenden Ergebnisse zeigen, dass Frauen gegenüber Männern ein 2-fach erhöhtes Risiko einer hohen Burnout-Symptomatik aufweisen. Studienergebnisse in der allgemeinen Burnout-Forschung zum Zusammenhang zwischen Geschlecht und Burnout sind uneinheitlich. Einige Studien weisen eine hohe Burnout-Symptomatik bei Frauen nach, andere wiederum zeigen, dass Männer häufiger von Burnout betroffen sind [31]. Im Gegensatz zu den vorliegenden Studienergebnissen weisen Männer in der Studie von Kowalski et al. [25] ein 4-fach erhöhtes Risiko für eine hohe emotionale Erschöpfung auf. Andere Studien hingegen konnten den Zusammenhang zwischen Geschlecht und Burnout nicht belegen [28, 32, 40].

In einem Übersichtsartikel zum „Job-Burnout" berichten die Autoren, dass das Alter der Beschäftigten in einer konsistent starken Beziehung mit Burnout steht. Bei jungen Beschäftigten sind die Burnout-Werte stärker ausgeprägt als bei solchen zwischen dem 30. und 40. Lebensjahr [31]. Unsere Ergebnisse zeigen allerdings, dass vor allem Beschäftigte im Alter zwischen 30 und 39 Jahren häufiger von hohem Burnout betroffen sind als Jüngere.

In der vorliegenden Studie gab die Mehrheit der Befragten an, in den vergangenen 12 Monaten körperliche Aggression (64 %) erlebt zu haben; 81 % berichteten von verbaler Aggression. Diese Ergebnisse deuten darauf hin, dass aggressive Verhaltensweisen zum Betreuungsalltag in Einrichtungen der Behindertenhilfe gehören. Aggressivität ist eine sehr häufig auftretende Verhaltensweise bei Menschen mit geistiger Behinderung und wird von Beschäftigten in diesem Umfeld oft als ein charakteristischer Stressor gesehen [6]. Diesen Umstand bestätigten auch unsere Ergebnisse: der wahrgenommene Stress durch aggressives Verhalten stand in einem positiven signifikanten Zusammenhang mit Burnout. Knapp die Hälfte (48 %) der Befragten fühlte sich mäßig bis stark durch herausforderndes Verhalten von Klienten belastet. Aufgrund der Exposition gegenüber diesem Verhalten können bei Beschäftigten negative emotionale Reaktionen hervorgerufen werden, die sich wiederum nachteilig auf Burnout auswirken [37]. Nach Adjustierung für weitere arbeitsbezogene Faktoren konnte der Einfluss auf Burnout jedoch nicht bestätigt werden. Dabei scheinen die psychosozialen Aspekte bei der Arbeit die zuverlässigen Prädiktoren für Burnout zu sein. Insgesamt erklären sie 49 % der

Gesamtvarianz in der abhängigen Variable Burnout: (1) Emotionale Anforderungen, (2) Rollenkonflikte, (3) Konflikt zwischen Arbeit und Privatsphäre, Arbeitsplatzunsicherheit und Feedback.

Unsere Ergebnisse unterstützen die generelle Annahme, dass Burnout bei Beschäftigten durch emotionsbesetzte Klientenkontakte induziert wird. Im Dienstleistungssektor wie der Behindertenhilfe ist eine starke Klientenorientierung und Klientenzufriedenheit entscheidend, woraus sich hohe Ansprüche an die Beschäftigten ergeben. Von ihnen wird erwartet, dass sie ihre Emotionen gegenüber den Klienten und in schwierigen Situationen regulieren können [6]. In einer Validierungsstudie von Kristensen et al. [27] mit unterschiedlichen Berufsgruppen konnte gezeigt werden, dass sogenannte „high-touch"-Berufe in den beiden Aspekten „emotionale Anforderungen" und „Anforderungen, Emotionen zu verbergen" die höchsten Werte erzielten. In einer prospektiven Studie mit einem Follow-up von drei Jahren stellte „emotionale Anforderung" einen prospektiven Prädiktor für alle drei Subskalen des CBI-Fragebogens dar [2]. Je stärker die von der Organisation oder dem persönlichen Leitbild geforderten Gefühlsäußerungen im Widerspruch zu den tatsächlichen Gefühlen stehen, umso wahrscheinlicher ist es, dass Betroffene emotionale Dissonanz empfinden. Die vorliegenden Daten bestätigen diese Annahme und verdeutlichen damit, dass Emotionsarbeit einen negativen Effekt auf das psychische Wohlbefinden der Mitarbeiter in helfenden Berufen ausübt.

Mit zunehmenden Rollenkonflikten vergrößert sich das Risiko für eine hohe Burnout-Symptomatik. Diese Ergebnisse stehen im Einklang mit anderen Studien, die darauf hinweisen, dass Rollenkonflikte bei der Arbeit zu stärkerer beruflicher Belastung und emotionaler Erschöpfung führen [1, 12]. Das Ausmaß, in dem die Tätigkeit das Privatleben beeinträchtigte, trug signifikant zum persönlichen Burnout der Befragten bei. Dieser Anforderungsaspekt fand bisher wenig Beachtung in der Literatur über die Lage der Beschäftigten in der Behindertenhilfe. Lediglich eine Studie weist darauf hin, dass ein Konflikt zwischen Beruf und Privatleben ein wesentlicher Prädiktor für das allgemeine Stressempfinden beim Betreuungspersonal ist [19]. Eine weitere Befragung unter Ärzten mit dem COPSOQ-Fragebogen verdeutlicht, dass Ärzte, die hohe Werte auf der Skala „Work-privacy-conflict" angaben, sich viel stärker emotional erschöpft fühlten als diejenigen, die kaum von diesem Konflikt betroffen waren (MW = 55 vs. MW = 26) [10].

Von den Beschäftigten wahrgenommene Arbeitsplatzunsicherheit steht in einem positiven Zusammenhang mit persönlichem Burnout. Forschungsergebnisse mit anderen Berufsgruppen bestätigten signifikante Auswirkungen von Arbeitsplatzunsicherheit auf Burnout [4, 5]. Um den wachsenden sozialen, gesellschaftlichen und wirtschaftlichen Veränderungen standzuhalten, durchlaufen Organisationen vermehrt Umstrukturierungsmaßnahmen (z. B. Fusionen), die mit Stellenabbau einhergehen können [31]. Als Konsequenz auf derartige Veränderungen reagieren viele Beschäftigte mit verstärkter Arbeitsplatzunsicherheit. Dieser Zustand wirkt sich nicht nur ungünstig auf das psychomentale Wohlbefinden aus; ein dadurch vermindertes Commitment gegenüber dem Beruf kann indirekt auch Einfluss auf die Qualität der Betreuung und Versorgung der Klienten haben [4]. Diese Ergebnisse müssen jedoch vorsichtig interpretiert werden, da es eher unwahrscheinlich ist, dass lang anhaltende Arbeitsplatzunsicherheit inhärent für diese Stichprobe war (MW = 24,3). Darüber hinaus zeigte nur eine kleine Gruppe (n = 8 im obersten Tertil) hohe Werte auf der Burnout-Skala. Dieses könnte die Validität der vorliegenden Ergebnisse limitieren.

Feedback von Kollegen und Vorgesetzten stellt eine wichtige Ressource dar. Die Ergebnisse implizieren, dass konstante Rückmeldungen zur erbrachten Leistung bei der Arbeit die Wahrscheinlichkeit für hohe Burnout-Symptomatik reduzieren können. Studien mit Pflegepersonal zeigen, dass die emotionale Erschöpfung bei Beschäftigten, die nur wenig Feedback erhielten und nur geringe Kenntnisse über die Ergebnisse ihrer Bemühungen hatten, höher war. Außerdem argumentierten die Autoren, dass Feedback für die Erhaltung positiver Selbstbewertung essenziell sei [30].

Diese Untersuchung führt zu interessanten Erkenntnissen in Bezug auf die Folgen von Burnout. Bei allen untersuchten Outcome-Parametern wurden signifikante Zusammenhänge beobachtet. Beschäftigte mit einem höheren persönlichen Burnout-Risiko dachten häufiger darüber nach, den Beruf aufzugeben. Eine ausgeprägte Burnout-Symptomatik war stark mit einem schlechten Gesundheitszustand assoziiert. Ähnliche Ergebnisse finden sich in der NEXT-Studie bei Kranken- und Altenpflegepersonal; Burnout korrelierte hier mit krankheitsbedingten Arbeitsausfällen [41]. Personen in unserer Studie mit einer ausgeprägten Burnout-Symptomatik waren nicht nur unzufriedener mit ihrer Arbeit, sondern auch mit ihrem Leben im Allgemeinen.

Ursächliche Zusammenhänge sollten jedoch nur zurückhaltend abgeleitet werden. Zunehmender kognitiver Stress, ein schlechter allgemeiner Gesundheitszustand sowie ein zunehmend hohes Maß an Belastung können ebenso die eigentliche Ursache für Burnout sein. Eine Langzeitstudie von Jenkins und Maslach [24] zeigte, dass psychisch gesündere Probanden eher in der Lage waren, zwischenmenschlich anspruchsvolle Jobs aufzunehmen und in ihnen langfristig zu verbleiben. Unter diesen Voraussetzungen ist unsere Korrelationsstudie nicht in der Lage, mögliche kausale Zusammenhänge zwischen dem Burnout-Syndrom und weiteren Beanspruchungen zu verifizieren; sie deutet jedoch an, dass eine Verringerung der Burnout-Symptomatik sich positiv auf das allgemeine Wohlbefinden der Beschäftigen auswirken könnte.

Limitationen

Aufgrund der unklaren zeitlichen Sequenz zwischen Exposition und Outcome können die beobachteten Zusammenhänge zwischen psychosozialen Belastungen und Beanspruchungen nur mit Vorsicht interpretiert werden. Außerdem wird argumentiert, dass Befragungsstudien dieser Form Gefahr laufen, den sogenannten „Common Method Bias" zu erzeugen. Diese Bias-Form kann auftreten, wenn z. B. die Erfassung unabhängiger und abhängiger Variablen zum selben Zeitpunkt und von derselben Datenquelle erfolgt, da diese sich bekanntlich gegenseitig beeinflussen können. Der aktuelle psychische Zustand und die situativen Einflüsse können somit zu einer beeinträchtigungsspezifischen Verzerrung bei der Bewertung von Belastungen bzw. Beanspruchungen führen. Der beobachtete Zusammenhang kann somit überschätzt werden [35]. Eine weitere Limitation dieser Studie besteht darin, dass die allgemeine Befindlichkeit und Arbeitssituation der Befragten rein subjektiv analysiert wurden, wobei die Vorgesetzten- und Beschäftigtensicht gleichermaßen berücksichtigt wurden. Im COPSOQ wird u. a. aus Praktikabilitätsgründen (z. B. Länge des Fragebogens) nur eine der drei modular einsetzbaren Subskalen verwendet. Für künftige Untersuchungen im sozialen Dienstleistungssektor mit Klientenbezug wäre eine vielseitige Erfassung der emotionalen Erschöpfung von Vorteil (Subskalen „job-related burnout" und „client-related burnout"). Dadurch könnten konkretere Präventionsstrategien abgeleitet werden.

Schlussfolgerung

Unsere Studie zeigte, dass eine potenziell große Gruppe Beschäftigter von unterstützenden Maßnahmen zur Verhinderung von Burnout profitieren würde. Insbesondere Frauen erschienen anfälliger für Burnout als Männer sowie auch Personen der mittleren Altersgruppe. Es ist wahrscheinlich, dass diese Personen sich im Prozess der Familienplanung befinden und daher mit unterschiedlichen Anforderungen hinsichtlich ihres Arbeits- und Privatlebens konfrontiert sind. Einer der wichtigsten psychosozialen Risikofaktoren für Burnout schien der Konflikt zwischen Arbeit und Privatsphäre zu sein. Dieses impliziert, dass detailliertere Strategien zur Verbesserung der Balance zwischen Privat- und Berufsleben wünschenswert sind. Persönliches Coaching und Partnerschaftsberatung können bei der Lösung von privaten und beruflichen Konflikten helfen [10]. Durch zunehmende Schaffung und Verstärkung konstruktiver und sozialer Arbeitsbeziehungen kann ein Klima des gegenseitigen Vertrauens generiert werden. In diesem Zusammenhang spielt insbesondere das Führungsverhalten eine wichtige Rolle. Mitarbeiterorientiertes Führungsverhalten ist gesundheits- und entwicklungsförderlich [15]. Insbesondere bei der Arbeit mit Menschen mit geistiger Behinderung können adäquate Informationen und ein Feedback zur Durchführung der Tätigkeiten sowie Anerkennung und Wertschätzung eine starke Ressource sein und Risiken mindern. Mitarbeiter die sich unterstützt fühlen, haben weniger physische und psychische Beschwerden [8]. Maslach et al. argumentieren [31], dass eine Arbeitsumgebung, die die Entwicklung von Energie, Kraft, Engagement, Hingabe, Bindung und Effektivität der Beschäftigten unterstützt, erfolgreich das allgemeine Wohlbefinden und die Produktivität fördert.

Literatur

[1] Blumenthal S, Lavender T, Hewson S. Role clarity, perception of the organization and burnout amongst support workers in residential homes for people with intellectual disability: a comparison between a National Health Service trust and a charitable company. J Intellect Disabil Res 1998; 42 (Pt 5): 409–417

[2] Borritz M, Bultmann U, Rugulies R, Christensen KB, Villadsen E, Kristensen TS. Psychosocial work characteristics as predictors for burnout: findings from 3-year

follow up of the PUMA Study. J Occup Environ Med 2005; 47: 1015–1025
[3] Borritz M, Rugulies R, Christensen KB, Villadsen E, Kristensen TS. Burnout as a predictor of self-reported sickness absence among human service workers: prospective findings from three year follow up of the PUMA study. Occup Environ Med 2006; 63: 98–106
[4] Bosman J, Rothman S, Buitendach JH. Job insecurity, burnout and work engagement: The impact of positive and negative affectivity. SA J Indust Psychol 2005; 31: 48–56
[5] Dekker SW, Schaufeli WB. The Effects of Job Insecurity on Psychological Health and Withdrawal: A Longitudinal Study. Australian Psychologist 1995; 30: 57–63
[6] Devereux JM, Hastings RP, Noone SJ, Firth A, Totsika V. Social support and coping as mediators or moderators of the impact of work stressors on burnout in intellectual disability support staff. Res Dev Disabil 2009; 30: 367–377
[7] Dollard MF, Winefield HR, Winefield AH, de Jonge J. Psychosocial job strain and productivity in human service workers: A test of the demand-control-support model. J occup organizat psychol 2000; 73: 501–510
[8] Ducki A. Führung als Gesundheitsressource. In: Busch C, Roscher S, Ducki A, Kalytta T (Hrsg.): Stressmanagement für Teams in Service, Gewerbe und Produktion – ein ressourcenorientiertes Trainingsmanual. Springer Medizin Verlag, 2009; 73–83
[9] Dyer S, Quine L. Predictors of job satisfaction and burnout among the direct care staff of a community learning disability service. J Appl Res Intellect Disabil 1998; 11: 320–332
[10] Fuss I, Nübling M, Hasselhorn HM, Schwappach D, Rieger MA. Working conditions and Work-Family Conflict in German hospital physicians: psychosocial and organisational predictors and consequences. BMC Public Health 2008; 8: 353
[11] Gibson JA, Grey IM, Hastings RP. Supervisor support as a predictor of burnout and therapeutic self-efficacy in therapists working in ABA schools. J Autism Dev Disord 2009; 39: 1024–1030
[12] Gil-Monte PR, Peiró JM. A Study of significant sources of the "Burnout Syndrome" in workers at occupational centres for the menrally diabled. Psychology in Spain 1998; 2: 116–123
[13] Gray-Stanley JA, Muramatsu N. Work stress, burnout, and social and personal resources among direct care workers. Res Dev Disabil 2011; 32: 1065–1074
[14] Gray-Stanley JA, Muramatsu N, Heller T, Hughes S, Johnson TP, Ramirez-Valles J. Work stress and depression among direct support professionals: the role of work support and locus of control. J Intellect Disabil Res 2010; 54: 749–761
[15] Gregersen S, Kuhnert S, Zimber A, Nienhaus A. Führungsverhalten und Gesundheit – Zum Stand der Forschung [Leadership behaviour and health – current research state]. Gesundheitswesen 2011; 73: 3–12
[16] Hasselhorn HM, Tackenberg P, Müller BH. Working conditions and intent to leave the profession among nursing staff in Europe. University of Wuppertal, Wuppertal, 2003
[17] Hastings RP. Do challenging behaviors affect staff psychological well-being? Issues of causality and mechanism. Am J Ment Retard 2002; 107: 455–467
[18] Hatton C, Emerson E. Brief Report: Organisational Predictors of Actual Staff Turnover in a Service for People with Multiple Disabilities. J Appl Res Intellect Disabil 1998; 11: 166–171
[19] Hatton C, Emerson E, Rivers M, Mason H, Mason L, Swarbrick R, Kiernan C, Reeves D, Alborz A. Factors associated with staff stress and work satisfaction in services for people with intellectual disability. J Intellect Disabil Res 1999; 43 (Pt 4): 253–267
[20] Hatton C, Rivers M, Kiernan C, Reeves D, Alborz A, Mason H, Mason L. Staff Characteristics, Working Conditions and Outcomes Amongst Staff in Services for People with Intellectual Disabilities. J Appl Res Intellect Disabil 1999; 12: 340–347

[21] Hosmer D, Lemeshow S: Applied logistic regression. 2. ed., Wiley & Sons, New York, 2000
[22] Innstrand ST, Espnes GA, Mykletun R. Burnout among people working with intellectually disabled persons: a theory update and an example. Scand J Caring Sci 2002; 16: 272–279
[23] Ito H, Kurita H, Shiiya J. Burnout among direct-care staff members of facilities for persons with mental retardation in Japan. Ment Retard 1999; 37: 477–481
[24] Jenkins SR, Maslach C. Psychological health and involvement in interpersonally demanding occupations: A longitudinal perspective. J Organiz Behav 1994; 15: 101–127
[25] Kowalski C, Driller E, Ernstmann N, Alich S, Karbach U, Ommen O, Schulz-Nieswandt F, Pfaff H. Associations between emotional exhaustion, social capital, workload, and latitude in decision-making among professionals working with people with disabilities. Res Dev Disabil 2010; 31: 470–479
[26] Kristensen TS, Borritz M, Villadsen E, Christensen KB. The Copenhagen Burnout Inventory: A new tool for the assessment of burnout. Work Stress 2005; 19: 192–207
[27] Kristensen TS, Hannerz H, Hogh A, Borg V. The Copenhagen Psychosocial Questionnaire – a tool for the assessment and improvement of the psychosocial work environment. Scand J Work Environ Health 2005; 31: 438–449
[28] Lasalvia A, Bonetto C, Bertani M, Bissoli S, Cristofalo D, Marrella G, Ceccato E, Cremonese C, De RM, Lazzarotto L, Marangon V, Morandin I, Zucchetto M, Tansella M, Ruggeri M. Influence of perceived organisational factors on job burnout: survey of community mental health staff. Br J Psychiatry 2009; 195: 537–544
[29] Marquard A, Runde P, Westphal G. Psychische Belastung in helfenden Berufen: Bedingungen, Hintergründe, Auswege. Westdeutscher Verlag, Opladen, 1993
[30] Maslach C, Jackson SE. Burnout in Health Professionals: A Social Psychological Analysis. In: Sanders GS, Suls J (Hrsg.): Social Psychology of Health and Illness. Lawrence Erlbaum, 1982; 227–251
[31] Maslach C, Schaufeli WB, Leiter MP. Job burnout. Annu Rev Psychol 2001; 52: 397–422
[32] Mutkins E, Brown RF, Thorsteinsson EB. Stress, depression, workplace and social supports and burnout in intellectual disability support staff. J Intellect Disabil Res 2011; 55: 500–510
[33] Nübling M, Stößel U, Hasselhorn HM, Michaelis M, Hofmann F. Methoden zur Erfassung psychischer Belastungen – Erprobung eines Messinstrumentes (COPSOQ). Wirtschaftsverlag NW, Verlag für neue Wissenschaften, Dortmund/Berlin/Dresden, 2005
[34] Nübling M, Vomstein M, Schmidt SG, Gregersen S, Dulon M, Nienhaus A. Psychosocial work load and stress in the geriatric care. BMC Public Health 2010; 10: 428
[35] Rau R. Befragung oder Beobachtung oder beides gemeinsam? – Welchen Instrumenten ist der Vorzug bei Untersuchungen zur psychischen Belastung und Beanspruchung zu geben? Zentralblatt Arbeitsmedizin Arbeitsschutz Erogon 2010; 60: 294–301
[36] Robertson J, Hatton C, Felce D, Meek A, Carr D, Knapp M, Hallam A, Emerson E, Pinkney L, Caesar E, Lowe K. Staff Stress and Morale in Community-Based Settings for People with Intellectual Disabilities and Challenging Behaviour: A Brief Report. J Appl Res Intellect Disabil 2005; 18: 271–277
[37] Rose D, Horne S, Rose JL, Hastings RP. Negative Emotional Reactions to Challenging Behaviour and Staff Burnout: Two Replication Studies. J Appl Res Intellect Disabil 2004; 17: 219–204
[38] Rose D, Rose J. Staff in services for people with intellectual disabilities: the impact of stress on attributions of challenging behaviour. J Intellect Disabil Res 2005; 49: 827–838
[39] Schaufeli WB, Bakker AB. Job demands, job resources, and their relationship with burnout and engagement: a multi-

sample study. J Organiz Behav 2004; 25: 293–315
[40] Shaddock AJ, Hill M, van Limbeek CA. Factors Associated with Burnout in Workers in Residential Facilities for People with an Intellectual Disability. J Intellect Developmental Disabil 1998; 23: 309–318
[41] Simon M, Tackenberg P, Hasselhorn HM, Kümmerling A, Büscher A, Müller BH. Auswertung der ersten Befragung der Next-Studie in Deutschland, Universität Wuppertal, http://www.next.uni-wuppertal.de, 2005
[42] Skirrow S, Hatton C. 'Burnout' Amongst Direct Care Workers in Services for Adults with Intellectual Disabilities: A Systematic Review of Research Findings and Initial Normative Data. J Appl Res Intellect Disabil 2007; 20: 131–144

17 Interventionsstudien zu Burnout bei Beschäftigten in der Alten- und geriatrischen Langzeitpflege – systematische Literaturanalyse

C. Westermann, A. Kozak, M. Harling, A. Nienhaus

Zusammenfassung

Hintergrund: Die Arbeit in der stationären Altenpflege ist durch Faktoren gekennzeichnet, die die Entstehung von Burnout begünstigen. Sie ist arbeitsintensiv, komplex und emotional fordernd. Psychosomatische Beschwerden, Leistungsabfall, krankheitsbedingte Fehlzeiten und die Tendenz zum vorzeitigen Berufsausstieg werden in diesem Zusammenhang bei den Beschäftigten beobachtet. Vor dem Hintergrund des steigenden Bedarfs an Fachkräften in der Altenpflege und der aktuell bereits kritischen Personal-Ressourcen ist ein präventiver Ansatz notwendig. Interventionen und Fortbildungen sind wichtige Maßnahmen, um Altenpflegekräfte in ihren persönlichen, sozialen und beruflichen Kompetenzen sowie in ihrer Motivation im Beruf zu stärken. Ziel dieser systematischen Literaturanalyse ist es, Studien, die Interventionen zur Prävention von Burnout beim Pflegepersonal im Bereich der stationären Alten- und geriatrischen Langzeitpflege untersuchen, zu identifizieren und zusammenzufassen.

Methoden: Eine systematische Suche wurde in den Datenbanken EMBASE, MEDLINE and PsycNet durchgeführt. Eingeschlossen wurden Interventionsstudien zu Burnout im Setting der stationären Alten- und geriatrischen Langzeitpflege, die im Zeitraum von 2000 bis 2012 veröffentlicht wurden.

Ergebnisse: 16 Studien wurden identifiziert. Interventionen wurden nach ihren Ansätzen gruppiert in arbeitsbezogen (n = 2), personenbezogenen (n = 9) und kombiniert (n = 5). In 7 von 16 Studien wurde ein Effekt im Outcome Burnout beobachtet. Darunter wiesen 2 Studien einen arbeitsbezogenen, 2 einen personenbezogenen und 3 einen kombinierten Interventionsansatz auf. Personenbezogene Interventionen erzielten kurzfristige (bis zu einem Monat), arbeitsbezogene und kombinierte Interventionen eher langfristige Effekte (von einem Monat bis zu einem Jahr). In 3 Studien wurden, zusätzlich zu den Effekten im Outcome Burnout bei den Beschäftigten, ebenfalls Effekte bei den Klienten-Outcomes beobachtet. In lediglich 3 von 10 randomisiert kontrollierten Studien (RCT) konnten Effekte im Outcome Burnout festgestellt werden.

Fazit: Arbeitsbezogene und kombinierte Interventionen erzielen längerfristige Effekte im Beschäftigten-Outcome Burnout, während personenbezogene Interventionen kurzfristige Effekte aufweisen. Die Evidenz hierzu ist jedoch limitiert.

Einleitung

Im beruflichen Kontext wird Burnout als individuelle Reaktion auf chronisch erlebten Stress bei der Arbeit bezeichnet. Diese Reaktionen sind gekennzeichnet durch *emotionale Erschöpfung*, eine distanzierte, gleichgültige, zynische Haltung gegenüber der Arbeit und anderen (*Depersonalisation*) und eine Abnahme der *persönlichen Leistungsfähigkeit* [29]. Burnout ist ein komplexes Syndrom mit einer Vielzahl unspezifischer Symptome, das weitreichende gesundheitliche Auswirkungen hat [43]. Burnout ist mit einem erhöhten Risiko des Arbeitsausfalls, einem erhöhten Krankenstand, mit Arbeitsunfähigkeit, geringer Arbeitszufriedenheit und einer hohen Tendenz zur Berufsaufgabe assoziiert [3, 4, 8]. Mitarbeiter in der stationären Alten- und geriatrischen Langzeitpflege sind vielen Faktoren ausgesetzt, die die Entstehung eines Burnout-Syndroms begünstigen [12, 45]. In Zusammenhang mit dem Beruf sind u. a. Zeitdruck, hohes Arbeitsaufkommen, geringer Einfluss auf die Arbeit, Konfrontation mit Leid, Umgang mit pflegebedürftigen Menschen, physische Belastungen, Schichtdienst und Unterbesetzung zu nennen [12, 13, 20, 30, 45]. Ebenfalls als begünstigende Faktoren gelten die fehlende Unterstützung und Anerkennung im Kollegenteam und vonseiten des Managements [25]. Arbeitsunabhängige Faktoren, die die Entwicklung von Burnout beeinflussen, sind die Persönlichkeit und die sozialen Beziehungen [12, 32] des Einzelnen. Eine besondere Burnout begünstigende Herausforderung für professionell Pflegende ist die Pflege von Demenzkranken [16, 26, 37]. Diese ist aufgrund von kognitiven Einbußen und psychischen Veränderungen bei den Klienten und dem damit einhergehenden Verlust der Alltagskompetenz arbeitsintensiv und emotional stark fordernd [11, 33, 40, 44]. Die demografische Entwicklung in westlichen Ländern führt aktuell dazu, dass der Anteil pflegebedürftiger Menschen mit Demenz kontinuierlich ansteigt [34]. Bei steigender Anzahl pflegebedürftiger Menschen und aktuell bereits nicht ausreichenden Altenpflegekräften [4, 27] wird schon heute deutlich, dass die Motivation und die Gesundheit der vorhandenen Mitarbeiter gestärkt werden müssen [3, 9]. Daher besteht Forschungsbedarf hinsichtlich der Interventionen zur Verringerung der Arbeitsbelastung professionell Pflegender.

Ziel dieser Arbeit ist es, anhand einer systematischen Literaturanalyse den aktuellen Stand an Interventionsstudien zu Burnout für den Bereich der stationären Alten- und geriatrischen Langzeitpflege zu ermitteln. Beantwortet werden sollen folgende Fragen: Welche Interventionsansätze zu Burnout für den Bereich der Alten- und geriatrischen Langzeitpflege wurden seit dem Jahr 2000 publiziert? Gibt es darunter Studien, die belegen, dass Burnout durch Interventionen beeinflussbar ist? Welche Empfehlungen für zukünftige Interventionen können aus den vorhandenen Studien abgeleitet werden?

Methoden

Suchstrategie und Auswahlkriterien

Es wurde eine systematische Literaturrecherche in den Datenbanken MEDLINE, EMBASE und PsycNet durchgeführt. Eingeschlossen wurden Interventionsstudien im Setting der stationären Alten- und geriatrischen Langzeitpflege, die im Zeitraum von 2000 bis einschließlich 2011 in deutscher, englischer, französischer, spanischer, portugiesischer und italienischer Sprache veröffentlicht wurden und in denen Burnout beim Pflegepersonal methodisch erfasst wurde. Zur Suche wurde der Begriff „burnout" kombiniert mit „occupation* AND intervention", „employ* AND intervention", „intervention AND nursing AND geriatric", „intervention AND nursing AND homes". Relevante Publikationen wurden unabhängig von ihrem Studiendesign eingeschlossen. In Form einer Sekundärsuche wurden aus der Referenzliste eingeschlossener Artikel und anderer Reviews weitere Literaturquellen entnommen. Studien, die die Einschlusskriterien nicht erfüllten und Dubletten wurden ausgeschlossen und die Gründe dafür vermerkt. Wenn es anhand des Abstracts nicht möglich war, über Ein- oder Ausschluss zu entscheiden, wurde der Volltext gesichtet. Die Abstracts wurden von zwei Personen unabhängig voneinander beurteilt. Bei abweichender Einschätzung wurde eine dritte Person hinzugezogen.

Darstellung der eingeschlossenen Studien und deren Interventionseffekte

Nach Marine et al. [28] werden zwei Interventionstypen unterschieden: arbeits- (verhältnisorientiert) und personenbezogene (verhaltensorientiert). Diese können jedoch als Mischform auftreten, sodass in der vorliegenden Arbeit eine dritte Studiengruppe unterschieden wird, die der kombinierten Interventionen.

Gemäß Marine et al. [28] richten sich arbeitsbezogene Interventionen auf Arbeitsfaktoren und beinhalten Maßnahmen zur Veränderung der Arbeitswelt, Arbeitsaufgaben oder Arbeitsmethoden. Sie setzen an den Arbeitsbedingungen an. Das Ziel ist eine gesundheitsgerechte Gestaltung der Arbeitsumwelt im Sinne der Reduktion von Gefährdungsfaktoren und der Begrenzung von Belastungen, z. B. Interventionen zur Verringerung des Arbeitsaufwands, der Arbeitsbelastung oder zu Veränderungen in der Arbeitsorganisation.

Personenbezogene Interventionen zielen auf das Vermitteln von persönlichen Kompetenzen, Techniken und Maßnahmen zur Reduktion des individuellen Stresserlebens. Sie umfassen die Förderung gesundheitsgerechter Verhaltensweisen und richten sich vorwiegend an Individuen, z. B. Techniken zur Verbesserung der eigenen Coping-Strategien (persönliche Bewältigungsmechanismen), wie Verhaltens- und Entspannungstechniken. Kombinierte Interventionen zielen auf das Vermitteln von persönlichen Kompetenzen und beinhalten Maßnahmen zur Veränderung der Arbeitswelt, -aufgaben oder -methoden. Unter dieser Kategorie werden Studien zusammengefasst, in denen das Pflegepersonal fachliche Techniken erlernt, die Bestandteil der zukünftigen Arbeit sein werden und Auswirkungen auf die Arbeitsorganisation und -methoden haben (z. B. Snoezelen als Pflegemethode integriert in die 24-Stunden-Pflege, die ein spezifisches Verhalten im Umgang mit und in der Pflege von Klienten mit Demenz vorgibt).

Entsprechend der Fragestellung werden burnoutrelevante Interventionseffekte erfasst. Ein Effekt liegt dann vor, wenn die angewandte Intervention sich auf eine der Subskalen positiv, d. h. statistisch signifikant gesundheitsfördernd auswirkt. Konkret bedeutet dies, dass eine statistisch signifikante Reduktion in den Subskalen des Maslach Burnout Inventory (MBI) *Emotionale Erschöpfung (EE)* oder *Depersonalisation (DP)* sowie eine signifikante Erhöhung der Werte in der Subskala *Persönliche Leistungsfähigkeit (PA)* als positiver Effekt der Intervention gewertet wird unabhängig davon, wie die Ergebnisse in den jeweils anderen beiden Subskalen waren. Ferner werden Effekte auf Burnout gemäß Marine et al. [28] nach ihrem Erhebungszeitraum klassifiziert in kurzfristig (bis zu einem Monat nach Intervention), mittelfristig (von einem Monat bis zu einem Jahr nach Intervention) und langfristig (über ein Jahr nach Intervention).

Kriterien für die Zuordnung der Evidenz eingeschlossener Studien

Als zentrale Komponente zur Einstufung des erreichten Evidenzgrades der berücksichtigten Studien wird in der vorliegenden Arbeit das Studiendesign herangezogen. Im Kontext der evidenzbasierten Praxis kann mit randomisiert kontrollierten Studien der bestmögliche Evidenzgrad erzielt werden, da es sich um Studien handelt, die systematische Fehler im Design unwahrscheinlicher machen [6, 22]. Das Studiendesign bestimmt entscheidend über die Validität der beobachteten Effekte. Allerdings erfordern die Bedingungen im Bereich des Gesundheitswesens und unterschiedliche Fragestellungen oftmals unterschiedliche Studiendesigns [23]. Randomisierungen sind nicht immer ethisch vertretbar oder aufgrund von organisationalen Faktoren durchführbar. Nicht randomisierte Designs können deshalb ebenfalls wichtige Erkenntnisse zur Datenlage liefern und helfen, ein ganzheitliches Bild der tatsächlichen Evidenz zu erhalten [6, 15]. Die Qualitätszuordnung der Evidenz in den eingeschlossenen Studien erfolgt nach Kunz und Kollegen [23]. Demnach wird den randomisierten, kontrollierten Studien die Evidenzstufe I, den experimentellen Studien ohne Randomisierung und Beobachtungsstudien mit Kontrollgruppe (Kohortenstudien, Fall-Kontroll-Studien) die II, den Beobachtungsstudien ohne Kontrollgruppen (Querschnitt-, Vorher-Nachher-Studie, Fallserien) die III und schließlich den Fallberichten, pathophysiologischen Studien oder Laboruntersuchungen, Expertenmeinung oder Expertenkonsens die Evidenzstufe IV zugesprochen. Limitationen im Design und die Art der Durchführung von Interventionsmaßnahmen können potenziell Einfluss auf die Qualität der Ergebnisse haben [22].

Ergebnisse

Suchergebnisse

Insgesamt wurden 478 Studien identifiziert, darunter 6 Reviews über Interventionsprogramme zur Stress- und Burnout-Prävention [1, 8, 28, 31, 39, 41]. Weitere drei Artikel wurden über die Sekundärsuche hinzugefügt. 34 Publikationen wurden als Volltextversion gesichtet. Nach der Volltextsichtung wurden weitere 18 Studien ausgeschlossen, da sie die Einschlusskriterien nicht erfüllten. Somit werden in der vorliegenden systematischen Literaturanalyse 16 Studien berücksichtigt.

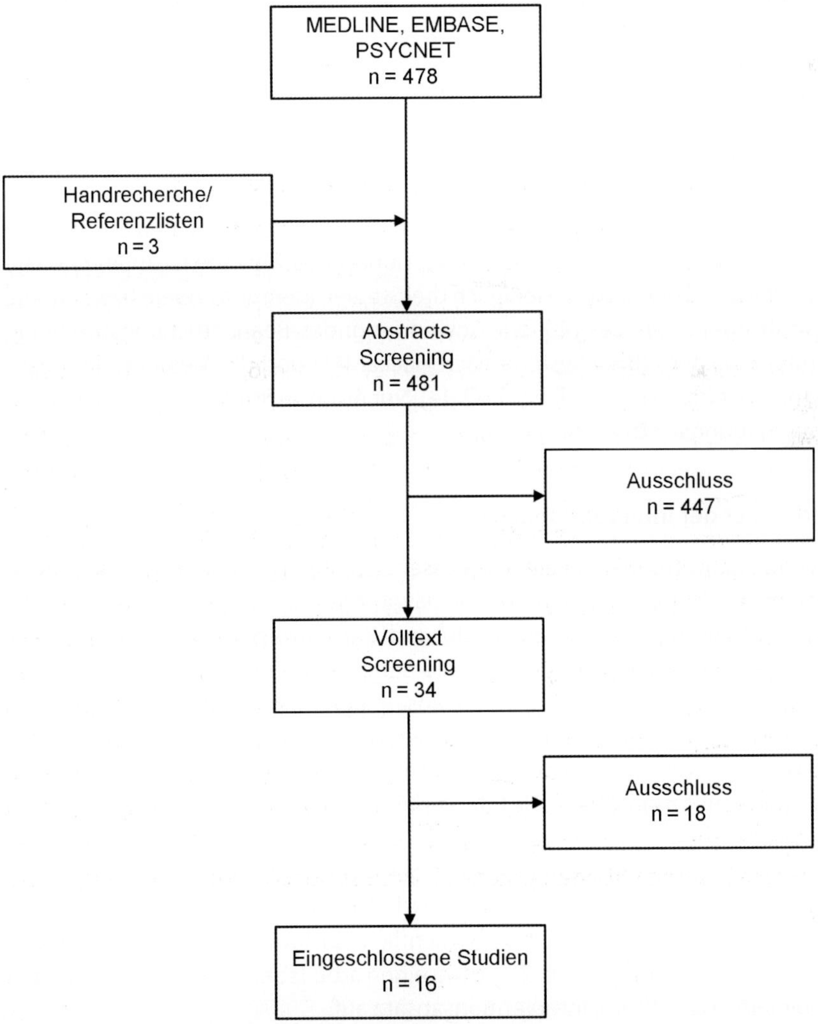

Abbildung 1: Flowchart der Studienauswahl

Von den insgesamt 16 eingeschlossenen Studien stammen jeweils drei aus Australien, Deutschland und Kanada, jeweils zwei aus den USA und den Niederlanden und jeweils eine aus Dänemark, Italien und Großbritannien. Darunter weisen zehn Studien ein randomisiertes kontrolliertes Design, vier ein quasiexperimentelles Design sowie jeweils eine Studie ein Prä-Post- und ein vergleichendes Längsschnittdesign auf.

Untersuchte Population

Die untersuchten Studien unterscheiden sich zum Teil wesentlich hinsichtlich ihrer Teilnehmerzahl, diese beträgt zwischen 21 und 384 Personen. Untersucht wurde hauptsächlich examiniertes und nicht examiniertes Pflegepersonal in der stationären Alten- und geriatrischen Langzeitpflege. Lediglich in drei Studien wurden Bewegungstherapeuten, Sozialarbeiter und Leitungskräfte in geringer Anzahl ebenfalls untersucht [10, 21, 35].

Eingesetzte Erhebungsinstrumente

Als Erhebungsinstrument zur Messung von Burnout wird am häufigsten der MBI verwendet (n = 14). Allerdings sind die dargestellten Werte in den einzelnen Studien nur bedingt vergleichbar, da unterschiedliche Versionen des MBI sowie uneinheitliche Skalierungen verwendet werden. In lediglich drei Studien kommen andere bzw. weitere Erhebungsinstrumente als das MBI zur Anwendung: das Beanspruchungsscreening bei Humandienstleistern (BHD-System) nach Hacker [18] und die Messung der Beanspruchung nach Goldberg und Hillier [GHQ, 14]. Nur 4 von 16 Studien verwendeten ein identisches Erhebungsinstrument *(Tab. 1)*.

Ansatz und Dauer der Interventionen

Der Interventionsschwerpunkt der eingeschlossenen Studien liegt bei 15 von 16 Studien im Bereich der psychogeriatrischen Pflege. Davon betrafen 14 Studien die spezielle Betreuung von Klienten mit Demenz. Aufgrund der konzeptionellen Unterschiedlichkeit der Interventionen in den eingeschlossenen Studien werden die einzelnen Studien gruppiert nach ihrem Interventionsansatz aufgeführt. Gemäß *Tabelle 1* sind personenbezogene Interventionen mit 9 Studien die am häufigsten vorkommenden in dieser Literaturanalyse, gefolgt von 5 Studien mit kombinierten und 2 mit arbeitsbezogenen Interventionsansätzen. Die Interventionsdauer variiert zwischen 4 Wochen und 18 Monaten.

In 7 der 16 untersuchten Studien zeigen sich gesundheitsfördernde Effekte hinsichtlich der gemessenen Burnout-Werte bei den Beschäftigten. Von diesen sieben Studien, die einen statistisch signifikanten Effekt hinsichtlich Burnout erzielen, weisen jeweils zwei einen personenbezogenen [16, 27] sowie einen arbeitsbezogenen [2, 11] und drei einen kombinierten [21, 38, 40] Interventionsansatz auf.

Tabelle 1: Studiendetails und Interventionseffekte

Autor/Land	Design/ EL	Teil-nehmer	Instrument Burnout	Intervention	Dauer in Monaten	Outcome Burnout	Posttest
Arbeitsbezogene Interventionen							
Fuchs-Lacelle (2008), CA	QE/II	61	MBI 1981, 1997, 22 items	Systematisches Schmerz-Assessment (PACSLAC)	3	EE ↓*[a]	≤ 1 Jahr
Baldelli (2004), IT	PP/III	21	MBI 1986, 1993, 22 Items	Beschäftigungstherapie und kognitives Rehabilitationsprogramm für Bewohner mit Demenz	12	EE ↓*[b], DP↓*[b], PA↑*[b]	≤ 1 Jahr
Personenbezogene Interventionen							
Kuske (2009), DE	RCT/I	134	MBI-D 2003, 21 items	Mitarbeiter-Training: Interaktion zwischen Pflegepersonal und Klienten mit Demenz	3	↔	≤ 1 Jahr
Haberstroh (2009), DE	QE/II	79	BHD 1999	Mitarbeiter-Training: Kommunikation mit demenzkranken Menschen (Training 1) und mit Kollegen (Training 2)	1	EE ↓*[a], Intrinsiche Motivation ↑*[a], Job (un)zufriedenheit ↓*[a]	≤ 1 Monat
Visser (2008), AU	RCT/I	52	MBI 1996, 22 items	Mitarbeiter-Training: Umgang mit Demenz-Symptomen und Peer-Support	2	↔	≤ 1 Jahr
Davison (2007), AU	RCT/I	132	MBI 1996, 22 items	Mitarbeiter-Training: Umgang mit demenziellen Verhaltensveränderungen und Peer Support	n/a	↔	≤ 1 Jahr
Mackenzie (2006), CA	RCT/I	30	MBI 1996, 22 items	Stressreduktion durch Achtsamkeitstraining	1	EE ↓*[a, b], DP ↓*[a]	≤ 1 Monat
Jensen (2006), DK	RCT/I	210	MBI 1986, 22 items	Ergonomisches und psychosoziales Training	6	↔	> 1 Jahr
Mackenzie und Peragine (2003), CA	QE/II	47	MBI 1996, 22 items	Selbstwirksamkeitstraining in der Betreuung von Klienten mit Demenz	1	PA ↑* **a** direkt nach Intervention, keine Effekte nach 3 Monaten	≤ 1 Jahr

Tabelle 1: Studiendetails und Interventionseffekte *(Fort.)*

Autor/Land	Design/ EL	Teil- nehmer	Instrument Burnout	Intervention	Dauer in Monaten	Outcome Burnout	Posttest
Richardson (2002), UK	RCT/I	86	MBI 1981, 22 items	Mitarbeiter-Training: Management von Übergriffen des Pflegepersonals auf ältere Menschen	n/a	↔	≤ 1 Monat
Zimber (2001), DE	QE/I	202	BHD 1995, GHQ 1979	Mitarbeiter-Training: Kommunikation mit Klienten mit Demenz, Umgang mit Stress, Kommunikation und Führung	3	↔	≤ 1 Jahr
Kombinierte Interventionen							
Jeon (2012), AU	RCT/I	194	MBI-HSS 1996, 2 items GHQ-12 1997	Mitarbeiter-Training: Personenzentrierte Pflege (Training 1) und Dementia Care Mapping (Training 2)	4	EE ↓* [a, b]	≤ 1 Jahr
Fritsch (2009), US	RCT/I	192	MBI 1996, 14 items	Time Slips (TS): aktivierendes kreatives Ausdrucksprogramm	2,5	↔	≤ 1 Monat
Robison (2007), US	RCT/I	384	MBI 1982 (only DP), 11 items	Kommunikations- und Konfliktlösungstraining für Mitarbeiter und Angehörige von Klienten mit Demenz	n/a	↔	≤ 1 Jahr
van Weert (2005a), NL	QE/II	129	MBI-NL 1993, 1994,1995, 2000, 20 items	Snoezelen	4,5	EE ↓* [a]	> 1 Jahr
Schrijnemaekers, (2003), NL	RCT/I	300	MBI-NL 1994, 1993, 20 items	Emotion-oriented care for cognitively impaired elderly persons and supervision meetings	8	PA ↑* [a]	≤ 1 Jahr

Legende: EL = Evidenz Level; EE = Emotionale Erschöpfung; DP = Depersonalisation; PA = Persönliche Leistungsfähigkeit; RCT = Randomisiert Kontrollierte Studie; QE = Quasi-Experimentelles Design; PP = Pre Post Design; n/a = nicht anwendbar. ↓ Verringerung; ↑ Anstieg; ↔ keine Verringerung/kein Anstieg; * $p < 0{,}05$ Statistische Signifikanz; [a] Im Vergleich zu den Kontrollen; [b] Im Prä-Post-Vergleich

Von den 16 berücksichtigten Studien untersuchten 4 kurzfristige, 10 mittelfristige und 2 langfristige Effekte. Insgesamt vier Studien untersuchten sowohl kurzfristige als auch mittelfristige Effekte.

Im Sinne der Nachhaltigkeit erzielen die in dieser Literaturanalyse untersuchten arbeitsbezogenen und kombinierten Interventionen mittel- bis langfristige Effekte im Mitarbeiter-Outcome Burnout (5 von 7), während personenbezogene Interventionen eher kurzfristige Effekte erzielen (2 von 9).

Studienergebnisse mit einem arbeitsbezogenen Interventionsansatz

Von den zwei untersuchten arbeitsbezogenen Interventionen erzielen beide gesundheitsfördernde Effekte im Outcome Burnout. Die beobachteten Effekte werden jeweils mittelfristig erfasst.

Nach der Implementierung eines standardisierten systematischen Schmerz-Assessments können Fuchs-Lacelle et al. [11] eine signifikante Abnahme der Mittelwerte in der MBI-Subskala *Emotionale Erschöpfung* zugunsten der Interventionsgruppe im Gruppenvergleich beobachten (*p* < *0,03*). Die Interventionsteilnehmer berichten über einem allgemeinen Rückgang des berufsbedingten Stresses (Nursing-Stress-Skala).

Das durch Baldelli et al. [2] untersuchte kontinuierliche Bewegungs- und Beschäftigungsangebot für die an Demenz erkrankten Klienten über den Zeitraum eines Jahres zeigt signifikante Effekte in den Klienten-Outcomes. Die Verbesserung der Lebensqualität der Demenzkranken wirkt sich auf ihr Verhalten positiv aus. Die auf Verhältnisse ausgerichtete Intervention zeigt in den mitarbeiterrelevanten Outcomes statistische signifikante Verbesserungen zwischen den Messzeitpunkten: *Emotionale Erschöpfung (lack of gratification) t0 MW = 13,3, SD = 7,2, t1 MW = 9,2 SD = 5,8, p < 0,05; Depersonalisation t0 MW = 5,5 SD = 4,2, t1 MW = 2,2 SD = 3,3, p < 0,05; Persönliche Leistungsfähigkeit (personal satisfaction) t0 MW = 36,1 SD = 8,5, t1 MW = 40 SD = 8,4, p < 0,05.*

Studienergebnisse mit einem personenbezogenen Interventionsansatz

Von den 9 untersuchten personenbezogenen Interventionen werden die beobachteten Effekte in 3 Studien kurzfristig, in 5 mittelfristig sowie in einer langfristig erfasst. Effekte im Mitarbeiter-Outcome Burnout lassen sich lediglich in 2 Interventionen mit kurzer Follow-up-Periode beobachten. So werden im Vergleich zu den Kontrollen statistisch signifikante Effekte im kombinierten Kommunikationstraining mit Demenzkranken und mit Kollegen beobachtet [17]. Diese zeigen sich in den Beanspruchungs-Subskalen (BHD-System) *Emotionale Erschöpfung (p < 0,05)*, *Intrinsische Motivierung (p < 0,05)* und *Arbeits(un)zufriedenheit (p < 0,05).* Ebenfalls positive Effekte gibt es im Hinblick auf die soziale Kompetenz der Mitarbeiter. Dabei ist hervorzuheben, dass die soziale Kompetenz mit der psychischen Beanspruchung signifikant negativ korreliert *(r = 0,33; p < 0,01).* In dem durch Mackenzie et al. [27] untersuchtem Achtsamkeitstraining konnten Effekte in den MBI-Subskalen *Emotionale Erschöpfung* und *Depersonalisation* beobachtet werden. Obwohl die Interventionsgruppe im Vergleich zur Kontrollgruppe signifikant höhere Burnout-Werte in der Burnout-Subskala *Emotionale Erschöpfung* im

Prä-Training aufweist, kommt es im Verlauf der Intervention zu einer statistisch signifikanten Abnahme der Mittelwerte, in der Kontrollgruppe hingegen zu einem Anstieg (*Interventionsgruppe: t0 MW = 26,38, SD = 10,43; t1 MW = 20,67, SD = 10,39; Kontrollgruppe: t0 MW = 16,15, SD = 8,76; t1 MW = 17,23, SD = 10,62*). Der Interaktionseffekt von Gruppe und Zeit ist statistisch signifikant ($F = 4{,}96$, $p < 0.05$). In der Subskala *Depersonalisation* bleiben in der Trainingsgruppe die gemessenen Mittelwerte der Teilnehmer weitestgehend unverändert im niedrigen Bereich, während sie in der Kontrollgruppe statistisch signifikant ansteigen (*Interventionsgruppe: t0 MW = 4,75, SD = 4,5, t1 MW = 4,8, SD = 4,4; Kontrollgruppe: t0 MW = 3,4, SD = 5,1, t1 MW = 5,0, SD = 5,9; GruppeXZeit Interaktion p < 0,05*). Signifikante Effekte beim Pflegepersonal gibt es ebenfalls in den Outcomes *Lebenszufriedenheit* (*p < 0,05*) und *Entspannung* (*p < 0,05*).

Einen kurzfristigen gesundheitsfördernden Effekt in der MBI-Subskala *Persönliche Leistungsfähigkeit* (*p < 0,05*) erzielt das Selbstwirksamkeitstraining in der Betreuung von Demenzkranken [26], der sich jedoch nach drei Monaten nicht bestätigen lässt (*p = 0,61*).

In sechs personenbezogenen Interventionen *(Tab. 2)* können keine Effekte im Outcome Burnout beobachtet werden. So zeigen Schulungen des Personals im Umgang mit Demenzerkrankten [5, 24, 42, 46], mit Stress [46], mit Kollegen [42, 46] und mit Übergriffen auf Klienten [35] sowie eine ergonomische und psychosoziale Schulung [19] keine Auswirkungen auf Burnout (*p > 0,05*). Der begleitende Peer-Support bei Davison et al. [5] und Visser et al. [42] erzielt ebenfalls keine positive Wirkung.

Tabelle 2: Darstellung der beobachteten Effekte im Outcome Burnout nach Interventionsansatz und Zeitintervall

Interventionsansatz	Kurzfristig (≤ 1 Monat)		Mittelfristig (≤ 1 Jahr)		Langfristig (> 1 Jahr)		Total	
	n	n*	n	n*	n	n*	n	n*
Personenbezogen	8	3[a]	5	0	1	0	9	2 (3)
Arbeitsbezogen	1	1	2	2	0	0	2	2
Kombiniert	2	1	3	2	1	1	5	3
Alle	11	5	10	4	2	1	16	7(8)

Legende: n = Anzahl untersuchter Studien; n* = Anzahl der Studien mit Effekt; [a] Eine Studie mit unbestätigten kurzfristigen Effekten

Studienergebnisse mit einem kombinierten Interventionsansatz

Von den 5 untersuchten Interventionen mit einem kombinierten Ansatz werden Effekte im Mitarbeiter-Outcome Burnout in 2 Interventionen mit mittellanger und in einer mit langer Follow-up-Periode beobachtet.

Jeon et al. [21] beobachten durch das Dementia Care Mapping (DCM) positive Effekte in der MBI-Subskala *Emotionale Erschöpfung* (*p < 0,05*). Ebenso konnten die Autoren einen Zusammenhang zwischen einer geringen Management-Unterstützung und einer stärker empfundenen Burnout-Symptomatik nachweisen. Die durch van Weert et al. [40] untersuchte Snoezelen-Intervention hat langfristige Effekte auf die MBI-Subskala *Emotionale Erschöpfung:* (Interventionsgruppe: t0 MW = 10,5, SD = 0,8, t1 MW = 8,3, SD = 0,9; Kontrollgruppe: t0 MW = 10,5, SD = 0,8, t1 MW = 10,8, SD = 0,9). Ebenso gibt es signifikant positive Effekte zugunsten der Trainingsgruppe in den Skalen *Stressreaktion* und *Arbeitszufriedenheit* (The Maastricht Work Satisfaction Scale for Healthcare – MAS-GZ). Im Vergleich zu den Kollegen in der Kontrollgruppe sind die Beschäftigten in Snoezelen-Einrichtungen zufriedener mit der Qualität der Pflege ($p < 0{,}05$) und mit der Interaktion mit den Demenzkranken ($p < 0{,}05$). Schrijnemaekers et al. [38] beobachten nach der Implementierung einer emotionsorientierten 24-Stundenpflege einen signifikant gesundheitsfördernden Effekt in der MBI-Subskala *Persönliche Leistungsfähigkeit.* Weitere positive Effekte lassen sich in der Skala *Arbeitszufriedenheit* (MAS-GZ) beobachten ($p < 0{,}05$). Sowohl das kreative Expressionsprogramm [10] als auch das Kommunikations- und Konfliktlösungs-Training für Mitarbeiter und Angehörige in der speziellen Pflege von demenzkranken Klienten [36] haben keine positiven Effekte auf das Outcome Burnout. Allerdings konnten bei Robinson et al. Interventionseffekte für examinierte Pflegekräfte ($p < 0{,}05$), aber nicht für PflegehelferInnen beobachtet werden ($p = 0{,}09$) [36].

Effekte auf klientenbezogene Outcomes

Neben Burnout bei den Beschäftigten haben 8 von 16 Studien verschiedene Outcomes bei den Klienten untersucht [2, 5, 17, 21, 24, 36, 40, 42]. In drei Studien wurden Effekte in den Klienten-Outcomes festgestellt. Haberstroh und Kollegen [17] beobachten eine Verbesserung der Lebensqualität der demenzkranken Klienten. Insbesondere verbessern sich deren Kommunikationsfähigkeit und Mobilität ($p < 0{,}05$). Robison et al. [36] untersuchen ein Kommunikations- und Konfliktlösungs-Training für Mitarbeiter und Angehörige in der speziellen Pflege von Demenzkranken. In den Klienten-Outcomes zeigen sich 2 Monate nach der Intervention (t2) Verbesserungen, obwohl die Klienten keine Intervention erhalten ($p < 0{,}05$). Van Weert et al. [40] beobachten signifikante Effekte in den Klienten-Outcomes depressives Verhalten, Verlust von Schamgefühl und Unruhe ($p < 0{,}05$). Die Autoren sprechen von einer möglichen starken Interaktion der Faktoren wie Arbeitsbelastung, klientenbezogene Outcomes und psychologische Outcomes (wie Stressreaktionen, Arbeitszufriedenheit und Burnout) bei den Mitarbeitern.

Jeon et al. [kombinierte Intervention, 21] weisen in einer Parallelstudie eine Abnahme des herausfordernden Verhaltens der Klienten durch die Implementierung von PCC und DCM nach. Baldelli et al. [arbeitsbezogene Intervention, 2] erwähnen positive Effekte auf die klientenbezogenen Outcomes in der Diskussion.

Evidenz der eingeschlossenen Studien

Der Anteil der Studien mit einem randomisierten kontrollierten Design (RCT) ist unter den in der vorliegenden Arbeit eingeschlossenen Studien vergleichsweise hoch (62,5 %). RCT-Studien werden der höchsten Qualitätsstufe I zugeordnet. Von den 10 RCT-Studien weisen 3 positive Zusammenhänge zwischen der untersuchten Intervention und dem Outcome Burnout bei den Beschäftigten auf [21, 27, 38]. Die Ergebnisse von Mackenzie et al. [27] müssen jedoch aufgrund der kleinen Stichprobe (n < 50) kritisch betrachtet werden. In 3 von 5 Studien, die der Evidenzstufe II zugeordnet wurden, zeigen sich positive Effekte im Outcome Burnout [11, 17, 40]. Eine Studie wurde der Evidenzstufe III zugeordnet [2]. Sie zeigt einen positiven Effekt im Outcome Burnout, wobei auch dieses Ergebnis kritisch betrachtet werden muss aufgrund der Limitationen im Studiendesign (keine Kontrollgruppe, kleine Stichprobe, Prä-Post-Design). Eine Übersicht über die Qualitätseinstufung der einzelnen Studien ist in *Tabelle 1* abgebildet.

Diskussion

Die vorliegende Arbeit bietet eine Übersicht der Interventionsstudien zu Burnout im Setting der Alten- und geriatrischen Langzeitpflege für den Zeitraum von 2000 bis einschließlich Januar 2012. Positiv hervorzuheben ist die vergleichsweise überraschend hohe Anzahl hochwertiger Studien. Die vorliegenden Veröffentlichungen lassen jedoch nur bedingt einen Vergleich der erzielten Effekte zu. Zum einen unterscheiden sich die Studien in ihren konzeptionellen Ansätzen (Design, Intervention, Teilnehmerzahl, Teilnehmergruppe) und zum anderen in den eingesetzten Erhebungsinstrumenten. Obwohl 14 der eingeschlossenen 16 Studien den MBI verwenden, ist ein Vergleich aufgrund der heterogenen Verwendung des Instruments (Auflage, Skalen-Items) nur bedingt möglich.

Die Notwendigkeit, den steigenden psychogeriatrischen Anforderungen in der Alten- und geriatrischen Langzeitpflege gerecht zu werden, spiegelt sich im gewählten Setting der Interventionen wider. Diese finden hauptsächlich in der speziellen Demenzpflege statt.

Effekte auf Burnout durch Intervention

Alle Studien mit einem arbeitsbezogenen Ansatz zeigen mittel- bis längerfristige (von einem Monat bis mehr als einem Jahr) Effekte nach einer Intervention. 2 von 9 personenbezogenen Interventionen erzielen kurzfristige (bis zu einem Monat) Effekte. 3 von 5 Studien mit einem kombinierten Interventionsansatz erzielen mittel- bis langfristige Effekte, die 4 Monate bis zu über einem Jahr nach der Intervention nachgewiesen werden können. In lediglich 3 von 10 randomisiert kontrollierten Studien (RCT) konnten Effekte im Outcome Burnout beobachtet werden. Die Evidenz für die Wirksamkeit von arbeits-, personenbezogenen und kombinierten Interventionen auf das Mitarbeiter-Outcome Burnout ist limitiert. Mögliche Gründe hierfür sind unter dem Absatz „Mögliche Gründe für fehlende Effekte" aufgeführt.

Beide arbeitsbezogenen Interventionen erzielen mittelfristige Effekte im Mitarbeiter-Outcome Burnout. Die Interventionen sind allerdings sehr unterschiedlich – Schmerzassessment [11] sowie Bewegungs- und Beschäftigungsangebote für Klienten mit Demenz [2]. Die Studien sind daher nicht vergleichbar.

Von den neun Studien mit einer personenbezogenen Intervention zeigen lediglich zwei positive Effekte auf das Outcome Burnout, wobei mögliche Effekte nur kurzfristig erfasst wurden. Ein Achtsamkeitstraining für die Mitarbeiter ergab einen signifikant gesundheitsfördernden Effekt auf die Burnout-Subskala *Emotionale Erschöpfung* [27]. Diese Studie wurde auch im Review von van Wyk und Pillay-Van Wyk [41] aufgeführt, jedoch anders bewertet. Im Unterschied zu der vorliegenden Untersuchung stellten van Wyk und Pillay-Van Wyk [41] keine Effekte fest. Hierbei ist allerdings zu beachten, dass lediglich die Mittelwerte der Postbefragung zwischen den untersuchten Gruppen berücksichtigt wurden. Somit wurden die unterschiedlichen Ausgangswerte beider Gruppen vernachlässigt, was zu einer Unterschätzung des Effekts führte.

Von den fünf Interventionen mit kombiniertem Ansatz erzielen zwei mittel- sowie eine langfristige Effekte auf das Outcome Burnout. 4 von 5 untersuchten Interventionen sind sowohl an die Mitarbeiter als auch an die Klienten mit Demenz gerichtet, eine richtet sich sowohl an die Mitarbeiter als auch an die Angehörigen der Klienten mit Demenz [36].

Unbestätigte kurzfristige Effekte auf Burnout

Kurzfristige Effekte im Outcome Burnout zeigen sich in einer weiteren Studie, die sich in der Folgemessung jedoch nicht bestätigen lassen [personenbezogen, 26]. Um die erzielten Effekte zu erhalten, empfehlen die Autoren einen kontinuierlichen Ansatz. In diesem Zusammenhang sprechen Zimber et al. [46] von dem Problem der fehlenden Kontinuität in den angebotenen Qualifizierungsmaßnahmen und argumentieren, dass von zeitlich begrenzten Maßnahmen nur eine zeitlich begrenzte Wirkung ausgehen könne.

Andere Effekte

In 3 von 16 Studien können durch die Intervention positive Effekte in den klientenbezogenen Outcomes beobachtet werden [17, 36, 40].

Van Weert et al. [kombinierte Intervention, 40] sprechen in diesem Zusammenhang von einer möglichen starken Interaktion der Faktoren wie Arbeitsbelastung, klientenbezogene Outcomes und psychologische Outcomes bei den Mitarbeitern. Haberstroh und Kollegen [personenbezogene Intervention, 17] bestätigen anhand der Prä-Post-Daten hypothesenkonforme signifikante zeitgleiche Zusammenhänge der sozialen Kompetenz des Pflegepersonals mit der Lebensqualität der Klienten.

Mögliche Gründe für fehlende Effekte

Keinen linearen Einfluss auf das Outcome Burnout haben Interventionen in neun Studien. Als mögliche Gründe werden folgende genannt: mangelnde organisatorische Ausrichtung der Trainingseinheiten auf die Teilnehmer [36, 46], Mangel an objektiven Messinstrumenten zwecks optimaler Steuerung der Interventions-Implementierung [19], unterschiedliche Arbeitsbedingungen und Arbeitsanforderungen in den untersuchten Settings [19], die zu geringe Teilnehmerzahl in der jeweiligen Einrichtung [5, 26, 42], fehlende Evaluation auf administrativer Ebene im Sinne der Nachhaltigkeit [36, 46], fehlende Kontinuität [5, 24, 26, 46], Mangel an Zeit in der Pflege und starre Arbeitsbedingungen [24], inadäquate Klienten-Pflegekraft-Quote und zu hohes Arbeitsaufkommen [5], unzureichende Ausstattung der Einrichtungen, wie z. B. räumliche Enge, Mangel an Hilfs- und Transportmitteln [19] sowie ethische Probleme bei der Klienten-Beobachtung [19].

Peer-Support: Die begleitenden Peer-Support-Treffen werden von den Mitarbeitern gut angenommen, haben auf das Outcome Burnout jedoch keine Auswirkungen [5, 42]. Mögliche Gründe dafür sind u. a. die zu kurze Phase des Angebots, die fehlende Freistellung der Mitarbeiter sowie die zu geringe Teilnehmerzahl. Gründe für das Ausbleiben der Peer-Treffen nach der Intervention sind u. a. der Mangel an Zeit sowie die fehlende Unterstützung (administrativ) für die Ausführung der Treffen.

Mehrere Studien zeigen auf, dass mögliche hemmende Ursachen (Barriers to Change) für den Umstand, dass Trainingseffekte nicht in eine Verhaltensänderung bei den Beschäftigten münden, bei der Einrichtung selbst zu suchen sind [5, 38, 42, 46]. Als wichtigster Faktor wird die fehlende Unterstützung auf der Managementebene genannt.

Vergleich der Ergebnisse mit anderen Studien

Die in dieser Literaturanalyse identifizierten Reviews von Edwards und Burnard [7], Mimura und Griffiths [31], Marine et al. [28] und Van Wyk und Pillay-Van Wyk [41] untersuchten die Effektivität von Interventionen zum Stressmanagement in Gesundheitsberufen. Van der Klink et al. [39] sowie Awa und Kollegen [1] untersuchten branchenübergreifend die Effektivität von Interventionen zur Prävention von Stress und Burnout. Im Gegensatz zu unseren Ergebnissen konnten Van der Klink und Kollegen keine positiven Effekte im Outcome Burnout durch arbeitsbezogene Maßnahmen feststellen. Unter den untersuchten Studien mit arbeitsbezogenen Interventionen erzielte nur die Studie, die zusätzlich einen personenbezogenen Ansatz verfolgte, Effekte durch die Intervention im Mitarbeiter-Outcome Burnout. Edwards und Burnard [7] beschreiben in ihrem Review, dass u. a. die mangelnde Zeit für den Klienten-Kontakt mit einem hohen Level an Stress bei den Beschäftigten im Gesundheitswesen assoziiert ist, insbesondere in Pflegeberufen. Sie untersuchten ferner die Wirksamkeit von Interventionen (ausschließlich personenbezogen) zum Umgang mit Stress. Burnoutreduzierende Effekte für das Pflegepersonal wurden durch Stressmanagement-Schulungen in Verbindung mit Entspannungsübungen und Qualifizierungsmaßnahmen sowie psychosoziale Trainingseinheiten erzielt. Mimura und Griffiths [31] untersuchten ebenfalls Interventionsansätze zur Stressreduktion bei Pflegekräften. Obwohl die Autoren eine stärkere Evidenz für die Wirksamkeit von personenbezogenen im Vergleich zu arbeitsbezogenen Interventionen fanden, war es ihnen nicht möglich, eine klare Empfehlung für einen Interventionsansatz auszusprechen. Die Anzahl der hierzu vorliegenden Studien war zu gering. Marine et al. [28] sprechen von einer eingeschränkten Evidenz für die Effektivität von arbeits- und personenbezogenen Interventionsmaßnahmen zur Stressreduktion bei Beschäftigten im Gesundheitswesen. Stressreduzierende Effekte lassen sich gemäß der Autoren am besten in einem Zeitraum von 6 Monaten bis zu 2 Jahren nach der Intervention nachweisen. Van Wyk und Pillay-Van Wyk [41] stellten fest, dass kurzfristige Maßnahmen zu keinen Effekten führten. Den stärksten Nachweis brachten langfristig angelegte Maßnahmen. Die Autoren sprechen sich für periodische Auffrischungskurse (innerhalb von 18 Monaten) nach erfolgter Intervention aus, andernfalls lassen sich positive Effekte bei den Mitarbeitern nicht aufrechterhalten.

Awa und Kollegen [1] untersuchten branchenübergreifend Interventionsstudien mit unterschiedlichen Ansätzen (arbeits- und personenbezogen sowie kombiniert). Sie bestätigen in Übereinstimmung mit Van Wyk und Pillay-Van Wyk [41], dass Interventionen mit regelmäßigen Auffrischungskursen längerfristige Effekte erzielen. Übereinstimmend mit unseren Ergebnissen fanden sie heraus, dass personenbezogene Interventionen eher kurzfristige Effekte, Interventionen mit arbeitsbezogenen und kombinierten Ansätzen tendenziell längerfristige Effekte erzielen.

Limitationen dieses systematischen Reviews

Die Ergebnisse können von Publikationsfehlern beeinflusst sein. Studien, die in Zeitschriften publiziert werden, die nicht in den berücksichtigten Datenbanken gelistet sind, werden durch diese Datenbankrecherche nicht identifiziert.

Aufgrund der vorgefundenen methodischen Heterogenität und fehlenden Daten in einzelnen Studien wurde auf einen Vergleich der Effektschätzer verzichtet. Diese systematische Literaturanalyse ist daher rein deskriptiv.

Schlussfolgerungen und Ausblick

Obwohl nur wenige Interventionen einen positiven Effekt auf Burnout erzielen, sind alle drei Interventionsansätze potenziell geeignet, Burnout bei den Mitarbeitern zu verringern bzw. zu vermeiden. Arbeitsbezogene und kombinierte Interventionen erzielen potenziell längerfristige Effekte, während personenbezogene Interventionen eher kurzfristige Effekte haben. Allerdings ist die Evidenz aufgrund der vergleichsweise geringen Anzahl an hierzu vorliegenden Studien limitiert. Weitere Längsschnittstudien mit repräsentativen Stichproben und ausreichend langen Untersuchungsperioden sind notwendig, um eine klare Empfehlung aussprechen zu können. Ebenso notwendig ist die Untersuchung der Wirkzusammenhänge zwischen Burnout und anderen Faktoren, wie z. B. Klienten-Outcomes und fachliche Kompetenz der Mitarbeiter. Die Aspekte der Nachhaltigkeit sollten Berücksichtigung in zukünftigen Projekten finden.

Literatur

[1] Awa WL, Plaumann M, Walter U. Burnout prevention: a review of intervention programs. Patient Educ Couns 2010; 78: 184–190

[2] Baldelli MV, Fabbo A, Costopulos C, Carbone G, Gatti R, Zucchl P. Is it possible to reduce job burnout of the health care staff working with demented patients? Arch Gerontol Geriatr Suppl 2004; 51–56

[3] Borritz M, Rugulies R, Bjorner JB, Villadsen E, Mikkelsen OA, Kristensen TS. Burnout among employees in human service work: design and baseline findings of the PUMA study. Scand J Public Health 2006; 34: 49–58

[4] Camerino D, Conway PM, Van der Heijden BI, Estryn-Behar M, Consonni D, Gould D, Hasselhorn HM. Low-perceived work ability, ageing and intention to leave nursing: a comparison among 10 European countries. J Adv Nurs 2006; 56: 542–552

[5] Davison TE, McCabe MP, Visser S, Hudgson C, Buchanan G, George K. Controlled trial of dementia training with a peer support group for aged care staff. Int J Geriatr Psychiatry 2007; 22: 868–873

[6] Des Jarlais DC, Lyles C, Crepaz N. Improving the reporting quality of nonrandomized evaluations of behavioral and public health interventions: the TREND statement. Am J Public Health 2004; 94: 361–366

[7] Edwards D, Burnard P. A systematic review of stress and stress management interventions for mental health nurses. J Adv Nurs 2003; 42: 169–200

[8] Edwards D, Burnard P, Owen M, Hannigan B, Fothergill A, Coyle D. A systematic review of the effectiveness of stress-management interventions for mental health professionals. J Psychiatr Ment Health Nurs 2003; 10: 370–371

[9] Evers W, Tomic W, Brouwers A. Aggressive behaviour and burnout among staff of homes for the elderly. Int J Ment Health Nurs 2002; 11: 2–9

[10] Fritsch T, Kwak J, Grant S, Lang J, Montgomery RR, Basting AD. Impact of TimeSlips, a creative expression intervention program, on nursing home residents with dementia and their caregivers. Gerontologist 2009; 49: 117–127

[11] Fuchs-Lacelle S, Hadjistavropoulos T, Lix L. Pain assessment as intervention: a study of older adults with severe dementia. Clin J Pain 2008; 24: 697–707

[12] Gandoy-Crego M, Clemente M, Mayan-Santos JM, Espinosa P. Personal determinants of burnout in nursing staff at geriatric centers. Arch Gerontol Geriatr 2009; 48: 246–249

[13] Glaser J, Lampert B, Weigl M: Arbeit in der stationären Altenpflege – Analyse und Förderungern von Arbeitsbedingungen, Interaktion, Gesundheit und Qualität. Wirtschaftsverlag NW – Verlag für neue Wissenschaft, Dortmund, Berlin, Dresden, 2008

[14] Goldberg DP, Hillier VF. A scaled version of the General Health Questionnaire. Psychol Med 1979; 9: 139–145

[15] Gordis L: Epidemiology. W.B. Saunders, Marburg, 2000

[16] Haberstroh J, Hampel H, Pantel J. Optimal management of Alzheimer's disease patients: Clinical guidelines and family advice. Neuropsychiatr Dis Treat 2010; 6: 243–253

[17] Haberstroh J, Neumeyer K, Schmitz B, Pantel J. Development and evaluation of a training program for nursing home professionals to improve communication in dementia care. Z Gerontol Geriatr 2009; 42: 108–116

[18] Hacker W, Reinhold S, Darm A, Hübner I, Wollenberger E. Beanspruchungs-

screening bei Humandienstleistungen (BHD-System). TU Dresden, Institut für Allgemeine Psychologie und Methoden der Psychologie, Dresden, 1995

[19] Jensen LD, Gonge H, Jörs E, Ryom P, Foldspang A, Christensen M, Vesterdorf A, Bonde JP. Prevention of Low Back Pain in Female Eldercare Workers: Randomized Controlled Work Site Trial. Spine 2006; 31: 1761–1769

[20] Jenull B, Brunner E, Ofner M, Mayr M. Burnout and coping in long term care units. A regional comparison in registered nurses. Pflege 2008; 21: 16–24

[21] Jeon YH, Luscombe G, Chenoweth L, Stein-Parbury J, Brodaty H, King M, Haas M. Staff outcomes from the Caring for Aged Dementia Care REsident Study (CADRES): A cluster randomised trial. Int J Nurs Stud 2012; 49: 508–518

[22] Kunz R, Burnand B, Schünemann HJ. The GRADE System. An international approach to standardize the graduation of evidence and recommendations in guidelines. Internist (Berl) 2008; 49: 673–680

[23] Kunz R, Khan KS, Kleijnen J, Antes G. Systematische Übersichtsarbeiten und Meta-Analysen – Einführung in Instrumente der evidenzbasierten Medizin für Ärzte, klinische Forscher und Experten im Gesundheitswesen. 2. Verlag Hans Huber, Hogrefe AG, Bern, 2009

[24] Kuske B, Luck T, Hanns S, Matschinger H, Angermeyer MC, Behrens J, Riedel-Heller SG. Training in dementia care: a cluster-randomized controlled trial of a training program for nursing home staff in Germany. Int Psychogeriatr 2009; 21: 295–308

[25] Lewis R, Yarker J, Donaldson-Feilder E, Flaxman P, Munir F. Using a competency-based approach to identify the management behaviours required to manage workplace stress in nursing: a critical incident study. Int J Nurs Stud 2010; 47: 307–313

[26] Mackenzie CS, Peragine G. Measuring and enhancing self-efficacy among professional caregivers of individuals with dementia. Am J Alzheimers Dis Other Demen 2003; 18: 291–299

[27] Mackenzie CS, Poulin PA, Seidman-Carlson R. A brief mindfulness-based stress reduction intervention for nurses and nurse aides. Appl Nurs Res 2006; 19: 105–109

[28] Marine A, Ruotsalainen J, Serra C, Verbeek J. Preventing occupational stress in healthcare workers. Cochrane Database Syst Rev 2006; CD002892

[29] Maslach C, Schaufeli WB, Leiter MP. Job burnout. Annu Rev Psychol 2001; 52: 397–422

[30] McHugh MD, Kutney-Lee A, Cimiotti JP, Sloane DM, Aiken LH. Nurses' widespread job dissatisfaction, burnout, and frustration with health benefits signal problems for patient care. Health Aff (Millwood) 2011; 30: 202–210

[31] Mimura C, Griffiths P. The effectiveness of current approaches to workplace stress management in the nursing profession: an evidence based literature review. Occup Environ Med 2003; 60: 10–15

[32] Narumoto J, Nakamura K, Kitabayashi Y, Shibata K, Nakamae T, Fukui K. Relationships among burnout, coping style and personality: study of Japanese professional caregivers for elderly. Psychiatry Clin Neurosci 2008; 62: 174–176

[33] Opie J, Doyle C, O›Connor DW. Challenging behaviours in nursing home residents with dementia: a randomized controlled trial of multidisciplinary interventions. Int J Geriatr Psychiatry 2002; 17: 6–13

[34] Prezewowsky M: Demografischer Wandel und Personalmanagement: Herausforderungen und Handlungsalternativen vor dem Hintergrund der Bevölkerungsentwicklung. Deutscher Universitätsverlag, Wiesbaden, 2007

[35] Richardson B, Kitchen G, Livingston G. The effect of education on knowledge and management of elder abuse: a randomized controlled trial. Age Ageing 2002; 31: 335–341

[36] Robison J, Curry L, Gruman C, Porter M, Henderson CR, Jr., Pillemer K. Partners in caregiving in a special care environment: cooperative communication between staff and families on dementia units. Gerontologist 2007; 47: 504–515

[37] Rodney V. Nurse stress associated with aggression in people with dementia: its relationship to hardiness, cognitive appraisal and coping. J Adv Nurs 2000; 31: 172–180

[38] Schrijnemaekers VJ, van RE, Candel MJ, Frederiks CM, Derix MM, Sielhorst H, van den Brandt PA. Effects of emotion-oriented care on work-related outcomes of professional caregivers in homes for elderly persons. J Gerontol B Psychol Sci Soc Sci 2003; 58: S50–S57

[39] van der Klink JJ, Blonk RW, Schene AH, van Dijk FJ. The benefits of interventions for work-related stress. Am J Public Health 2001; 91: 270–276

[40] van Weert JC, van Dulmen AM, Spreeuwenberg PM, Bensing JM, Ribbe MW. The effects of the implementation of snoezelen on the quality of working life in psychogeriatric care. Int Psychogeriatr 2005; 17: 407–427

[41] Van Wyk BE, Pillay-Van Wyk V. Preventive staff-support interventions for health workers. Cochrane Database Syst Rev 2010; CD003541

[42] Visser SM, McCabe MP, Hudgson C, Buchanan G, Davison TE, George K. Managing behavioural symptoms of dementia: effectiveness of staff education and peer support. Aging Ment Health 2008; 12: 47–55

[43] von Känel R. Das Burnout Syndrom: Eine medizinische Perspektive. Praxis (Bern 1994) 2008; 97: 477–487

[44] Weyerer S, Schaufele M, Schrag A, Zimber A. Dementia disorders, behavior problems and the care of clients in geriatric day-care compared to residents in homes for the elderly: a cross-sectional study in eight communities in Baden. Psychiatr Prax 2004; 31: 339–345

[45] Zimber A. Beanspruchung und Stress in der Altenpflege: Forschungsstand und Forschungsperspektiven. Z Gerontol Geriatr 1998; 31: 417–425

[46] Zimber A, Rudolf A, Teufel S. Reducing work stress in geriatric care: a training program for nursing team and administrators. Z Gerontol Geriatr 2001; 34: 401–407

18 Psychische Belastung und Beanspruchung von Beschäftigten in Dialyse-Einrichtungen: eine Befragungsstudie mittels des COPSOQ

M. Kersten, A. Kozak, D. Wendeler, L. Paderow, M. Nübling, A. Nienhaus

Zusammenfassung

Hintergrund: Die Arbeit in Dialyse-Einrichtungen ist geprägt durch langfristige Kontakte zu chronisch kranken Patienten. Die letzte deutsche Veröffentlichung zum Thema Arbeitsbeanspruchung und Arbeitszufriedenheit bei Dialyse-Beschäftigten ist vor mehr als 20 Jahren publiziert worden. Die vorliegende Studie untersucht die derzeitige Belastungs- und Beanspruchungssituation der Beschäftigten in Dialyse-Einrichtungen in Deutschland.

Methode: Eine Befragung von 20 Dialyse-Einrichtungen mit dem Copenhagen Psychosocial Questionnaire (COPSOQ) wurde durchgeführt. Der Fragebogen wurde um 7 dialysespezifische Fragen erweitert. Die gewonnenen Daten aus den Dialyse-Einrichtungen wurden zur besseren Einordnung mit denen anderer Pflegeberufe (Krankenpflege und Altenpflege) verglichen, die in der COPSOQ-Datenbank erfasst sind.

Ergebnisse: Insgesamt nahmen 367 Beschäftigte an der Studie teil (Responserate 55 %). Insgesamt gibt es zwischen den einzelnen Einrichtungen eine relativ große Variabilität bei den Angaben. Die Beschäftigten in Dialyse-Einrichtungen schätzten in fast allen psychosozialen Aspekten die Belastungs- und Beanspruchungssituation kritischer ein als diejenigen in der Altenpflege. Im Vergleich zu der stationären Krankenpflege gibt es zum Teil positive Unterschiede, z. B. geringere Konflikte zwischen Arbeit und Privatleben, als auch kritischere Bewertungen, wie z. B. geringere Einflussmöglichkeiten bei der Arbeit.

Schlussfolgerungen: Die Ergebnisse der Studie weisen sowohl positive als auch negative Arbeitsaspekte der Dialysetätigkeit gegenüber den anderen Pflegeberufen auf. Die hohe Variabilität der Ergebnisse beim Vergleich zwischen den Einrichtungen deutet darauf hin, dass die beobachteten Defizite in einzelnen Skalen nicht zwingend dialysespezifisch sind, sondern von den konkreten Arbeitsbedingungen in den einzelnen Einrichtungen abhängen und von diesen beeinflusst werden können.

Hintergrund

Die Tätigkeit in Dialyse-Einrichtungen ist gekennzeichnet durch einen intensiven und langfristigen Kontakt zu chronisch kranken Patienten [3, 7], die häufig frustriert oder depressiv sind [5]. Die Konfrontation mit Leid und Tod stellt für das Pflegepersonal in Dialyse-Einrichtungen eine erhebliche Anforderung dar [3, 17, 18, 20]. Hinzu kommen weitere schwierige Aspekte wie Personalkürzungen [1, 29] und der Umgang mit hochmoderner Technologie [8, 15, 18].

In den vergangenen Jahren hat es zahlreiche Studien zur psychischen Belastung und Beanspruchung von Alten- und Krankenpflegekräften gegeben [4, 11, 13, 28], während die Berufsgruppe der Dialyse-Beschäftigten wenig untersucht wurde [30].

Ein systematischer Review zum Thema psychische Belastung und Beanspruchung von Beschäftigten in Dialyse-Einrichtungen [6] zeigte heterogene Studienergebnisse hinsichtlich Stress, Arbeitsbedingungen und -belastungen sowie Burnout. Der bisherige Stand der Forschung lässt Schlüsse auf positive Aspekte der Arbeit zu wie: hohe Arbeitszufriedenheit [1, 7], Dialyse-Beschäftigte nehmen ihre Arbeit als wertvoll wahr und sind sehr interessiert an fachlichen Details [21], große Verantwortung [7], Chance, etwas für die Menschen zu tun, Freiheit, die eigene Urteilsfähigkeit zu nutzen und Arbeitsplatzsicherheit [30]. Negative Aspekte der Dialyse-Tätigkeit, die in der Literatur beschrieben wurden, sind folgende: geringes Einbezogen werden in die Entscheidungsfindung [7, 21], Druck bei der Arbeit, zu wenig Zeit für einzelne Patienten, monotone Arbeit und Angst vor blutübertragbaren Erkrankungen [21]. Andere negative Aspekte sind die geringe Bezahlung und die allgemeinen Arbeitsbedingungen [30]. „Kontakt mit anderen Kollegen kann sowohl ein Stressor als auch eine Ressource für die Beschäftigten sein" [19]. Im Überblick weisen die Daten des Review auf ein moderates Stress- und Burnoutniveau für die Beschäftigten im Dialysebereich hin.

Die Anzahl der Patienten mit chronischer Niereninsuffizienz wird ansteigen, dazu trägt unter anderem die zunehmende Anzahl der an Diabetes mellitus Erkrankten bei. In Deutschland waren im Jahr 2012 ca. 90.000 Personen dialysepflichtig [32]. Zu vermuten ist, dass mit steigender Patientenzahl – auch aufgrund der höheren Lebenserwartung der Patienten – sowie der zusätzlichen Personalkürzungen [7, 29] die Belastungssituation der Dialyse-Beschäftigten zunehmen wird. Besonders wichtig für Dialyse-Einrichtungen ist es daher, die Pflegekräfte möglichst lange motiviert und gesund im Beruf zu halten.

Aktuelle Analysen der Arbeitssituation der Dialyse-Beschäftigten in Deutschland gibt es nicht. Die letzte deutsche Studie zum Thema berufsbedingte Beanspruchung und Arbeitszufriedenheit von Dialyse-Beschäftigten wurde vor mehr als 20 Jahren publiziert [20]. Die hauptsächlichen Stressquellen laut Studie waren: Prinzip der Maximum-Therapie, die emotionale Konsumhaltung von einigen Patienten und Spannungen im Team. Fast 2/3 der Befragten bestätigten die Notwendigkeit von psychosozialem Training für die Beschäftigten.

Das Ziel dieser Studie ist es, die aktuellen psychischen Belastungen und Beanspruchungen von Beschäftigten in Dialyse-Einrichtungen zu erheben. Die Befragungsergebnisse werden zur besseren Einordnung mit den Ergebnissen der stationären Krankenpflege sowie der stationären Altenpflege verglichen.

Methode

Stichprobe

Die Stichprobe setzte sich zum größten Teil aus einer Zufallsstichprobe (14 von 20) und einer Gelegenheitsstichprobe (6 von 20) in Nord- und Mitteldeutschland zusammen. Für die Zufallsstichprobe wurden 30 Dialyse-Einrichtungen, die bei der Berufsgenossenschaft für Gesundheitsdienst und Wohlfahrtspflege (BGW) versichert sind, zufällig gezogen und per Anschreiben um ihre Teilnahme gebeten. 14 der angeschriebenen Dialyse-Einrichtungen beteiligten sich daraufhin an der Befragung (47 %). Sechs weitere BGW-versicherte Dialyse-Einrichtungen entstammen einer Gelegenheitsstichprobe, da hier der Träger dieser Einrichtungen um eine Analyse gebeten hatte. Letztlich nahmen 20 Dialyse-Einrichtungen an der Befragung zwischen Herbst 2010 und Frühjahr 2011 teil.

Jede der teilnehmenden Dialyse-Einrichtungen erhielt einen Ergebnisbericht, anhand dessen geeignete Maßnahmen abgeleitet werden konnten. Zusätzlich dazu wurde den Dialyse-Einrichtungen im Rahmen der Studie Beratung und Hilfestellung angeboten. Diese Angebote wurden von allen Einrichtungen angenommen. Die Studie ist von der Ethik-Kommission Hamburg bewilligt worden.

Erhebungsmethode

Die Befragung wurde mittels der deutschen Standardversion des Copenhagen Psychosocial Questionnaire (COPSOQ) durchgeführt. Beim COPSOQ-Fragebogen handelt es sich um ein gut validiertes und international anerkanntes Erhebungsinstrument zur Messung der psychosozialen Belastung bei der Arbeit [24]. Der Fragebogen umfasst 87 Items, die in 25 Skalen abgebildet werden: 22 Skalen und 3 Einzelfragen. Zur Beantwortung der 87 Kernfragen des COPSOQ ist zumeist eine Fünfer-Likert-Skala vorgegeben, wobei die erste Kategorie den Maximalwert (bspw. „immer"), die letzte den Minimalwert (bspw. „nie") darstellte. Diesen Kategorien wurden Punktwerte zugeordnet (max = 100, min = 0). Diese Transformation der Kategorien in Punktwerte entspricht einem standardisierten Verfahren, das bereits in der deutschen Validierungsstudie angewendet wurde [25].

Alle Daten, die mit diesem Fragebogen erhoben werden, fließen berufsgruppenspezifisch und gewichtet in eine stetig wachsende COPSOQ-Datenbank ein [23, 27]. Daher ermöglicht die Befragung mit dem COPSOQ-Fragebogen einen branchenübergreifenden Vergleich der vier Dimensionen des Fragebogens: Anforderungen, Einfluss und Entwicklungsmöglichkeiten, soziale Beziehungen und Führung, Belastungsfolgen sowie eine weitere Skala (Unsicherheit des Arbeitsplatzes plus weitere Zusatzfragen *Abb. 1*). Zum Vergleich und zur besseren Einordnung der psychosozialen Arbeitssituation wurde die Berufsgruppe der stationären Krankenpfleger sowie der stationären Altenpfleger hinzugezogen. Zum Zeitpunkt der Analyse (1.10.2012) waren in der COPSOQ-Datenbank 3.037 Beschäftigte der stationären Krankenpflege und 866 Beschäftigte der stationären Altenpflege gelistet. Die Gruppen wurden auf ihre Homogenität getestet.

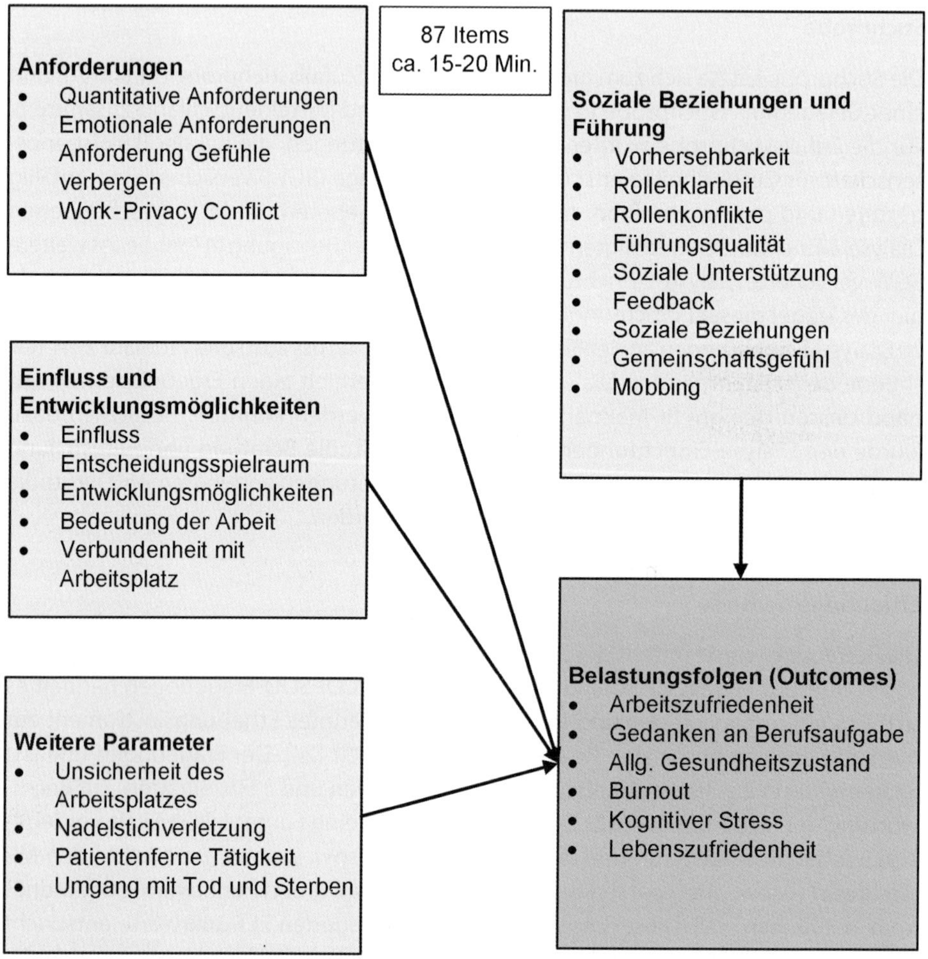

Abbildung 1: Dimensionen des COPSOQ-Fragebogens sowie einige dialysespezifische Zusatzfragen

Für die Dialysestudie wurde dieser Fragebogen um 7 Fragen erweitert, die die speziellen Arbeitsbedingungen in Dialyse-Einrichtungen abfragen. Die Zusatzfragen wurden auf der Basis einer Literaturrecherche [6] sowie mehrerer Hospitationen entwickelt. Bei 3 Fragen handelt es sich um dichotomisierte Antwortkategorien (ja/nein):

- Hatten Sie in den letzten 12 Monaten eine Nadelstichverletzung?

- Haben Sie in den letzten 12 Monaten körperliche Aggressionen durch Patienten erlebt?
- Haben Sie in den letzten 12 Monaten verbale Aggressionen durch Patienten erlebt?

Vier weitere Fragen konnten mit einer Fünfer-Antwortskala beantwortet werden. Die Antwortkategorien reichten von 1 („in sehr hohem Maß") bis 5 („in sehr geringem Maß"):

- Haben Sie bei Ihrer Arbeit Angst sich mit einer blutübertragbaren Erkrankung anzustecken?
- Fühlen Sie sich durch verbale oder körperliche Aggressionen von Patienten oder deren Angehörigen belastet?
- Werden von Ihnen viele patientenferne Aufgaben verlangt (z. B. Organisation, Dokumentation)?
- Belastet Sie der Umgang mit Tod und Leid der Patienten?

Als sehr belastet werden die Personen gewertet, die mit „in hohem" bzw. „im sehr hohem Maß" bei den dialysespezifischen Einzelfragen geantwortet haben.

Statistische Analyse

Zur Bewertung der beobachteten Differenzen zwischen der Dialyse, der stationären Krankenpflege sowie der stationären Altenpflege wurde eine Nomenklatur genutzt, die in COPSOQ-Studien bereits regelhaft eingesetzt wird: Eine Differenz von mindestens 5 Punkten in den Mittelwerten zwischen den Gruppen wird als relevanter Unterschied definiert. Eine Abweichung von 10 oder mehr Punkten wird als (sehr) deutliche Abweichung gewertet [28]. Eine Daumenregel besagt bezüglich einer Effektstärke-Messung folgendes (Cohen's d): COPSOQ-Skalen haben gewöhnlich eine Standardabweichung von 15 bis 25 Punkten, also 5 Punkte repräsentieren eine kleine bis eine intermediäre Effektstärke von 0,2–0,33 und 10 Punkte repräsentieren eine mittlere bis starke Effektstärke 0,4–0,66.

Hinsichtlich der Interpretation von Abweichungen ist zu beachten, dass hohe Werte grundsätzlich „viel" bedeuten, ob dies positiv oder negativ zu bewerten ist, hängt vom Inhalt der jeweiligen Skala ab.

Unterschiede zwischen den Berufsgruppen wurden mittels Varianzanalyse (ANOVA) untersucht. Die Überprüfung von Mittelwertunterschieden wurde mit dem Posthoc-Test nach Scheffé durchgeführt. Bei einem p-Wert < 0,05 wurden die Unterschiede als statistisch signifikant bezeichnet. Nur Ergebnisse, die statistisch signifikant sind und die 5-Punkte-Differenz erfüllen (s. oben) werden interpretiert. Die Datenanalyse wurde mit dem Statistikprogramm IBM SPSS Statistics 21 durchgeführt.

Ergebnisse

Insgesamt wurden 669 Fragebögen ausgegeben, 367 Beschäftigte nahmen an der Studie teil. Die Rücklaufquote betrug 55 %. Die Größe der teilnehmenden Dialyse-

Einrichtungen variierte zwischen 13 und 55 Beschäftigten. In der *Tabelle 1* wird die Studienpopulation beschrieben. Der überwiegende Anteil der Befragten war weiblich (90 %). Das Durchschnittsalter lag bei 43,7 Jahren (± 10,4). Etwa ein Drittel der Befragten war 50 Jahre und älter. Über die Hälfte der Befragten waren vollzeittätig. Bereitschaftsdienste wurden von 27 % der Befragten verrichtet. 40 % der Befragten gaben an, mindestens einmal im Monat Nachtschicht zu leisten. Geteilte Dienste waren in der Studienpopulation selten (5 %). Die Verweildauer in den Dialyse-Einrichtungen betrug am häufigsten bis zu 5 Jahre (26 %). Die meisten der teilnehmenden Beschäftigten waren examinierte Pflegekräfte (71 %).

Tabelle 1: Beschreibung der Stichprobe (n = 367)

Variable	Ausprägung	n
Geschlecht	weiblich männlich	329 (90 %) 38 (10 %)
Alter (Jahre)	< 30 30–39 40–49 ≥ 50 keine Angaben	57 (16 %) 64 (17 %) 125 (34 %) 110 (30 %) 11 (3 %)
Umfang der Beschäftigung	Vollzeit (> 34 h) Teilzeit (15–34 h) Teilzeit (< 15 h)	189 (51 %) 164 (45 %) 13 (4 %)
Bereitschaftsdienste (pro Monat)	keine 1–5 Mal > 5 Mal	267 (73 %) 89 (24 %) 11 (3 %)
Nachtdienste (pro Monat)	nie 1–5 Mal > 5 Mal	219 (60 %) 118 (32 %) 30 (8 %)
geteilte Dienste (pro Monat)	nie 1–5 Mal > 5 Mal	348 (95 %) 12 (3 %) 7 (2 %)
Wechseldienst (pro Monat)	nie 1–5 Mal > 5 Mal	79 (21 %) 91 (25 %) 197 (54 %)
Verweildauer in der Dialyse-Einrichtung (Jahre)	≤ 5 6–10 11–15 16–20 > 20	96 (26 %) 77 (21 %) 55 (15 %) 66 (18 %) 73 (20 %)
Berufsgruppen	examinierte Pflegekraft angelernte Pflegekraft sonstige Pflegetätigkeit andere Berufe (z. B. Verwaltung, Lagerist)	260 (71 %) 22 (6 %) 25 (7 %) 60 (16 %)

Die dialysespezifischen Fragen wurden folgendermaßen beantwortet: Nadelstichverletzungen hatten 9 % in den vorausgegangenen 12 Monaten erlitten. Starke Angst vor Ansteckung mit blutübertragbaren Erkrankungen gaben 11 % der Beschäftigten an. Immerhin 26 % hatten gelegentlich Angst vor einer Ansteckung. 25 % der Befragten gaben an, innerhalb der vorausgegangenen 12 Monate eine körperliche Aggression erlebt zu haben. Verbale Aggressionen hatten 72 % der Mitarbeiter erfahren. 15 % fühlten sich durch körperliche und verbale Aggression der Patienten oder ihrer Angehörigen stark belastet. Fast die Hälfte (48 %) der Befragten fühlte sich durch patientenferne Tätigkeiten stark belastet. Der Umgang mit Tod und Leid der Patienten belastete 25 % der Beschäftigten.

Für die dialysespezifischen Fragen gibt es keine Vergleichswerte aus anderen Berufsgruppen. Deshalb wurde ein Mittelwert berechnet. In den Ergebnisberichten für die einzelne Dialyse-Einrichtung wurden Studienmittelwert und Einrichtungsmittelwert miteinander verglichen. Die nachfolgende Grafik zeigt am Beispiel der Frage „Haben Sie Angst vor der Ansteckung mit einer blutübertragbaren Krankheit" eine Variabilität der Antworten über die 20 Dialyse-Einrichtungen hinweg. Der Durchschnittswert liegt bei 33 Punkten, der Minimalwert bei 13 und der Maximalwert bei 44 Punkten.

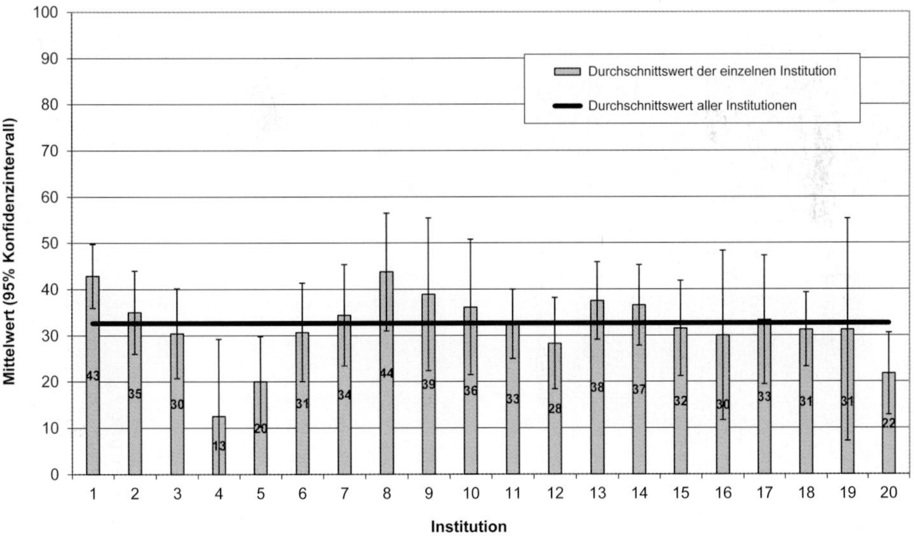

Abbildung 2: Frage zur Angst vor blutübertragbaren Krankheiten

Die nachfolgende Tabelle zeigt die Mittelwertdifferenzen für die verschiedenen COPSOQ-Skalen zwischen der Dialyse, der stationären Krankenpflege sowie der stationären Altenpflege.

Tabelle 2: Mittelwerte der COPSOQ-Skalen und Mittelwertunterschiede zwischen Dialyse und Krankenpflege sowie Altenpflege

Skala	Dialyse gesamt	COPSOQ-Krankenpflege	Differenz Dialyse-Krankenpflege	p-Wert (Scheffé)	COPSOQ-Altenpflege	Differenz Dialyse-Altenpflege	p-Wert (Scheffé)
	Mittelwert (SD)	Mittelwert (SD)	Punkte		Mittelwert (SD)	Punkte	
Anforderungen							
Quantitative Anforderungen	55 (16)	60 (17)	–5	< 0,001	51 (21)	4	0,003
Emotionale Anforderungen	60 (19)	65 (18)	–5	< 0,001	54 (20)	6	<0,001
Anforderungen, Emotionen zu verbergen	53 (23)	53 (21)	0	n. s.	43 (22)	10	<0,001
Work-Privacy Conflict	48 (25)	53 (27)	–5	0,011	43 (29)	5	0,003
Einfluss- und Entwicklungsmöglichkeiten							
Einfluss bei der Arbeit	29 (19)	38 (20)	–9	< 0,001	42 (21)	–13	< 0,001
Entscheidungsspielraum	33 (16)	40 (19)	–7	< 0,001	41 (19)	–8	< 0,001
Entwicklungsmöglichkeiten	58 (17)	70 (17)	–12	< 0,001	71 (17)	–13	< 0,001
Bedeutung der Arbeit	77 (17)	80 (17)	–3	0,006	86 (15)	–9	< 0,001
Verbundenheit mit Arbeitsplatz	55 (18)	55 (19)	0	n. s.	63 (20)	–8	< 0,001
Soziale Beziehungen und Führung							
Vorhersehbarkeit	50 (22)	55 (21)	–5	< 0,001	64 (21)	–14	< 0,001
Rollenklarheit	74 (16)	76 (16)	–2	0,018	80 (15)	–6	< 0,001

Tabelle 2: Mittelwerte der COPSOQ-Skalen und Mittelwertunterschiede zwischen Dialyse und Krankenpflege sowie Altenpflege *(Fort.)*

Skala	Dialyse gesamt	COPSOQ-Krankenpflege	Differenz Dialyse-Krankenpflege	p-Wert (Scheffé)	COPSOQ-Altenpflege	Differenz Dialyse-Altenpflege	p-Wert (Scheffé)
	Mittelwert (SD)	Mittelwert (SD)	Punkte		Mittelwert (SD)	Punkte	
Rollenkonflikt	44 (20)	48 (21)	–4	0,002	39 (21)	5	0,004
Führungsqualität	47 (24)	54 (25)	–7	< 0,001	64 (24)	–17	< 0,001
Soziale Unterstützung	65 (20)	69 (20)	–4	0,002	73 (19)	–8	< 0,001
Feedback / Rückmeldung	37 (21)	44 (22)	–7	< 0,001	53 (23)	–16	< 0,001
Soziale Beziehungen (Menge)	61 (22)	48 (28)	13	n. s.	34 (30)	27	< 0,001
Gemeinschaftsgefühl	73 (16)	76 (17)	–3	0,010	78 (18)	–5	< 0,001
Mobbing	27 (26)	20 (23)	7	< 0,001	19 (23)	8	< 0,001
Arbeitsplatz-Unsicherheit	28 (22)	30 (22)	–2	n. s.	31 (24)	–3	n. s.
Belastungsfolgen (Outcomes)							
Arbeitszufriedenheit	62 (14)	61 (15)	1	n. s.	67 (15)	–5	< 0,001
Absicht, Beruf aufzugeben	17 (23)	18 (23)	–1	n. s.	12 (19)	5	0,014
Gesundheitszustand	70 (19)	72 (19)	–2	n. s.	70 (20)	0	n. s.
Burnout (CBI)	48 (19)	48 (18)	0	n. s.	42 (19)	6	< 0,001
Kognitive Stresssymptome	32 (19)	29 (19)	3	n. s.	26 (19)	6	< 0,001
Lebenszufriedenheit	66 (19)	66 (19)	0	n. s.	66 (20)	0	n. s.

Anmerkung. ≥ 5 Punkte Mittelwertdifferenz entsprechen einer kleinen bis intermediären Effektstärke (0,2–0,33) und ≥ 10 Punkte einer mittleren bzw. hohen (0,4–0,66) Effektstärke

Die Beschäftigten in der Dialyse lassen sich mit denen in der stationären Krankenpflege am ehesten vergleichen, da der Großteil der Stichprobe eine vergleichbare Ausbildung aufweist *(Tab. 1)*. Die größten positiven Gruppenunterschiede (Dialyse vs. Krankenpflege), die sich in den Mittelwerten von mindestens 5 Punkten widerspiegeln und mindestens eine kleine Effektstärke aufweisen, zeigen sich in den folgenden Aspekten *(Tab. 2)*: mehr soziale Beziehungen am Arbeitsplatz (61 vs. 48), geringere quantitative (55 vs. 60) und geringere emotionale Anforderungen (60 vs. 65) sowie ein geringerer Konflikt zwischen Beruf und Privatleben (48 vs. 53).

Insgesamt ist zu beobachten, dass der Einfluss- und Entscheidungsspielraum in den Dialyse-Einrichtungen im Vergleich zu der Krankenpflege geringer bewertet wurde: Einfluss bei der Arbeit (29 vs. 38), Entscheidungsspielraum (33 vs. 40) und Entwicklungsmöglichkeiten (58 vs. 70). Bei den sozialen Komponenten zeigte sich, dass die Führungsqualität (47 vs. 54), Feedback (37 vs. 44) und Vorhersehbarkeit (50 vs. 55) ebenfalls schlechter eingeschätzt wurden. Die Beschäftigten in den Dialyse-Einrichtungen fühlten sich außerdem häufiger Mobbing (27 vs. 20) ausgesetzt.

Für einen weiteren pflegeberufsübergreifenden Vergleich wurde außerdem die stationäre Altenpflege herangezogen. Es zeigt sich, dass die Beschäftigten der Dialyse-Einrichtungen in fast allen psychosozialen Aspekten die Belastungs- und Beanspruchungssituation bei der Arbeit kritischer eingeschätzt haben als die Beschäftigten der stationären Altenpflege. Ausnahmen sind die sozialen Beziehungen bei der Arbeit, die von den Dialyse-Beschäftigten deutlich besser eingeschätzt wurden (61 vs. 34).

Bei der Betrachtung aller Skalen fällt auf, dass eine große Variabilität über die einzelnen Dialyse-Einrichtungen (n = 20) hinweg vorherrschte. In der *Abbildung 2* wird für die

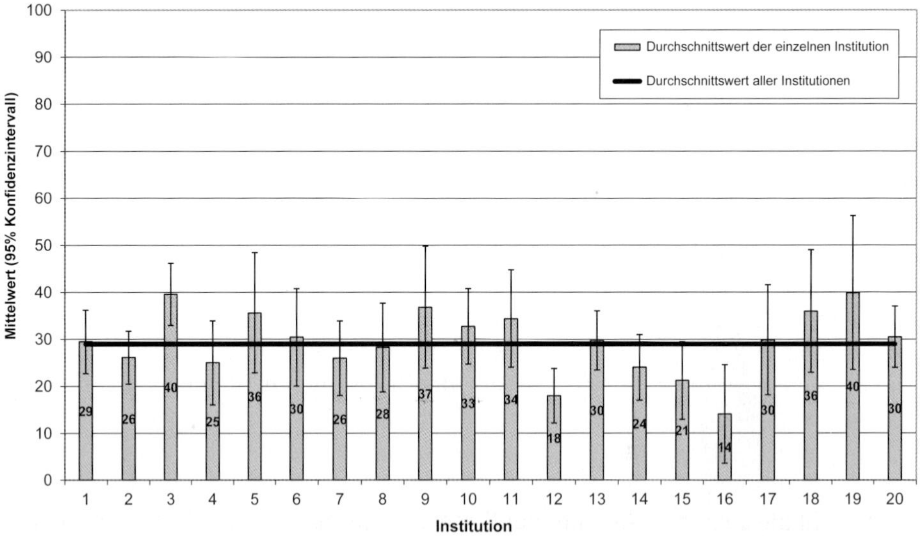

Abbildung 3: Mittelwertunterschiede aller Dialyse-Einrichtungen für die Skala „Einfluss bei der Arbeit"

Skala „Einfluss bei der Arbeit“ (MW 29 über alle Einrichtungen) exemplarisch gezeigt, wie sich der Skalenmittelwert zwischen den Einrichtungen unterscheidet.

Diskussion

Diese Studie ist die erste seit mehr als 20 Jahren, die die psychische Belastung und Beanspruchung des Dialyse-Personals in Deutschland erhebt. Mittels der Befragung mit dem COPSOQ-Fragebogen wurden von 367 Dialyse-Beschäftigten in 20 Dialyse-Einrichtungen die psychosozialen Arbeitsbelastungen und Beanspruchungen erhoben. Zur besseren Einordnung der Befragung wurden die Ergebnisse mit denen anderer Pflegeberufe verglichen. Der Vergleich mit den Ergebnissen der stationären Altenpflege zeigte in fast allen Aspekten kritischere Werte. Im Berufsgruppenvergleich mit der stationären Krankenpflege wiesen die Dialyse-Ergebnisse vorteilhafte Werte vor allem in der Dimension „Anforderung“ (quantitative Anforderungen, emotionale Anforderungen und Vereinbarkeit von Arbeit und Privatleben) auf. Auch die sozialen Beziehungen bei der Arbeit wurden deutlich besser von den Dialyse-Beschäftigten eingeschätzt, wobei es sich bei diesem Aspekt um die Menge der Kontakte und nicht um deren Qualität handelt. Kritischer bewertet wurde vor allem die Dimension „Einfluss- und Entwicklungsmöglichkeiten“ (Einfluss bei der Arbeit, Entscheidungsspielraum, Entwicklungsmöglichkeiten) sowie die Dimension „soziale Beziehung und Führung“ (Vorhersehbarkeit, Führungsqualität, Feedback, Mobbing).

Die quantitativen Anforderungen schätzten die Dialyse-Beschäftigten deutlich geringer ein als die Pflegekräfte der stationären Krankenpflege, allerdings liegen die Werte der Dialyse-Beschäftigten gleich auf mit dem COPSOQ-Durchschnitt, einem Wert in dem die Antworten aller Beschäftigten, die den Fragebogen ausfüllten, gemittelt und gewichtet eingeflossen sind (Stand 1.10.12). Das weist darauf hin, dass die quantitative Anforderung trotz des positiven Vergleichs mit der Krankenpflege ein wichtiges Thema ist, gerade auch im Zusammenhang mit den in zahlreichen Studien genannten Personalkürzungen. Andere Studien zeigten dies noch deutlicher [8, 10, 18, 21]. Ebenfalls bewerten die Beschäftigten der stationären Krankenpflege den Aspekt „emotionale Anforderung“ deutlich höher als die Beschäftigen der beiden anderen Pflegeberufe.

In einer Studie mit verschiedenen Berufsgruppen wurden die Tätigkeiten mit Klientenkontakt in den Aspekten „emotionale Anforderung“ und „Anforderung, Emotionen zu verbergen“ höher bewertet [16]. Ashker et al. untersuchten in ihrer Studie gezielt die arbeitsbedingten emotionalen Stressoren und kamen zum Ergebnis, dass 4 Faktoren Einfluss auf das emotionale Wohlbefinden der Dialyse-Beschäftigten haben: intensive und Langzeitbeziehung mit Patienten, die Krankheitsentwicklung und Nahtoderfahrungen, Verschlechterung der physischen und psychischen Gesundheit der Patienten sowie der Arbeitsdruck [3].

Obwohl die einzelnen Aspekte der Dimension „Anforderungen“ von den Dialyse-Beschäftigten insgesamt besser beurteilt wurden als in der Krankenpflege, besteht hier Handlungsbedarf. Denn durch weitere Personalkürzungen im Gesundheitswesen,

Budget-Kürzungen, den Anstieg dialysepflichtiger und multimorbider Patienten sowie die Komplexität der technischen Handhabung von Geräten können die Anforderungen zunehmen.

Mit Blick auf das Anforderungs-Kontroll-Unterstützungsmodell von Karasek (in der Erweiterung von Johnson: Karasek, R. und Theorell, T. [14] zeigt sich allerdings, dass eine hohe Arbeitsanforderung per se nicht negativ ist, wenn als Ausgleich ein entsprechender Handlungsspielraum und soziale Unterstützung bestehen. Allerdings ist der Einfluss- und Entscheidungsspielraum von den Dialyse-Beschäftigten signifikant geringer bewertet worden als in der stationären Krankenpflege. Eine Kompensation von quantitativen Anforderungen durch einen hohen Handlungsspielraum oder soziale Unterstützung ist daher für die Beschäftigten in den Dialyse-Einrichtungen nicht gegeben. Die Vermutung liegt nahe, dass durch die standardisierten Abläufe weniger Einfluss bei der Arbeit möglich ist, Beschäftigte selbst bewerten ihre Tätigkeit als Routinehandeln [21].

Auch andere Studien zeigen, dass das Dialyse-Personal aktiver in die Entscheidungsprozesse einbezogen werden will [7, 9, 21]. In dieser Dimension liegen Entwicklungsmöglichkeiten. Beim Blick auf die 20 Dialyse-Einrichtungen wird deutlich, dass einige Einrichtungen in diesem Aspekt deutlich bessere Werte aufweisen als andere.

Die Vereinbarkeit von Arbeit und Privatleben scheint den Beschäftigten in den Dialyse-Einrichtungen im Vergleich zu den Beschäftigten in der Krankenpflege besser zu gelingen. Andere Studien weisen auf den Stressor Nachtschicht [2] oder Schichtarbeit hin [19]. Unsere Daten zeigen, dass Nachtschichten, Bereitschaftsdienste sowie geteilte Dienste von wenigen Dialyse-Beschäftigten geleistet werden müssen. Dieser Umstand kann durchaus einen positiven Einfluss auf das Antwortverhalten hinsichtlich der Vereinbarkeit von Privat- und Berufsleben gehabt haben.

Aspekte der Dimension „soziale Beziehungen und Führung" sind kritischer bewertet worden als in der Krankenpflege (z. B. Vorhersehbarkeit, die Einschätzung der direkten Führungskraft, Feedback und Mobbing). In der Literatur zur Arbeitssituation in Dialyse-Einrichtungen fanden diese Aspekte bisher kaum Beachtung. Die Qualität der Führung ist ein wichtiger Einflussfaktor für die Arbeitszufriedenheit [26]. Gregersen et al. fanden in ihrem Review erste empirische Belege zum Einfluss unterschiedlicher Führungsstile auf die Mitarbeitergesundheit [12]. Die Stärkung der Führungskompetenz, die Etablierung einer konstruktiven Feedback-Kultur sowie eine den Bedürfnissen der Beschäftigten besser angepasste Arbeitsorganisation und Planbarkeit könnten in Zukunft zu einer besseren Beurteilung dieser Aspekte beitragen und somit die Mitarbeitergesundheit positiv beeinflussen.

Bei den dialysespezifischen Fragen zeigte sich, dass 25 % der Beschäftigten im hohen bzw. sehr hohen Maß Angst vor blutübertragbaren Erkrankungen hatten. In der Studie von Brokalaki et al. hatten 79 % der Befragten große Angst davor [7]. Auch in der Studie von Nakahara et al. wurde von einer starken Angst vor blutübertragbaren Erkrankungen berichtet [21]. Allerdings machten die Autoren keine konkreten Angaben zur Häufigkeit. Blutübertragbare Viruserkrankungen sind bei Beschäftigten im Gesundheitswesen in den vergangenen Jahren in Deutschland seltener geworden [22]. Wie häufig Dialyse-Beschäftigte betroffen sind, ist leider nicht bekannt. Die Verwendung von sicheren Produkten in der Dialyse kann möglicherweise dazu beitragen, die Angst der Beschäftigten vor blutübertragbaren Viruserkrankungen zu mildern.

In unserer Untersuchung gab die Mehrheit (72 %) der Befragten an, verbale Aggressionen in den vorausgegangenen 12 Monaten erlebt zu haben. 25 % der Befragten gaben an, körperliche Aggressionen erlebt zu haben. Murphy berichtet in ihrer qualitativen Studie, dass die meisten Interviewpartner in einer Phase ihres Arbeitslebens mit verbaler und körperlicher Aggression konfrontiert gewesen seien [19]. Im Vergleich zwischen Dialyse-Beschäftigten und Krankenhauspersonal zum Thema Aggression zeigt sich folgendes Bild: Verbale Aggression gaben in einer Studie von Schablon et al. in der stationären Krankenpflege 79 % der Beschäftigten an [31]. Dies deckt sich mit dem Prozentsatz in der vorliegenden Studie (72 %). Körperliche Aggressionen gegenüber den Beschäftigten treten im Dialysebereich weniger häufig auf als in der Krankenpflege (25 % versus 56 %). Immerhin 15 % der Dialyse-Beschäftigten fühlen sich durch verbale oder körperliche Aggressionen schwer belastet. Deshalb sind Trainings zur Deeskalation und zur Bewältigung von Situationen, in denen es zu Übergriffen auf die Beschäftigten gekommen ist, auch für diese Beschäftigten wichtig.

Durch patientenferne Tätigkeiten fühlte sich fast jeder zweite Beschäftigte in Dialyse-Einrichtungen stark belastet. Lewis et al. berichten ebenfalls von einer Arbeitsbelastung durch non-nursing tasks [18]. Andere Studien differenzieren nicht weiter zwischen Pflege und patientenferner Tätigkeit, sondern berichten von hoher Arbeitsbelastung [7, 21, 29]. Der Umgang mit Tod und Sterben belastet 25 % der Befragten. Andere Studien stellten eine stärkere Belastung durch Nahtoderfahrungen und Tod der Patienten fest [3, 7, 17, 18].

Bei dem Vergleich der Dialyse-Beschäftigten mit denjenigen in der Altenpflege ist zu berücksichtigen, dass die COPSOQ-Datenbank die Klassifikation der Berufe nutzt und somit Altenpflegekräfte in der mobilen als auch in der stationären Altenpflege zu einem Mittelwert zusammenführt. Dadurch kann es zu Verzerrungen kommen. In einer Studie von Nübling et al. sind die 2 Berufsgruppen stationäre und ambulante Altenpflege separat betrachtet worden [28]. Hierbei zeigte sich, dass die ambulanten Pflegekräfte ihre psychosoziale Arbeitssituation deutlich besser bewerteten als die der stationären Altenpflege. Dennoch hat uns das relativ schlechte Abschneiden der Dialyse-Einrichtungen im Vergleich zur Altenpflege sowohl in den Belastungs- als auch in den Beanspruchungsskalen überrascht. Es wäre interessant zu analysieren, ob diese Unterschiede durch individuelle Einstellungen oder durch Unterschiede in den Organisationen zu erklären sind.

In der hier vorgestellten Querschnittsstudie wurden Belastung und Beanspruchung der Beschäftigten gleichzeitig erfasst, was zu einem common method bias führen kann.

Außerdem können aus den Mittelwertvergleichen noch keine Faktoren identifiziert werden, die mit möglichen Befindensbeeinträchtigungen zusammenhängen, d. h. es werden keine Beziehungen hergestellt zwischen psychosozialen Arbeitsbelastungen und Outcomes. Dennoch ergeben sich einige Hinweise auf mögliche Ansätze zur Reduktion von Belastungen für Beschäftigte in Dialyse-Einrichtungen.

Schlussfolgerungen

Beschäftigte in Dialyse-Einrichtungen bewerteten insbesondere ihre Einfluss- und Entwicklungsmöglichkeiten, die sozialen Beziehungen sowie die Führungsqualität schlechter als Beschäftigte in der Kranken- und Altenpflege. Eine verbesserte Feedback-Kultur und eine Führung, die Partizipation und Beteiligung der Beschäftigten stärker berücksichtigt, könnten zu einer Entlastung der Dialyse-Beschäftigten führen, da in diesen Bereichen die größten negativen Abweichungen zur Kranken- und Altenpflege bestanden. Die hohe Varianz der Ergebnisse bei einem Vergleich zwischen den Einrichtungen spricht dafür, dass die beobachteten Defizite in einzelnen Skalen nicht dialyseimmanent sind, sondern von den einzelnen Einrichtungen positiv beeinflusst werden können.

Literatur

[1] Anderson JE, Torres JR, Bitter DC, Anderson SC, Briefel GR. Role of physician assistants in dialysis units and nephrology. Am J Kidney Dis 1999; 33: 647–651

[2] Arikan F, Köksal CD, Gökce C. Work-related stress, burnout, and job satisfaction of dialysis nurses in association with perceived relations with professional contacts. Dialysis and Transplantation 2007; 36: 182–191

[3] Ashker VE, Penprase B, Salman A. Work-related emotional stressors and coping strategies that affect the well-being of nurses working in hemodialysis units. Nephrol Nurs J 2012; 39: 231–236

[4] Bakker AB, Killmer CH, Siegrist J, Schaufeli WB. Effort-reward imbalance and burnout among nurses. J Adv Nurs 2000; 31: 884–891

[5] Bilgic A, Akgul A, Sezer S, Arat Z, Ozdemir FN, Haberal M. Nutritional status and depression, sleep disorder, and quality of life in hemodialysis patients. J Ren Nutr 2007; 17: 381–388

[6] Böhmert M, Kuhnert S, Nienhaus A. Psychological Stress and Strain in Dialysis Staff – a systematic Review. J Ren Care 2011; 37: 178–189

[7] Brokalaki H, Matziou V, Thanou J, Zirogiannis P, Dafni U, Papadatou D. Job-related stress among nursing personnel in Greek dialysis units. EDTNA ERCA J 2001; 27: 181–186

[8] Dermody K, Bennett PN. Nurse stress in hospital and satellite haemodialysis units. J Ren Care 2008; 34: 28–32

[9] Di Iorio B, Cillo N, Cucciniello E, Bellizzi V. Burn-out in the dialysis unit. J Nephrol 2008; 21 Suppl 13: S158–S162

[10] Flynn L, Thomas-Hawkins C, Clarke SP. Organizational traits, care processes, and burnout among chronic hemodialysis nurses. West J Nurs Res 2009; 31: 569–582

[11] Lehrstuhl für Psychologie TUM. Arbeit in der stationären Altenpflege – Analyse und Förderung von Arbeitsbedingungen, Interaktion, Gesundheit und Qualität. Abschlussbericht zum Forschungsvorhaben F1977 zur Vorlage an die Bundesanstalt für Arbeitsschutz und Arbeitsmedizin – Projekt BELUGA (Belastungsanalyse und gesundheitsförderliche Arbeit in der Altenpflege), Bericht Nr. 86, München, 2007

[12] Gregersen S, Kuhnert S, Zimber A, Nienhaus A. Führungsverhalten und Gesundheit – Zum Stand der Forschung. Gesundheitswesen 2011; 73: 3–12

[13] Hasselhorn HM, Conway PM, Widerszal-Bazyl M, Simon M, Tackenberg P, Schmidt S, Camerino D, Müller BH. Contribution of job strain to nurses' consideration of leaving the profession – results from the longitudinal European nurses' early exit study. Scand J Work Environ Health Suppl 2008; 75–82

[14] Karasek RA, Theorell T. Healthy work, stress, productivity, and the reconstruction of working life, Basic Books, New York, 1990

[15] Kotzabassaki S, Parissopoulos S. Burnout in renal care professionals. EDTNA ERCA J 2003; 29: 209–213

[16] Kristensen TS, Hannerz H, Hogh A, Borg V. The Copenhagen Psychosocial Questionnaire – a tool for the assessment and improvement of the psychosocial work environment. Scand J Work Environ Health 2005; 31: 438–449

[17] Lewis SL, Bonner PN, Campbell MA, Cooper CL, Willard A. Personality, stress, coping, and sense of coherence among nephrology nurses in dialysis settings. ANNA J 1994; 21: 325–335

[18] Lewis SL, Campbell MA, Becktell PJ, Cooper CL, Bonner PN, Hunt WC. Work stress, burnout, and sense of coherence among dialysis nurses. ANNA J 1992; 19: 545–53, discussion

[19] Murphy F. Stress among nephrology nurses in Northern Ireland. Nephrol Nurs J 2004; 31: 423–431

[20] Muthny FA. Job strains and job satisfaction of dialysis nurses. Psychother Psychosom 1989; 51: 150–155

[21] Nakahara N, Morita N, Uchida M, Kishimoto T, Miura K. Nursing care for dialysis patients in Japan. EDTNA ERCA J 2004; 30: 217–221

[22] Nienhaus A, Kesavachandran C, Wendeler D, Haamann F, Dulon M. Infectious diseases in healthcare workers – an analysis of the standardised data set of a German compensation board. J Occup Med Toxicol 2012; 7: 8

[23] Nübling M, Hasselhorn HM. The Copenhagen Psychosocial Questionnaire in Germany: from the validation of the instrument to the formation of a job-specific database of psychosocial factors at work. Scand J Public Health 2010; 38: 120–124

[24] Nübling M, Stößel U, Hasselhorn HM, Michaelis M, Hofmann F. Methoden zur Erfassung psychischer Belastungen – Erprobung eines Messinstrumentes (COPSOQ), Wirtschaftsverlag NW, Verlag für neue Wissenschaften, Dortmund/Berlin/Dresden, 2005

[25] Nübling M, Stössel U, Hasselhorn HM, Michaelis M, Hofmann F. Measuring psychological stress and strain at work – Evaluation of the COPSOQ Questionnaire in Germany. Psychol Med 2006; 3: Doc05

[26] Nübling M, Stössel U, Michaelis M. Messung von Führungsqualität und Belastungen am Arbeitsplatz: Die deutsche Standardversion des COPSOQ (Copenhagen Psychosocial Questionnaire). In: Badura B, Schröder H, Klose J, Macco K (Hrsg.): Fehlzeiten-Report 2009. Springer Berlin Heidelberg, 2010; 253–261

[27] Nübling M, Vomstein M, Nübling T, Stößel U, Hasselhorn HM, Hofmann F. Referenzdaten zu psychischen Belastungen – die COPSOQ online-Datenbank. Arbeitsmed Sozialmed Umweltmed 2012; 180

[28] Nübling M, Vomstein M, Schmidt SG, Gregersen S, Dulon M, Nienhaus A. Psychosocial work load and stress in the geriatric care. BMC Public Health 2010; 10: 428

[29] O'Brien JL. Relationships among structural empowerment, psychological empowerment, and burnout in registered staff nurses working in outpatient dialysis centers. Nephrol Nurs J 2011; 38: 475–481

[30] Ross J, Jones J, Callaghan P, Eales S, Ashman N. A survey of stress, job satisfaction and burnout among haemodialysis staff. J Ren Care 2009; 35: 127–133

[31] Schablon A, Zeh A, Wendeler D, Peters C, Wohlert C, Harling M, Nienhaus A. Frequency and consequences of violence and aggression towards employees in the German healthcare and welfare system: a cross-sectional study. BMJ Open 2012; 2:

[32] Schulz KH, Thaiss F. Langzeitüberleben bei chronischer Niereninsuffizienz. Bundesgesundheitsbl Gesunndheitsforsch Gesundheitsschutz 2012; 55: 543–551

19 Vorgehensweisen nach Mitarbeiterbefragungen zur psychosozialen Belastung und Beanspruchung am Beispiel der Dialyse-Einrichtung

L. Paderow, M. Kersten

Zusammenfassung

18 Monate nach einer Befragung von 70 Dialyse-Einrichtungen mit der Standardversion des Copenhagen Psychosocial Questionnaire (COPSOQ) wurden insbesondere Leitungen der teilnehmenden Dialyse-Einrichtungen zum Umgang mit dem Ergebnisbericht befragt. Bei dieser Befragung wurde ein selbst entwickelter, qualitativer Interviewleitfaden eingesetzt. Insgesamt nahmen 12 Expertinnen und Experten aus den Dialyse-Einrichtungen zwischen Herbst 2012 bis Sommer 2013 teil. Das Ziel dieser Untersuchung war es zu überprüfen, ob mit den Befragungsergebnissen weitergearbeitet wurde und Maßnahmen zur Verbesserung der psychosozialen Arbeitssituation beschlossen und umgesetzt wurden. Für die Befragung wurde ein offener Interviewleitfaden entwickelt. Es zeigte sich, dass die Einrichtungen unterschiedlich mit dem Ergebnisbericht weiterarbeiteten. Die Ergebnisberichte wurden von den Interviewpartnern als verständlich und überwiegend nachvollziehbar eingestuft. Vielfach wurden Maßnahmen aufgrund des Ergebnisberichts umgesetzt, eine Evaluation der Maßnahmen fand bisher in keiner Einrichtung statt. Die Zusammenarbeit mit der BGW wurde von 11 Befragten positiv bewertet. Zusammenfassend zeigte die nachgehende Befragung der Verantwortlichen in den Dialyse-Einrichtungen, dass die Vorgehensweisen nach dem Erhalt des Ergebnisberichts unterschiedlich waren. Nicht in allen Einrichtungen wurde die Befragung zur Ableitung von Maßnahmen für eine Verbesserung des Gesundheitsschutzes genutzt.

Einleitung

Die Krankenkassendaten belegen, dass psychische Störungen im Jahr 2012 in Deutschland mehr als 53 Millionen Krankheitstage verursachten und für rund 41 % der Frühberentungen verantwortlich waren [2]. Laut dem aktuellen DAK-Gesundheitsreport ist ein deutlicher Anstieg der Fehltage und der Erkrankungshäufigkeit aufgrund psychischer Erkrankungen zu erkennen [3].

Arbeitsbedingte psychische Belastungen können eine potenzielle Ursache für psychische Erkrankungen darstellen, deshalb sollte nach Wegen gesucht werden, die teilweise hohen Belastungen bei der Arbeit zu reduzieren. Der erste Schritt dafür ist eine Analyse der Belastungssituation, z. B. mittels einer Mitarbeiterbefragung. Die

Ergebnisse der Befragung liefern eine Datenbasis, mit der ein Veränderungsprozess eingeleitet werden kann, indem die Ergebnisse im Steuerkreis interpretiert, an die Befragten zurückgemeldet sowie Maßnahmen abgeleitet und umgesetzt werden. Der Erfolg der Maßnahmen sollte anschließend überprüft werden [11]. Sofern notwendig, werden die Maßnahmen optimiert. So wird ein kontinuierlicher Verbesserungsprozess (KVP) im Sinne der Qualitätssicherung bei den Arbeitsbedingungen eingeleitet [12].

Vor dem Hintergrund einer vorangegangenen Mitarbeiterbefragung der BGW mit dem COPSOQ bei Beschäftigten in Dialyse-Einrichtungen befasst sich die vorliegende Arbeit mit der Frage, wie die Einrichtungen mit den Befragungsergebnissen weiterarbeitet. Zu diesem Zweck wurde ein Evaluationsinstrument nach einer Mitarbeiterbefragung entwickelt. Letztlich soll die Initiierung von Maßnahmen zum Abbau psychischer Belastungen nachvollzogen und überprüft werden. Diese Vorgehensweise ermöglicht es, einen Beitrag zur Qualitätssicherung zu leisten.

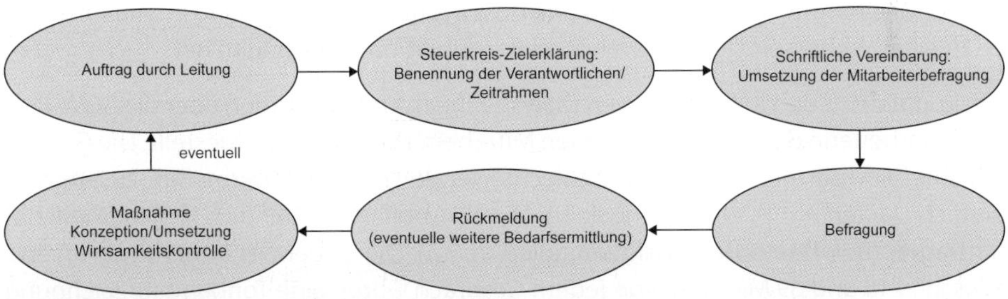
Auftrag durch Leitung
Steuerkreis-Zielerklärung:
Benennung der Verantwortlichen/
Zeitrahmen
Schriftliche Vereinbarung:
Umsetzung der Mitarbeiterbefragung
Befragung
Rückmeldung
(eventuelle weitere Bedarfsermittlung)
Maßnahme
Konzeption/Umsetzung
Wirksamkeitskontrolle
eventuell

Abbildung 1: Handlungsschritte des Steuerkreises im Zuge eines kontinuierlichen Verbesserungsprozesses [1]

Methode

In der vorangegangenen Mitarbeiterbefragung der BGW wurden insgesamt 70 Dialyse-Einrichtungen mit der Standardversion des COPSOQ-Instruments befragt *(siehe Kapitel 18)*. Die Ergebnisse der Befragung von 20 Dialyse-Einrichtungen sind in Kapitel 18 beschrieben. Diese Studie bildet die Grundlage der vorliegenden Nachbefragung. 18 Monate nach der COPSOQ-Befragung fanden 4 Face-to-face-Interviews mit Vertretern aus den Einrichtungen im Pretest statt, mit dem Ziel, die Vorgehensweisen nach einer Mitarbeiterbefragung zu erheben. Weitere acht Experten aus den zuvor schriftlich befragten Dialyse-Einrichtungen wurden per Telefoninterview befragt, sodass insgesamt 12 Interviews im Zeitraum Herbst 2012 bis Sommer 2013 durchgeführt und ausgewertet wurden. Ausgewählt wurden die Befragten mithilfe einer Gelegenheitsstichprobe, d. h. alle Ansprechpartner für die COPSOQ-Befragung wurden angeschrieben und um ihre Teilnahme gebeten. Die 12 befragten Experten vertreten zum Teil mehrere Einrichtungen, sodass insgesamt 64 der 70 befragten Dialyse-Einrichtungen berücksichtigt wurden.

Ein Experteninterview ist ein qualitatives Interview mit einer bestimmten Zielgruppe, das häufig mit einem qualitativen Interviewleitfaden durchgeführt wird [4]. Bei der Entwicklung des qualitativen Interviewleitfadens wurde nach der Methode von Helfferich gearbeitet [7]. Neben zwei Einstiegsfragen wurden vier Themenblöcke mit folgenden Zielen gebildet:

1. **Ergebnisbericht:** Das Ziel ist es, ausführliche Informationen darüber zu gewinnen, wie die Einrichtungen mit dem Ergebnisbericht umgegangen sind und in welcher Form die Ergebnisse innerhalb der Betriebsstätten kommuniziert wurden.
2. **Maßnahmenplanung**: Das Ziel des zweiten Themenblocks ist es zu erfahren, ob auf Basis des Ergebnisberichts Maßnahmen zur Verbesserung der aktuellen Situation geplant wurden.
3. **Maßnahmenumsetzung**: Das Ziel ist es zu erfahren, ob die geplanten Maßnahmen auch umgesetzt wurden.
4. **Evaluation**: Das Ziel ist es zu erfahren, welche Erfahrungen die Einrichtungen mit den Maßnahmen gemacht haben und ob die Mitarbeiterbefragung im Allgemeinen zu einer Verbesserung der psychosozialen Situation beigetragen hat.

Die Kontakte zu den teilnehmenden Dialyse-Einrichtungen wurden über die BGW-Projektmitarbeiterin der vorangegangenen Mitarbeiterbefragung hergestellt. Die Gruppe der Interviewpartner beiderlei Geschlechts setzte sich folgendermaßen zusammen: ärztliche Leiter (n = 1), Verwaltungsleiter (n = 8), Abteilungsleiter (n = 1), Sicherheitsbeauftragter (n = 1) und Betriebsratsmitglied (n = 1). Die Dauer der Interviews variierte zwischen 18 und 69 Minuten. Von jedem Gespräch wurde eine Tonbandaufzeichnung erstellt, die im Anschluss transkribiert wurde. Um die Vorgehensweisen nach den Mitarbeiterbefragungen zu ermitteln, wurden die Transkriptionen mithilfe der qualitativen Inhaltsanalyse nach Mayring analysiert [10].

Ergebnisse

Das im Rahmen der Inhaltsanalyse erarbeitete Kategoriensystem umfasst insgesamt 14 Hauptkategorien (HK) und 87 Subkategorien (SK), von denen die aussagekräftigsten 11 Hauptkategorien und 34 Subkategorien im Folgenden vorgestellt werden. Die Kategorien sind induktiv über die 4 Themenblöcke des Interviewleitfadens entstanden: die Hauptkategorien 1 bis 6 gehören dem ersten Themenblock „Ergebnisbericht" an, die Hauptkategorien 7 und 8 sind dem zweiten und dritten Themenblock „Maßnahmenplanung" und „Maßnahmenumsetzung" und die Hauptkategorien 9 bis 11 dem vierten Themenblock „Evaluation" zuzuordnen *(Tab. 1)*. Im Folgenden werden die wichtigsten Erkenntnisse der jeweiligen Kategorien aufgezeigt. Durch Mehrfachnennungen kann die Anzahl der Antworten höher sein als die Anzahl der Befragten. Die nachfolgenden Kategorien beginnen mit dem ersten Themenblock „Ergebnisbericht". Die Hauptkategorie „Situation vor der damaligen Mitarbeiterbefragung" beinhaltet 4 Subkategorien. Die Subkategorie „Teilnahmemotivation" zeigt, dass die Befragten am häufigsten an den „Erkenntnissen des Belastungszustandes der Mitarbeiter" interessiert waren (5 von 12). 2 von 5 Befragten gaben an, dass zum Befragungszeitpunkt „Personalmangel" vorherrschte (Subkategorie: Situation der Einrichtung zum Befragungszeitpunkt). Handlungsbedarf haben zudem 3 der 12 Befragten gesehen (SK: Handlungsbedarf gesehen). Mit der „Annahme der Fremdbefragung" (SK) (von der BGW initiiert) haben 9 von 12 Befragten keine Probleme gehabt, 2 haben kritisch angemerkt, dass sie einen „Dämpfer" erhalten hätten, da die Ergebnisse nicht unbedingt gut ausgefallen seien.

Tabelle 1: Kategoriensystem mit Darstellung der Haupt- und Subkategorien

Hauptkategorie	Subkategorien
1. Situation vor der damaligen Mitarbeiterbefragung	Teilnahmemotivation; Situation der Einrichtung zum Befragungszeitpunkt; Handlungsbedarf gesehen; Annahme der Fremdbefragung
2. Ergebnisbericht	Verständlichkeit; Bewertung des Ergebnisberichts (niedrigster Wert = 1, höchster Wert = 10); hilfreiche Aspekte; von wem gelesen? Diskussion der Ergebnisse; nachvollziehbare Ergebnisse; Umgang mit dem Ergebnisbericht
3. Steuerkreis	Steuerkreisbildung; beteiligte Akteure
4. Mitarbeiterinformation	Wurden Mitarbeiter über die Ergebnisse des Ergebnisberichts informiert? Umsetzung der Mitarbeiterinformation
5. subjektive Begründung für positive Ergebnisse in der Dialyse allgemein	soziale Beziehungen (am Arbeitsplatz)
6. subjektive Begründungen für kritische Ergebnisse in der Dialyse allgemein	Einfluss bei der Arbeit; weniger Entwicklungsmöglichkeiten
7. Maßnahmen in Planung	zukünftige Maßnahmenplanung
8. umgesetzte Maßnahmen	Maßnahme; bearbeiteter Aspekt, Ziele; Umsetzung
9. vorhandene Strukturen	betriebliches Gesundheitsmanagement; klassische betriebsärztliche Untersuchung; Qualitätsmanagement (QM); Gefährdungsbeurteilung (GB) psychische Belastung
10. Evaluation	Erfolgskontrolle; Aufwand-Nutzen-Relation der Befragung; allgemeine Anmerkungen zur Mitarbeiterbefragung; Verbesserungsvorschläge für die Mitarbeiterbefragung; Studienteilnahme gelohnt? Zusammenarbeit mit der BGW
11. Empfehlungen	Rat für andere Einrichtungen

Alle Befragten, die den Ergebnisbericht der Mitarbeiterbefragung zur psychosozialen Belastung und Beanspruchung gelesen haben (11 von 12), haben den Ergebnisbericht verstanden. Dennoch wurden Aspekte genannt, die die Verständlichkeit beeinträchtigten, z. B.: „die Säulendiagramme und Vergleiche waren zu kompliziert" (2). Die Mehrheit der Personen, die den Ergebnisbericht gelesen hatten, bewerteten ihn mit gut bis sehr gut (10 von 11). Bei 11 von 12 Befragten wurde der Ergebnisbericht von einer Person in leitender Position gelesen, davon gaben zudem 3 Befragte an, dass auch die Beschäftigten Einsicht in den Ergebnisbericht erhalten hätten. Vielfach wurden die Ergebnisse in den Einrichtungen diskutiert (10 von 12). In mehr als der Hälfte der Einrichtungen (7 von 10) fanden die Diskussionen mit den Mitarbeitern statt. Die Frage, ob die Ergebnisse nachvollziehbar gewesen seien, wurde in 9 von 12 Fällen mit „ja bzw. zum Teil" beantwortet. Eines der Ergebnisse, das zwei Dialyse-Einrichtungen nicht nachvollziehen konnten, war der kritisch ausgefallene Aspekt Mobbing. Der Umgang mit dem Ergebnisbericht war sehr unterschiedlich, 7 von 12 Befragten haben die Ergebnisse in einem Steuerkreis bearbeitet. In fast allen Fällen wurden bzw. werden die Mitarbeiter über die Ergebnisse informiert (11 von 12). Die Umsetzung dieser Rückmeldung erfolgte nach Auskunft von 5 von 11 Interviewten in einer Mitarbeiterbesprechung mittels Powerpoint-Präsentation.

Als Begründung für den positiv ausgefallenen Aspekt „Soziale Beziehungen am Arbeitsplatz" gaben 6 von 11 Befragten an: „Arbeit zwingt zu Teamarbeit, man lernt voneinander und hilft sich (Gruppenpflege/offene Struktur)". Bezüglich des negativ ausgefallenen Aspektes „Einfluss bei der Arbeit" (SK) lautete die Begründung überwiegend: „Dialyse ist ein Routinegeschäft" (7 von 11).

Fünf von 12 Befragten gaben an, dass in Zukunft weitere Maßnahmen, wie z. B. „Umgang mit Sterben und Tod" oder „Lerntransfer unter den Einrichtungen", geplant seien. Eine weitere Hauptkategorie „Maßnahmen umgesetzt" ergab, dass 7 der 12 Befragten angaben, bereits Maßnahmen zur Verbesserung der psychosozialen Situation umgesetzt zu haben. Beispiele dafür sind Weiterbildungsmaßnahmen, wie „Emotionale Bewältigung von Krisensituationen bei Patienten" oder „Psychische Belastung wegen aggressiven Verhaltens von dementen Patienten". Zudem wurden Mitarbeiterinterviews, technische Maßnahmen (z. B. Verringerung der körperlichen Belastungssituation) und organisatorische Maßnahmen (z. B. Zuständigkeiten geändert) durchgeführt. Die Hauptkategorie „Vorhandene Strukturen" beinhaltet vier Subkategorien. Die Subkategorie „Betriebliches Gesundheitsmanagement" (BGM) zeigt, dass es nur bei 1 von 12 Interviewpartner/innen ein BGM gibt. Jedoch gaben 4 Befragte an, dass sie gerade in ihrer Einrichtung ein BGM einführen würden. 6 Personen antworteten, dass regelmäßig eine „Klassische betriebsärztliche Untersuchung" (SK) für die Mitarbeiter stattfinde. In allen Fällen ist ein „Qualitätsmanagement" (SK) vorhanden. 4 von 12 Befragten wussten, dass die Mitarbeiterbefragung als erster Baustein für eine „Gefährdungsbeurteilung psychische Belastungen" (SK) genutzt werden kann, 6 Interviewpartner wussten dies nicht. Eine Gefährdungsbeurteilung psychischer Belastung hat jedoch nur eine Einrichtung durchgeführt und ein Befragter gab an, dass dies in der eigenen Einrichtung gerade abschließend durchgeführt werde.

Der letzte Themenblock „Evaluation" (HK) brachte folgende Antworten hervor: 9 von 12 Befragten würden gerne die Mitarbeiterbefragung als „Erfolgskontrolle" (SK) wiederholen. Eine Subkategorie „Maßnahmenkontrolle" ist nicht entstanden, da die

Befragten in keiner Einrichtung die Maßnahmen evaluiert haben. Mehr als die Hälfte (5 von 8) gaben an, dass der Nutzen der Mitarbeiterbefragung den Aufwand überwiege.

Diskussion

Mit dem qualitativen Interviewleitfaden wurde ein Evaluationsinstrument entwickelt, das im Rahmen eines kontinuierlichen Verbesserungsprozesses die Vorgehensweisen nach einer Mitarbeiterbefragung zur psychosozialen Belastung und Beanspruchung erfasst. Dadurch kann die Nachbefragung einen Beitrag zur Qualitätssicherung leisten. Das erarbeitete Kategoriensystem zeigt den Umgang mit dem Ergebnisbericht, die Maßnahmenplanung und -umsetzung sowie die Evaluation der Maßnahmen auf. Die wichtigsten Erkenntnisse der Nachbefragung zu den einzelnen Themenblöcken werden im Folgenden diskutiert.

Ergebnisbericht

Die am häufigsten genannte Motivation, an der Mitarbeiterbefragung teilzunehmen, war, den aktuellen Belastungszustand der Beschäftigten zu erfahren. Wichtig für die Dialyse-Einrichtungen war die Erkenntnis, dass es notwendig ist, von Anfang an ausreichende Ressourcen für die Durchführung der Mitarbeiterbefragung bis hin zur Umsetzung und Kontrolle von Verbesserungsmaßnahmen bereitzustellen. Ausschließlich die Daten über die aktuelle Belastungssituation der Beschäftigten zu erheben, reicht nicht aus für eine Verbesserung der psychosozialen Arbeitssituation. Nach der Mitarbeiterbefragung haben die teilnehmenden Einrichtungen einen Ergebnisbericht erhalten. Die Befragten gaben an, dass der Ergebnisbericht hauptsächlich von Personen in Leitungspositionen gelesen worden sei. Der Bericht war verständlich und wurde überwiegend mit „gut" bis „sehr gut" bewertetet. Die Ergebnisse der Mitarbeiterbefragung waren zudem weitgehend nachvollziehbar. Die „Diagramme waren sehr aussagekräftig und selbsterklärend" und es wurde „deutlich in kurzen Sätzen erklärt, auch wie die Mittelwerte zustande kommen und wie man sich am Ergebnisbericht orientieren kann". Die Besprechung der Ergebnisse fand oftmals in einem Steuerkreis statt. Zudem wurden die Mitarbeiter in den meisten Fällen über die Ergebnisse (z. B. mittels einer Powerpoint-Präsentation) informiert, anschließend gab es in einigen Einrichtungen eine gemeinsame Diskussion. Eine aktive Rückmeldung an die Mitarbeiter und eine gemeinsame Auseinandersetzung mit allen Beteiligten über die Ergebnisse sind wichtig [5]. Besonders durch eine persönliche Rückmeldung gewinnen die Mitarbeiter den Eindruck, dass sich die verantwortlichen Stellen mit den Ergebnissen auseinandergesetzt haben [9]. Eine gezielte Information ist auch dann wichtig, wenn in bestimmten Bereichen keine Veränderungen als notwendig erachtet werde [13].

Maßnahmenplanung und Maßnahmenumsetzung

Die meisten Befragten gaben an, dass Maßnahmen zur Verbesserung der psychosozialen Arbeitssituation aus dem Ergebnisbericht abgeleitet worden seien. Es wurden verschiedene Maßnahmen wie Weiterbildungen, technische und organisatorische Änderungen durchgeführt. Es stellte sich auch heraus, dass einige wenige der 64 Einrichtungen die Ergebnisse bisher ausschließlich als Informationsgrundlage verwendet haben. Als Grund dafür, dass diese (noch) keine Maßnahmen aufgrund des Ergebnisberichts abgeleitet haben, wurde angegeben, dass sich manche Einrichtungen noch in der Planungsphase zur Maßnahmenableitung befänden. Eine Einrichtung hat die Ergebnisse zur Kenntnis genommen und weitergearbeitet wie bisher. Es ist allerdings zu beachten, dass eine Befragung der Beschäftigten ohne Folgeprozess kontraproduktiv ist [1, 13]. Denn diese streben möglicherweise durch ihr Antwortverhalten beim Ausfüllen des Fragebogens an, dass bestimmte Missstände abgestellt werden [8].

Evaluation

Eine Erfolgskontrolle der umgesetzten Maßnahmen wurde bisher in keiner Einrichtung durchgeführt und befindet sich derzeit auch nicht in Planung. Aus diesem Grund konnte nicht überprüft werden, ob die Maßnahmen eine Verbesserung der psychosozialen Arbeitssituation bewirkt haben. Oftmals findet nur ein schwaches Controlling von Maßnahmen statt. Häufig, wie auch in dieser Befragung, soll die Erfolgskontrolle darin bestehen, eine erneute Mitarbeiterbefragung durchzuführen, um die Daten miteinander zu vergleichen [13]. Viele Befragten sähen eine erneute Befragung durch die BGW gerne. Die befragten Experten gaben mehrheitlich an, dass sie den Nutzen der Befragung als größer empfunden hätten als den Aufwand. Die Zusammenarbeit mit der BGW sowie die Studienteilnahme haben sich laut Angaben der Befragten zumeist gelohnt. Die Nachbefragung wurde ebenfalls als positiv empfunden, da dadurch die Nachhaltigkeit der Mitarbeiterbefragung überprüft worden sei. Die Empfehlungen der Befragten zeigen, dass in vielen Fällen das Einbinden der Mitarbeiter in den Gesamtprozess zur Verbesserung der psychosozialen Arbeitssituation als entscheidender Faktor angesehen wurde.

Schlussfolgerungen

Die Vorgehensweisen der Einrichtungen nach der Mitarbeiterbefragung zur psychosozialen Belastung und Beanspruchung entsprechen vielfach den Empfehlungen, wie man sich im Anschluss an die Befragung verhalten sollte [6]. Die Befragung war oft Anlass für die Planung von Maßnahmen zur Verbesserung der Arbeitssituation. Es zeigte sich jedoch auch, dass einige Einrichtungen den Aufwand für die Befragung und die anschließende Diskussion der Ergebnisse sowie die Ableitung und Umsetzung von Maßnahmen unterschätzt haben.

Literatur

[1] BGW: Mitarbeiterbefragung – Psychische Belastung und Beanspruchung. BGW miab für die Pflege und den stationären Wohnbereich der Behindertenhilfe. Hamburg, 2011

[2] Bundesanstalt für Arbeitsschutz und Arbeitsmedizin (BAuA). Stressreport Deutschland 2012. Psychische Anforderungen, Ressourcen und Befinden. Dortmund, Berlin, Dresden 2012

[3] DAK Forschung: DAK-Gesundheitsreport 2013. IGES Institut Berlin, Berlin 2013

[4] Deeke A (1995). In: Lamnek S: Qualitative Sozialforschung. 5. Aufl., Beltz Verlag, Weinheim und Basel 2010

[5] Fettel A. Mitarbeiterbefragungen – Anforderungen und Erwartungen aus Sicht von Mitarbeitern. In: Mitarbeiterbefragung – Ein Instrument des Innovations- und Qualitätsmanagements. Psychologie Verlags Union, Weinheim 1997; 97–113

[6] FFAS. Messung psychischer Faktoren bei der Arbeit – COPSOQ deutsche Standardversion. 2013. Online: http://www.copsoq.de/index.htm?/download.htmhttp://www.copsoq.de/index.htm?/download.htm [letzter Zugriff am 26.08.2013]

[7] Helfferich C. Die Qualität qualitativer Daten. Manual für die Durchführung qualitativer Interviews. VS Verlag für Sozialwissenschaften, Wiesbaden 2005

[8] Jöns I. Formen und Funktionen von Mitarbeiterbefragungen. In: Mitarbeiterbefragung – Ein Instrument des Innovations- und Qualitätsmanagements. Psychologie Verlags Union, Weinheim 1997; 15–31

[9] Jöns I. Rückmeldung der Ergebnisse an Führungskräfte und Mitarbeiter. In: Mitarbeiterbefragung – Ein Instrument des Innovations- und Qualitätsmanagements. Psychologie Verlags Union, Weinheim 1997; 167–194

[10] Mayring P. Qualitative Inhaltsanalyse. Grundlagen und Techniken. 11. Aufl., Beltz Verlag, Weinheim und Basel 2010

[11] Satzer R. Stress und psychische Belastungen. Bund-Verlag, Frankfurt am Main 2002

[12] Weimann E, Weimann P. High Performance im Krankenhausmanagement: Die 10 wichtigsten Schritte für eine erfolgreiche Klinik. Springer Verlag, Berlin Heidelberg 2012; 68 f.

[13] Wissing F. Die Mitarbeiterbefragung als Institution? Eine neoinstitutionalistische Perspektive auf Verbreitung und Scheitern von Mitarbeiterbefragungen im Kontext von Qualitätsmanagement in deutschen Krankenhäusern. Technische Fachhochschule Berlin (Hrsg.). 3. Band. LIT Verlag, Berlin 2008

20 Gefährdungen in der Apothekenpraxis

K. Gruber

Zusammenfassung

In öffentlichen Apotheken ereignen sich wenig Arbeitsunfälle und die Mitarbeiter entwickeln selten eine Berufskrankheit im Vergleich zu anderen Branchen. Sie zahlen bei der Berufsgenossenschaft nur einen geringen Beitrag, da sie in den niedrigsten Gefahrentarif eingestuft werden. Dennoch sind Mitarbeiter in Apotheken Gefährdungen ausgesetzt, die vom Apothekenleiter im Rahmen seiner Gefährdungsbeurteilung berücksichtigt werden müssen. Denn wenn Unfälle passieren, dann sind sie für den Apothekenmitarbeiter unter Umständen mit weitreichenden Folgen verbunden. Hier seien als Beispiele vor allem Unfälle mit Gefahrstoffen oder Infektionen mit einer chronischen Erkrankung nach einer Nadelstichverletzung genannt.

Der folgende Beitrag möchte einen Überblick über die in Apotheken vorkommenden Gefährdungen geben bzw. Maßnahmen aufzeigen, die helfen, weiterhin niedrige Unfall- bzw. Berufskrankheitenzahlen zu erreichen.

Einleitung

Arbeitsunfälle und Berufskrankheiten, die in Apotheken vorkommen, werden von der Berufsgenossenschaft für Gesundheitsdienst und Wohlfahrtspflege (BGW) routinemäßig erfasst. Die Einstufung der Branche der Apotheken in den niedrigsten Gefahrentarif erklärt sich daraus, dass in Apotheken das Risiko für Arbeitsunfälle und Berufskrankheiten niedrig ist. Dieser Umstand ergibt sich aus dem Einsatz von fast ausschließlich gut ausgebildetem Personal, der medizinischen und chemischen Vorbildung der meisten Beschäftigten sowie der besonderen Betreuung im Arbeits- und Gesundheitsschutz durch die Pharmazieräte und Amtsapotheker.

Beschäftigte in Apotheken sind jedoch spezifischen Belastungen ausgesetzt, die nicht zwangsläufig zu Arbeitsunfällen oder Berufskrankheiten führen, die aber in der Gefährdungsbeurteilung erfasst und für die Schutzmaßnahmen festgelegt werden müssen.

Dies gilt nicht nur für offensichtliche Gefahren, die bei Tätigkeiten mit Gefahrstoffen oder den Umgang mit entzündbaren oder ätzenden Flüssigkeiten auftreten. Hier können die Mitarbeiter je nach Gefahreneigenschaften einer oralen, inhalativen und/oder dermalen Gefährdung ausgesetzt sein. Mitarbeiter in Apotheken sind auch Gefahren ausgesetzt, die sich aus dem ganz normalen Arbeitsalltag ergeben, etwa physischen

Belastungen durch langes Stehen in der Offizin oder Rezeptur sowie psychischen Belastungen durch direkten Kontakt mit Kunden im Handverkauf. Ebenso besteht das Risiko einer Virusinfektion bei der Durchführung von Blutuntersuchungen oder durch Schmierinfektionen beziehungsweise durch inhalative Infektion beim Bedienen von erkrankten Kunden.

Arbeiten in der Offizin

Viele der in der Apotheke anfallenden Tätigkeiten werden im Stehen oder im Wechsel von Stehen und Gehen ausgeübt. Nicht selten steht ein Apotheker im Verkauf mehrere Stunden am Stück hinter dem Handverkaufstisch. Er berät Kunden, holt Arzneimittel aus den Ziehschränken und gibt diese ab, ohne die Beine entlasten zu können. Auch die Tätigkeiten in der Rezeptur oder im Labor bei der Herstellung und der Prüfung von Arzneimitteln werden häufig stehend ausgeübt. Dieses lange Stehen wird von vielen Mitarbeitern subjektiv als Belastung wahrgenommen, führt zu Belastungen der Wirbelsäule bzw. Bandscheiben, lässt Beine anschwellen und unterstützt die Ausbildung von Varizen [10]. Gerade bei Tätigkeiten in der Rezeptur und im Labor lässt sich eine Entlastung der Beine durch das Benutzen einer Stehhilfe erreichen. Grundsätzlich empfiehlt sich vor allem auch zur Vorbeugung gegen Varizen das Tragen von Kompressionsstrümpfen der Kompressionsklasse 2. Die hierdurch erreichte Unterstützung der Venenklappen lässt die Beine weniger anschwellen und beugt der Ausbildung von Varizen vor. Zusätzlich kann durch eine Anpassung der Arbeitsorganisation darauf Einfluss genommen werden, dass sich nach Möglichkeit stehende und sitzende Tätigkeiten (z. B. Kontrolle der Rezepte, Lagerverwaltung, Dokumentationsaufgaben) abwechseln.

In einem Beruf mit Kundenkontakt lassen sich Konfliktsituationen nicht vermeiden. Der persönliche Umgang mit einem zum Teil sehr schwierigen Kundenklientel (z. B. psychisch Kranke, Suchtkranke) und auch der Kontakt zu verärgerten oder unfreundlichen Kunden kann je nach individueller Disposition zu einer erheblichen psychischen Belastung des Mitarbeiters in der Offizin führen. Persönliche Belastungen sind auch bei Gesprächen vor allem mit Stammkunden möglich, die ihre Trauer über den Tod eines Angehörigen oder das Auftreten einer unheilbaren Krankheit mit dem Apothekenmitarbeiter besprechen. Hier ist ein hoher Grad an Empathie erforderlich. Diese Gespräche können zum Teil emotional sehr belastend sein. Gerade auch ältere Kunden, die durch fehlende soziale Kontakte vereinsamen, nutzen den Besuch in der Apotheke zum Austausch. Solche Gespräche, die auch sehr zeitintensiv sind, können bei dem Apothekenmitarbeiter Zeitdruck bzw. Stress erzeugen, der auch in einer psychischen Belastung münden kann, die abhängig von der eigenen Situation besser oder schlechter verarbeitet wird. Ein weiteres Beispiel für psychische Belastungen, die durch Stresssituationen ausgelöst werden, ist die belastende Arbeitszeitgestaltung des Einzelhandels. Zum einen ist aufgrund eines finanziellen Drucks eine zunehmende Ausdünnung der Personalstruktur einzelner Apotheken zu beobachten, was eine größer werdende Belastung des einzelnen Mitarbeiters nach sich zieht. Zum anderen gehen Arbeitszeiten einer öffentlichen Apotheke in der Regel noch über die Arbeitszeiten im Einzelhandel hinaus. Die gesetzlich vorgeschriebene ständige Notdienstbereitschaft der öffentlichen Apotheken erfordert Arbeit auch an Sonn- und Feiertagen sowie während der Nachtstunden. Die daraus resultierende Nacht-, Sonn- und Feiertagsbereitschaft stellt (je nach Lage und Kundenfrequenz der Apotheke sowie Häufigkeit der Dienstbereitschaft) eine Belastung für den einzelnen Mitarbeiter dar. Außerdem kann als weitere bedeutende psychische Belastung die Angst vor kriminellen Übergriffen (z. B. Überfälle mit dem Ziel der Beschaffung von Betäubungsmitteln oder Bargeld) hinzukommen.

Gefahrstoffe – Zytostatikazubereitung

In der Apotheke werden regelmäßig individuelle Anfertigungen für Patienten hergestellt. Für diese Rezepturen oder auch Defekturen verarbeiten Apothekenmitarbeiter Arzneimittelrohstoffe im Milligramm- oder auch Grammbereich. Auch beim Arbeiten im Labor ist der Umgang mit Gefahrstoffen die Regel. Die von der Apotheke bestellten Ausgangssubstanzen oder Tees müssen von fachkundigen Apothekern oder pharmazeutisch-technischen Assistenten auf ihre Identität geprüft werden, bevor sie verwendet werden dürfen. Von diesen Arzneimittelrohstoffen oder auch Ausgangssubstanzen gehen nicht selten inhalative, orale, dermale oder physikalisch-chemische Gefährdungen aus. Um den Apothekenmitarbeiter vor solchen Gefährdungen zu schützen, ist zum einen ein Arbeiten unter dem Abzug erforderlich. Hierdurch lassen sich inhalative Gefährdungen ausschließen sowie die Bildung von gefährlichen explosionsfähigen Atmosphären bei Tätigkeiten mit entzündbaren Flüssigkeiten verhindern. Zum anderen tragen Apothekenmitarbeiter beim Arbeiten in der Rezeptur oder im Labor eine Schutzausrüstung, um sich vor Gefährdungen zu schützen. Somit lassen sich dermale Gefährdungen durch das Tragen von geeigneten Schutzhandschuhen wie medizinischen Einmalhandschuhen oder gegebenenfalls Chemikalienschutzhandschuhen je nach Ausgangssubstanz, abwenden. Lässt z. B. die Verarbeitung auf der Analysenwaage ein Arbeiten unter dem Abzug nicht zu, kann eine inhalative Gefährdung durch das Tragen einer fest anliegenden Atemschutzmaske eine alternative Schutzmaßnahme sein. Das Tragen einer Schutzbrille ist immer erforderlich, wenn mit ätzenden Substanzen gearbeitet wird oder ein Verspritzen von Substanzen beim Arbeiten nicht ausgeschlossen werden kann.

Zur Behandlung von Krebserkrankungen stellen Apotheken seit vielen Jahren individuelle Zytostatikazubereitungen für Patienten her. Die Anzahl der hergestellten Zubereitungen pro Jahr nimmt kontinuierlich zu, da Zytostatika verstärkt auch bei anderen Erkrankungen zum Einsatz kommen und weil durch das zunehmende Alter der Bevölkerung voraussichtlich auch ein Anstieg der Krebserkrankungen zu erwarten ist. Bei der Herstellung von Zytostatikazubereitungen müssen die antineoplastisch wirksamen Substanzen patientenindividuell mit einer Trägersubstanz verdünnt und somit dosiert werden. Zunächst muss aufgrund der Kennzeichnung und Einstufung des jeweiligen Wirkstoffes festgelegt werden, welche Gefährdung von ihm ausgeht. Hier kann als Informationsquelle das Sicherheitsdatenblatt herangezogen werden. Außerdem hat die BGW für viele antineoplastisch wirksame Arzneistoffe die gefährlichen Eigenschaften bewertet [2]. Viele Zytostatika sind sowohl krebserzeugend, erbgutverändernd sowie fortpflanzungsgefährdend und dies schon in geringer Menge.

Die für die Herstellung von Zytostatikazubereitungen notwendigen Arbeitsschutzmaßnahmen werden in Apotheken in der Regel sehr gut umgesetzt. So wird von den Apothekenmitarbeitern, die in diesem Arbeitsbereich beschäftigt sind, eine umfangreiche persönliche Schutzausrüstung getragen. Hierzu gehören das Tragen eines Overalls bzw. eines hochgeschlossenen Kittels mit langen Ärmeln und eng anliegenden Bündchen sowie von speziellen Zytostatikahandschuhen bzw. von zwei Paar Handschuhen aus unterschiedlichen Materialien (zum Beispiel Latex und Nitril). Diese beiden Handschuhmaterialien werden idealerweise auf die hauptsächlich zum Einsatz kommenden Zytostatika abgestimmt.

Zytostatika werden in Apotheken nur in abgetrennten, deutlich gekennzeichneten Arbeitsräumen und an geeigneten Sicherheitswerkbänken zubereitet [9], die bestimmte Anforderungen erfüllen müssen. Zur Verhinderung der Freisetzung von Arzneimitteln mit krebserzeugenden, erbgutverändernden oder fortpflanzungsgefährdenden Eigenschaften werden bei der Herstellung geeignete Hilfsmittel wie Druckentlastungs- und Überleitsysteme verwendet [9].

Der Arbeitgeber hat vor Aufnahme der Tätigkeit auch Maßnahmen festzulegen, die bei einer unbeabsichtigten Freisetzung an der Sicherheitswerkbank, außerhalb der Sicherheitswerkbank oder beim Transport von Zytostatika (Notfallmaßnahmen) notwendig werden. Für die unverzügliche Beseitigung von Verunreinigungen empfiehlt sich das Bereithalten eines Notfall- und Reinigungssets (Spill-Kit) mit u. a. Schutzhandschuhen, Überschuhen, Atemschutzmaske, flüssigkeitsaufnehmendem Material, Overalls bzw. Schutzkittel, Schutzbrille, Handschaufel, durchstichsicheren und flüssigkeitsdichten Abfallbehältern etc. Eine Reinigung von kontaminierten Flächen darf nur von informiertem und geschultem Personal vorgenommen werden. Die im Einzelfall tatsächlich zu treffenden Maßnahmen richten sich nach dem jeweiligen Ausmaß und der Art der Verunreinigung.

Die externe bzw. interne Belastung der Beschäftigten durch eine dermale oder inhalative Aufnahme von Zytostatika lässt sich mithilfe eines Umgebungsmonitorings (Untersuchung von Textilien, Wischproben, Luftbelastung) bzw. durch ein Biomonitoring feststellen. Das Umgebungsmonitoring mittels Wischproben ist zur Qualitätssicherung am Zytostatika-Arbeitsplatz entwickelt worden und bietet gegenüber anderen Verfahren deutliche Vorteile. Beim Wischprobentest können geringste Kontaminationen an bestimmten Flächen der Arbeitsplatzumgebung aufgedeckt werden [1]. Somit lassen sich Freisetzungs- und Verteilungswege am Arbeitsplatz identifizieren. Beim Wischprobenverfahren werden definierte Oberflächen im Arbeitsbereich (Werkbank, Arbeitsfläche, Boden unter bzw. vor der Werkbank, Einschweißgerät, Abfallbehälter, Kühlschrank, Telefon etc.) mittels Wischtücher beprobt. Anschließend werden die Tücher auf bestimmte Zytostatika hin untersucht und diese mengenmäßig bestimmt. Hierdurch lassen sich am Arbeitsbereich Orte mit hoher und niedriger Belastung identifizieren. Bei hohen Werten ist es wichtig, den Arbeitsprozess hinsichtlich der Freisetzung von Zytostatika zu überdenken, mögliche Schwachstellen im Herstellungsprozess aufzudecken und durch entsprechende Maßnahmen Kontaminationen zu vermeiden.

Nadelstichverletzungen

Von kleinen Nadeln und spitzen Gegenständen können große Gefahren ausgehen. An gebrauchten Nadeln von Pens oder auch an Lanzetten haften Blutreste, an denen sich Apothekenmitarbeiter während ihrer Arbeit verletzen und infizieren können. In der Apotheke gibt es einige Gelegenheiten, sich an gebrauchten Nadeln oder Lanzetten zu verletzen. Die Beschäftigten in Apotheken sind somit einem Infektionsrisiko ausgesetzt. Vor allem in Apotheken, die ihre Serviceleistung um das Angebot der Bestimmung von Blutparametern, wie z. B. Glucose oder Cholesterin, erweitert haben, besteht für die Mitarbeiter ein Risiko für Stich- bzw. Schnittverletzungen. Aber auch in Apotheken, die keine Blutbestimmungen für Kunden durchführen, ist das Risiko einer Nadelstichverletzung vorhanden. Gefährlich sind hier unter anderem Situationen, die mit der Entsorgung von stechenden oder schneidenden Arbeitsmitteln einhergehen oder die bei der Beratung von Kunden auftreten können.

Zwei Fallbeispiele:

Fallbeispiel 1:

Ein älterer Stammkunde, der Diabetiker ist, hat vor ein paar Tagen von seinem Hausarzt ein neues Blutzuckermessgerät verordnet bekommen. Jetzt kommt er in die Apotheke und möchte dieses Gerät zurückgeben, da er damit nicht zurechtkommt. Der Apotheker bietet dem Stammkunden an, ihm das Gerät zu erklären und das am besten, indem sie sofort einmal mit dem Gerät den Blutzuckerwert bestimmen. Sie ziehen sich in die Beratungsecke zurück und der Apotheker geht mit dem Stammkunden alle Schritte der Blutzuckerwertbestimmung durch. Da normalerweise in der Apotheke keine Blutuntersuchungen durchgeführt werden, gibt es auch keine geeigneten, durchstichsicheren Abfallgefäße im Beratungszimmer. Nach der Verabschiedung des nun aufgeklärten Kunden möchte der Apotheker den mit Blut kontaminierten Abfall in dem Kanülenentsorgungscontainer, der im Labor steht, entsorgen. Auf dem Weg dorthin schneidet er sich an der mit Blut verunreinigten Lanzette.

Fallbeispiel 2:

Ein nicht bekannter Kunde kommt mit einer Plastiktüte voller Arzneimittel, deren Haltbarkeitsdatum überschritten ist, in die Apotheke und bittet den Apotheker um eine ordnungsgemäße Entsorgung. Der Apotheker nimmt den Arzneimüll an und möchte sie im Labor in dem dafür vorgesehenen Abfallbehältnis entsorgen. In der Plastiktüte befinden sich allerdings neben Arzneimitteln auch gebrauchte Heparinspritzen, an deren Kanüle sich der Apotheker beim Transport in das Labor durch die Tüte hindurch sticht.

Hier zeigt sich, dass eine nicht ordnungsgemäße Entsorgung von kontaminiertem Material gerade in Müllsäcken eine häufige Ursache für Stich- und Schnittverletzungen sein kann, die nicht selten auch das Reinigungspersonal gefährdet. Apotheken sollten daher für die sichere Abfallentsorgung von spitzen und scharfen Gegenständen, die mit Körperflüssigkeiten kontaminiert sein können, durchstichsichere Kanülenboxen besitzen.

Außer durch die Betreuung von Diabetikern können Apothekenmitarbeiter auch anderweitig mit stechenden Kanülen in Verbindung kommen, da es mittlerweile viele verschiedene Arzneimittel (z. B. Heparin-Spritzen, Interferone, monoklonale Antikörper) gibt, die von den Patienten oder pflegenden Angehörigen selbst gespritzt werden. Diese benutzten Arzneimittel werden von den Kunden in der Apotheke zur fachgerechten Entsorgung abgegeben. An ihnen können sich Apothekenmitarbeiter verletzen und gegebenenfalls infizieren.

Bei allen Vorfällen, bei denen sich Apothekenmitarbeiter an mit Körperflüssigkeiten verunreinigten medizinischen Instrumenten verletzen, besteht eine Infektionsgefahr. Praktisch bedeutsam sind vor allem Infektionen mit den Hepatitisviren B (HBV) und C (HCV) sowie mit dem humanen Immundefizienz-Virus (HIV).

Das Ziel, Arbeitnehmer besser vor Verletzungen durch spitze und scharfe medizinische Instrumenten zu schützen, verfolgt auch die EU-Richtlinie, die am 8. März 2010 vom Rat der Europäischen Union verabschiedet wurde [5]. Mit der Richtlinie wurde eine Rahmenvereinbarung zur Vermeidung von Verletzungen durch scharfe beziehungsweise spitze Instrumente in das EU-Recht übernommen. Diese Vereinbarung wurde im Juli 2009 vom Europäischen Gewerkschaftsverband für den öffentlichen Dienst (EGÖD) und von der Europäischen Arbeitgebervereinigung für Kliniken und Gesundheitswesen (HOSPEEM) unterzeichnet [6]. Die EU-Richtlinie fordert die Verwendung sicherer Instrumente.

Um die Gefahr einer Verletzung von vornherein zu verringern sowie die Infektionsgefahr zu minimieren (falls es doch zu einer Verletzung gekommen ist), gibt es eine Reihe von Maßnahmen, die in der Apotheke umgesetzt werden sollten.

Um mehr Sicherheit für die Beschäftigten in Apotheken bei der Bestimmung von Blutparametern zu erreichen, sollten grundsätzlich nur Arbeitsmittel mit integrierten Sicherheitsvorrichtungen (sichere Instrumente) verwendet werden [8]. Die Berufsgenossenschaft für Gesundheitsdienst und Wohlfahrtspflege hat in Kooperation mit der Unfallkasse Nordrhein-Westfalen ein „Verzeichnis sicherer Produkte" mit Sicherheitsprodukten, einer kurzen Beschreibung und Herstelleradressen zusammengestellt [11]. Eine weitere Übersichtstabelle mit „Sicherheitsprodukten des Fachbereichs Nadelstich-Prävention" stellt der Bundesverband Medizintechnologie e. V. zur Verfügung [7].

Die wirksamste Methode, sich gegen eine Infektion mit dem Hepatitisvirus B zu schützen, ist die Immunisierung der Beschäftigten. In der Regel wird nur den Beschäftigten eine Impfung gegen Hepatitis B empfohlen, die in der Apotheke die Tätigkeit der Bestimmung von Blutparametern durchführen. Bei allen weiteren Mitarbeitern ist das Risiko, sich eine Verletzung mit scharfen und spitzen Instrumenten zuzuziehen, als sehr gering einzustufen. Sollten diese Mitarbeiter sich dennoch verletzen, sollte mithilfe des Betriebsarztes entschieden werden, ob eine passive Immunisierung gegen Hepatitis B nötig ist.

Da nicht für alle blutübertragbaren Erreger die Möglichkeit einer Schutzimpfung besteht, stellt das Tragen von Schutzhandschuhen eine sehr wichtige Maßnahme gegen Infektionsgefährdungen dar. Sie müssen bei allen Tätigkeiten getragen werden, bei denen ein Kontakt mit Blut, Körperflüssigkeiten o. ä. zu erwarten ist. Das schließt Reinigungs- und Desinfektionsmaßnahmen mit ein. Hier eignen sich die gängigen ungepuderten Latex- und Vinyl-Handschuhe.

Neben dem Tragen von Schutzhandschuhen kommt der Einhaltung von Hygienevorschriften eine große Bedeutung zu. Somit muss den Mitarbeitern in unmittelbarer Nähe ein Handwaschplatz sowie die Möglichkeit zur Händedesinfektion eingerichtet werden. Zur hygienischen Händedesinfektion sind alle üblichen Desinfektionsmittel auf Ethanol bzw. Isopropylalcohol-Basis geeignet. Auf eine ausreichende Einwirkungszeit sollte geachtet werden.

Apotheken, die die Bestimmung von Blutparametern anbieten, sollten diese Serviceleistung immer in einer ruhigen Arbeitsumgebung, die ausreichend beleuchtet ist, durchführen. Dieser Arbeitsbereich, der zum Beispiel in der Beratungsecke liegen kann, muss leicht zu desinfizieren und mit dem nötigen Abfallbehältnissen ausgestattet sein.

Influenza

Allgemeine Atemwegserkrankungen oder Influenzainfektionen treten in Deutschland vor allem in den Herbst- und Wintermonaten auf [3]. Kranke Patienten oder Angehörige, die unter Umständen auch schon infektiös sind, konsultieren den Apotheker und versorgen sich mit Arzneimitteln. Hierbei kann eine Übertragung des Keims auf das Apothekenpersonal stattfinden. Der Influenzavirus wird vor allem durch Tröpfchen und Aerosole übertragen, die beim Husten, Niesen und Sprechen entstehen. Ein solcher Kontakt lässt sich bei der Abgabe von Arzneimitteln sowie beim Beratungsgespräch nur schwer vermeiden. Ein weiterer Infektionsweg ist die Schmierinfektion über direkten Kontakt (Hände) oder indirekten Kontakt (Geld, Oberflächen, Taschentücher). Insbesondere von glatten, nicht porösen Oberflächen, wie dem Handverkaufstisch, können Viren auch noch nach mehreren Stunden auf die Hände übertragen werden.

Bei der Influenzaerkrankung handelt es sich um eine impfpräventable Erkrankung, die in Jahren, in denen sehr aggressive Keime auftreten, zu einer Übersterblichkeit führt [3]. Da Apotheken als einen gesetzlichen Auftrag die ordnungsgemäße Versorgung der Bevölkerung mit Arzneimitteln sicherstellen sollen, spielen sie gerade auch in Zeiten von hohen Krankenständen innerhalb der Bevölkerung eine wichtige Rolle. Gerade für Mitarbeiter in Apotheken, die überproportional dem Krankheitserreger ausgesetzt sind, könnte eine Impfung gegen Influenza sinnvoll sein. Es gibt keine empirischen

Daten dazu, ob Mitarbeiter in Apotheken sich regelmäßig gegen Influenza impfen lassen. Somit lässt sich der Nutzen einer Impfung für Apothekenmitarbeiter auch nicht belegen.

Neben der Impfung spielt bei der Vermeidung einer Infektion die Hygiene eine wichtige Rolle. Sowohl die Händehygiene als auch eine regelmäßig durchgeführte Flächendesinfektion verringert das Infektionsrisiko. Hier ist eine regelmäßige Desinfektion (mindestens arbeitstäglich und nach Bedarf) von Flächen, die besonders häufig in Kontakt mit Patienten kommen bzw. durch Aerosolbildung kontaminiert werden (z. B. Türgriffe, Nachtdienstklingel und -schalter, Handverkaufstisch) wichtig. Geeignete Flächendesinfektionsmittel sind in der Liste des VAH (Verbund für angewandte Hygiene e. V.) aufgeführt [4]. Die dort aufgenommenen Desinfektionsmittel sind auf der Basis der „Standardmethoden der Deutschen Gesellschaft für Hygiene und Mikrobiologie (DGHM) zur Prüfung chemischer Desinfektionsverfahren" geprüft und als wirksam befunden worden. Eine Händedesinfektion sollte ebenfalls in regelmäßigen Abständen vorgenommen werden.

Hautschutz

Kunden mit Hautekzemen lassen sich in Apotheken beraten und Apotheker stehen als kompetente Ansprechpartner zur Verfügung. Das Sortiment einer Apotheke umfasst in der Regel ein umfangreiches Angebot an nicht sensibilisierenden Hautschutz-, Hautreinigungs- und Hautpflegeprodukten, das auch den Mitarbeitern zur Verfügung steht. Umso verwunderlicher ist es, dass Hauterkrankungen die häufigsten Verdachtsfälle auf eine Berufskrankheit in Apotheken sind.

Auf der Suche nach Gründen muss sicherlich das Tragen von Schutzhandschuhen genannt werden. Hier ist unter den Apothekenmitarbeitern vor allem das Reinigungspersonal betroffen. Längeres Tragen von wasserundurchlässigen Schutzhandschuhen kann durch eine Stauung von Feuchtigkeit (Schweiß) und Wärme zu einer Aufweichung der Hornhaut und einer vermehrten Durchlässigkeit der Haut für hautreizende und allergene Substanzen führen. Andere Inhaltsstoffe von Reinigungs- und Desinfektionsmitteln (Konservierungsmittel, Duftstoffe, Emulgatoren) können besonders nach längerdauernder und wiederholter Einwirkung in die vorgeschädigte Haut eindringen und Allergien hervorrufen.

Daher sollte der Unternehmer bei der Auswahl der für die Mitarbeiter zur Verfügung gestellten Reinigungs- und Desinfektionsmittel darauf achten, dass möglichst wenige Emulgatoren, Duftstoffe und Konservierungsmittel enthalten sind, da diese besonders starke allergene Eigenschaften besitzen. Es sollten pH-neutrale Mittel gewählt werden, um die Belastung des Säure-Schutzmantels der Haut zu minimieren.

Auch das fehlende Tragen oder die Verwendung von ungeeigneten bzw. nicht chemikaliendichten Schutzhandschuhen belastet auf Dauer die Haut. Detergentien können besonders nach längerer wiederholter Einwirkung zur Ausbildung eines Abnutzungsekzems beitragen.

Als Maßnahmen gegen die Ausbildung von Hautekzemen sollte das Apothekenpersonal anhand eines Hautschutzplans über die Anwendung geeigneter Hautschutz-, Hautreinigungs- und Hautpflegemittel unterwiesen werden. Die Auswahl der Hautschutzprodukte kann in aller Regel durch den Apotheker erfolgen, der aufgrund seiner pharmazeutischen Kenntnisse in der Lage ist, geeignete Präparate zu benennen. Ein weiterer Punkt, der bei der Unterweisung besprochen werden sollte, ist die richtige Auswahl der Schutzhandschuhe. Bei Reinigungsarbeiten sollten ausreichend mechanisch belastbare und gegen die verwendeten Reinigungsmittel beständige Schutzhandschuhe ausgewählt werden. Ist bei der Reinigungstätigkeit ein längeres Tragen von Schutzhandschuhen nötig und kann nicht regelmäßig mit anderen Tätigkeiten abgewechselt werden, bei denen das Tragen von Schutzhandschuhen nicht nötig ist, so kann das Schwitzen der Hände durch das Unterziehen von Baumwollhandschuhen reduziert werden. Für die Tätigkeiten in Rezeptur und Labor beim Umgang mit Gefahrstoffen müssen je nach Stoff chemikalienbeständige Schutzhandschuhe zur Verfügung gestellt werden. Bei der Bestimmung von Blutparametern sind medizinische Einmalhandschuhe ausreichend.

Ein Handwaschplatz mit fließendem kaltem und warmem Wasser, Seifenspender sowie Einmalhandtüchern und Handpflegemitteln muss eingerichtet sein.

Die Betreuung durch Pharmazieräte und Amtsapotheker

Die Betreuung und Besichtigung der bei der Berufsgenossenschaft für Gesundheitsdienst und Wohlfahrtspflege versicherten Unternehmen übernimmt in der Regel der Präventionsdienst mit seinen Aufsichtspersonen. Bei den Apotheken haben wir es mit einer Berufsgruppe zu tun, für die allerdings ein eigener Aufsichtsdienst existiert. Hier wird die Überprüfung der Umsetzung des Arbeits- und Gesundheitsschutzes im Betrieb von Pharmazieräten und Amtsapothekern übernommen. Rund 350 Pharmazieräte und Amtsapotheker besichtigen die Apotheken als Aufsichtshelfer für die BGW. Hier macht man sich die Situation zunutze, dass die Apotheken in regelmäßigen Abständen von Pharmazieräten bzw. Amtsapothekern besucht werden, die die Einhaltung der Apothekenbetriebsordnung bzw. des Arzneimittelrechts überwachen. Diese führen im Rahmen ihrer Apothekenrevision auch eine Begehung für die Berufsgenossenschaft durch. Sie beraten Apothekenleiter in Fragen des Arbeits- und Gesundheitsschutzes und überwachen die Einhaltung der gesetzlichen Vorschriften. Die Pharmazieräte oder Amtsapotheker nehmen bei ihrer Begehung einen Fragebogen der BGW mit und besprechen die einzelnen Punkte mit dem Apothekenleiter bzw. einem verantwortlichen Apothekenmitarbeiter. Sie besitzen bei dieser Tätigkeit keine Anordnungsbefugnisse im Sinne des autonomen Unfallverhütungsrechts. Ergibt sich ein spezieller Beratungsbedarf oder werden von dem Pharmazierat oder dem Amtsapotheker größere Mängel erkannt, wird der Präventionsdienst der BGW eingeschaltet und berät die Apothekenleitung durch Aufsichtspersonen vor Ort. Dies kann sich vor allem bei Neueröffnungen ergeben, wenn bei der Planung spezielle Probleme auftreten, die eine Besichtigung vor Ort durch eine Aufsichtsperson mit ihrer Fachkenntnis erfordert. Im Jahr werden von den rund 21.000 der bei der BGW versicherten Apotheken im Durchschnitt 4.000 von Pharmazieräten und Amtsapothekern besichtigt. Bei ca. 0,7 % der Besichtigungen wird eine Nachbesichtigung durch eine Aufsichtsperson der BGW erforderlich.

Literatur

[1] Berufsgenossenschaft für Gesundheitsdienst und Wohlfahrtspflege (BGW). Zytostatika im Gesundheitsdienst – Informationen zur sicheren Handhabung von Zytostatika. Bestell-Nr.: M620, Internet: www.bgw-online.de, identisch mit GUV-I 8533 der DGUV, Hamburg 07/2009

[2] Berufsgenossenschaft für Gesundheitsdienst und Wohlfahrtspflege (BGW). Liste der antineoplastische wirksamen Arzneistoffe mit ihren gefährlichen Eigenschaften. http://www.bgw-online.de/DE/Arbeitssicherheit-Gesundheitsschutz/Grundlagen-Forschung/GPR-Medientypen/Fachartikel/Bewertung-Eigenschaften-antineoplastisch-wirksamen-Arzneistoffen.html

[3] Informationen zur Influenza des Robert Koch-Institutes. www.influenza.rki.de

[4] Liste der Flächendesinfektionsmittel des VAH (Verbund für angewandte Hygiene e. V.) www.dghm.org

[5] Richtlinie 2000/54/EG des europäischen Parlaments und des Rates vom 18. September 2000 über den Schutz der Arbeitnehmer gegen Gefährdung durch biologische Arbeitsstoffe bei der Arbeit. http://europa.eu.int/eur-lex/lex/LexUriServ/LexUri Serv.do?uri=CELEX:32000L0054:DE:HTML

[6] Richtlinie 2010/32/EU des Rates vom 10. Mai 2010 zur Durchführung der von HOSPEEM und EGÖD geschlossenen Rahmenvereinbarung zur Vermeidung von Verletzungen durch scharfe/spitze Instrumente im Krankenhaus- und Gesundheitssektor. http://eurlex.europa.eu/LexUriServ/LexUriServ.do?uri=OJ:L:2010:134:0066:0072:DE:PDF

[7] Sicherheitsprodukten des Fachbereichs Nadelstich-Prävention. http://www.bvmed.de/stepone/data/downloads/f3/f0/00/bvmeduebersichtsicherheitsprodukte280813.pdf

[8] Technische Regeln für Biologische Arbeitsstoffe (TRBA) 250. Biologische Arbeitsstoffe im Gesundheitswesen und in der Wohlfahrtspflege. Ausgabe November 2003, Änderung und Ergänzung November 2007. http://www.baua.de/ (Rubrik: Themen von A–Z/Biologische Arbeitsstoffe/TRBA)

[9] TRGS 525 „Umgang mit Gefahrstoffen in Einrichtungen zur humanmedizinischen Versorgung"

[10] Tuchsen BF, Krause N, Hannerz H, Burr H, Kristensen TS. Standing at work and varicose veins. Scand J Work Environ Health 2000; Oct; 26(5): 414–420

[11] Verzeichnis sicherer Produkte. http://www.sicheres-krankenhaus.de/apps/verzeichnis_sicherer_produkte/

Autorenverzeichnis

Herausgeber:

Prof. Dr. med. Albert Nienhaus, MPH
Universitätsklinikum Eppendorf
Institut für Versorgungsforschung in der Dermatologie und bei Pflegeberufen
Martinistraße 52
20246 Hamburg

Autoren:

Dr. Madeleine Dulon, MPH
Berufsgenossenschaft für Gesundheitsdienst und Wohlfahrtspflege (BGW)
Grundlagen der Prävention und Rehabilitation
Pappelallee 33, 35, 37
22089 Hamburg

Dipl.-Psych. Sabine Gregersen
Berufsgenossenschaft für Gesundheitsdienst und Wohlfahrtspflege (BGW)
Grundlagen der Prävention und Rehabilitation
Pappelallee 33, 35, 37
22089 Hamburg

Karin Gruber
Berufsgenossenschaft für Gesundheitsdienst und Wohlfahrtspflege (BGW)
Grundlagen der Prävention und Rehabilitation
Pappelallee 33, 35, 37
22089 Hamburg

Dipl.-Ing. (FH) Sonja Freitag
Berufsgenossenschaft für Gesundheitsdienst und Wohlfahrtspflege (BGW)
Grundlagen der Prävention und Rehabilitation
Pappelallee 33, 35, 37
22089 Hamburg

Dr. Melanie Harling
Universitätsklinikum Eppendorf
Institut für Versorgungsforschung in der Dermatologie und bei Pflegeberufen
Martinistraße 52
20246 Hamburg

Jutta Hinsch
Berufsgenossenschaft für Gesundheitsdienst und Wohlfahrtspflege (BGW)
Grundlagen der Prävention und Rehabilitation
Pappelallee 33, 35, 37
22089 Hamburg

Priv.-Doz. Dr. Matthias Jäger
IfADo – Leibniz-Institut für Arbeitsforschung an der TU Dortmund
Ardeystraße 67
44139 Dortmund

Dr. phil. Claus Jordan
IfADo – Leibniz-Institut für Arbeitsforschung an der TU Dortmund
Ardeystraße 67
44139 Dortmund

Jan Felix Kersten
Universitätsklinikum Hamburg-Eppendorf
Institut für Medizinische Biometrie und Epidemiologie
Martinistraße 52
20246 Hamburg

Maren Kersten
Berufsgenossenschaft für Gesundheitsdienst und Wohlfahrtspflege (BGW)
Grundlagen der Prävention und Rehabilitation
Pappelallee 33, 35, 37
22089 Hamburg

Dania Kitzig
Berufsgenossenschaft für Gesundheitsdienst und Wohlfahrtspflege (BGW)
Grundlagen der Prävention und Rehabilitation
Pappelallee 33, 35, 37
22089 Hamburg

Peter Koch
Universitätsklinikum Eppendorf
Institut für Versorgungsforschung in der Dermatologie und bei Pflegeberufen
Martinistraße 52
20246 Hamburg

Agnessa Kozak
Universitätsklinikum Eppendorf
Institut für Versorgungsforschung in der Dermatologie und bei Pflegeberufen
Martinistraße 52
20246 Hamburg

Stefan Kuhn
Berufsgenossenschaft für Gesundheitsdienst und Wohlfahrtspflege
Göttelmannstraße 3
55130 Mainz

Prof. Dr. Tore J. Larsson
Königlich Technische Hochschule, Gesundheits- und Ingenieurzentrum
Marinensväg 30
13640 Haninge
Schweden

Prof. Dr. Ute Latza, MPH
Bundesanstalt für Arbeitsschutz und Arbeitsmedizin
FG 3.1 „Prävention arbeitsbedingter Erkrankungen"
Nöldnerstraße 40–42
10317 Berlin

Dr. med. Birgitte Lisiak
Berufsgenossenschaft für Gesundheitsdienst und Wohlfahrtspflege (BGW)
Grundlagen der Prävention und Rehabilitation
Pappelallee 33, 35, 37
22089 Hamburg

Prof. Dr. rer. nat. Alwin Luttmann
IfADo – Leibniz-Institut für Arbeitsforschung an der TU Dortmund
Ardeystraße 67
44139 Dortmund

Dr. Matthias Nübling
Freiburger Forschungsstelle Arbeits- und Sozialmedizin
Bertoldstraße 27
79098 Freiburg

Lara Paderow
Hochschule für angewandte Wissenschaften
Fakultät Life Sciences
Department Gesundheitswissenschaften
Lohbrügger Kirchstraße 65
21033 Hamburg

Claudia Peters
Universitätsklinikum Eppendorf
Institut für Versorgungsforschung in der Dermatologie und bei Pflegeberufen
Martinistraße 52
20246 Hamburg

Dr. Anja Schablon
Universitätsklinikum Eppendorf
Institut für Versorgungsforschung in der Dermatologie und bei Pflegeberufen
Martinistraße 52
20246 Hamburg

Dr. med. Grita Schedlbauer
Berufsgenossenschaft für Gesundheitsdienst und Wohlfahrtspflege (BGW)
Grundlagen der Prävention und Rehabilitation
Pappelallee 33, 35, 37
22089 Hamburg

Prof. Dr. Zita Schillmöller
Hochschule für angewandte Wissenschaften
Fakultät Life Sciences
Department Gesundheitswissenschaften
Lohbrügger Kirchstraße 65
21033 Hamburg

Rachida Seddouki
Universitätsklinikum Eppendorf
Institut für Versorgungsforschung in der Dermatologie und bei Pflegeberufen
Martinistraße 52
20246 Hamburg

Dr. med. Johanna Stranzinger
Berufsgenossenschaft für Gesundheitsdienst und Wohlfahrtspflege (BGW)
Grundlagen der Prävention und Rehabilitation
Pappelallee 33, 35, 37
22089 Hamburg

Dr. Ing. Andreas Theilmeier
IfADo – Leibniz-Institut für Arbeitsforschung an der TU Dortmund
Ardeystraße 67
44139 Dortmund

Dr. Sylvie Vincent-Höper
Universität Hamburg
Fakultät für Erziehungswissenschaft, Psychologie und Bewegungswissenschaft
Arbeits- und Organisationspsychologie
Fachbereich Psychologie
Von-Melle-Park 11
20146 Hamburg

Dana Wendeler
Berufsgenossenschaft für Gesundheitsdienst und Wohlfahrtspflege (BGW)
Grundlagen der Prävention und Rehabilitation
Pappelallee 33, 35, 37
22089 Hamburg

Claudia Westermann
Universitätsklinikum Eppendorf
Institut für Versorgungsforschung in der Dermatologie und bei Pflegeberufen
Martinistraße 52
20246 Hamburg

Claudia Wohlert
Universitätsklinikum Eppendorf
Institut für Versorgungsforschung in der Dermatologie und bei Pflegeberufen
Martinistraße 52
20246 Hamburg

Michael Woltjen
Berufsgenossenschaft für Gesundheitsdienst und Wohlfahrtspflege (BGW)
Pappelallee 33, 35, 37
22089 Hamburg

Norbert Wortmann
Ehemals Berufsgenossenschaft für Gesundheitsdienst und Wohlfahrtspflege (BGW)
Pappelallee 33, 35, ,37
22089 Hamburg

Dipl.-Psych. Annett Zeh
Berufsgenossenschaft für Gesundheitsdienst und Wohlfahrtspflege (BGW)
Schäferkampsallee 24
20357 Hamburg

Abkürzungsverzeichnis

ADS	Allgemeine Depressionsskala
ArbMedVV	Verordnung zur arbeitsmedizinischen Vorsorge
ArbSchG	Arbeitsschutzgesetz
ASiG	Arbeitssicherheitsgesetz
AU	Arbeitsunfall
AU	Arbeitsunfähigkeit
BAUA	Bundesanstalt für Arbeitsschutz und Arbeitsmedizin
BCG	Bacille Calmette-Guérin-Impfung
BGW	Berufsgenossenschaft für Gesundheitsdienst und Wohlfahrtspflege
BiG	Beschäftigte im Gesundheitswesen
BioStoffV	Biostoffverordnung
BK	Berufskrankheit
BK-DOK	Berufskrankheiten-Dokumentation
BKV	Berufskrankheiten-Verordnung
CBI	Copenhagen-Burnout Inventory
CDT	Cumulative Trauma Disorders
CI	Confidenzintervall
Chi^2	Chi-Quadrat-Test
COPSOQ	Copenhagen Psychosocial Questionnaire
CUELA	**C**omputer **u**nterstützte **E**rfassung und **L**angzeit**a**nalyse von Muskel-Skelett-Belastungen
DAK	Deutsche Angestelltenkrankenkasse
DGUV	Deutsche gesetzliche Unfallversicherung
DP	Depersonalisation
EE	Emotionale Erschöpfung
ELISA	enzyme-linked immunosorbent assay (enzymgebundener Immunosorbenttest)
ERI	Effort-Reward-Imbalance
GEFA	Gesundheits- und Entwicklungsförderliches Führungsverhalten-Analyse
GefStoffV	Gefahrstoffverordnung
HBV	Hepatitis B-Virus
HCV	Hepatitis C-Virus
HIV	Humanes Immundefizienz-Virus
HWS	Halswirbelsäule
IAB	Institut für Arbeits- und Berufsforschung
IFA	Institut für Arbeitsschutz der Deutschen Gesetzlichen Unfallversicherung (bis Ende 2009 BGIA)
IgE	Immunglobulin E
IfSG	Infektionsschutzgesetz
IGRA	Interferon-gamma Release Assay
ILO	Internationale Arbeitsorganisation
IRR	Inzidenzraten-Ratio
JArbSchG	Jugendarbeitsschutzgesetz
KRINKO	Kommission für Krankenhaushygiene und Infektionsprävention
LasthandhabV	Lastenhandhabungsverordnung

LTBI	Latente Tuberkuloseinfektion
LWS	Lendenwirbelsäule
M	Mittelwert
MdE	Minderung der Erwerbsfähigkeit
MDR-TB	multi-resistente Tuberkulose
MRSA	methicillin- oder multi-restistenter Staphylococcus Aureus
MSB	Muskel-Skelett-Beschwerden
MSE	Muskel-Skelett-Erkrankungen
MuschArbV	Verordnung zum Schutze der Mütter am Arbeitsplatz
MuSchG	Mutterschutzgesetz
OR	Odds Ratio
ORSA	oxacillin-restistenter Staphylococcus Aureus
OVC	Overcommitment
PA	Persönliche Leistungsfähigkeit
RCT	Randomisierte klinische Studie
RR	Relative Risk/Risk Ratio
SBG	Sozialgesetzbuch
SPSS	Statistical package for the social sciences
SSL	Strukturschlüssel
TB	Tuberkulose
THT	Tuberkulin-Hauttest
TRBA	Technische Regel für Biologische Arbeitsstoffe
TRGS	Technische Regel für Gefahrstoffe
UAW	Unerwünschte Arzneimittelwirkung
VA	Vollarbeiter

Stichwortverzeichnis